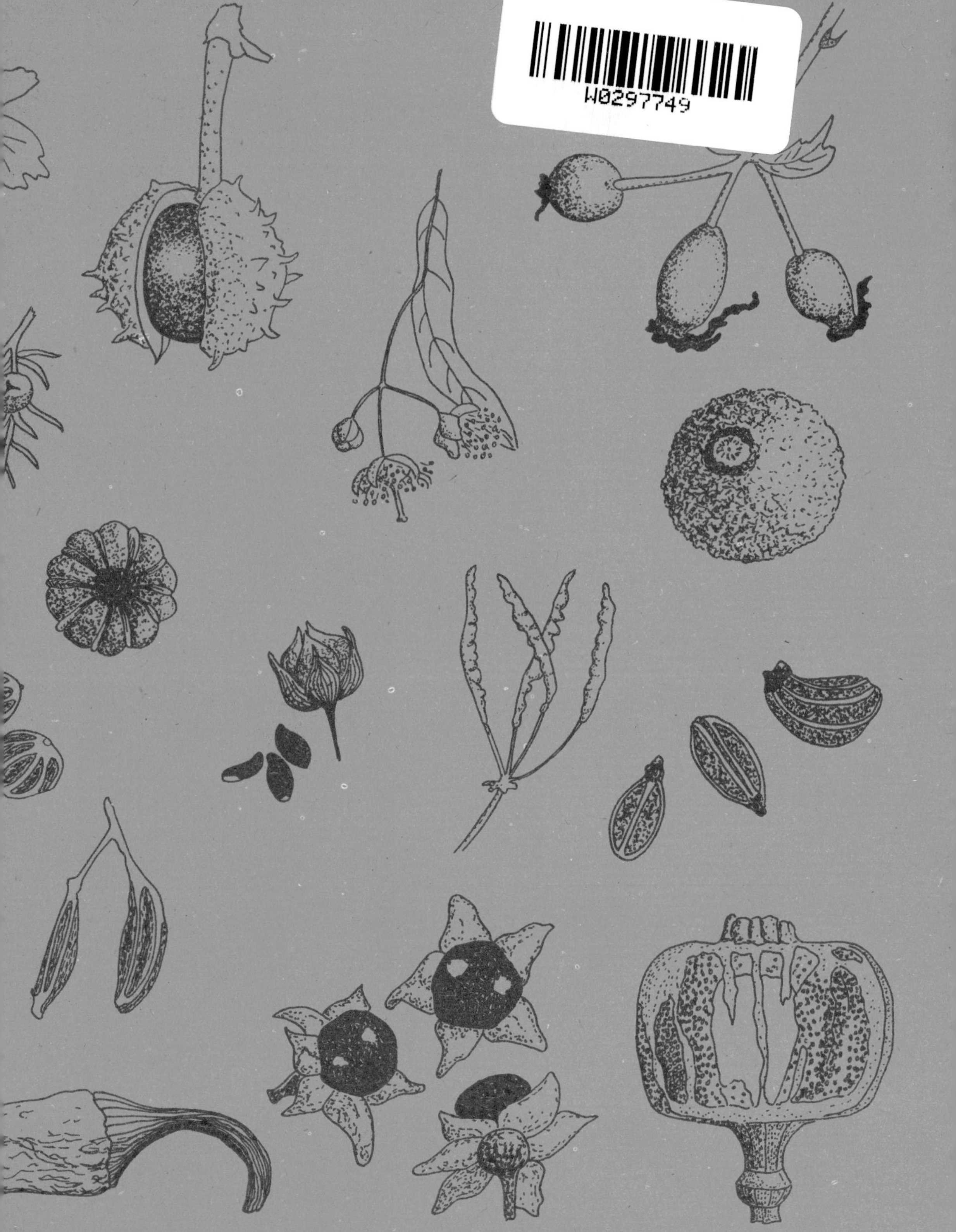

Diener · Arzneipflanzen und Drogen

Arzneipflanzen und Drogen

Von Fachschuldozent
Apotheker Harry Diener

Mit 190 Bildern
und einer Formelübersicht

VEB Fachbuchverlag Leipzig

Diener, Harry:
Arzneipflanzen und Drogen / Harry Diener. – 1. Aufl. – Leipzig: Fachbuchverl., 1987. 344 S.: 190 Bild. u. 1. Formelübers.
ISBN 3-343-00101-5

1. Auflage
Lizenznummer: 114–210/113/87
LSV 4913
Printed in GDR
Lichtsatz: INTERDRUCK Graphischer Großbetrieb Leipzig – III/18/97
Druck und buchbinderische Weiterverarbeitung: Offizin Andersen Nexö, Graphischer Großbetrieb, Leipzig III/18/38
Redaktionsschluß: 25. 4. 1986
Bestell-Nummer: 546 951 5
02800

Vorwort

Vor mehr als 30 Jahren erschien die 1. Auflage der »Drogenkunde«, danach als Ergänzung für Erkennungsübungen »Drogen unter der Lupe«. Zwischenzeitlich erweiterte sich das Wissen über Drogen in einem unvorstellbaren Umfang.

Es ist das Verdienst der Pharmakologie, pflanzlichen Wirkstoffen mehr und mehr nachzugehen, und zwar mit dem Ziel, die empirisch gefundenen Wirkungen der Naturstoffe zu bestätigen oder auszuschließen. Das hat auch dazu beigetragen, das Sortiment an nützlichen Drogen von einer früher unübersichtlichen Vielzahl auf solche zu orientieren, die heute im Arzneibuch offizinell sind.

Nach völliger Neubearbeitung übergeben wir das Buch »Arzneipflanzen und Drogen« der Praxis in der Hoffnung, daß es dem Interessenten nützliche Informationen bringt.

Da die alphabetische Anordnung der Drogenabhandlungen – wie auch im Arzneibuch üblich – das schnelle Auffinden erleichtert, wurde dieses Prinzip genutzt und die früher übliche Anordnung nach Organgruppen bzw. botanisch-systematischen Einheiten verlassen.

Im Buch sind Arzneipflanze und Droge nacheinander erläutert und durch Pflanzen- und Drogenfoto veranschaulicht. Wirkung und Anwendung der Droge in der Therapie stehen in direkter Beziehung zu den heute bekannten Wirkstoffen bzw. Bestandteilen, so daß es dem Leser möglich ist, Zusammenhänge zu erkennen. Dazu soll auch eine »Formelübersicht« mit den chemischen Formeln wesentlicher Wirkstoffe bzw. Bestandteile beitragen. Die Schreibweise der chemischen Bezeichnungen erfolgt nach den IUPAC-Regeln.

Besonders erweitert wurden die Angaben zur Bedeutung der Drogen im Handel, über den Bedarf in der Lebensmittel-, Essenzen- und Getränkeindustrie, für die Nutzung als kosmetische Grund- bzw. Hilfsstoffe sowie für technische Verwendungsgebiete.

Das Buch richtet sich an mittlere pharmazeutische Kader, Drogisten, Mitarbeiter pharmazeutischer Betriebe sowie an Getränke- und Gewürzhersteller, Mitarbeiter des Drogenhandels, der Drogengewinnung, Drogenverarbeitung und Drogenversorgung, an Mitarbeiter der Versorgungsdepots für Pharmazie und Medizintechnik und an sonstige Interessenten für Arzneipflanzen und Drogen. Es dürfte aber auch für pflanzen- und drogeninteressierte Pharmazeuten und Pädagogen von Interesse sein.

Die sachkundige Durchsicht des Manuskripts und der Angaben zum Arzneipflanzenanbau und Drogenaufkommen übernahmen Herr Dipl.-Landw. MÜLLENBERG, Leiter des Drogenkontors des Staatlichen Versorgungskontors für Pharmazie und Medizintechnik, Leipzig, und Herr LIPS, Hauptreferent Bilanzierung des Drogenkontors.

Herr OPHR Dr. ENNET, Institut für Arzneimittelwesen der DDR, Berlin, unterbreitete nach der Durchsicht des Manuskripts wertvolle Vorschläge für die Aktualisierung des Buchtextes.

Für die zahlreichen Anregungen und Hinweise zum neuesten Stand der Fachproblematik möchten wir unseren besonderen Dank aussprechen.

Verfasser und Verlag

Inhaltsverzeichnis

1. Grundlagen

1.1. Was sind Arzneipflanzen und Drogen?

Unter Arzneipflanzen versteht man »Pflanzen, die zur Herstellung von Arzneistoffen (Drogen), Arzneizubereitungen oder Arzneifertigwaren verwendet werden«.
Andere im Sprachgebrauch häufig verwendete Bezeichnungen sind »Heilpflanzen« oder »Heilkräuter«; auf diese sollte nach und nach verzichtet werden entsprechend der Erkenntnis der Alten »medicus curat, natura sanat« (Der Arzt behandelt – u.a. mit Drogen –, die Natur heilt). Zudem ist das Heilen von Krankheiten unter Benutzung von Drogen schon deshalb von untergeordneter Bedeutung, weil zahlreiche Drogen und Drogenmischungen (Tees) als Gesundheitspflegemittel registriert sind (Definition s. S. 8).
Frische oder getrocknete Arzneipflanzen bzw. ihre Teile sind oft – infolge des Gehalts an aromatischen oder scharf schmeckenden Bestandteilen bzw. bestimmten Geruchs- und Geschmacksstoffen – zugleich Gewürzpflanzen, Gewürze oder Duftpflanzen, wie Melisse, Petersilie, Lavendel, Rosmarin oder Zimtrinde. Wegen des Gehalts an Riechstoffen – meist etherischen Ölen – werden sie teilweise auch als kosmetische Grund- und Hilfsstoffe verwendet.
Unter Drogen versteht man im allgemeinen Sprachgebrauch »aus Pflanzen oder Pflanzenteilen bzw. Tieren oder Tierteilen durch Trocknen bereitete Produkte mit bestimmter Wirkung oder bestimmtem Gebrauchswert, auch Rohstoffe, die in Pflanzen und Tieren vorkommen und einfach zu isolieren sind«.
Diese verbreitete Auffassung ist weit gefaßt und schließt viele würzige, stark riechende und wohlschmeckende Naturprodukte ein, Gewürze, Genußmittel, Pflanzenextrakte oder bestimmte Pflanzenbestandteile, z. B. Lakritze aus Süßholzwurzeln, Menthol – ein Bestandteil des etherischen Pfefferminzöls – sowie die tierischen Stoffe Moschus und Zibet.
Die Abgrenzung zu anderen Naturstoffen ist verschwommen, zumal der Gebrauch vieler Naturprodukte über Jahrhunderte überwiegend empirisch erfolgte, auch oft wissenschaftlich unbegründet war, weil die Produkte zum Teil weder chemisch noch pharmakologisch aufgeklärt waren.
Entsprechend der Verwendung gehören zu den Drogen Naturstoffe, die als Arzneimittel oder Lebensmittel gelten bzw. technische Bedeutung haben, indem sie für handwerkliche oder für industrielle Zwecke verbraucht werden.
Nach dem Inkrafttreten des AB–DDR und der dort aufgeführten Definition wurden die Stoffe, die ihrem Charakter nach zu den Lebensmitteln zählen, klar abgegrenzt, so daß Gewürze, Genußmittel, Kräuter-, Haus- und Erfrischungstees nur noch im weitesten Sinne als Drogen bzw. Drogenmischungen aufzufassen sind.
Tinkturen und Extrakte gehören zu den Arzneizubereitungen, Menthol und andere aus Naturstoffen isolierte chemische Verbindungen werden als Wirkstoffe und, wenn sie Arzneimittel sind, als Arzneistoffe klassifiziert. Die tierischen Produkte Moschus und Zibet waren früher Arzneimittel und sind heute wertvolle Hilfsstoffe für die Kosmetik.
Für Bereiche des Gesundheitswesens (Apotheken) und des Handels (Drogerien, Reformhäuser, Fachverkaufsstellen »Diät«), die Arzneimittel bzw. Gesundheitspflegemittel oder beide Warengruppen im Sortiment führen, ist eine Definition erforderlich, die eine konkrete Erfassung und Einordnung aller Stoffe, die zu den Drogen zählen, ermöglicht. Im AB–DDR enthaltene und in Monografien bzw. Gütevorschriften beschriebene Drogen gelten als offizinell und unterliegen als eindeutig definierte Produkte bestimmten Qualitätskriterien. Außerdem sind Drogen und Drogenmischungen in das Arzneimittelregister der DDR bzw. in das Verzeichnis der Gesundheitspflegemittel der DDR eingetragen und damit für den Verkehr zuge-

lassen. Das Drogensortiment kann sich von Zeit zu Zeit ändern, indem Drogen neu registriert werden und das Sortiment erweitern bzw. gelöscht werden, wenn sich herausstellt, daß sie für die Therapie entbehrlich sind. Auf diese Weise wurde das Drogensortiment der DDR auf solche »wirksame« und »sichere« Drogen beschränkt, wie es das Arzneimittelgesetz für alle Arzneimittel festlegt. Über Neueintragungen und Löschungen wird im »Zentralen Gutachterausschuß für den Arzneimittelverkehr« beraten, der auch Empfehlungen für das Ministerium für Gesundheitswesen erarbeitet. Sowohl Neueintragungen als auch Löschungen werden veröffentlicht.

Nach der Definition des AB–DDR werden als Drogen

- *»für die Verwendung als Arzneimittel und Gesundheitspflegemittel oder für die Herstellung von Arzneimitteln und Gesundheitspflegemitteln vorbereitete Pflanzen und Tiere oder Teile von ihnen sowie von Pflanzen und Tieren gewonnene Stoffgemische bezeichnet. Ausgenommen sind Antibiotika, Enzyme und Hormone, antikörperhaltige sowie antigenhaltige Stoffe und Zubereitungen.«*

Erläuterungen

Arzneimittel

Laut Arzneimittelgesetz »Stoffe oder Zubereitungen, die dazu bestimmt sind, durch Anwendung am oder im menschlichen oder tierischen Körper Krankheiten, Leiden oder Körperschäden zu verhüten, zu lindern oder zu beseitigen«. Damit ist eindeutig die Anwendungsart »am oder im Körper« festgelegt, also an der Haut, Schleimhaut oder im Gewebe, sowie die Zweckbestimmung. Die Abgabe von Drogen als Arzneimittel erfolgt ausschließlich durch die Apotheken.

Gesundheitspflegemittel

»... Stoffe oder Zubereitungen, die der Erhaltung der natürlichen Beschaffenheit und der Funktion des menschlichen oder tierischen Körpers zu dienen bestimmt sind«. Zahlreiche industriell abgepackte Einzeldrogen und Drogenmischungen (Tees) sind als Gesundheitspflegemittel registriert, mit Ausnahme solcher Drogenmischungen, die früher offizinell waren und deshalb weiterhin als Arzneimittel gelten (s. AMV, Teile I und II).

Herstellung von Arzneimitteln

Sie erfolgt in der Apothekenrezeptur bzw. -defektur oder durch zentrale Fertigung in Form von Arzneien oder Arzneizubereitungen, anteilig in größerem Umfang, aber industriell als Arzneizubereitungen und Arzneifertigwaren. Hergestellt werden z. B. Tinkturen, Extrakte, Fluidextrakte als pflanzliche Auszüge ebenso wie das Sortiment von Arzneifertigwaren, das Drogen, Auszüge oder Zusätze von Drogen enthält.

Beispiele: Drogenmischungen (Tees), bei Bedarf in der Apotheke oder industriell gemischt und abgepackt, Standardrezepturen (SR) unter Zusatz von Drogen, industriell hergestellte Hustensäfte, Pflanzenauszüge bzw. -säfte, Laxanzien mit Drogenanteilen, pflanzliche Sedativa und Stomachika.

Herstellung von Gesundheitspflegemitteln

Gesundheitspflegemittel sind ausschließlich industriell gefertigte Zubereitungen, Fertigwaren, wie Weine mit arzneilich wirksamen Pflanzenbestandteilen, Pflanzensäfte, -sirupe, Drogenmischungen (Tees), Kräuterperlen, Einreibungsmittel, Hautschutzmittel, Gesichtspflegemittel, die Drogen oder Drogenauszüge enthalten.

Vorbereitung der Pflanzen und der Tiere

Darunter versteht man solche Maßnahmen wie das Waschen von unterirdischen Pflanzenteilen, Wurzeln und Rhizomen, das Aussortieren unerwünschter Bestandteile, wie Gräser und Moose, das Trocknen von Pflanzenteilen, das Aufbereiten frischer Pflanzen bzw. frischer Pflanzenteile für die direkte Verarbeitung u. a. m.

Stoffgemische

Gemische aus mehreren chemischen Verbindungen, wie Stärken, Fette, fette Öle, etherische Öle, Harze, Balsame, Wachse. Viele dieser Drogen sind pharmazeutische und kosmetische Grund- und Hilfsstoffe, wie die Stärken, Öle und Fette als Salbengrundlage und das tierische Harz Schellack als Überzugstoff für Dragees.

Nicht erfaßt werden von der Definition chemisch einheitliche Substanzen, chemisch definierbare Verbindungen, z. B. Vanillin, Carvon, Menthol, Thymol, Alkaloide, Cantharidin u. a. m. Sie lassen sich mit Formel und chemischer Nomenklatur charakterisieren.
Die im letzten Satz genannten Stoffe sind Arzneimittel und stehen außerhalb der Drogendefinition.
In der Übersicht werden die wesentlichen Gesichtspunkte zur Definition zusammengefaßt.

DROGEN
sind

nach der Definition des AB-DDR

für die Verwendung als | oder | für die Herstellung von

Arzneimittel(n) und
Gesundheitspflegemittel(n)

vorbereitete
- Pflanzen und Tiere,
- Teile von Pflanzen und Tieren sowie
- aus Pflanzen und Tieren gewonnene Stoffgemische

in frischem oder in getrocknetem Zustand.

DROGEN
sind

nach allgemeinem Sprachgebrauch
mit Wirkung auf den Organismus
genutzte
- Pflanzen und Tiere,
- Teile von Pflanzen und Tieren sowie
- aus Pflanzen und Tieren nach einfachen Verfahren gewonnene Produkte

in getrocknetem Zustand.

1.2. Etymologische Betrachtung zum Ursprung des Wortes Droge

Im deutschen Sprachgebrauch ist heute das Wort *Droge* wie in Frankreich als *drogue*, in Spanien, Holland, Portugal und Italien als *droga* und in England sowie in den USA als *drug* ein fester Begriff in der pharmazeutischen Fachsprache.
Die Bezeichnung Wunderdroge hatte zeitweise eine mysteriöse Bedeutung. Man verstand z. B. darunter Naturprodukte, deren Wirkstoffe noch nicht aufgeklärt waren, die aber in der Volksmedizin vielseitig verwendet und geschätzt wurden (Ginseng, Rauvolfia, Gelee royale – Weiselfuttersaft). Manche von ihnen erwiesen sich als wertvoll und fanden Eingang in das Arzneimittelsortiment.
Jahrhunderte vergingen, bis in die Begriffsbildung einigermaßen Klarheit gebracht werden konnte. Erst in unseren Tagen wird der Ursprung des Wortes mehr und mehr in einer Weise gedeutet, die der exakten Sprachforschung entspricht. Dennoch ist es schwer, die Wurzeln für die Wortentstehung zu erkennen. Sämtliche Deutungen stützen sich bislang auf Vermutungen, eine erschöpfende eindeutige Erklärung gibt es jedoch nicht. Der Grund hierfür mag sein, daß in früheren Jahrhunderten beim Aufkommen des Wortes Droge sehr verschiedenartige Produkte gemeint waren, besonders solche, die man wegen ihres starken Geruchs bzw. würzigen Aromas verwendete und sie überwiegend trocknete. Allerdings versteht man unter Drogen in angelsächsischen Ländern und in der angloamerikanischen Literatur »Suchtmittel und solche Produkte, die als Rauschgifte von Suchtkranken mißbraucht werden«. Diese Bedeutung des Wortes weicht von der üblichen völlig ab.
Mit Sicherheit läßt sich das Wort *drug* in England zu Beginn des 14. Jahrhunderts nachweisen (auch als *drogge*), und in der französischen Schreibweise wird *drogue* für verschiedene sog. Spezereiwaren, d. h. Gewürzwaren und wohlriechende Produkte, eingesetzt.
In deutschen Schriften erscheint das Wort Droge erst rund 200 Jahre später. Es kommt weder im Altdeutschen noch im Mitteldeutschen vor. Die Bezeichnungen *drogist* bzw. *trochist* und *drogerey* für Drogen- und Materialienhändler bzw. -handlung waren bereits bekannt. Da damals jedoch ein starker Nachahmungstrieb für Begriffe bestand, führte man die Rückfälligkeit auf die in der folgenden Zeit, besonders im 17. und im 18. Jahrhundert benutzten Begriffe *drogue* bzw. *dro-*

guist und *drogueri* zurück. Auch die Schriftsteller des Mittelalters, die ihre Schriften in lateinischer Sprache verfaßten, verwendeten das Wort *drogue* nicht früher als im 15. Jahrhundert, aber vorrangig für wohlriechende und aromatische Stoffe. Es kann als erwiesen gelten, daß das Wort Droge nicht französischen Ursprungs, sondern als eine neudeutsche Rückentlehnung aus dem Romanischen aufzufassen ist (franz.: drogue; ital.-span.-port.: droga).
Der deutsche (westgermanische) Ursprung ist auf das althochdeutsche *trucchan*, das altsächsische *drokno*, das angelsächsische *dryge*, das nordfriesische *dragg* zurückzuführen.
Andere Vermutungen laufen auf das arabische Wort *dowa* für Heilung und Heilmittel hinaus. Man glaubt, daß es sich in das romanische Wort *dogua* oder *doga* gewandelt hat. Dieses Lehnwort soll im Zusammenhang mit den Handelsverbindungen des Orients nach den Kreuzzügen entstanden sein, so daß der Ursprung des Wortes auf den Orient zurückgeht.
Eine weitere Ableitung aus dem Wort *dowa* stützt sich auf die Ansicht, daß es mit dem Wort »trocken« verschmolz.
Sämtliche Deutungen weisen auf den trockenen Zustand der pflanzlichen bzw. tierischen Teile hin, und zwar berechtigt, denn durch Trocknen konnte man früher Naturprodukte am besten haltbar machen.
Heute ist aus verständlichen Gründen der trockene Zustand einer Droge keine charakteristische Eigenschaft mehr (vgl. Definition für Droge im Band 1 des AB–DDR), zumal durch das Trocknen verschiedentlich wertvolle Wirkstoffe gemindert werden oder verlorengehen können.

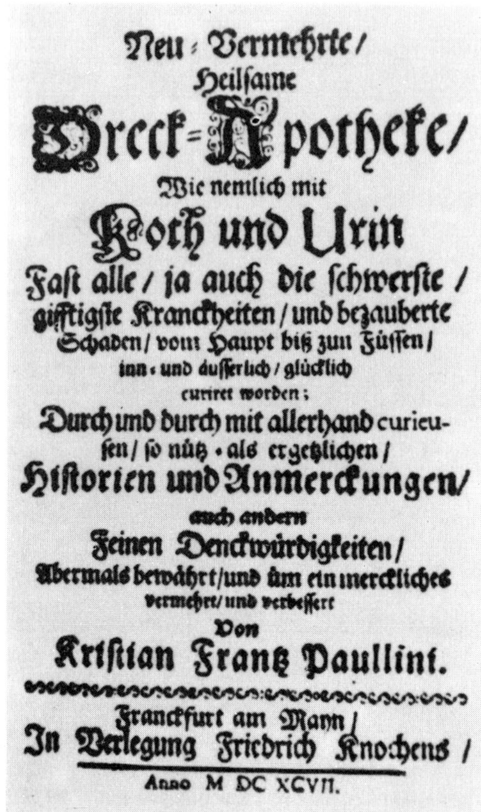
Neu=Vermehrte/
Heilsame
Dreck=Apotheke/
Wie nemlich mit
Koth und Urin
Fast alle/ ja auch die schwerste/
gifftigste Kranckheiten/ und bezauberte
Schaden/ vom Haupt biß zun Füssen/
inn= und äusserlich/ glücklich
curiret worden;
Durch und durch mit allerhand curieusen/ so nütz= als ergetzlichen/
Historien und Anmerckungen/
auch andern
Feinen Denckwürdigkeiten/
Abermals bewährt/und üm ein merckliches
vermehrt/und verbessert
Von
Kristian Frantz Paullini.
Franckfurt am Mayn/
In Verlegung Friedrich Knochens/
Anno M DC XCVII.

Bild 1. Titelseite des 1697 erschienenen Werkes von *K. F. Paullini*: Dreckapotheke. Das Buch beschreibt die »Krankenbehandlung« mit menschlichen und tierischen Abfällen und anderen abscheulichen Produkten

1.3. Geschichtlicher Überblick

Das Wissen um die Heilkraft pflanzlicher Drogen ist wohl so alt wie das Menschengeschlecht selbst. Die Geschichte und die Völkerkunde lehren, daß der Mensch bereits in den Zeiten der Urgemeinschaft Kräuter sammelte und sich ihrer zur Wiederherstellung seiner Gesundheit bediente. Manche mag er sicherlich auch schon als Vorrat getrocknet haben. Im Laufe der Zeit kamen zu den Pflanzendrogen auch Drogen aus tierischen Organen oder Produkten hinzu. Ob der Heilinstinkt, wie einige Gelehrte annehmen, oder bereits auf vergleichender Beobachtung beruhende Erfahrung den Menschen der Urgemeinschaft zur Verwendung frischer oder getrockneter Stoffe veranlaßte, ist nicht bekannt. Aus der Medizin gesellschaftlich rückständiger Völker aber kann man schließen, daß auch beim prähistorischen Menschen alle Arzneimittel mit abergläubischen Vorstellungen verwoben wurden, die überall auf der Erde anders waren.
Eine dieser Vorstellungen bestand darin, daß man in den Drogen *Zaubermittel* vermutete, durch die man auf die die Krankheit verursachenden Dämonen einwirken und sie unschädlich machen könnte.

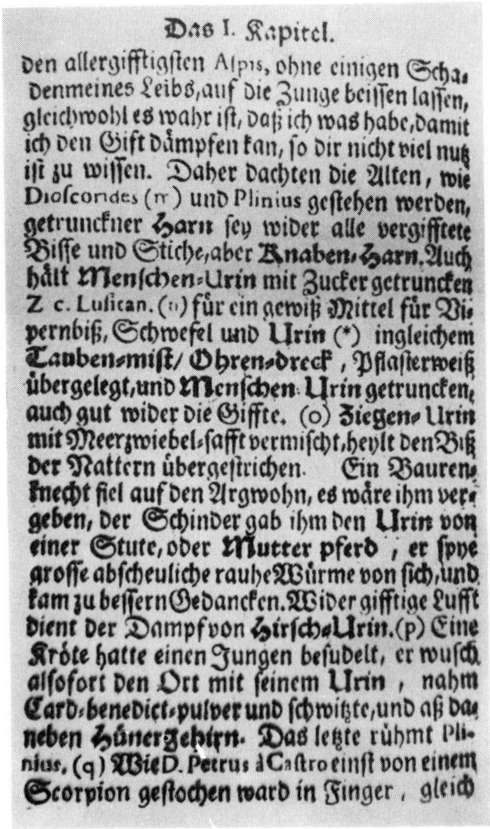
Das I. Kapitel.

den allergifftigsten Aspis, ohne einigen Schaden meines Leibs, auf die Zunge beissen lassen, gleichwohl es wahr ist, daß ich was habe, damit ich den Gift dämpfen kan, so dir nicht viel nutz ist zu wissen. Daher dachten die Alten, wie Dioscorides (m) und Plinius gestehen werden, getrunckner Harn sey wider alle vergifftete Bisse und Stiche, aber Knaben-Harn. Auch hält Menschen-Urin mit Zucker getruncken Z c. Lusican. (n) für ein gewiß Mittel für Vipernbiß, Schwefel und Urin (*) ingleichem Tauben-mist/ Ohren-dreck, Pflasterweiß übergelegt, und Menschen-Urin getruncken, auch gut wider die Giffte. (o) Ziegen-Urin mit Meerzwiebel-safft vermischt, heylt den Biß der Nattern übergestrichen. Ein Bauren-knecht fiel auf den Argwohn, es wäre ihm vergeben, der Schinder gab ihm den Urin von einer Stute, oder Mutter pferd, er spye grosse abscheuliche rauhe Würme von sich, und kam zu bessern Gedancken. Wider gifftige Lufft dient der Dampf von Hirsch-Urin. (p) Eine Kröte hatte einen Jungen besudelt, er wusch alsofort den Ort mit seinem Urin, nahm Card-benedict-pulver und schwitzte, und aß daneben Hünergehirn. Das letzte rühmt Plinius. (q) Wie D. Petrus à Castro einst von einem Scorpion gestochen ward in Finger, gleich

Bild 2. Das I. Kapitel aus *K. F. Paullini*: Dreckapotheke

Eine andere Vorstellung lag der vielgeübten Praxis zugrunde, *den Kranken ekelhafte tierische Produkte einnehmen zu lassen*, die dem Krankheitsdämon den Aufenthalt im Körper verleiden und ihn auf diese Weise in die Flucht jagen sollten. Beide Vorstellungen blieben auch im Abendland bis an die Schwelle der Neuzeit und darüber hinaus lebendig. Die erste Vorstellung führte zum *Hexenglauben*, und aus der zweiten entstand die *Dreckapotheke* (Bilder 1 und 2), in der man mancherorts mit menschlichen Exkrementen, Dachsfett, Hühnermist, Kuhfladen, Spinnenpulver oder Schafläusen kurierte.

Ein dritter, erst auf späteren Kulturstufen sich entwickelnder Aberglaube bestand darin, daß man annahm, zwischen dem Aussehen oder auch den Eigentümlichkeiten der Arzneipflanze und der Beschaffenheit oder Funktion unserer Organe bestünden gewisse Beziehungen, die auf die Wirkungsweise dieser Arzneipflanzen hinwiesen. Aus dieser Ansicht heraus entwickelte sich die bis ins 18. Jahrhundert geltende *Signaturenlehre*. Danach sollten z.B. Walnüsse wegen ihrer Windungen gegen Gehirnleiden, Pflanzen mit gelben Blüten gegen Gallenleiden wirksam sein. Den perforierten, mit Öldrüsen durchsetzten Blättern des Johanniskrauts schrieb man eine spezifische Wirkung auf Stichwunden zu, und die weißen Taubnesselblüten wurden gegen Weißfluß benutzt.

Die älteste Kunde über die Verwendung von Arzneipflanzen stammt aus den *Keilschriften der Sumerer*. Die Sumerer waren schon im 5. Jahrtausend v. u. Z. in Mesopotamien seßhaft und wurden später durch die ihre Kultur übernehmenden *Babylonier* und *Assyrer* abgelöst. Wie wichtig diesen Völkern die Arzneipflanzen waren, ist daraus zu ersehen, daß »Kraut« bei ihnen dasselbe bedeutete wie »Medizin«. Sie kannten bereits Süßholz, Lorbeer, Bilsenkraut, Kümmel, Thymian u.a. Viele der in Ziegel gebrannten Pflanzennamen konnte man noch nicht entziffern. Aus Rezepten ist jedoch zu entnehmen, wie die Kräuter in jener fernen Zeit gesammelt, zerrieben und dargereicht wurden.

Vom reichen Arzneischatz der alten Ägypter berichten die medizinischen Papyri, von denen der bedeutendste Papyrus (*Papyrus Ebers* [Bild 3]), das wertvollste Stück der Leipziger Universitätsbibliothek, allein über 700 Arzneistoffe enthält. Er wurde im 2. Jahrtausend v. u. Z. geschrieben, doch reichen die in ihm niedergelegten Kenntnisse in das 3., wenn nicht in das 4. Jahrtausend v. u. Z. zurück. Unter den angegebenen Drogen finden sich viele, die noch heute Verwendung finden, z.B. Anisfrüchte, Kalmuswurzel, Knoblauch, Zimt, Rizinussamen. Als tierische Droge war besonders der Skarabäus, ein Mistkäfer, geschätzt.

Mit ägyptischen Handelsexpeditionen gelangten zahlreiche Naturstoffe von Arabien und der Ostküste Afrikas (Weihrauchland Punt, heute Somalia) nach Ägypten (Bild 4).

Ähnliche Zusammenstellungen von pflanzlichen und von tierischen Drogen finden sich in den medizinischen Schriften der alten *Meder*, *Perser* und *Inder*. Bei den Indern gab es fast keine Pflanze, die nicht als Arzneipflanze verwendet wurde.

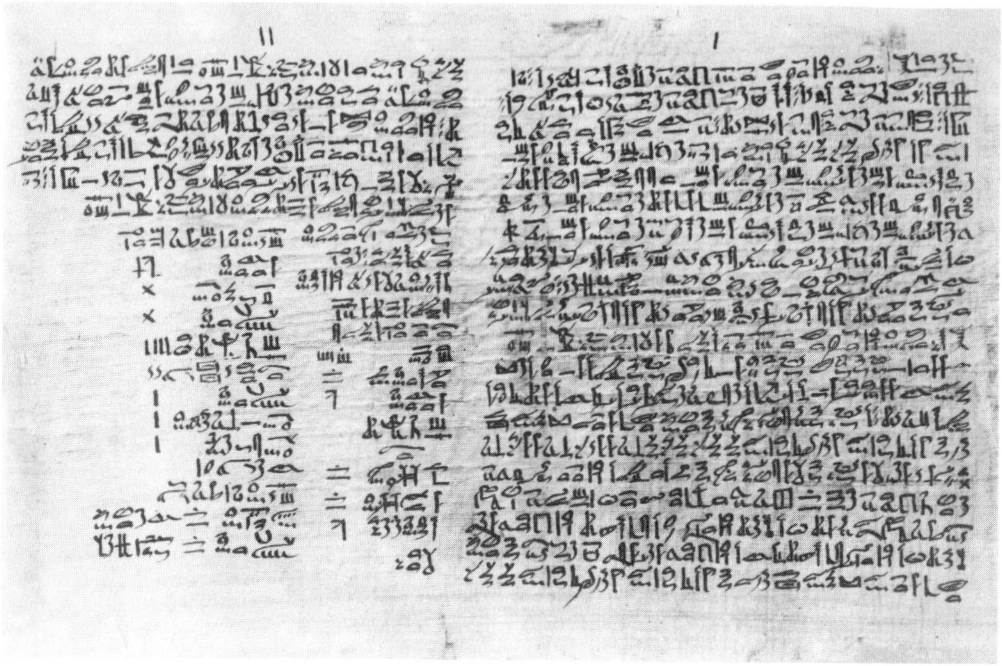

Bild 3. Tafeln I und II des *Papyrus Ebers,* dem ältesten pharmakotherapeutischen Werk der altägyptischen Ärzte, mit Übersetzung (geschrieben etwa 1500 v. u. Z. in linksläufiger ägyptisch-hieratischer Schrift). Die Übersetzung stammt aus dem Werk von *Joachim, H.*: Papyrus Ebers – Das älteste Buch über Heilkunde, Verlag G. Reimer, Berlin 1890

Übersetzung

Tafel I. Es[1] fängt an das Buch vom Bereiten der Arzneien für alle Körperteile einer Person. Hervorgegangen bin ich aus Heliopolis mit den Priestern von het-äät, den Herren des Schutzes, den Königen der Ewigkeit und der Rettung. Hervorgegangen bin ich aus Sais mit den mütterlichen Göttinnen, die mir Schutz gewähren. Es wurden mir Worte verliehen vom Herrn des Alls, die Leiden aller Götter und die Tödlichen Krankheiten jeglicher Art zu vertreiben. Soviele Kapitel sind von diesem meinem Kopf, von diesem meinem Hals, von diesen meinen Armen, von diesem meinem Fleisch, von diesen meinen Gliedern, zu strafen die Verhöhnungen der Obersten, welche die Krankheit in dieses mein Fleisch eindringen lassen, zaubernd in diesen meinen Gliedern, daß sie (die Krankheit) eindringt in dieses mein Fleisch, in diesen meinen Kopf, in diese meine Arme, in meinen Leib, in diese meine Glieder, (so oft) erbarmt sich Ra, indem er spricht: ich beschütze ihn gegen seine Feinde. Es ist sein Führer Hermes, der ihm die Sprache gegeben, der die Bücher schafft und Ruhm verleiht den Gelehrten[2] und den Ärzten, die ihm folgen, um das, was dunkel ist, zu enträtseln. Denjenigen, der Gott liebt, den macht er lebendig; ich bin Einer, der Gott liebt, er macht mich lebendig. Worte zu sprechen bei der Bereitung der Arzneien für alle Körperteile einer Person, die krank ist. Wie es sein soll, tausend Mal. Dies ist das Buch von der Heilung aller Krankheiten. Möge mich Isis heilen, so wie sie Horus heilte von allen Schmerzen, die ihm sein Bruder Set angetan hatte, da er seinen Vater Osiris tötete. O Isis, du große Zauberin, heile mich, erlöse mich von allen bösen, schlechten, typhonischen Dingen, von den dämonischen[3] und Tödlichen Krankheiten und Verunreinigungen jeder Art, die sich auf mich stürzen, so wie Du erlöst und befreit hast deinen Sohn Horus. Da ich eingedrungen bin in das Feuer und herausgekommen aus dem Wasser. Möge ich nicht geraten in die Falle jenes Tages, an dem

[1] Alles gesperrt Gedruckte ist im Papyrus mit roter Tinte, das übrige mit schwarzer Tinte geschrieben.

[2] Eigentlich: denen, die alles wissen

[3] Vielleicht soviel wie: epidemisch (?)

ich sage: ich bin klein und bejammernswert. O Ra, der du gesprochen hast für Deinen Leib, o Osiris, der du Betest für deine Manifestation; es spricht Ra für seinen Leib, es betet Osiris für seine Manifestation. Wohlan befreie mich von allen möglichen bösen, schlechten, typhonischen Dingen, von den dämonischen[3] und tödlichen Fiebern jeglicher Art.

Tafel II. Soviele Kapitel da sind (zu sagen) wie es sein soll, tausend Mal.

Kapitel vom Trinken der Arzneien. Es kommen die Arzneien, es kommt, allerlei zu vertreiben in diesem meinem Herzen, in diesen meinen Gliedern; die Zaubersprüche haben große Macht über die Mittel. Noch einmal Erinnere ich mich denn nicht, daß geführt wurden Horus und Set zu dem großen Vorhof von Heliopolis, zu beraten über die Hoden des Set und Horus werde frisch (gesund), wie er auf Erden war. Er macht alles, was er will, wie diejenigen von den Göttern, die dort sind. Worte, wenn man die Arzneien trinkt, (zu sagen) wie es sein soll, tausend Mal. Beginn des Buches von den Arzneien. Zu vertreiben die Krankheiten im Leib: dehui-Korn mit Bier mischen und vom Kranken zu trinken

Ein anderes für den kranken Leib:
Kümmel $\frac{1}{64}$
Gänseschmalz $\frac{1}{8}$
Milch 1 dena[4]
kochen, durchseihen und einnehmen

Ein anderes:
Feigen $\frac{1}{8}$
Sebesten $\frac{1}{8}$
Süßes Bier 1 dena
kochen, durchseihen und einnehmen

Abführmittel:
Milch $\frac{1}{3}$ dena
Brotteig $\frac{1}{4}$
Honig $\frac{1}{4}$
kochen, durchseihen und 4 Tage einnehmen

Ein anderes Abführen zu bewirken:
Honig 1
Zwiebelpulver (?) 1
Absynthpulver 1
daraus eine Pille machen.

Abführmittel:
Kräuter des Feldes $\frac{1}{8}$
Honig $\frac{1}{8}$
in Eins bringen und einnehmen.

[4] dena = 0,6 Liter

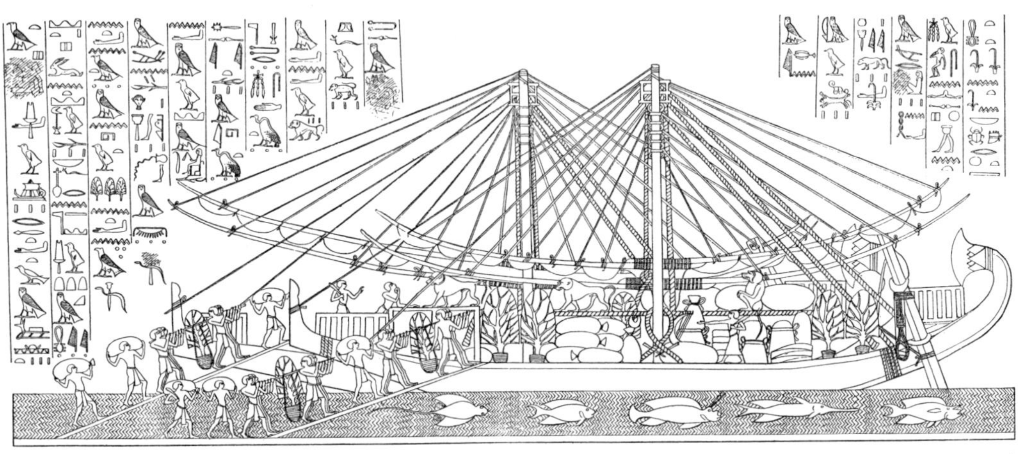

Bild 4. Altägyptische Handelsexpedition der Königin Hatschepsut (XVII. Dynastie) nach Arabien. Sie regierte als weiblicher Pharao von 1504 bis 1483 v.u.Z. Das Bild zeigt als Teil eines Wandreliefs aus einer Tempelanlage aus der Zeit um etwa 1490 v.u.Z. das Beladen eines Schiffs mit der Fracht, die sich aus Weihrauchharz, wertvollen Hölzern, Elfenbein, Gold, Silber und Kassiarinde (Zimt) zusammensetzt. Auch grünende Weihrauchbäume wurden verladen. Man wollte sie wahrscheinlich in Ägypten anbauen, da Weihrauch bei den Ägyptern sehr geschätzt war

Noch reichhaltiger war der Arzneischatz der *alten Chinesen*, die – wie kein anderes Volk – Drogen von getrockneten Eidechsen, Schildkröten, Schlangen, Hirschen, Moschustieren, Bibern und vielen anderen Tieren in ihrer Medizin verwendeten. Ein im 3. Jahrtausend v. u. Z. vom Kaiser SHEN NUNG, dem Erfinder des Pflugs, verfaßtes und noch heute benutztes Pflanzenbuch beschreibt etwa 100 Arzneipflanzen. Darunter sind Zimt, Ephedrakraut, Opium und die von den Chinesen zum ersten Mal als Abführmittel verordnete Rhabarberwurzel erwähnt.

Wenig über Arzneimittel erfährt man aus den *Homerischen Gedichten.* Darin ist lediglich von lindernden und heilenden Tränken die Rede.

Auch die im 5. und im 4. Jahrhundert v. u. Z. entstandenen *Hippokratischen Schriften* sagen nicht viel über Arzneien aus.

Wie HIPPOKRATES (um 460 bis 377 v. u. Z.) selbst, so suchten auch seine Schüler vornehmlich durch Diätbehandlung zu heilen. Als Medikamente dienten weiße Rüben, Gerste, Nieswurz, Wolfsmilch, Mohnsamen, Meerzwiebeln, Sellerie und andere in Griechenland heimische Gewächse bzw. Pflanzenteile.

Man hat die Drogenkunde die älteste aller Wissenschaften genannt, und in der Tat sind aus ihr die beschreibenden Naturwissenschaften, die Botanik und die Zoologie, hervorgegangen.

Der erste, der sich intensiv mit den Pflanzen beschäftigte, war der bedeutendste Schüler von ARISTOTELES (384 bis 322 v. u. Z.) und Nachfolger THEOPHRAST (um 377 bis 287 v. u. Z.). Auch bei ihm, dem Begründer der Botanik als Wissenschaft, sind viele Arzneipflanzen zu finden. Das ist auch der Fall in der vielbändigen »Naturgeschichte« des im Jahre 79 u. Z. beim Ausbruch des Vesuvs ums Leben gekommenen Römers PLINIUS DER ÄLTERE (*Plinius secundus*, 23 bis 79 u. Z.), der in diesem Werk das gesamte Naturwissen seiner Zeit zusammenzufassen versuchte und dabei auch die in der damaligen Volksmedizin gebräuchlichsten pflanzlichen und tierischen Drogen ausführlich behandelte. Von allen antiken Schriftstellern hat PLINIUS vielleicht den größten Einfluß auf das frühe Mittelalter ausgeübt und durch seine großenteils auf bloßem Aberglauben beruhenden Ansichten nicht wenig zur Phantastik des mittelalterlichen Weltbildes beigetragen.

Der bedeutendste Drogenkenner des Altertums war PEDANIUS DIOSCURIDES (geb. um 70 u. Z.), ein unter NERO und VESPASIAN als Militärarzt dienender Grieche, der durch seinen Beruf in der damaligen Welt weit herumkam, in vielen Ländern den dort gebräuchlichen Arzneimitteln gründlich nachspürte und in der »Großen Arzneimittellehre« *(de materia medica)* ein Werk schuf, das an Umfang und Bedeutung alles übertraf, was bis dahin über die Heilmittel geschrieben worden war. DIOSCURIDES beschrieb ungefähr 600 Pflanzen, und zwar so hervorragend, daß man später fast alle bestimmen konnte, obwohl sein Werk nicht mit Abbildungen ausgestattet war. Aber DIOSCURIDES beschrieb nicht nur die Arzneipflanzen und die anderen Heilmittel, sondern sagte auch, wie man sie zubereitete und verwendete. Er gab also zugleich einen guten Einblick in die pharmazeutische Entwicklung zu jener Zeit. Fast alle Kräuterbücher, die bis zum 16. Jahrhundert erschienen (S. 15ff.), sind mehr oder weniger aus seinen Angaben zusammengestellt.

Eine Ausnahme machte allenfalls der im 2. Jahrhundert u. Z. lebende und neben HIPPOKRATES der bedeutendste Arzt des Altertums GALEN (Galenus), 131 bis 200 u. Z., insofern, als er, über die reine Aufzählung und Beschreibung hinausgehend, die Drogen nach ihrer Wirkungsweise und nach der Intensität ihrer Wirkungen voneinander unterschied. Sein Name lebt heute noch in der im Mittelalter aufgekommenen Bezeichnung *Galenische Mittel* fort, unter denen man pharmazeutische Zubereitungen, wie Extrakte, Destillate, Tinkturen u. a., versteht, im Gegensatz zu den Rohdrogen oder den zuerst von PARACELSUS (1493 bis 1541) in die Medizin eingeführten chemischen Präparaten.

In Mitteleuropa war es etliche Jahrhunderte nach GALEN besonders KARL der GROSSE, der durch seine Verordnungen den Anbau und die Verwendung von Arznei- und Gemüsepflanzen empfahl und förderte. Damals wie auch noch in den folgenden Jahrhunderten gab es nur sehr wenige Ärzte; fast das gesamte Heilwesen lag in den Händen von *Mönchen*, vor allem der Benediktinermönche, und so waren es auch in erster Linie die Klöster, die den Anbau der Heilkräuter pflegten und die Bevölkerung mit diesen versorgten. Noch heute gibt es viele Pflanzennamen, die auf die Mönche und die Nonnen des Mittelalters zurückgehen, wie Huflattich, Himmelschlüssel u.a. Eine wesentliche Bereicherung erfuhr der Arzneischatz des Abendlands in den folgenden Jahrhunderten durch den Handel mit Arabien, wo sich inzwischen eine eigene Medizin entwickelt hatte, deren größte Vertreter RAZES, 850 bis 923, und AVICENNA (ĪBN SĪNĀ, 980 bis 1037) durch ihre von GERHARD VON CREMONA im 12. Jahrhundert übersetzten Werke einen bedeutenden Einfluß auf die abendländische Medizin ausübten und ihr die Kenntnis ungezählter orientalischer Drogen, wie Ingwer, Manna, Sennes, Kurkuma und Aloe, vermittelten.

AVICENNA (ĪBN SĪNĀ) schrieb Ende des 10. Jahrhunderts den »Kanon der Heilkunde« (Canone Maggiore), ein Buch über die damaligen medizinischen Kenntnisse, u. a. über 760 tierische und pflanzliche Drogen für angehende Mediziner (Bild 5). Das Buch wurde 1438 für die Lehre an der Hochschule in Leipzig und 1481 in Tübingen verwendet.

Ein anderer Araber, der Botaniker ĪBN AL-BAITĀR (1197 bis 1248), berichtete in seinem Werk über 1 400 Drogen mit Anwendungsgebieten, Aufbewahrung und Verarbeitung.

Seit dem frühen Mittelalter war »Theriak«

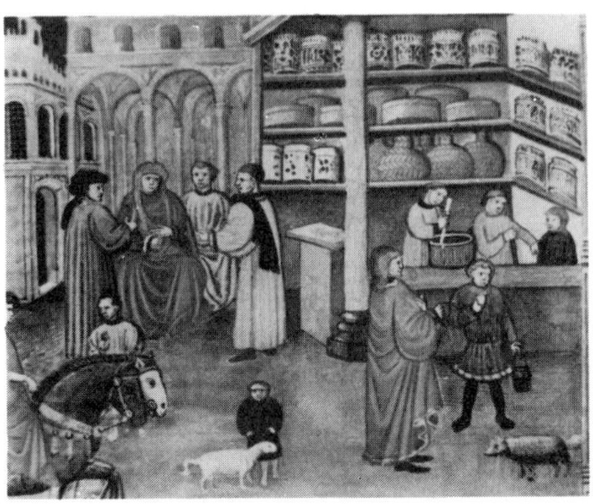

Bild 5. Miniatur aus dem »Kanon der Heilkunde« (Canone Maggiore) von *Avicenna*, eine hebräische Übersetzung nach der originalen arabischen Handschrift (Universitätsbibliothek, Bologna)

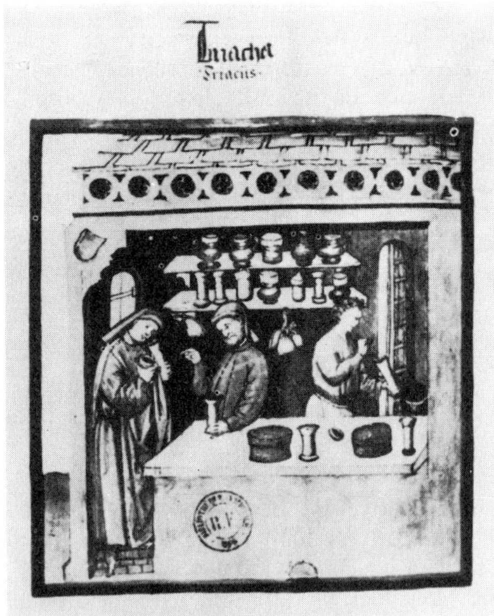

Bild 6. Verkauf von Theriak in einer mittelalterlichen Apotheke des 15. Jahrhunderts. Das Bild stammt aus dem Handbuch »Tacuinum sanitatis«, von dem einige Handschriften erhalten geblieben sind (Pariser Codex, zweite Hälfte des 15. Jahrhunderts)

von großer Bedeutung, eine Latwerge aus zahlreichen Ingredienzien, die besonders gegen Schlangenbisse und auch als Antidot gegen Vergiftungen verwendet wurde. Die Bereitung erfolgte in den damaligen Apotheken (Bild 6). Theriak hielt sich als »Arznei« sehr lange, war noch in der ersten deutschen Pharmakopöe »Pharmacopoea Germanica« (DAB 1, 1872) offizinell (s. auch Bild 15).

Noch wertvoller waren die Drogen, die nach der *Entdeckung Amerikas* (1492) und besonders nach der Eroberung Südamerikas durch die Spanier nach Europa kamen. Zu ihnen gehörten z. B. Sabadillsamen, Senegawurzel, Guajakholz und Ipecacuanha(Brech-)wurzel, vor allem aber die Chinarinde und die Blätter des Cocastrauchs, deren wirksame Alkaloidsalze des Chinins und Chinidins bzw. Cocains auch heute noch aus der Medizin nicht wegzudenken sind. Drogen machten damals einen großen Teil des überseeischen Handels aus. So war es natürlich, daß sich im 16. Jahrhundert, dem »Zeitalter der großen Reisen und Entdeckungen«, die bis dahin auf bloßer Erfahrung beruhende Drogen-

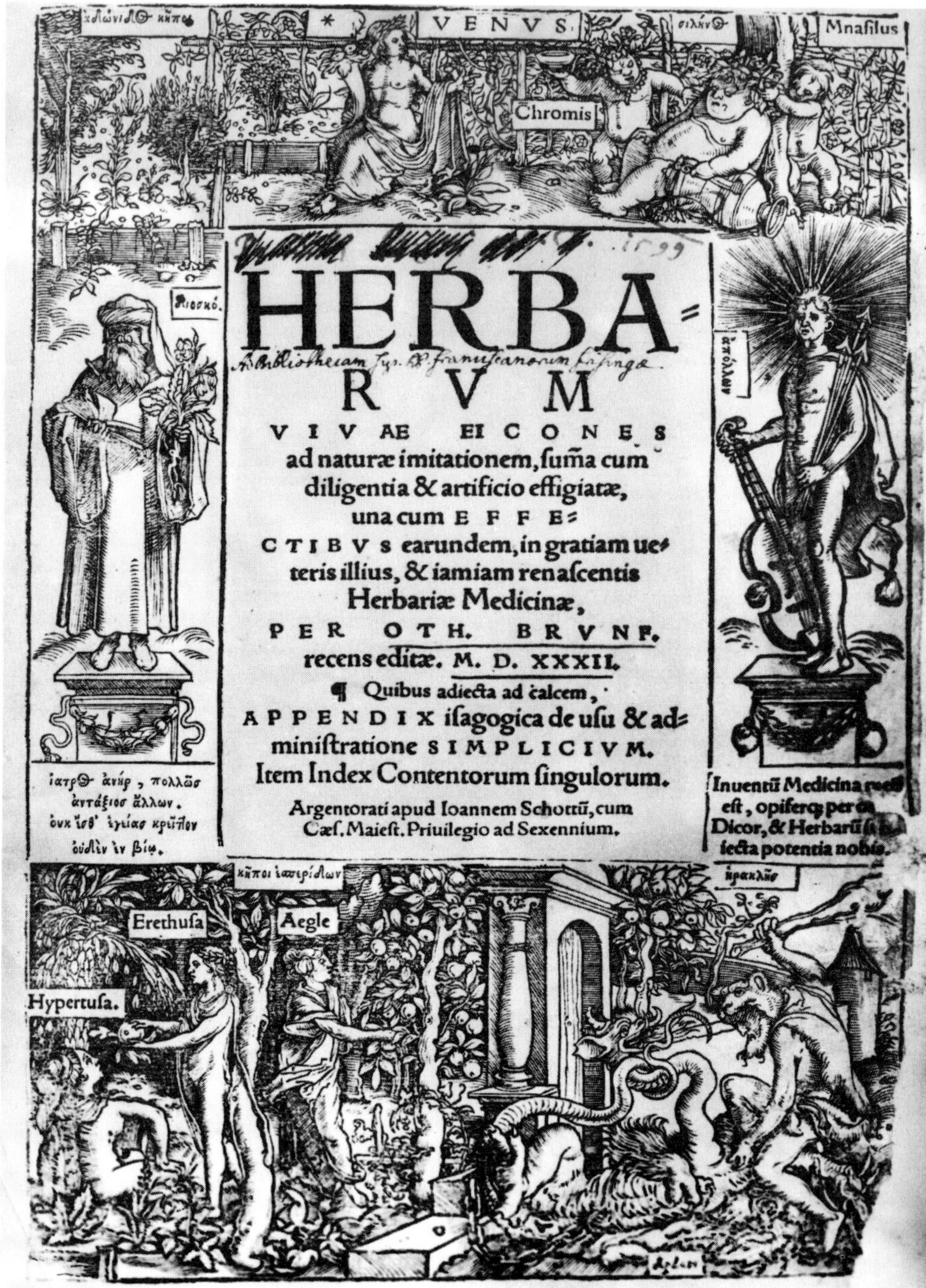

Bild 7. Titelblatt der 1532 in lateinischer Sprache erschienenen Ausgabe des Kräuterbuches »Herbarum vivae ...« von *Otto Brunfels*

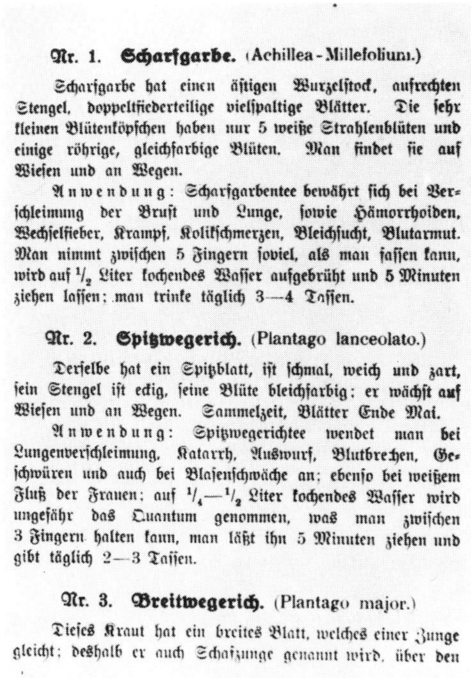

Nr. 1. Scharfgarbe. (Achillea-Millefolium.)

Scharfgarbe hat einen ästigen Wurzelstock, aufrechten Stengel, doppeltfiederteilige vielspaltige Blätter. Die sehr kleinen Blütenköpfchen haben nur 5 weiße Strahlenblüten und einige röhrige, gleichfarbige Blüten. Man findet sie auf Wiesen und an Wegen.

Anwendung: Scharfgarbentee bewährt sich bei Verschleimung der Brust und Lunge, sowie Hämorrhoiden, Wechselfieber, Krampf, Kolikschmerzen, Bleichsucht, Blutarmut. Man nimmt zwischen 5 Fingern soviel, als man fassen kann, wird auf 1/2 Liter kochendes Wasser aufgebrüht und 5 Minuten ziehen lassen; man trinke täglich 3—4 Tassen.

Nr. 2. Spitzwegerich. (Plantago lanceolato.)

Derselbe hat ein Spitzblatt, ist schmal, weich und zart, sein Stengel ist eckig, seine Blüte bleichfarbig; er wächst auf Wiesen und an Wegen. Sammelzeit, Blätter Ende Mai.

Anwendung: Spitzwegerichtee wendet man bei Lungenverschleimung, Katarrh, Auswurf, Blutbrechen, Geschwüren und auch bei Blasenschwäche an; ebenso bei weißem Fluß der Frauen; auf 1/4—1/2 Liter kochendes Wasser wird ungefähr das Quantum genommen, was man zwischen 3 Fingern halten kann, man läßt ihn 5 Minuten ziehen und gibt täglich 2—3 Tassen.

Nr. 3. Breitwegerich. (Plantago major.)

Dieses Kraut hat ein breites Blatt, welches einer Zunge gleicht; deshalb er auch Schafzunge genannt wird, über den

Bild 8. Abhandlung über Schafgarbe (Scharfgarbe!) und Spitzwegerich aus »Das Buch der Kräuter, Verlag Urbania-Gesellschaft, Dresden 1914«, über die Hausmittel des *Otto Brunfels*. Obwohl das Büchlein vor 70 Jahren erschien und die »erprobten Mittel und wunderbaren Heilkräfte der Kräuter nach dem Kräuterbuch von *Brunfels* auszüglich, aber bearbeitet wiedergegeben wurden«, wie es im Vorwort heißt, mutet uns heute die Behandlung gegen »Bleichsucht, Blutarmut und Blutbrechen« als höchst sonderbar, völlig ungeeignet und unwissenschaftlich an. Solche Hausbücher gehörten früher als »treue Ratgeber« in jeden Haushalt

kunde – insbesondere durch die Arbeiten des Deutschen Charles de Lecluse (Clusius) – auf die Stufe einer Wissenschaft erhob. In dieser Zeit erschienen zahlreiche Heilpflanzen- und Drogenbücher mit eindrucksvollen Abbildungen von Heilpflanzen sowie Beschreibungen.
Als Autoren, die sich besondere Verdienste erworben haben, sollen die drei »deutschen Väter der Botanik« genannt werden: Hieronymus Bock (1498 bis 1554), Otto Brunfels (Otho Brunnfelsius, 1489 bis 1534) und Leonhard Fuchs (1501 bis 1566). Ihre Werke zählen heute zu den klassischen Kräuterbüchern des Mittelalters (Bilder 7 und 9). 1532

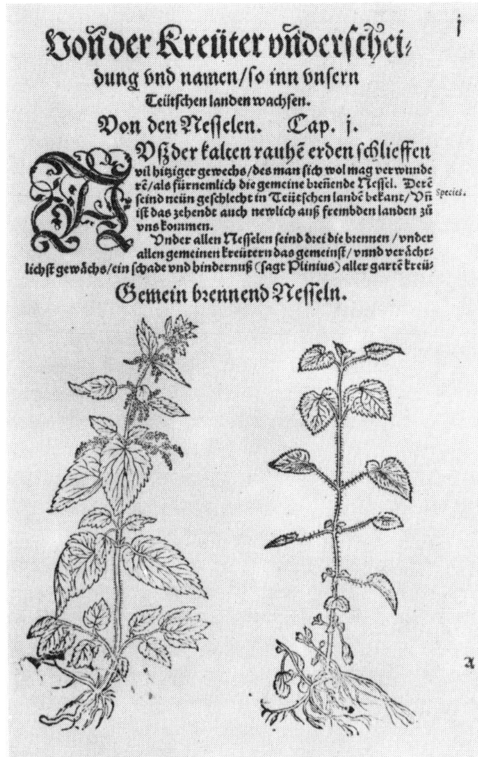

j

Von der Kreüter vnderschei-
dung vnd namen/ſo inn vnſern
Teütſchen landen wachſen.

Von den Neſſelen. Cap. j.

Vſz der kalten rauhẽ erden ſchlieffen vil hitziger gewechs/des man ſich wol mag verwunderẽ/als fürnemlich die gemeine brẽnende Neſſel. Derẽ ſeind neün geſchlecht in Teütſchen landẽ bekant/Vñ iſt das zehendt auch newlich auß frembden landen zů vns kommen.

Species.

Vnder allen Neſſelen ſeind drei die brennen / vnder allen gemeinen kreütern das gemeinſt/ vnnd verächtlichſt gewächs/ein ſchade vnd hindernuß (ſagt Plinius) aller gartẽ kreü-

Gemein brennend Neſſeln.

a

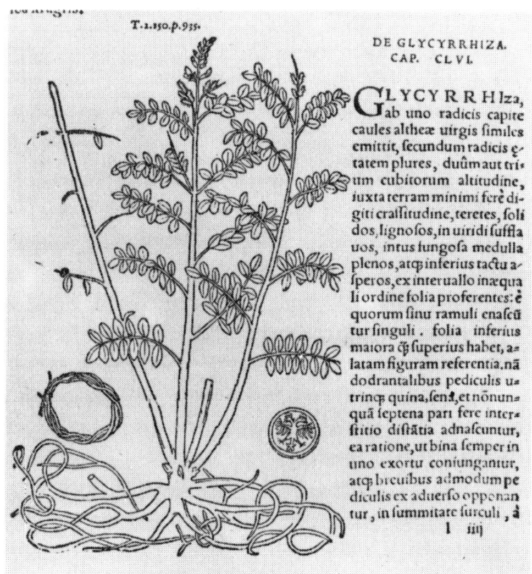

T.2.150.p.935.

DE GLYCYRRHIZA.
CAP. CLVI.

GLYCYRRHIza, ab uno radicis capite caules altheæ uirgis ſimiles emittit, ſecundum radicis ętatem plures, duûm aut trium cubitorum altitudine, iuxta terram minimi ferè digiti craſſitudine, teretes, ſolidos, lignoſos, in uiridi ſufflauos, intus ſungoſa medulla plenos, atq; inferius tactu aſperos, ex interuallo inæquali ordine folia proferentes: ẽ quorum ſinu ramuli enaſcũtur ſinguli. folia inferius maiora q̃ ſuperius habet, alatam figuram referentia. nã dodrantalibus pediculis utrinq; quina, ſenâ, et nõnunquã ſeptena pari fere interſtitio diſtãtia adnaſcuntur, ea ratione, ut bina ſemper in uno exortu coniunguntur, atq; breuibus admodum pediculis ex aduerſo opponantur, in ſummitate ſurculi, à

l iiij

b

Bild 9. Abhandlungen aus dem »Kreuter Buch« von *Hieronymus Bock*, das 1546 erschien
a) Abhandlung über »Gemein brennend Nesseln«
b) Holzschnitt der Süßholzpflanze mit Wurzeln und Ausläufern mit einer Beschreibung von *Valerius Cordus*

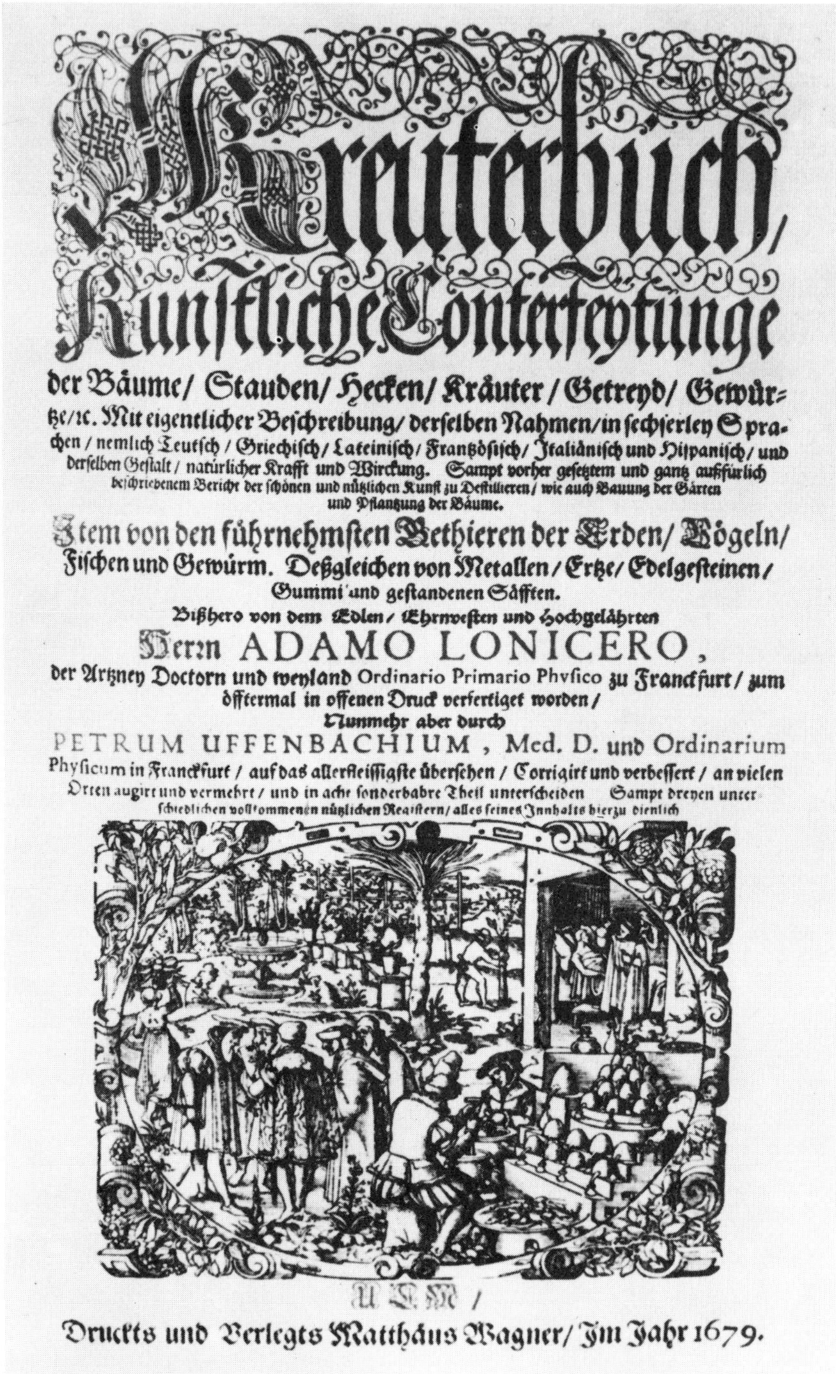

Kreuterbuch/
Künstliche Conterfeytunge
der Bäume/ Stauden/ Hecken/ Kräuter/ Getreyd/ Gewürtze/ etc. Mit eigentlicher Beschreibung/ derselben Nahmen/ in sechserley Sprachen/ nemlich Teutsch/ Griechisch/ Lateinisch/ Frantzösisch/ Italiänisch und Hispanisch/ und derselben Gestalt/ natürlicher Krafft und Wirckung. Sampt vorher gesetztem und gantz außführlich beschriebenem Bericht der schönen und nützlichen Kunst zu Destillieren/ wie auch Bauung der Gärten und Pflantzung der Bäume.

Item von den führnehmsten Gethieren der Erden/ Vögeln/ Fischen und Gewürm. Deßgleichen von Metallen/ Ertze/ Edelgesteinen/ Gummi und gestandenen Säfften.

Bißhero von dem Edlen/ Ehrnvesten und Hochgelährten

Herrn ADAMO LONICERO,

der Artzney Doctorn und weyland Ordinario Primario Physico zu Franckfurt/ zum öfftermal in offenen Druck verfertiget worden/

Nunmehr aber durch

PETRUM UFFENBACHIUM, Med. D. und Ordinarium Physicum in Franckfurt/ auf das allerfleissigste übersehen/ Corrigirt und verbessert/ an vielen Orten augirt und vermehrt/ und in acht sonderbahre Theil unterscheiden Sampt dreyen unterschiedlichen vollkommenen nützlichen Registern/ alles seines Innhalts hierzu dienlich

Druckts und Verlegts Matthäus Wagner/ Im Jahr 1679.

Bild 10. Titelblatt des »Kreuterbuches« von *Adamus Lonicerus* (Neuauflage von 1679) mit einer Abbildung über das Destillieren in seiner Zeit

erschien von BRUNFELS das bedeutsame Kräuterbuch »Herbarum vivae« in lateinischer Sprache, später auch als deutsche Übersetzung »Contrafayt Kreüterbuch«. Wegen der darin enthaltenen naturgetreuen Holzschnitte von Pflanzen gilt das Erscheinungsjahr als das Geburtsjahr der wissenschaftlichen Botanik. BRUNFELS orientierte sich in seinem Buch noch sehr auf das Wissen der »Alten«, DIOSCURIDES und PLINIUS, sowie auf das einiger Zeitgenossen. Über die Hausmittel des BRUNFELS erschien 1914 ein »Hausbuch« (s. Bild 8).

Der Arzt ADAM LONICER (ADAMUS LONICERUS, 1527 bis 1586) bearbeitete die deutsche Übersetzung eines bereits früher erschienenen Kräuterbuches und versah es mit zahlreichen eigenen Texten. Das Buch erlebte viele Auflagen und enthielt u. a. eine sehr übersichtliche Abhandlung über die damaligen Destillationsmethoden (Bild 10).

Besondere Bedeutung erlangte seinerzeit auch das Kräuterbuch von PETRUS ANDREA MATTHIOLUS (PIERANDREA MATTHIOLI), einem italienischen Arzt und Gelehrten. Er wurde 1501 geboren und starb 1577 an der Pest. Nach der in der Renaissance üblichen Art schöpfte auch er aus der Klassik, speziell aus den berühmten Werken des DIOSCURIDES. Seine Werke erschienen in italienischer und in lateinischer Sprache. Aus der deutschen Übersetzung des JOACHIM CAMERARIUS dem Jüngeren (JOACHIMUS CAMERARIUS D., 1534 bis 1598) stammen die Holzschnitte mit beschreibendem Text (Bild 11). Das wohl wesentlichste Werk des Barocks ist der 1613 erschienene »Hortus Eystettensis« des Nürnberger Apothekers BASILIUS BESLER (1561 bis

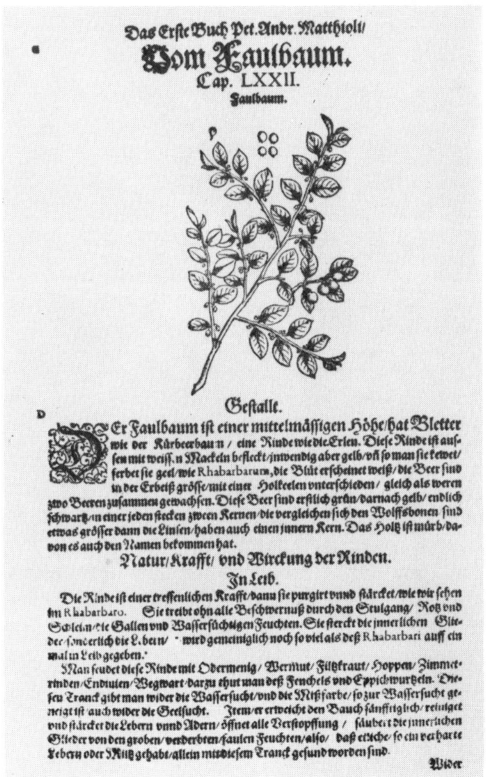
Das Erste Buch Pet. Andr. Matthioli/
Vom Faulbaum.
Cap. LXXII.
Faulbaum.

Gestalt.

DEr Faulbaum ist einer mittelmässigen Höhe/hat Bletter wie der Kürbeerbaum / eine Rinde wie die Erlen. Diese Rinde ist aussen mit weissen Mackeln befleckt/inwendig aber gelb/und so man sie kewet/ ferbet sie geel/wie Rhabarbarum, die Blüt erscheinet weiß/ die Beer sind in der Erbeiß grösse/mit einer Holkeelen unterschieden/ gleich als weren zwo Beeren zusammen gewachsen. Diese Beer sind erstlich grün/darnach gelb/ endlich schwartz/in einer jeden stecken zween Kernen/die vergleichen sich den Wolffsbonen sind etwas grösser dann die Linsen/haben auch einen innern Kern. Das Holtz ist mürb/davon es auch den Namen bekommen hat.

Natur/Krafft/ und Wirckung der Rinden.

In Leib.

Die Rinde ist einer treffenlichen Krafft/dann sie purgirt unnd stärcket/wie wir sehen im Rhabarbaro. Sie treibt ohn alle Beschwernuß durch den Stulgang/ Rotz und Schleim/die Gallen und Wassersüchtigen Feuchten. Sie sterckt die innerlichen Glieder/sonderlich die Lebern/ wird gemeiniglich noch so viel als deß Rhabarbari auff ein mal in Leib gegeben.

Man seudet diese Rinde mit Odermenig/ Wermut/ Filtzkraut/ Hoppen/ Zimmetrinden/Endivien/Wegwart/darzu thut man deß Fenchels und Eppichwurtzeln. Diesen Tranck gibt man wider die Wassersucht/und die Mißfarbe/so zur Wassersucht geneigt ist/auch wider die Geelsucht. Item/er erweicht den Bauch sänfftiglich/ reiniget und stärcket die Lebern unnd Adern/ öffnet alle Verstopffung / säubert die innerlichen Glieder von den groben/verderbten/faulen Feuchten/also/ daß etliche/ so ein verharte Lebern oder Miltz gehabt/allein mit diesem Tranck gesund worden sind.

Wider

a

Bild 11. Ganzseitige Holzschnitte aus der deutschen Übersetzung des Kräuterbuches von *Petrus (Pierandrea) Andreas Matthiolus*
a) Holzschnitt über Faulbaum

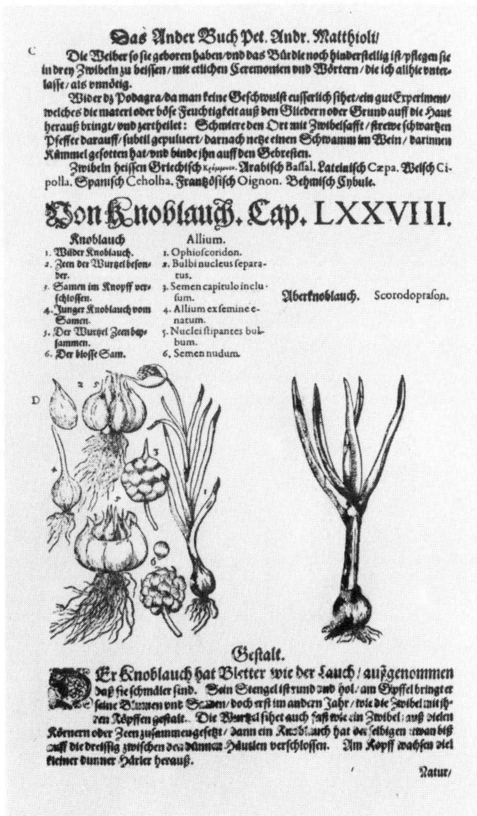
Das Ander Buch Pet. Andr. Matthioli/

Die Weiber so sie geboren haben/und das Bürdle noch hinderstellig ist/pflegen sie in drey Zwibeln zu beissen/mit etlichen Ceremonien und Wörtern/die ich allhie unterlasse/als unnötig.

Wider dz Podagra/da man keine Geschwulst eusserlich sihet/ein gut Experiment/ welches die materi oder böse Feuchtigkeit auß den Gliedern oder Grund auff die Haut herauß bringt/und zertheilet: Schmiere den Ort mit Zwibelsafft/strewe schwartzen Pfeffer darauff/subtil gepulvert/darnach netze einen Schwamm im Wein/ darinnen Kümmel gesotten hat/und binde jhn auff den Gebresten.

Zwibeln heissen Griechisch [illegible]. Arabisch Bassal. Lateinisch Cæpa. Welsch Cipolla. Spanisch Ceholha. Frantzösisch Oignon. Behmisch Cybule.

Von Knoblauch. Cap. LXXVIII.

Knoblauch	Allium.
1. Wilder Knoblauch.	1. Ophioscoridon.
2. Zeen der Wurtzel besonder.	2. Bulbi nucleus separatus.
3. Samen im Knopff verschlossen.	3. Semen capitulo inclusum.
4. Junger Knoblauch vom Samen.	4. Allium ex semine enatum.
5. Der Wurtzel Zeen beysammen.	5. Nuclei stipantes bulbum.
6. Der blosse Sam.	6. Semen nudum.

Aberknoblauch. Scorodoprason.

Gestalt.

DEr Knoblauch hat Bletter wie der Lauch / außgenommen daß sie schmäler sind. Sein Stengel ist rund und hol/ am Gipffel bringt er seine Blumen und Samen/ doch erst im andern Jahr / wie die Zwibel mit jhren Köpffen gestalt. Die Wurtzel sihet auch fast wie ein Zwibel: auß vielen Körnern oder Zeen zusammengesetzt/ dann ein Knoblauch hat derselbigen etwan biß auff die dreissig zwischen den dünnen Häutlen verschlossen. Am Kopff wachsen viel kleiner dunner Härler herauß.

Natur/

b

b) Holzschnitt über Knoblauch

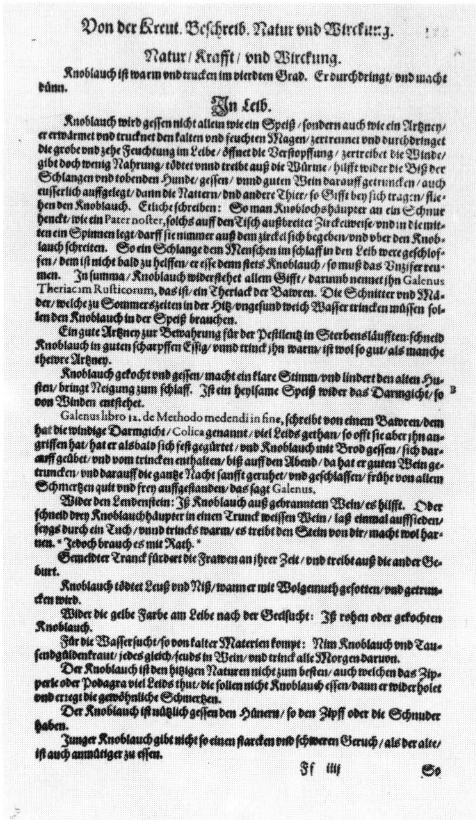

Von der Kreut. Beschreib. Natur vnd Wirckung.

Natur / Krafft / vnd Wirckung.

Knoblauch ist warm vnd trucken im vierdten Grad. Er durchdringt / vnd macht dünn.

In Leib.

Knoblauch wird gessen nicht allein wie ein Speiß / sondern auch wie ein Artzney / er erwärmet vnd trucknet den kalten vnd feuchten Magen / zertrennet vnd durchdringet die grobe vnd zehe Feuchtung im Leibe / öffnet die Verstopffung / zertreibet die Winde / gibt doch wenig Nahrung / tödtet vnnd treibt auß die Würme / hilfft wider die Biß der Schlangen vnd tobenden Hunde / gessen / vnnd guten Wein darauff getruncken / auch eusserlich auffgelegt / dann die Nattern / vnd andere Thier / so Gifft bey sich tragen / fliehen den Knoblauch. Etliche schreiben: So man Knoblochshäupter an ein Schnur henckt / wie ein Pater noster, solchs auff den Tisch außbreitet Zirckelweise / vnd in die mitten ein Spinnen legt / darff sie nimmer auß dem zirckel sich begeben / vnd vber den Knoblauch schreiten. So ein Schlange dem Menschen im schlaff in den Leib were geschlossen / dem ist nicht bald zu helffen / er esse denn stets Knoblauch / so muß das Vnziser reumen. In summa / Knoblauch widerstehet allem Gifft / darumb nennet jhn Galenus Theriacum Rusticorum, das ist / ein Theriack der Bawren. Die Schnitter vnd Mäder / welche zu Sommerszeiten in der Hitz vngesund weich Wasser trincken müssen sollen den Knoblauch in der Speiß brauchen.

Ein gute Artzney zur Bewahrung für der Pestilentz in Sterbensläufften: schneid Knoblauch in guten scharpffen Essig / vnnd trinck jhn warm / ist wol so gut / als manche thewre Artzney.

Knoblauch gekocht vnd gessen / macht ein klare Stimm / vnd lindert den alten Husten / bringt Neigung zum schlaff. Ist ein heylsame Speiß wider das Darmgicht / so von Winden entstehet. B

Galenus libro 12. de Methodo medendi in fine, schreibt von einem Bawren / dem hat die windige Darmgicht / Colica genannt / viel Leids gethan / so offt sie aber jhn angriffen hat / hat er alsbald sich fest gegürtet / vnd Knoblauch mit Brod gessen / sich darauff geübet / vnd vom trincken enthalten / biß auff den Abend / da hat er guten Wein getruncken / vnd darauff die gantze Nacht sanfft geruhet / vnd geschlaffen / frühe von allem Schmertzen quit vnd frey auffgestanden / das sagt Galenus.

Wider den Lendenstein: Iß Knoblauch auß gebranntem Wein / es hilfft. Oder schneid drey Knoblauchhäupter in einen Trunck weissen Wein / laß einmal auffsieden / seyhs durch ein Tuch / vnnd trincks warm / es treibt den Stein von dir / macht wol harnen. * Jedoch brauch es mit Rath. *

Gemeldter Tranck fürdert die Frawen an jhrer Zeit / vnd treibt auß die ander Geburt.

Knoblauch tödtet Leuß vnd Niß / wann er mit Wolgemuth gesotten / vnd getruncken wird.

Wider die gelbe Farbe am Leibe nach der Geelsucht: Iß rohen oder gekochten Knoblauch.

Für die Wassersucht / so von kalter Materien kompt: Nim Knoblauch vnd Tausendgüldenkraut / jedes gleich / seuds in Wein / vnd trinck alle Morgen daruon.

Der Knoblauch ist den hitzigen Naturen nicht zum besten / auch welchen das Zipperle oder Podagra viel Leids thut / die sollen nicht Knoblauch essen / dann er widerholet vnd erregt die gewöhnliche Schmertzen.

Der Knoblauch ist nützlich gessen den Hünern / so den Zipff oder die Schnuder haben.

Junger Knoblauch gibt nicht so einen starcken vnd schweren Geruch / als der alte / ist auch annütiger zu essen.

Ff iiij So

b) Fortsetzung
Holzschnitt über Knoblauch

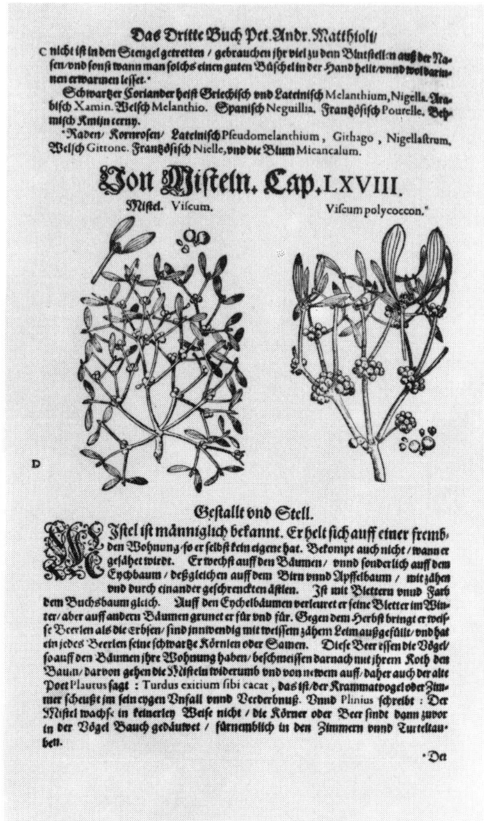

Das Dritte Buch Pet. Andr. Matthioli /

C nicht ist in den Stengel getretten / gebrauchen jhr viel zu dem Blutstellen auß der Nasen / vnd sonst wann man solchs einen guten Büschel in der Hand helt / vnnd wol darinnen erwarmen lesset. *

Schwartzer Coriander heist Griechisch vnd Lateinisch Melanthium, Nigella. Arabisch Xamin. Welsch Melanthio. Spanisch Neguillia. Frantzösisch Pourelle. Behmisch Kmijn cerny.

*Raden / Kornrosen / Lateinisch Pseudomelanthium, Githago, Nigellastrum. Welsch Gittone. Frantzösisch Nielle, vnd die Blum Micancalum.

Von Misteln. Cap. LXVIII.

Mistel. Viscum. Viscum polycoccon.*

D

Gestallt vnd Stell.

Mistel ist männiglich bekannt. Er helt sich auff einer frembden Wohnung / so er selbst kein eigene hat. Bekompt auch nicht / wann er gesähet wirdt. Er wechst auff den Bäumen / vnnd sonderlich auff dem Eychbaum / deßgleichen auff dem Birn vnnd Apffelbaum / mit zähen vnd durch einander geschrenckten ästlen. Ist mit Blettern vnnd Farb dem Buchsbaum gleich. Auff den Eychelbäumen verleuret er seine Bletter im Winter / aber auff andern Bäumen grunet er für vnd für. Gegen dem Herbst bringt er weisse Beerlen als die erbsen / sind jnnwendig mit weissem zähem Leim außgefüllt / vnd hat ein jedes Beerlen seine schwartze Körnlen oder Samen. Diese Beer essen die Vögel / so auff den Bäumen jhre Wohnung haben / beschmeissen darnach mit jhrem Koth den Baum / darvon gehen die Misteln widerumb vnd von newem auff / daher auch der alte Poet Plautus sagt: Turdus exitium sibi cacat, das ist / der Krammatvogel oder Zimmer scheußt jm sein eygen Vnfall vnnd Verderbnuß. Vnnd Plinius schreibt: Der Mistel wachse in keinerley Weise nicht / die Körner oder Beer sinde dann zuvor in der Vögel Bauch gedäuwet / fürnemblich in den Zimmern vnnd Turteltauben.

*Der

c

c) Holzschnitt über Mistel und Riemenblume

1629). Es ist eine umfangreiche Bildersammlung aus Kupferstichen über Arznei-, Nutz- und Zierpflanzen, die er in einem Garten anpflanzte und studierte. Besler stellte in Kupferstichen auch seine umfangreichen Naturaliensammlungen vor, in denen als Drogen noch zahlreiche Tiere zu sehen sind (Bild 12).

Von einer Pharmakognosie als einer wissenschaftlichen Drogenkunde im heutigen Sinne kann erst vom 19. Jahrhundert an gesprochen werden. Die Anfang des 20. Jahrhunderts schon beachtlichen pharmakognostischen Kenntnisse, die nicht allein nur empirisch, sondern zum Teil wissenschaftlich begründet waren, fanden in vielen Kräuterbüchern dieser Zeit Berücksichtigung. Manche darin enthaltenen Ausführungen muten uns heute sonderbar und schon vom Verwendungsgebiet her als überholt an, andere beweisen einen schon damals aktuellen Wissensschatz (Bilder 13 und 14).

Zahlreiche der einst wirksamen Drogen haben sich durch pharmakologische Prüfungen als unwirksam erwiesen, zumal den früher behaupteten »Wirkungen« mystische bzw. andere falsche Vorstellungen zugrunde lagen. In vielem aber haben sie brauchbare pflanzliche und tierische Wirkstoffe bestätigt. An diesen Erfolgen haben auch die pharmazeutische Mikrobiologie, die Medizin und andere Grenzwissenschaften ihren Anteil.

Die Droge *Radix Valerianae* war bereits in der *Pharmacopoea Germanica* – DAB 1 – vom 1. 6. 1872 offizinell (Bilder 15/16). Bis zum Nachweis der Wirkstoffe wurde die Wirkung angezweifelt (vgl. unter *Radix Valerianae*). Heute gilt Radix Valerianae als unentbehrlich, und beim Vergleich der im

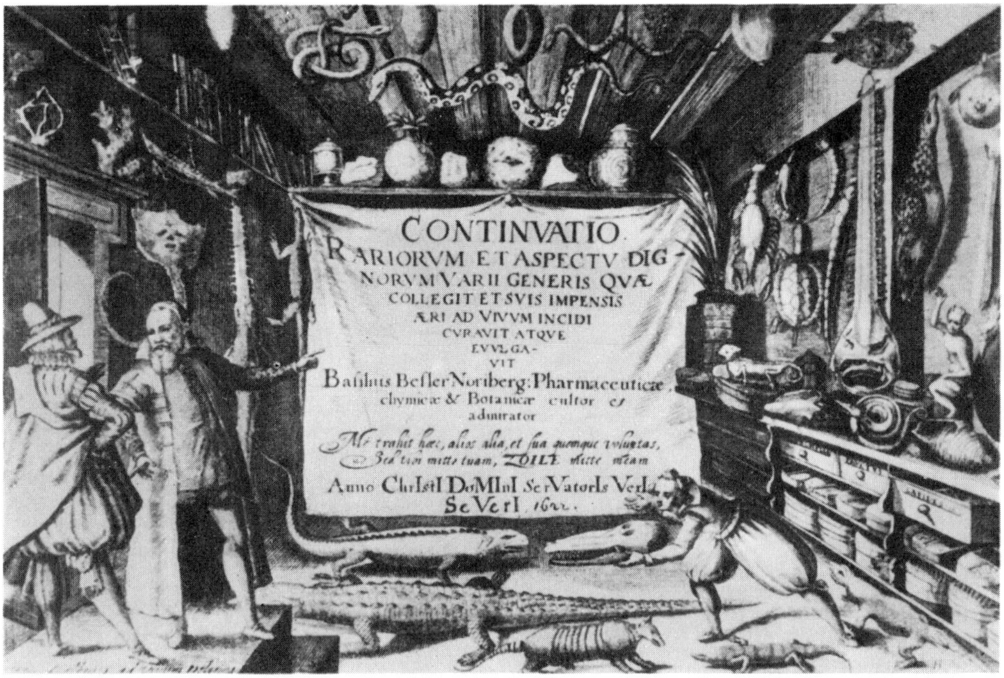
CONTINVATIO
RARIORVM ET ASPECTV DIG-
NORVM VARII GENERIS QVÆ
COLLEGIT ET SVIS IMPENSIS
ÆRI AD VIVVM INCIDI
CVRAVIT ATQVE
VIT
Basilius Besler Noriberg: Pharmaceuticæ
admirator

Bild 12. Kupferstich über die Naturaliensammlung, einschließlich tierischer und pflanzlicher Drogen, des Nürnberger Apothekers *Basilius Besler* von 1622. Das Bild vermittelt einen Einblick in die damaligen Sammlungen, in denen tierische Drogen, wie Schlangen, Eidechsen, Schnecken, Schildkröten, Krokodile, Salamander, Muscheln, Korallen und Krebse, gegenüber pflanzlichen Drogen den Vorrang hatten.
Der lateinische Text lautet übersetzt:
»Sammlung seltener und sehenswerter Dinge verschiedener Art, die mit eigenem Aufwand gesammelt hat, daß sie lebenstreu in Kupfer eingeschnitten und veröffentlicht wurden von *Basilius Besler,* Nürnberg, der pharmazeutischen, chemischen und botanischen Kunst Verehrer und Bewunderer.«
»Mich zieht dieses, andere ein anderes und jeden das seine Vergnügen, aber laß das deine dir, *Zoilus,* laß mir das meine«. (*Zoilus* war ein Kritiker *Homers.*)
Die zwei letzten Zeilen des lateinischen Textes enthalten die verschlüsselte Jahreszahl (MDCVVVIIIIIII) 1622

DAB 1 enthaltenen knappen Ausführungen mit der Monografie des AB–DDR zeigt sich die Bedeutung, die dieser Droge heute zukommt (s. Bild 17, S. 25 bis 27).
Wenn es auch den Anschein hat, als ob die Bedeutung der Drogen infolge der großartigen Fortschritte der pharmazeutischen Chemie während der letzten Jahrzehnte zurückginge, so trifft dies doch keineswegs zu. Zwar entwickelten Forschungslaboratorien und die chemische Industrie in der ganzen Welt inzwischen viele synthetische Arzneimittel, die, wie etwa die Chemotherapeutika und Antibiotika, die Therapie von Grund auf umgestalteten und auch manche Droge entbehrlich machten; für viele der von der Arzneimittelindustrie der DDR und anderer Länder hergestellten Arzneimittel bleibt der Rohstoff nach wie vor die Droge.
Man glaubt zwar nicht mehr an die Signaturenlehre und auch schon lange nicht mehr daran, daß man durch eklige tierische Produkte einen »Krankheitsdämon« aus dem Körper entfernen kann, wie es die »Dreckapotheke« behauptete.
Es sei aber nicht vergessen, daß es eine Reihe altbewährter Drogen gibt, deren Wirkungsmechanismus und Wirkungen aufgeklärt und somit wissenschaftlich bestätigt wurden.
Es kann festgestellt werden, daß das Interesse an Drogen vorhanden ist und die Suche

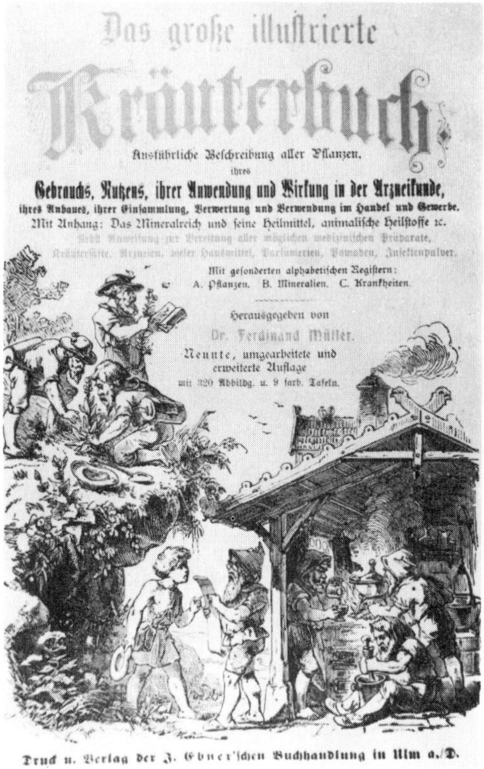

Bild 13. Titelblatt aus dem »Großen illustrierten Kräuterbuch« von 1924

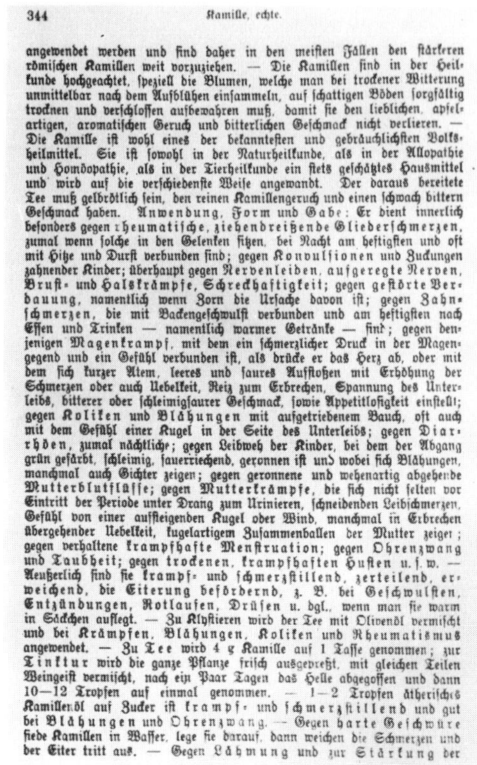
344 Kamille, echte.

angewendet werden und sind daher in den meisten Fällen den stärkeren römischen Kamillen weit vorzuziehen. — Die Kamillen sind in der Heilkunde hochgeachtet, speziell die Blumen, welche man bei trockener Witterung unmittelbar nach dem Aufblühen einsammeln, auf schattigen Böden sorgfältig trocknen und verschlossen aufbewahren muß, damit sie den lieblichen, apfelartigen, aromatischen Geruch und bitterlichen Geschmack nicht verlieren. — Die Kamille ist wohl eines der bekanntesten und gebräuchlichsten Volksheilmittel. Sie ist sowohl in der Naturheilkunde, als in der Allopathie und Homöopathie, als in der Tierheilkunde ein stets geschätztes Hausmittel und wird auf die verschiedenste Weise angewandt. Der daraus bereitete Tee muß gelbrötlich sein, den reinen Kamillengeruch und einen schwach bittern Geschmack haben. Anwendung, Form und Gabe: Er dient innerlich besonders gegen rheumatische, ziehendreißende Gliederschmerzen, zumal wenn solche in den Gelenken sitzen, bei Nacht am heftigsten und oft mit Hitze und Durst verbunden sind; gegen Konvulsionen und Zuckungen zahnender Kinder; überhaupt gegen Nervenleiden, aufgeregte Nerven, Brust- und Halskrämpfe, Schreckhaftigkeit; gegen gestörte Verdauung, namentlich wenn Zorn die Ursache davon ist; gegen Zahnschmerzen, die mit Backengeschwulst verbunden und am heftigsten nach Essen und Trinken — namentlich warmer Getränke — sind; gegen denjenigen Magenkrampf, mit dem ein schmerzlicher Druck in der Magengegend und ein Gefühl verbunden ist, als drücke er das Herz ab, oder mit dem sich kurzer Atem, leeres und saures Aufstoßen mit Erhöhung der Schmerzen oder auch Uebelkeit, Reiz zum Erbrechen, Spannung des Unterleibs, bitterer oder schleimigsaurer Geschmack, sowie Appetitlosigkeit einstellt; gegen Koliken und Blähungen mit aufgetriebenem Bauch, oft auch mit dem Gefühl einer Kugel in der Seite des Unterleibs; gegen Diarrhöen, zumal nächtliche; gegen Leibweh der Kinder, bei dem der Abgang grün gefärbt, schleimig, sauerriechend, geronnen ist und wobei sich Blähungen, manchmal auch Gichter zeigen; gegen geronnene und wehenartig abgehende Mutterblutflüsse; gegen Mutterkrämpfe, die sich nicht selten vor Eintritt der Periode unter Drang zum Urinieren, schneidenden Leibschmerzen, Gefühl von einer aufsteigenden Kugel oder Wind, manchmal in Erbrechen übergehender Uebelkeit, kugelartigem Zusammenballen der Mutter zeigen; gegen verhaltene krampfhafte Menstruation; gegen Ohrenzwang und Taubheit; gegen trockenen, krampfhaften Husten u. s. w. — Aeußerlich sind sie krampf- und schmerzstillend, zerteilend, erweichend, die Eiterung befördernd, z. B. bei Geschwulsten, Entzündungen, Rotlaufen, Drüsen u. dgl., wenn man sie warm in Säckchen auflegt. — Zu Klystieren wird der Tee mit Olivenöl vermischt und bei Krämpfen, Blähungen, Koliken und Rheumatismus angewendet. — Zu Tee wird 4 g Kamille auf 1 Tasse genommen; zur Tinktur wird die ganze Pflanze frisch ausgepreßt, mit gleichen Teilen Weingeist vermischt, nach ein Paar Tagen das Helle abgegossen und dann 10—12 Tropfen auf einmal genommen. — 1—2 Tropfen ätherisches Kamillenöl auf Zucker ist krampf- und schmerzstillend und gut bei Blähungen und Ohrenzwang. — Gegen harte Geschwüre siede Kamillen in Wasser, lege sie darauf, dann weichen die Schmerzen und der Eiter tritt aus. — Gegen Lähmung und zur Stärkung der

a

Bild 14. Abhandlungen aus dem »Großen illustrierten Kräuterbuch« von 1924
a) über »Echte Kamille«

nach nutzbaren Rohstoffen weltweit fortgeführt wird. Die Erde beherbergt immerhin rund 600 000 Pflanzenarten. Von diesen konnten in der Vergangenheit im Weltmaßstab durchschnittlich erst etwa 30 000 nach chemischen und pharmakologischen Gesichtspunkten überprüft und getestet werden. Die Ergebnisse wurden mit Hilfe der elektronischen Datenverarbeitung gespeichert. Jedes Jahr werden etwa weitere 15 000 Pflanzen mit vermutlichen Wirkstoffen erfaßt. Davon gelangen nur etwa 15 in den vorklinischen Test.

Die WHO (Weltgesundheitsorganisation) richtet ihre Aufmerksamkeit ebenfalls auf den Gebrauch von Arzneipflanzen. 1978 fand in Genf auf der 31. Versammlung der WHO ein Treffen von Botanikern, Chemikern und anderen Fachwissenschaftlern des Gesundheitswesens mit dem Ziel statt, die Phytomedizin stärker zu beachten und die in der Welt verwendeten Arzneipflanzen zu erfassen.[1] Dazu sollen eine Standardisierung der Nomenklatur und Verfahren für die Bestimmung der Pflanzen ermittelt werden. Nahziel ist zunächst die Ausbildung von Wissenschaftlern und die Gewinnung pflanzlicher Rohstoffe in einigen Entwicklungsländern, deren Bürgern besonders dringlich geholfen werden muß, die gesundheitliche Betreuung u. a. unter Nutzung von Naturstoffen zu verbessern. Durch die WHO

[1] Das Verzeichnis liegt vor (Index Plantarum Medicinalium Totius Mundi Eorumque Synonymorum, Milano 1983)

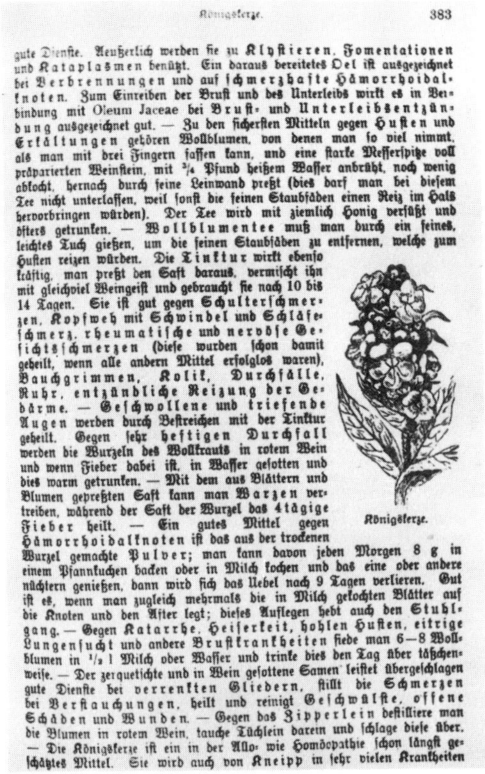

Königskerze. 383

gute Dienste. Aeußerlich werden sie zu Klystieren, Fomentationen und Kataplasmen benützt. Ein daraus bereitetes Oel ist ausgezeichnet bei Verbrennungen und auf schmerzhafte Hämorrhoidalknoten. Zum Einreiben der Brust und des Unterleibs wirkt es in Verbindung mit Oleum Jaceae bei Brust- und Unterleibsentzündung ausgezeichnet gut. — Zu den sichersten Mitteln gegen Husten und Erkältungen gehören Wollblumen, von denen man so viel nimmt, als man mit drei Fingern fassen kann, und eine starke Messerspitze voll präparierten Weinstein, mit ¾ Pfund heißem Wasser anbrüht, noch wenig abkocht, hernach durch feine Leinwand preßt (dies darf man bei diesem Tee nicht unterlassen, weil sonst die feinen Staubfäden einen Reiz im Hals hervorbringen würden). Der Tee wird mit ziemlich Honig versüßt und öfters getrunken. — Wollblumentee muß man durch ein feines, leichtes Tuch gießen, um die feinen Staubfäden zu entfernen, welche zum Husten reizen würden. Die Tinktur wirkt ebenso kräftig, man preßt den Saft daraus, vermischt ihn mit gleichviel Weingeist und gebraucht sie nach 10 bis 14 Tagen. Sie ist gut gegen Schulterschmerzen, Kopfweh mit Schwindel und Schläfeschmerz, rheumatische und nervöse Gesichtsschmerzen (diese wurden schon damit geheilt, wenn alle andern Mittel erfolglos waren), Bauchgrimmen, Kolik, Durchfälle, Ruhr, entzündliche Reizung der Gedärme. — Geschwollene und triefende Augen werden durch Bestreichen mit der Tinktur geheilt. Gegen sehr heftigen Durchfall werden die Wurzeln des Wollkrauts in rotem Wein und wenn Fieber dabei ist, in Wasser gesotten und dies warm getrunken. — Mit dem aus Blättern und Blumen gepreßten Saft kann man Warzen vertreiben, während der Saft der Wurzel das 4tägige Fieber heilt. — Ein gutes Mittel gegen Hämorrhoidalknoten ist das aus der trockenen Wurzel gemachte Pulver; man kann davon jeden Morgen 8 g in einem Pfannkuchen backen oder in Milch kochen und das eine oder andere nüchtern genießen, dann wird sich das Uebel nach 9 Tagen verlieren. Gut ist es, wenn man zugleich mehrmals die in Milch gekochten Blätter auf die Knoten und den After legt; dieses Auflegen hebt auch den Stuhlgang. — Gegen Katarrhe, Heiserkeit, hohlen Husten, eitrige Lungensucht und andere Brustkrankheiten siede man 6—8 Wollblumen in ½ l Milch oder Wasser und trinke dies den Tag über täßchenweise. — Der zerquetschte und in Wein gesottene Samen leistet übergeschlagen gute Dienste bei verrenkten Gliedern, stillt die Schmerzen bei Verstauchungen, heilt und reinigt Geschwülste, offene Schäden und Wunden. — Gegen das Zipperlein destilliere man die Blumen in rotem Wein, tauche Tüchlein darein und schlage diese über. — Die Königskerze ist ein in der Allo- wie Homöopathie schon längst geschätztes Mittel. Sie wird auch von Kneipp in sehr vielen Krankheiten

Königskerze.

b

b) über »Königskerze«

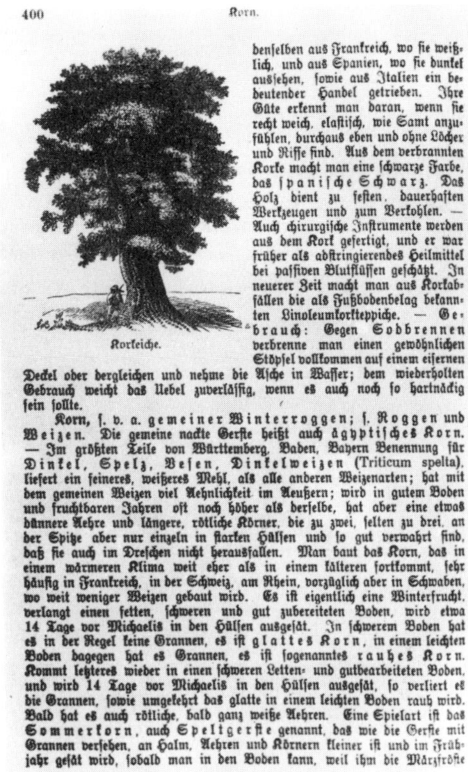

400 Korn.

denselben aus Frankreich, wo sie weißlich, und aus Spanien, wo sie dunkel aussehen, sowie aus Italien ein bedeutender Handel getrieben. Ihre Güte erkennt man daran, wenn sie recht weich, elastisch, wie Samt anzufühlen, durchaus eben und ohne Löcher und Risse sind. Aus dem verbrannten Korke macht man eine schwarze Farbe, das spanische Schwarz. Das Holz dient zu festen, dauerhaften Werkzeugen und zum Verkohlen. — Auch chirurgische Instrumente werden aus dem Kork gefertigt, und er war früher als adstringierendes Heilmittel bei passiven Blutflüssen geschätzt. In neuerer Zeit macht man aus Korkabfällen die als Fußbodenbelag bekannten Linoleumkorkteppiche. — Gebrauch: Gegen Sodbrennen verbrenne man einen gewöhnlichen Stöpsel vollkommen auf einem eisernen Deckel oder dergleichen und nehme die Asche in Wasser; dem wiederholten Gebrauch weicht das Uebel zuverlässig, wenn es auch noch so hartnäckig sein sollte.

Korn, s. v. a. gemeiner Winterroggen; s. Roggen und Weizen. Die gemeine nackte Gerste heißt auch ägyptisches Korn. — Im größten Teile von Württemberg, Baden, Bayern Benennung für Dinkel, Spelz, Vesen, Dinkelweizen (Triticum spelta), liefert ein feineres, weißeres Mehl, als alle anderen Weizenarten; hat mit dem gemeinen Weizen viel Aehnlichkeit im Aeußern; wird in gutem Boden und fruchtbaren Jahren oft noch höher als derselbe, hat aber eine etwas dünnere Aehre und längere, rötliche Körner, die zu zwei, selten zu drei, an der Spitze aber nur einzeln in starken Hülsen und so gut verwahrt sind, daß sie auch im Dreschen nicht herausfallen. Man baut das Korn, das in einem wärmeren Klima weit eher als in einem kälteren fortkommt, sehr häufig in Frankreich, in der Schweiz, am Rhein, vorzüglich aber in Schwaben, wo weit weniger Weizen gebaut wird. Es ist eigentlich eine Winterfrucht, verlangt einen fetten, schweren und gut zubereiteten Boden, wird etwa 14 Tage vor Michaelis in den Hülsen ausgesät. In schwerem Boden hat es in der Regel keine Grannen, es ist glattes Korn, in einem leichten Boden dagegen hat es Grannen, es ist sogenanntes rauhes Korn. Kommt letzteres wieder in einen schweren Letten- und gutbearbeiteten Boden, und wird 14 Tage vor Michaelis in den Hülsen ausgesät, so verliert es die Grannen, sowie umgekehrt das glatte in einem leichten Boden rauh wird. Bald hat es auch rötliche, bald ganz weiße Aehren. Eine Spielart ist das Sommerkorn, auch Speltgerste genannt, das wie die Gerste mit Grannen versehen, an Halm, Aehren und Körnern kleiner ist und im Frühjahr gesät wird, sobald man in den Boden kann, weil ihm die Märzfröste

Korkeiche.

c

c) über »Kork und Korn«

wurde ein Beratungsstab mit 10 Forschungszentren in der Welt geschaffen, die sich mit dem Sammeln von Informationen über Arzneipflanzen beschäftigen. Mittlerweile werden pharmakologische Ergebnisse elektronisch erfaßt und auf Wunsch zur Verfügung gestellt.

Das erstrebenswerte Ziel in der DDR ist, die Drogenversorgung vor allem aus inländischen Aufkommen zu verbessern, Importe einzusparen, bestimmte Quantitäten dem Export zur Verfügung zu stellen sowie traditionellen Anbaugebieten und der Qualitätsdrogengewinnung wieder Weltgeltung zu verschaffen. In der DDR werden auf rund 6 000 ha Anbaufläche 30 Arten Arznei- und Gewürzpflanzen kultiviert. Die registrierten Arzneifertigwaren und Gesundheitspflegemittel sind zu etwa 50 % aus Arzneipflanzen hergestellt bzw. enthalten partialsynthetische Wirkstoffe aus Arzneipflanzen. Als weitere wichtige Nutzer für Arzneipflanzen bzw. Wirkstoffe aus Arzneipflanzen gelten die pharmazeutische und die kosmetische Industrie. Aber auch Gewürzpflanzen und Gewürze sind als Lebensmittel unentbehrlich.

Bilanzierung, Lenkung und Koordinierung des Arznei- und Gewürzpflanzenanbaues erfolgen zentral durch das Drogenkontor in Leipzig, das dem Verband des Staatlichen Versorgungskontors für Pharmazie und Medizintechnik angehört. Es wirkt an der Entstehung ökonomischer Vertragsbeziehungen zwischen den landwirtschaftlichen Erzeugern und den Finalproduzenten mit, ihm ob-

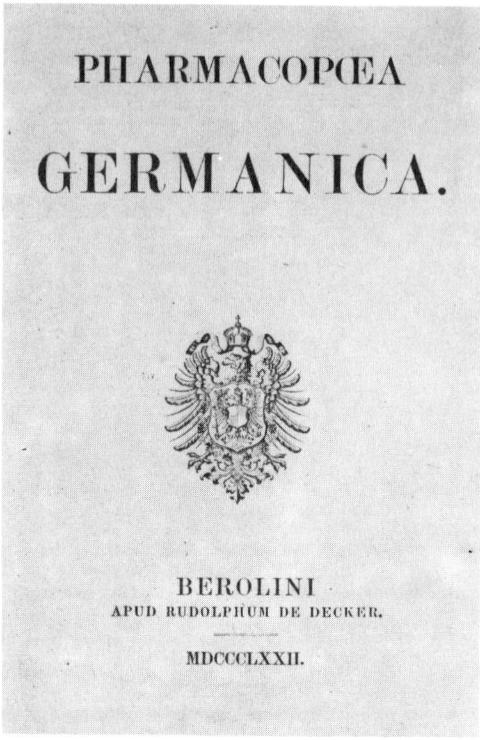

Bild 15. Titelblatt der Pharmacopoea Germanica, 1. Ausgabe vom 1. 6. 1872 – DAB 1 –

Bild 16. Lateinisch abgefaßte Monografien von zwei Seiten der Pharmacopoea Germanica, 1. Ausgabe vom 1. 6. 1872 – DAB 1 – über Drogen, u.a. über Radix Valerianae mit Übersetzung (nach *Hager, H.:* Pharmacopoea Germanica – DAB 1 – Übersetzung, Deutscher Apotheker Verlag, Stuttgart 1981)

Übersetzung des lateinischen Textes zu »Radix Valerianae«:

Die aus einem bis zu vier Centimetern langen und zwei und einem halben Centimeter dicken, bisweilen mit Ausläufern versehenen Knollstöcke ringsherum hervorgewachsenen, sehr zahlreichen, langen, bis zu zwei Millimeter dicken, frisch weissen, getrocknet graubraunen, gestreiften Wurzeln, versehen mit einer innen bräunlichen Rinde und einem dünnen, etwas blasseren Holz; beim Kauen erregt die Wurzel Brennen, der Geschmack ist bitter, der Geruch eigenthümlich und stark.
Die Wurzel muß im Herbst gesammelt und getrocknet in verschlossenen Gefäßen aufbewahrt werden.

283

Radix Taraxaci.

Löwenzahnwurzel.

Taraxacum officinale *Weber.*

Radix siccata, triginta centimetros longa, in basi ad duos et dimidium centimetros crassa, cylindrica, apicem versus sensim attenuata, plerumque multiceps, paullum ramosa, longitudinaliter sulcata, extrinsecus paene ex atro fusca; cortice crasso, intus albo, fungoso, in segmento transverso circulis numerosis concentricis instructo; ligno citrino poroso; sapore amaro.

Radix auctumno colligenda.

Radix Taraxaci cum herba.

Planta recens vere colligenda, vulnerata lactescens, radice subcarnosa, extrorsum pallidius vel saturatius fusca; foliis rosulatis, runcinatis, denticulatis, fere glabris; sapore e dulci subamaro.

Ad extractum parandum adhibeatur.

Radix Valerianae.

Baldrian.

Radix Valerianae minoris vel montanae.

Valeriana officinalis *Linn.*

Radices e cormo ad quatuor centimetros longo, duos et dimidium centimetros crasso, interdum stolonifero undique enatae, copiosissimae, longae, ad duos millimetros crassae, teretes, recentes albae, siccatae e cinereo fuscae,

36*

284

striatae, cortice intus subfusco lignoque tenui pallidiore instructae; manducata radix urens, saporis amari, odoris peculiaris gravis.

Colligenda radix auctumno et siccata in vasis clausis servanda.

Resina Draconis.

Drachenblut.

Sanguis Draconis.

Daemonorops Draco *Blume.*

Resina ex fusco rubra, opaca, fragilis, odoris et saporis expers, trita pulverem cinnabarinum praebens, in spiritu perfecte, in aethere, in oleis pinguibus et aethereis plus minusve solubilis. Occurrit in bacillis vix digitum crassis, palmae pinna obvolutis aut in placentis.

Resina Guajaci.

Guajakharz.

Guajacum officinale *Linn.*

Frusta globosa, magnitudine avellanae ad illam juglandis aut massae deformes, extrinsecus subviridi pulvere conspersae, friabiles, fractura e flavo viridi aut fere badia, nitore vitreo; odoris mitioris peculiaris. Resina Guajaci cum substantiis oxydantibus viridescit aut caerulescit; spiritu et liquore kali caustici solvitur.

Radix
Valerianae

Radix Valerianae

Baldrianwurzel

Getrocknete, grob zerkleinerte oder gepulverte Wurzeln und Wurzelstöcke von Valeriana officinalis L. (Valerianaceae).

Gehalt an Valepotriaten, berechnet als Didrovaltrat [$C_{22}H_{32}O_8$ (424,5)] und auf die bei 105 °C getrocknete Substanz, 1,00 bis 2,00%.

Beschreibung

Graubraune oder gelblichbraune, bis etwa 3 mm dicke, längsfurchige, brüchige Wurzelstücke und graubraune, harte, unregelmäßige Teile der Wurzelstöcke. Der Querbruch der Wurzelstücke zeigt außen ein breites, meist helleres Rindengewebe und in der Mitte den meist dunkelbräunlichen Zentralzylinder.

Weiterhin können vorhanden sein: Teile der Stengel- und Blattbasen und der Ausläufer.

Die gepulverte Substanz ist graubraun.

Geruch charakteristisch.

Geschmack süßlich und etwas scharf.

Identitätsprüfung

[*a*] Die Prüfung wird, wie unter „Dünnschichtchromatografische Prüfung" (III, 12.0.) angegeben, durchgeführt.

Adsorptionsschicht: Kieselgel G

Aufzutragende Lösung: 1,00 g gepulverte Substanz wird in einem 50-ml-Rundkolben mit 10,0 ml Äther versetzt. Die Mischung wird auf dem Wasserbad unter Rückflußkühlung 15 min erhitzt. Nach dem Erkalten wird die Mischung in einen 10-ml-Meßkolben filtriert und unter Waschen des Rückstandes mit Äther zu 10,00 ml aufgefüllt. Nach dem Absetzen der ungelösten Bestandteile werden 0,50 ml der Lösung auf dem Wasserbad auf 10 bis 30 µl eingedampft und als Startfleck a aufgetragen.

Aufzutragende Lösung der Testsubstanz: 0,020 g Sudanrot G werden in 10,0 ml Chloroform gelöst. 5 µl der Lösung werden als Startfleck b aufgetragen.

Laufmittel: Methylenchlorid-Methyläthylketon (90+10)

Trocknung: Die Dünnschichtplatte wird an der Luft aufbewahrt, bis das Laufmittel verdunstet ist.

Detektion: Reagenz: 6 N Salzsäure

Die Dünnschichtplatte wird nach dem Besprühen mit dem Reagenz bei 105 °C 5 min erhitzt.

Auswertung: Der R_f-Wert des roten Testsubstanzfleckes muß im Bereich von 0,60 bis 0,80 liegen.

Bild 17. Monografie über Radix Valerianae aus dem AB-DDR (verbindlich ab 1975)

Das Chromatogramm zeigt über dem Startpunkt a einen dunkelgrauvioletten, graublauen oder blaugrünen Fleck mit einem R_x-Wert im Bereich von 0,90 bis 1,0. Weitere Flecke sind vorhanden.

Reinheitsprüfung

[b] *Unschädliche Beimengungen* (XI, 4.0.): höchstens 2,0%

[c] *Mineralische Verunreinigungen:* 100 g Substanz werden zerkleinert und gründlich gemischt. 10,00 g dieser Substanz werden in einem gewogenen 100-ml-Becherglas mit 50,0 ml Tetrachlorkohlenstoff versetzt. Die Mischung wird gerührt. Die an der Flüssigkeitsoberfläche befindlichen festen Bestandteile werden abgeschöpft. Anschließend wird die Flüssigkeit vorsichtig abgegossen. Das Becherglas mit dem Rückstand wird aufbewahrt, bis das Lösungsmittel verdunstet ist, und danach gewogen. Die Substanz darf höchstens 5,0% Rückstand hinterlassen.

Gehaltsbestimmung

[d] Die Bestimmung wird spektrofotometrisch nach dünnschichtchromatografischer Abtrennung der Valepotriate durchgeführt.

Vorbereitung der Substanz

50 g Substanz werden mittelfein gepulvert. 10,000 g des Pulvers werden in einem 250-ml-Weithalserlenmeyerkolben mit 50,0 ml Methylenchlorid versetzt. Die Mischung wird in dem verschlossenen Gefäß 120 s ges[illegible] papier der Sorte m von 9 cm Durchmesser in einen 250-ml-Rundkolben filtriert. Der Rückstand und das Filter werden in dem bereits verwendeten Weithalserlenmeyerkolben noch 2mal mit je 50,0 ml Methylenchlorid, wie vorstehend angegeben, extrahiert und die Extrakte filtriert. Die vereinigten Filtrate werden bei 40 °C und 10 bis 20 Torr auf 1 bis 2 ml eingedampft. Der Rückstand wird in einen 10-ml-Meßkolben gegeben, der Rundkolben 4mal mit je 2,00 ml Methylenchlorid gewaschen und die Lösung mit Methylenchlorid zu 10,00 ml aufgefüllt.

Abtrennung der Valepotriate

Die Abtrennung wird, wie unter „Dünnschichtchromatografische Prüfung" (III, 12.0.) angegeben, durchgeführt.

Adsorptionsschicht: Kieselgel G. Die Glasplatte wird mit der doppelten Menge der Adsorbenssuspension beschichtet (Plattenformat 20 × 20 cm).

Aufzutragende Lösungen: Lösung 1: 200,0 µl der bei der Vorbereitung erhaltenen Lösung werden als Startband a aufgetragen.

Lösung 2: 0,1000 g Didrovaltrat-Vergleichssubstanz wird in Methylenchlorid zu 5,00 ml gelöst. 50,0 µl der Lösung werden als Startband b aufgetragen.

Lösung 3: 0,020 g Sudanrot G werden in 10,0 ml Chloroform gelöst. 5,0 µl der Lösung werden als Startfleck c aufgetragen.

Die Lösungen werden mit einer Mikro-Kolbenbürette aufgetragen.

Laufmittel: n-Hexan—Methyläthylketon (80+20)
Trocknung: Die Dünnschichtplatte wird an der Luft aufbewahrt, bis das Laufmittel verdunstet ist.

Isolierung der Valepotriate

Auf der Dünnschichtplatte wird über der Startlinie a eine rechteckige Fläche markiert, die einen gelben Fleck in seiner Breite einschließt und deren obere Begrenzung 1,5 cm und deren untere Begrenzung 3,0 cm vom Fleckmittelpunkt des Sudanrot-G-Fleckes entfernt ist. Die Adsorptionsschicht der Fläche wird abgeschabt und in ein Glasrohr von etwa 8 mm innerem Durchmesser sowie 10 bis 20 cm Länge, das am unteren Ende verjüngt und an dieser Stelle mit einem Wattebausch fest verschlossen ist, übergeführt. Es wird 3mal mit je 3,0 ml Äther eluiert. Die Eluate werden in einem 10-ml-Meßkolben aufgefangen und in einem Wasserbad von 40 bis 50 °C jeweils auf 2,0 ml eingedampft. Nach dem Abkühlen auf 20 °C wird der Rückstand mit 3,00 ml Methanol, 1,00 ml Hydroxylammoniumchlorid-RL** und 1,00 ml methanolischer 2 N Natronlauge versetzt. Die Lösung wird in dem verschlossenen Gefäß in einem Wasserbad von 40,0 °C unter wiederholtem Schütteln 20 min erwärmt. Die Lösung wird auf 20 °C abgekühlt und mit 1,00 ml 3 N Salzsäure sowie 1,00 ml Eisen(III)-chlorid-RL** versetzt. Diese Lösung wird mit Methanol zu 10,00 ml aufgefüllt und die Extinktion (III, 5.0.) innerhalb 3 min bei 512 nm [illegible] ebene Blindprobe gemessen.
Vergleichsprobe: Auf der Dünnschichtplatte wird über der Startlinie b in gleicher Größe und Lage wie über der Startlinie a eine rechteckige Fläche markiert.
Die Adsorptionsschicht der Fläche wird abgeschabt und, wie vorstehend angegeben, weiterbehandelt.
Blindprobe: In der frei gebliebenen Fläche der Dünnschichtplatte wird in gleicher Größe und Lage wie über der Startlinie a bzw. b eine rechteckige Fläche markiert. Die Adsorptionsschicht der Fläche wird abgeschabt und, wie vorstehend angegeben, weiterbehandelt.

Berechnung:

% Valepotriate, berechnet als Didrovaltrat und auf die bei 105 °C getrocknete Substanz $= \dfrac{5000 \cdot E_1 \cdot Ew_2}{E_2 \cdot Ew_1(100 - a)}$

E_1 = Extinktion der Lösung.
E_2 = Extinktion der Vergleichsprobe.
Ew_1 = Einwaage der Substanz in Gramm.
Ew_2 = Einwaage der Didrovaltrat-Vergleichssubstanz in Gramm.
a = Trocknungsverlust der Substanz in Masseprozent

Aufbewahrung

Höchstens 3 Jahre.

liegen die Organisation, die Ausarbeitung von Anbau- und Sammelplänen, die statistische Auswertung und die Berichterstattung, die Ermittlung des Bedarfs und die Lenkung der Versorgung für Industrie und Fachhandel mit Drogen. Daher ist und bleibt es die Aufgabe aller, die am Anbau, an der Aufbereitung, Verarbeitung und der Abgabe an den Verbraucher dieser wichtigen und dazu kostengünstig zu erwerbenden Arzneimittel und Gesundheitspflegemittel beteiligt sind, über wichtige Drogen aufzuklären und stets ausreichende Mengen für die pharmazeutische Industrie, für Apotheken, Drogerien und andere Facheinrichtungen in guter Qualität bereitzustellen.

1.4. Bedeutung der Drogen

1.4.1. Bedeutung für Pharmazie, Forschung und Industrie

Bedeutung in der pharmazeutischen Praxis haben pflanzliche Einzeldrogen und Drogenmischungen in der Apotheke für die Abgabe an den Patienten auf Rezept bzw. im Barverkauf zur häuslichen Bereitung des wäßrigen Teeauszugs. Sie werden in der Apotheke lose, abgefaßt oder als industriell konfektionierte Fertigwaren vorrätig gehalten. Faulbaumrinde und Sennesblätter sind als Arzneimittel, die übrigen Drogen als Gesundheitspflegemittel registriert.
Drogen werden auf Wunsch des Patienten bei geringfügigen Störungen des Wohlbefindens und bei Bagatellerkrankungen – Husten, akute Verstopfung, leichter Rachenkatarrh, Magenverstimmung – empfohlen, wenn ein Arztbesuch nicht oder noch nicht erforderlich ist. Tierische Drogen sind für die Abgabe bedeutungslos; hin und wieder werden auf Rezept Blutegel verordnet. Viele Drogen werden in der Apothekenrezeptur zu Arzneien verarbeitet und dazu oft zerkleinert. Es gibt einige auf bestimmten im AB–DDR vorgeschriebenen Wirkstoffgehalt eingestellte (standardisierte) Drogenpulver, wie Brechwurz-, Opium- und Tollkirschenblätterpulver. Mit diesen Zubereitungen ist eine exakte Dosierung möglich. Einige Drogen werden für die Rezeptur als Grundstoffe oder Zusätze zu Arzneien benötigt, wie Agar, Gerbsäure, Perubalsam, Tragant, arabisches Gummi, Wollwachs, etherische Öle, fette Öle und Fette, bzw. sind als Bestandteile der Standardrezepturen (SR) erforderlich, wie Leinöl zur Herstellung von Pasta exsiccans, Erdnußöl für Oleum Zinci oxidati. Pharmazeutische Zubereitungen aus Drogen, wie Sirupe oder Auszugöle – Sirupus Althaeae und Oleum Cantharidis – und Fluidextrakte – Extractum Liquiritiae fluidum und Extractum Thymi fluidum –, werden heute überwiegend zentralisiert oder in pharmazeutischen Betrieben hergestellt. Die industrielle Herstellung von Arzneifertigwaren aus Drogen s. unter »Herstellung von Arzneimitteln« (S. 8).
Pharmazeutische Forschungseinrichtungen leisten im Rahmen der auftragsgebundenen Vertragsforschung einen beachtlichen Beitrag für die Arzneipflanzen- und Wirkstoff-Forschung. Nicht zu unterschätzen ist die Tatsache, daß mit der Aufklärung der Drogenwirkstoffe nicht nur ihre Isolierung möglich wurde, sondern auch Leitsubstanzen oder Syntheseklischees für Wirkstoffsynthesen gefunden wurden. Indem durch modifizierte Naturstoffe jahrtausendalte Empirie genutzt wird, leistet die wissenschaftliche Pharmakognosie als Phytopharmazie wertvolle Zuarbeit für die Pharmakologie.
Es ist einzusehen, daß biogene Wirkstoffe aus Pflanzen oder Tieren als Arzneimittel in gleichgewichtsgestörte biochemische Vorgänge eingreifen können und die Eigenregulation des Organismus auf natürliche Weise unterstützen.
In den Drogen liegt ein Wirkstoffsystem aus verschiedenen Einzelstoffen vor, die überwiegend synergistisch zusammenwirken. Dabei kann auf die Ballaststoffe, die zwar an der Wirkung nicht unmittelbar beteiligt sind, diese aber häufig unterstützen, nicht verzichtet werden.
Da Wirkstoffe aus Arzneipflanzen einen Retardeffekt aufweisen, d.h. Wirkungen erst nach einiger Zeit des Gebrauchs einsetzen, ist in vielen Fällen ein längerer kurähnlicher Gebrauch von Zubereitungen aus Drogen anzuraten. So setzt z.B. die gewünschte Wirkung von Weißdornauszügen erst nach einiger Zeit des Gebrauchs ein (s.d.).
Die für Arzneimittel mit geringer therapeutischer Breite bekannten Begleiterscheinungen, wie Nebenwirkungen, Intoleranz, Aller-

gie, Idiosynkrasie, treten beim Drogengebrauch kaum auf. Das trifft allerdings nicht für »stark« und »sehr stark wirkende Drogen« zu, die exakt dosiert und nur ärztlich therapiert werden dürfen (z. B. Auszüge oder Zubereitungen aus Tollkirschenblättern).
Es ist zu erwarten, daß durch weitere Überprüfung besonders einheimischer Arzneipflanzen mit modernen Untersuchungsverfahren empirische Wirkungen aufgeklärt werden können bzw. neue Wirkstoffe gefunden werden.
Folgende Beispiele sollen die Bedeutung der Arzneipflanze bzw. Droge als Rohstoff und für die Entwicklung moderner Arzneimittel belegen:
Das Morphin aus *Papaver somniferum* war natürlicher Modellstoff für die Synthese neuer Analgetika mit morphinartiger Wirkung. Das Atropin der Solanazeendrogen lenkte die Aufmerksamkeit auf zahlreiche neue Parasympathikolytika mit spasmolytischer Wirkung. Das Physostigmin aus *Semen Calabar* war die Modellsubstanz für Synthesen indirekter Parasympathikomimetika. Ein weiteres Beispiel dafür, wie die Bedeutung einer Droge zur synthetischen Kopie eines Wirkstoffs führt, ist die indische Droge *Adhatoda vasica* NEES, die den Wirkstoff Vasicin enthält. Er weist bronchosekretolytische Eigenschaften auf und ist dem Wirkstoff der AFW Bromhexin verwandt, dem N-[2-Amino-3.5-dibrombenzyl]-N-methylcyclohexyl-ammoniumchlorid.
Etwa 80 % des Weltbedarfs an Steroiden werden mit pflanzlichem Ausgangsmaterial gedeckt. Bedeutungsvoll ist dabei die mexikanische Barbaskowurzel von *Lonchocarpusarten*, besonders von *Lonchocarpus utilis* A. C. SMITH. Die Steroidhormone aus pflanzlichem Material sind Ausgangsstoff für partialsynthetische Hormone, z. B. Keimdrüsenhormone.
In jüngerer Zeit gelang es, Wirkstoffe von seit langem in der Therapie bewährten Drogen aufzufinden und damit den vorher nur aus der Volksheilkunde überlieferten Gebrauch wissenschaftlich zu bestätigen. Dabei haben Verfahren, wie UV-, IR- und Massenspektroskopie, NMR-Spektroskopie, Dünnschichtchromatografie, wesentlich dazu beigetragen. Beispiele hierzu sind die Aufklärung der Baldrianwirkung durch die Isolierung der tranquilizerartig wirkenden Valepotriate, besonders des Valtrats. Für die weitere Erforschung der Kamillenwirkung war der Wirkstoff (−)-α-Bisabolol bedeutungsvoll. Auch die Roßkastanienforschung brachte weitere Ergebnisse durch Aufklärung der Wirkstoffgruppe der Äscine. Aus dem Immergrün, *Vinca minor* L., konnte das antihypertonisch wirkende Alkaloid Vincamin isoliert werden.
Wissenschaftliche Bedeutung für die Arzneipflanzenforschung erlangten Zell- und Gewebekulturen, z. B. durch vegetative Zucht pflanzlichen Materials oder Herstellung von Wirkstoffen bzw. durch Züchtung von Hybriden, indem man lebende Bestandteile von Zellen miteinander verschmolz. Solche Methoden können auch künftig für die biosynthetische Erzeugung von Alkaloiden Bedeutung erlangen. Die Isolierung der Wirkstoffe ist dann nicht mehr an die Pflanze selbst gebunden, wird pflanzenunabhängig und bringt zudem höhere Ausbeuten.
Die Suche nach immer effektiveren Methoden für die Standardisierung, z. B. für pflanzliche Tinkturen und Extrakte, wie auch die Einführung neuer Verfahren zur Identitäts- und Gehaltsbestimmung bzw. Trennmethoden, z. B. die Verbesserung der dünnschichtchromatografischen Verfahren für die Monografien der etherischen Öle im AB-DDR, hat klassische Verfahren verdrängt. Die Hochdruckflüssigkeitschromatografie (HPCL) für die Isolierung von Wirkstoffen aus Drogen sowie moderne Methoden zur schonenden Gewinnung leicht zersetzlicher Wirkstoffe aus Pflanzen sind heute ebenfalls praktizierte optimale Verfahren. Auch dadurch wurde insgesamt die Bedeutung der Droge unter ganz neuartigen Gesichtspunkten beachtlich aufgewertet. Etwa 50 % des Sortiments an Arznei- und Gesundheitspflegemitteln setzen sich aus Präparaten pflanzlicher Basis zusammen bzw. enthalten pflanzliche Wirkstoffe oder deren partialsynthetische oder synthetische Abwandlungsprodukte. Reine Arzneipflanzenzubereitungen nehmen einen Umfang von etwa 30 % des Sortiments ein.
Leiteinrichtung für alle sozialistischen Länder bei der Entwicklung neuer Arzneimittel auf pflanzlicher Grundlage ist das »Institut für organische Chemie der Kirgisischen Akademie der Wissenschaften«, Frunse (UdSSR).

1.4.2. Bedeutung für den Handel

Drogen werden auch außerhalb der Apotheken in Drogerien und Spezialgeschäften konfektioniert vorrätig gehalten.
Folgende Einzeldrogen sind als Gesundheitspflegemittel mit der Kennzeichnung +A-R[1] registriert:
Baldrianwurzel, Bärentraubenblätter, Birkenblätter, Bohnenschalen, Brennesselkraut, Eichenrinde, Feldstiefmütterchenkraut, Fenchelfrüchte, Hagebutten, Heidelbeerblätter, Holunderblüten, Hopfenfrüchte, Huflattichblätter, Huflattichblüten, Johanniskraut, Kamillenblüten, Leinsamen, Lindenblüten, Löwenzahn, Malvenblüten, Melissenblätter, Mistelkraut, Pfefferminzblätter, Salbeiblätter, Schachtelhalmkraut, Schafgarbenkraut, Weißdornblätter, Wermutkraut.
Als Gesundheitspflegemittel[2] sind folgende Tees registriert: Abführtee, Blasen- und Nierentee, Brust- und Hustentee, Schlankheitstee, Gallen- und Lebertee, Gicht- und Rheumatee, Harntreibende Tees, Kinderberuhigungstee, Magentee, Nerventee, Schweißtreibender Tee, Stoffwechseltee für Diabetiker.
Die Einzeldrogen und die Drogenmischungen stehen für den Hausgebrauch bzw. als Bestandteil der Hausapotheken zur Bereitung des wäßrigen Auszugs zur Verfügung, der auch für das Bad (Eichenrinde), das Dampfbad (Kamillenblüten), für Spülungen oder zum Gurgeln (Salbeiblätter) benutzt wird.
Drogen werden im Handel auch für handwerkliche und gewerbliche Zwecke vorrätig gehalten, wie Kolophonium zum Löten bzw. als Geigenharz, Eichenrinde zum Gerben, Agar zum Klären von selbstgefertigtem Hauswein, Terpentinöl als Lösungs- und Verdünnungsmittel für Anstrichstoffe.
Beachtliche Bedeutung hat die Droge im Handel als Bestandteil von Kräutertees, Haus- und Erfrischungsgetränken, die das Sortiment täglicher Getränke erweitern. Dabei sind »Aufgußbeutel« beliebt, weil damit die häusliche Teebereitung erleichtert wird. Aus verschiedenen Drogenauszügen werden granulierte Pflanzenkonzentrate, Teegranulate oder »Teegetränke« in den Sorten »Blüten«, »Kräuter«, »Zitronen«, »Pfefferminz«, »Früchte«, »Honig«, »Orangen« hergestellt. Grundstoffe sind besonders Hagebutten- und Fenchelfrüchte sowie Sudanmalvenblüten unter Zusatz von Zucker und Geschmacksstoffen. Teegetränke sind in Wasser kalt und heiß löslich und können mit Milch und Fruchtsaft verfeinert werden.

[1] +: Kostenübernahme durch Träger der Sozialversicherung
A: zur Abgabe durch Apotheken zugelassen
R: zur Abgabe durch Drogerien, Reformhäuser und Fachverkaufsstellen »Diät« zugelassen
[2] AMV, Ausgabe 1983, Teil II

2. Drogen A bis Z

Hinweise zu den Drogenabhandlungen

Die Drogenabhandlungen sind nach folgenden Gesichtspunkten gegliedert:

- Lateinische und deutsche Drogenbezeichnung
- Kurzdefinition des als Droge verwendeten Pflanzenteils oder des Tieres bzw. des pflanzlichen oder des tierischen Produkts
- Stammpflanze, Familie, Vorkommen bzw. Herkunft mit Angabe des Aufkommens
- Beschreibung der Stammpflanze bei allen Monografiedrogen des AB–DDR
- Beschreibung der Ganzdroge und (oder) Schnittdroge bei allen Monografiedrogen des AB–DDR und solchen des AB–DDR (Anl. 7)
- Handelssorten
- Wirkstoffkomplex, Wirkstoffe bzw. Bestandteile
- Wirkung, Anwendung
- Teezubereitung
- Qualitätsnormen: Identitätsprüfung, Reinheitsprüfung, Wert- oder Gehaltsbestimmung und Kennzahlen
- Aufbewahrung und Aufbewahrungsfrist
- Handelsware
- Bemerkungen

Drogen, die nur noch zur *Herstellung* von Arznei- und Gesundheitspflegemitteln in der pharmazeutischen Industrie dienen sowie solche Drogen, die man überwiegend für die Getränke-, Essenzen- und Lebensmittelindustrie, für technische Zwecke, in speziellen Industriezweigen und für handwerkliche und gewerbliche Berufe benötigt, wurden umfangmäßig kürzer bearbeitet.

Erläuterungen zu den Gliederungspunkten

Zu jeder Droge werden zunächst die *offizinelle lateinische Bezeichnung* und die *deutsche Bezeichnung* des AB–DDR bzw. AB–DDR (Anl. 7) sowie zusätzlich andere in der Literatur übliche Drogenbezeichnungen angeführt.

Der Gliederungsabschnitt *Stammpflanze, Familie, Vorkommen* orientiert zuerst über den deutschen Pflanzennamen und dann über die lateinische Bezeichnung der *Stammpflanze.* Die Pflanzennamen entsprechen den Internationalen Nomenklaturregeln, dem »Internationalen Code der botanischen Nomenklatur (ICBN)« von 1978 und dem »Internationalen Code der Nomenklatur der Kulturpflanzen (ICNCP)« von 1969[1]. Erscheint es nützlich, werden heute wissenschaftlich nicht mehr gültige Namen als Synonyma (syn.) beigefügt, damit der Leser mit älterer Literatur vergleichen kann.

Das erste Wort des lateinischen Namens ist der Gattungsname (z. B. lat. *Mentha*: Minze). Das folgende Wort wird als Epitheton, in der Umgangssprache auch als Artname bezeichnet (z. B. lat. *piperitus:* pfefferähnlich). Wenn erforderlich, sind die Unterart oder Subspezies (ssp.), die Varietät (var.), die Form (forma) bzw., wenn es sich um einen Bastard (x) handelt, die Elternformen genannt. Weitere Angaben s. Verzeichnis der Abkürzungen. Der Autorname ergänzt die taxonomischen Angaben für wissenschaftliche Zwecke (z. B. L. für LINNÉ).

Die *Familie* bildet nach dem Natürlichen Pflanzensystem eine botanische Einheit und erscheint mit deutscher und lateinischer Bezeichnung. Dabei sind die heute benutzten Bezeichnungen den älteren noch zum Teil verwendeten alternativen Namen vorangestellt, z. B. Lippenblütengewächse – *Lamiaceae (Labiatae).*

[1] nach ZANDER, R.: Handwörterbuch der Pflanzennamen, 12. Aufl. Stuttgart: Verlag Eugen Ulmer 1980 bzw. für niedere Pflanzen ROTHMALER, W.: Exkursionsflora, Band 1, Niedere Pflanzen, 2. Aufl. Berlin: Volk und Wissen Volkseigener Verlag 1984

Die systematische Zugehörigkeit einer Pflanze wurde nach der Neugliederung[1] einiger großer Familien zu noch wenig bekannten Familien verändert, z. B. die des Knoblauchs statt bisher zu den *Liliáceae* zu den Lauchgewächsen – *Alliáceae.*
Deshalb entsprechen die Angaben zur botanischen Taxonomie im Buch nicht in jedem Fall denen der offizinellen Pharmakopöen, sondern sind die wissenschaftlich korrekten Namen der Pflanzen und Familien. Da die systematische Einordnung bei den niederen Pflanzen (Kryptogamen) gegenüber den Gefäßpflanzen wesentlich schwieriger zu bestimmen ist, sind die Angaben hierzu erweitert.
Die Kenntnisse über das Verbreitungsgebiet, über Heimat oder wichtige Anbaugebiete einer Pflanze sind für das Gesamtbild einer Droge charakteristisch und wurden unter *Vorkommen* zusammengefaßt. Bei *Aufkommen* ist vermerkt, ob die Droge in der DDR zu den Sammel- oder Anbaudrogen zählt, in welchen Bezirken die Pflanze vorrangig kultiviert bzw. ob sie importiert wird. Unter *Beschreibung der Pflanze* und *Beschreibung der Droge* sind bei den Monografiedrogen des AB–DDR sowohl die Pflanze als auch die Gebrauchsformen der Droge beschrieben und jeweils mit Bildern veranschaulicht. Für die nur zur Verarbeitung vorgesehenen Drogen des AB–DDR (Anl. 7) wurde auf die Beschreibung und die Abbildung der Pflanze verzichtet. Angaben über Geruch und Geschmack der Droge ergänzen die Drogencharakteristik. Bei einigen Drogen sind *Handelssorten* erwähnt.
Im Abschnitt *Wirkstoffkomplex* wurden die gegenwärtig bekannten, für die Wirkung und Anwendung wesentlichen Naturstoffe genannt, soweit ihre Beteiligung an der Wirkung wissenschaftlich bestätigt ist. Bei einigen Verbindungen ist allerdings noch nicht sicher bekannt, ob sie maßgeblich die Wirkung und die Anwendung bestimmen. Deshalb sind sie z. B. bei den etherischen Ölen, Harzen, Wachsen, Fetten und fetten Ölen als *Bestandteile* ausgewiesen.
Der Maßstab in den Bildern ohne Größenangabe entspricht 1 cm.

[1] nach STRASBURGER, E.: Lehrbuch der Botanik für Hochschulen, 32. Aufl. Jena: VEB Gustav Fischer Verlag 1983

Der Abschnitt *Wirkung und Anwendung* unterrichtet über die verschiedenen Wirkungen und Anwendungsgebiete der Droge. Soweit sie pharmazeutisch-technologisch bzw. industriell bedeutungsvoll ist bzw. kosmetisch oder technisch genutzt wird, ergänzen Angaben zur industriellen Verarbeitung und zu Fertigwaren die Ausführungen. Arzneimittelgruppen, pharmakologische Wirkungsrichtungen und andere Einsatzgebiete erscheinen zusammengefaßt unter dem Stichwort *Anwendungsgebiete.*
Bei *Teezubereitung* findet der Leser, in welcher Weise der wäßrige Auszug für den Hausgebrauch hergestellt wird. Für offizinelle Drogen gibt es wichtige Bestimmungen zur Qualitätssicherung, die unter *Qualitätsnormen* beschrieben wurden, wie Identitätsprüfung, Reinheitsprüfung, Wert- bzw. Gehaltsbestimmung und Kennzahlen. Die Verfahren sind für die Drogen des AB–DDR in den Monografien genau beschrieben, für die Drogen des AB–DDR (Anl. 7) in den bestätigten Gütevorschriften.
Angaben zur *Aufbewahrung* und zur *Aufbewahrungsfrist* für sachgemäße Wartung vervollständigen den Text.
Unter *Handelsware* ist mit lateinischen Bezeichnungen angegeben, welche Handelsformen für Abgabe, pharmazeutische Verarbeitung bzw. industrielle Verwendung üblich sind. Außerdem wurde vermerkt, ob die Droge industriell konfektioniert ist. Dazu folgende Einzelheiten: Drogen des AB–DDR erhalten die Apotheken lose oder industriell als Arzneifertigwaren oder Gesundheitspflegemittel konfektioniert. Außerdem werden einige Drogen des AB-DDR (Anl. 7) als Gesundheitspflegemittel industriell konfektioniert bzw. als Bestandteile industriell konfektionierter Drogenmischungen verarbeitet.
Bemerkungen dazu, ob die Droge in der DDR, in der BRD oder (und) in Österreich offizinell ist (im AB–DDR, DAB 8, ÖAB 9), beschließen jede Drogenabhandlung. Hier ist auch gesagt, ob die Droge zu solchen des Compendium Medicamentorum (CM–RGW) gehört.
Vereinzelt folgen Hinweise zu anderen Pflanzen oder Drogen bzw. zur Frischdroge.
Die verwendeten Abkürzungen sind auf S. 319, die Fachausdrücke auf S. 313 ff. erklärt.

Acidum tannicum
Gerbsäure, auch *Tanninum* – Tannin

Aus Türkischen oder Chinesischen Gallen gewonnenes gerbstoffhaltiges Stoffgemisch

Herkunft

Türkische Gallen (Bild 18a) sind eigenartige pathologische Wucherungen, die durch den Stich der weiblichen Gallwespe bei der Ablage des Eies in die Blattknospen der Galleiche – *Quércus infectória* Olivier (Buchengewächse – *Fagáceae*) – entstehen. Gerbstoffreicher mit einem Gehalt bis zu 75 % Gerbsäure sind die Chinesischen Gallen (Bild 18b). Sie werden auch Hohl- oder Zackengallen genannt und entstehen durch Blattläuse auf Sumacharten, besonders auf *Rhús chinénsis* Mill. (Sumachgewächse – *Anacardiáceae*).

Die erstgenannte Gallenart stammt aus Kleinasien und dem östlichen Mittelmeergebiet, der Türkei (Izmir, früher Smirna), der Syrischen Arabischen Republik, dem Irak und dem Iran. Zackengallen kommen aus der VR China, aus Japan oder Indien

Gewinnung

Die Gallen werden zerkleinert und mit einem Ethanol-Ether-Gemisch extrahiert. Beim Ausschütteln mit Wasser löst sich die Gerbsäure im Wasser; die übrigen Anteile verbleiben im Lösungsmittelgemisch. Die wäßrige Lösung wird danach zur Trockene verdampft. Aufkommen: Importdroge

Beschreibung der Droge

Gelbliches oder bräunlichgelbes, amorphes Pulver oder weiße bis gelbliche Schuppen. Geruch schwach, Geschmack zusammenziehend, herb. Gerbsäure löst sich leicht in Wasser und Ethanol. Sie fällt aus Lösungen von Alkaloidsalzen, Stärke und Eiweiß unlösliche Verbindungen. Mit Eisen(III)-chloridlösung färbt sich Gerbsäurelösung schwarzblau. Diese Reaktion wurde früher bei der Herstellung von Eisengallustinte genutzt.

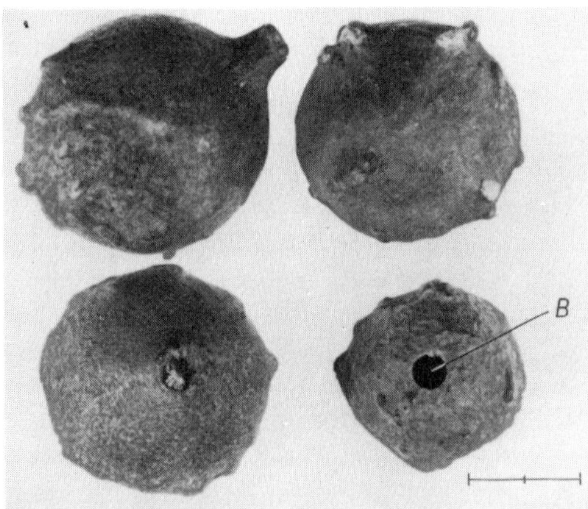

a

Bild 18. Gallen
a) Türkische Gallen. Ganzdroge. An einer Galle ist das Bohrloch (B) zu erkennen, über das die Gallwespe die Galle verläßt

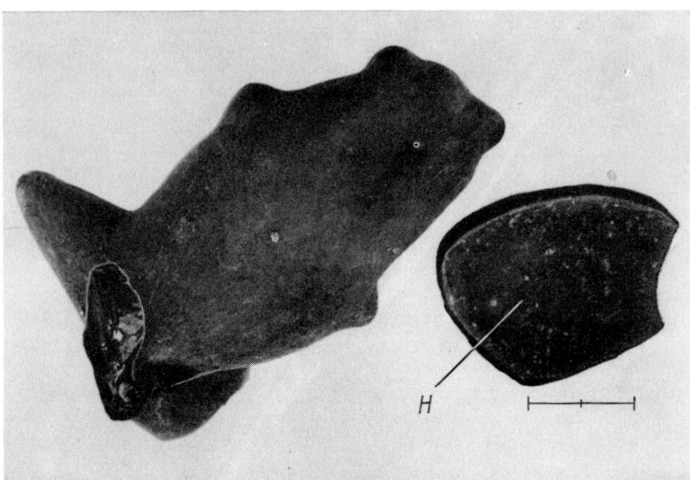

b

b) Chinesische Gallen. Ganzdroge. Sie weisen innen einen Hohlraum (H) auf

Wirkstoffe

Estergerbstoffe, Gallotannine, das sind Ester aus D-Glucose mit Gallus- und Galloylgallussäure

Wirkung, Anwendung

Gerbsäure wirkt adstringierend, blutstillend, resorptions-, schweiß- und sekretionshemmend. Sie wird gegen Hautkrankheiten sowie gegen Schleimhautentzündungen im Bereich der Mundhöhle, des Rachens, Magens, der Vagina und des Darms verwendet, auch gegen Hämorrhoiden, als Bestandteil von Lösungen, Salben oder Zäpfchen. Albutannat ist in Fertigwaren gegen Durchfall enthalten. SR-Zubereitungen aus Acidum tannicum sind Solutio Acidi tannici 5 % und Unguentum Acidi tannici 10 % als Lichtschutzsalbe, Gerbsäure ist auch Wirkstoff in kosmetischen und medizinischen Badesalzen (Tanninbad) und in veterinärmedizinisch verwendeten Zubereitungen, technisch zum Gerben.
Normdosis 0,2 g, Anwendungskonzentration 1...20 %.

Anwendungsgebiete

Adstringens, Dermatologikum, Antidiarrhoikum, Hämostyptikum, Anthämorrhoidalium, Balneotherapeutikum, kosmetischer Wirkstoff, Veterinärpharmakon, Gerbmittel

Qualitätsnormen

Reinheitsprüfung: auf unlösliche Verunreinigungen, Farbe, mit Ethanol und Ether fällbare Verunreinigungen, Sulfatasche und Trocknungsverlust.
Gehaltsbestimmung: Das AB läßt den Gehalt an Gerbstoffen, berechnet als Pyrogallol, bestimmen (38,0...46,0 %).

Aufbewahrung

Vor Licht geschützt. Aufbewahrungsfrist 5 Jahre, nach Prüfung Verlängerung möglich, insgesamt höchstens 10 Jahre

Handelsware

Acidum tannicum Pulvis

Bemerkungen

Droge des AB–DDR, ÖAB 9 (Tanninum – Tannin)
Aus Gallen wurde nach Methanolextraktion Syringinsäure isoliert. Sie gilt als lokalanästhetisch und sedativ wirksam.
Pharmakologische Tests an Ratten führten bei großflächiger Behandlung von Wunden mit Gerbsäure aus Gallen zu hepatotoxischen Schäden und zu Lebertumoren. Orale Anwendung verursachte keine karzinogenen Schäden.
Die Gallen von *Quercus infectoria* OLIVIER sind im ÖAB 9 offizinell (Galla – Gallapfel).

Adeps Cacao

Kakaofett, auch *Oleum Cacao*, Kakaobutter

Hartfett aus den reifen, gerösteten, von der Samenschale und der Keimwurzel befreiten Kakaosamen, von mechanischen Verunreinigungen befreit

Stammpflanze, Familie, Vorkommen

Kakaobaum (Bild 19a/b) – *Theobróma cacáo* L. (gr. theos: Gott, gr. broma: Speise; Cacao stammt aus dem Mexikanischen); Kakaobaumgewächse – *Sterculiáceae*
Beheimatet im tropischen Zentralamerika (Inseln des mexikanischen Meerbusens) und in Südamerika bis zum Amazonas; kultiviert in den gesamten Tropen, so in Südamerika (Brasilien, Ekuador, Venezuela); in Westafrika an der Goldküste (Republik Ghana), in der Bundesrepublik Nigeria und der Vereinigten Republik Kamerun; in Asien u. a. auf Sri Lanka (früher Ceylon) und auf Jawa. Die wichtigsten Kakaoproduzenten und Hauptexportländer sind die Republik Ghana und die Vereinigte Republik Kamerun. Aufkommen: Importdroge

Gewinnung

Die Kakaosamen (Bild 20) werden von der Samenschale befreit und zerkleinert. Durch Mahlen in Kakaomühlen zwischen Stein-, Porzellan- oder Stahlwalzen erhält man die sog. Kakaomasse, woraus dann auf mit 70...80 °C beheizten hydraulischen Pressen unter Anwendung hohen Drucks

($4 \cdot 10^7 \ldots 5 \cdot 10^7$ Pa) das Kakaofett gewonnen wird. Nach dem Filtrieren läßt man das Kakaofett in Formen erstarren. Aus dem Preßrückstand werden Schokolade und Kakao hergestellt

Beschreibung der Droge

Gelbliches oder gelbes, festes, sprödes Hartfett. Es löst sich in gleichen Teilen Ethanol und Ether, leicht auch in Ether und Chloroform. Der Schmelzbereich liegt zwischen 31 °C und 34 °C. Kakaofett bleibt bei sachgemäßer Aufbewahrung lange haltbar und wird kaum ranzig. Es läßt sich mit Alkalilauge gut verseifen. Geruch und Geschmack angenehm kakaoartig. Kakaofett kann bei 15...18 °C zu einem Pulver zerrieben werden, das allerdings leicht zusammenklebt

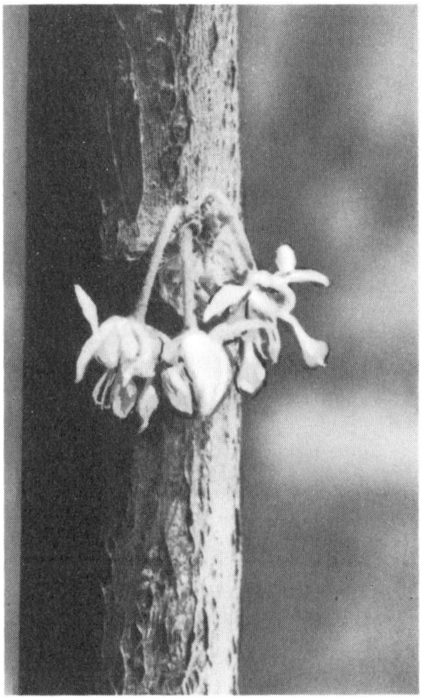

a

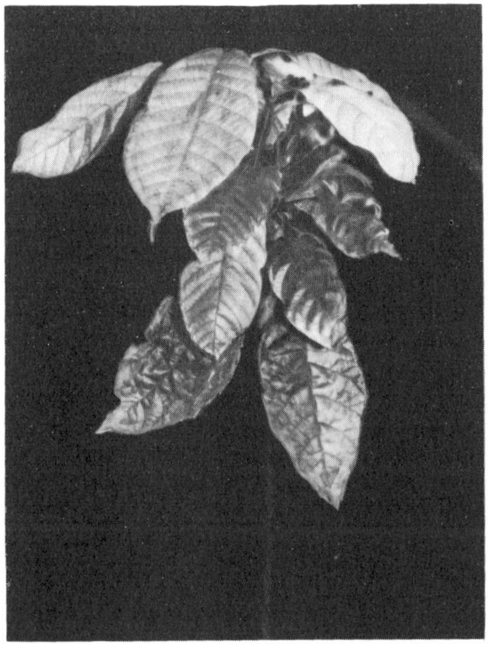

b

Bild 19. Kakaobaum
a) Blühender Stamm (1:1)
b) Junge Pflanze (1:20)

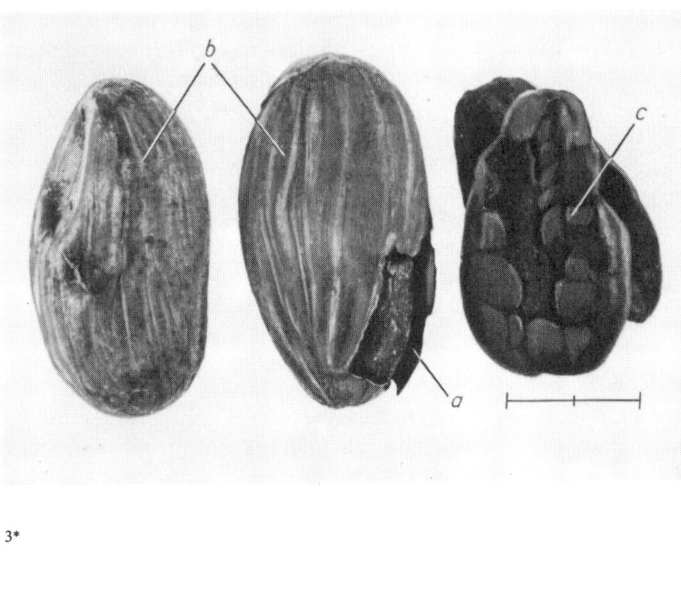

Bild 20. Kakaosamen. Vom Keimling (a) löst sich leicht die Samenschale (b). Aus den Keimlingen (c) wird der Kakaobruch hergestellt

Bestandteile

Glycerolester der Öl-, Stearin-, Palmitin-, Arachin- und Linolsäure, geringe Mengen Glycerolester anderer höherer Fettsäuren

Anwendung

Früher ausschließlich, heute nur noch vereinzelt als pharmazeutische Grundlage für Zäpfchen und Vaginalglobuli. Kakaofett wurde durch bewährte synthetische Hartfette verdrängt. Sie ähneln natürlichen Triglyceriden (z. B. Rosupol) und sind physiologisch gut verträglich, vor allem weisen sie gegenüber Kakaofett eine geringe Differenz zwischen Schmelzbereich und Erstarrungstemperatur auf.
Kakaofett gilt ansonsten als gut penetrierender Zusatz zu Salben und kosmetischen Zubereitungen, wie Hautkrems und Lippenpomade.
Hinweis: Kakaofett enthält polymorphe Modifikationen, die sich ineinander umwandeln können und bei höherem Erhitzen lange flüssig bleiben. Da sich Kakaofett bei der Zäpfchenherstellung nur wenig zusammenzieht, lassen sich die Formlinge aus der Gießform auch nur schwierig entfernen. Deshalb muß die Gießform vorher ausgepinselt werden.

Anwendungsgebiete

Pharmazeutischer und kosmetischer Hilfsstoff, Dermatologikum

Qualitätsnormen

Reinheitsprüfung: auf unlösliche Verunreinigungen, Farbe, Fett der Samenschale und Glührückstand

Aufbewahrung

Vor Licht geschützt, kühl. Aufbewahrungsfrist 5 Jahre, nach Prüfung Verlängerung möglich, insgesamt höchstens 10 Jahre

Handelsware

Adeps Cacao in Stücken, Pulvis

Bemerkungen

Droge des AB-DDR, DAB 8 (Kakaobutter – Cacao oleum) und ÖAB 9 (Oleum Cacao – Kakaobutter)
Die bei der Fettgewinnung, Schokoladen- und Kakaoherstellung abfallenden papierdünnen, spröden braunen Samenschalen gelangen unter der Bezeichnung *Testes Cacao – Kakaoschalen oder Kakaoschalentee* in den Lebensmittelhandel. Aus Kakaoschalen läßt sich ein schwach kakaoartig schmeckendes Getränk bereiten. Da die Schalen Theobromin und Coffein enthalten, können sie auch industriell aufgearbeitet werden.

Adeps suillus

Schweinefett, auch Schmalz
oder Schweineschmalz

Durch Ausschmelzen aus den fettreichen Geweben des Hausschweins erhaltenes Fett. Es muß von mechanischen Verunreinigungen befreit und mit 0,01 % Propylgallat stabilisiert sein

Herkunft

Hausschwein – *Sús scrófa* L. *var. doméstícus* Gray, Schweine – *Súidae*. Aufkommen: Eigenproduktion

Gewinnung

Für pharmazeutische Zwecke darf nur das von frisch geschlachteten Schweinen erhaltene Fett verwendet werden. Das Fleisch wird gereinigt, in Stücke geschnitten und im Wasserbad ausgeschmolzen, anschließend koliert und von den Grieben abgepreßt

Beschreibung der Droge

Schweinefett ist weiß oder gelblich, von halbweicher, salbenartiger Beschaffenheit und in Ethanol sehr schwer löslich.
Schmelzbereich 36...42 °C. Geruch und Geschmack charakteristisch. Schweinefett darf nicht ranzig riechen oder schmecken

Bestandteile

Glycerolester der Ölsäure, Palmitin- und Stearinsäure, daneben ein geringer Anteil Glycerolester der Linol- und Myristinsäure

Anwendung

Wegen seiner leichten Penetration in die Haut als pharmazeutisch und kosmetisch genutzte Salbengrundlage. Eine pharmazeutische SR-Zubereitung ist Unguentum Adipis suilli. Aus Schweinefett können Palmitin- und Stearinsäure isoliert werden.

Anwendungsgebiete

Salbengrundlage, pharmazeutischer und kosmetischer Hilfsstoff, Dermatologikum

Qualitätsnormen

Reinheitsprüfung: auf Brechungsindex, Schmelzbereich, unlösliche Verunreinigungen, Farbe, Wasser und Glührückstand

Aufbewahrung

In sehr gut verschlossenen, dem Verbrauch angemessenen, vollständig gefüllten Gefäßen, kühl, vor Licht geschützt. Aufbewahrungsfrist höchstens 2 Jahre

Handelsware

Adeps suillus (in verschweißtem Plastbeutel und paraffinierter Dose)

Bemerkungen

Droge des AB–DDR, DAB 8 (Schweineschmalz – Adeps suillus) und ÖAB 9 (Adeps suillus – Schweinefett)

Agar
Agar, früher Agar-Agar

Eingetrocknetes Gel aus herausgelösten Algenschleimstoffen der Rhodophyzeen, bestehend aus einem Gemisch von Polysacchariden. Agar ist ein Phycokolloid

Stammpflanze, Familie, Vorkommen

Besonders *Gelídium-*, *Gracilária-* und *Euchéumaarten*, Abteilung *Phycophýta* – Algen, Klasse Rotalgen – *Rhodophýceae*, Unterklasse *Florídeae*, Ordnung *Gelidiáles* bzw. *Gigardináles*, Familien *Gelidiáceae, Gracilariáceae* bzw. *Solieriáceae* (für Eucheuma). Bedeutungsvoll ist *Gelídium amánsii* Lemouroux aus der Familie der Hartrotalgen – *Gelidiáceae*
Die Hauptproduktion erfolgt vorrangig an den japanischen Küsten des Stillen Ozeans bei Yokohama und Kōbe. Japan ist bei einer jährlichen Produktion von etwa 2 000 t das Hauptexportland für Agar. Weitere führende Erzeugerländer sind die Koreanische DVR, SR Vietnam, Spanien, Dänemark und die UdSSR mit Gewinnungsgebieten an den Küsten der Insel Sachalin im Ochotskischen Meer (Ochotskoje More) und östlich von Wladiwostok (s. auch »Bemerkungen« unter Fucus). Aufkommen: Importdroge

Gewinnung

Die Algen enthalten fast zur Hälfte Agar. Die bunten, zum Teil purpurfarbenen, rotbraunen oder grauroten bis grünlichen Pflanzen werden mit Netzen, seltener von Tauchern, vom Meeresboden abgerissen, heraufgeholt, von Verunreinigungen befreit und an der Sonne gebleicht, indem man sie kräftig mit Süßwasser begießt. In der kalten Jahreszeit, etwa von November bis Februar, kocht man die Algen mehrere Stunden mit Wasser aus. Durch Zusatz von Säuren (Essig- oder Schwefelsäure) wird der entstandene Schleim neutralisiert und danach durch Tücher koliert, er erstarrt nun zum Gel. Dieses setzt man der Nachtkälte aus, wodurch das Wasser zum großen Teil ausfriert. Nach einem sich anschließenden Trocknungsprozeß wird die Masse in Streifen oder in Stücke geschnitten.
Nach moderneren Verfahren gewinnt man den wäßrigen Auszug in Autoklaven mit überhitztem Wasserdampf. Durch Abkühlen in Eiszellen erhält man Eisblöcke, die zermahlen und danach langsam wieder aufgetaut werden, wobei sich ebenfalls das Gel vom Wasser trennt. Das zurückbleibende Wasser enthält die Verunreinigungen und Salze. Zuletzt wird die Gelmasse mit Warmluft getrocknet

Beschreibung der Droge (Bild 21)

Agar stellt eine blättrige, häutige, durchscheinende Masse von lockerem Gefüge dar, Fäden, Bänder oder Flocken, mit gebuckelter oder gefälteter, glänzender Oberfläche bzw. daraus hergestelltes Pulver, farblos oder schwach gelblich. Agar quillt in kaltem Wasser stark und bildet mit 200 Teilen siedendem Wasser eine kolloide Lösung, die beim Abkühlen auf 20 °C zu einem festen Gel erstarrt. Agar ist geruchlos und schmeckt schleimig

Bestandteile

90 % Kohlenhydrate. Agar enthält zu 70 % Polysaccharide aus β-D-Galactose und 3,6-Anhydro-α-L-Galactose, Gelosen, daneben Schwefelsäureester von Polygalactanen (saure Polysaccharide aus kettenförmig verbundener D-Galactose bzw. Galacturonsäureestern mit Calcium, Magnesium, Kalium oder Natrium an den Sulfatgruppen). Durch die β-Verknüpfung der Monosaccharide ist Agar unverdaulich

Wirkung, Anwendung

Durch die Quellfähigkeit im Darm und den dadurch ausgelösten Dehnungsreiz auf die Darmmuskulatur als Abführmittel sowie als Bestandteil abführend wirkender Fertigwaren. Agar wird im Gastrointestinaltrakt nach dem Quellen nur zu einem geringen Teil abgebaut. Durch das hohe Wasserbindungsvermögen hemmt Agar die übermäßige Wasserresorption durch die Darmwand und unterstützt auf diese Weise den Volumenreiz bzw. die Füllungsperistaltik. Technologisch wird Agar als Sprengmittel für Tabletten und Dragees, als Stabilisator für Emulsionen und als Arzneimittelträger verwendet, pharmazeutisch und kosmetisch zur Herstellung von Hydrogelen (Salben, Zäpfchen).

Agar ist Grundstoff für Nahrungsmittel anstelle von Gelatine, wird als Verdickungsmittel und zur Herstellung von Gelees, Marmeladen, Zuckerwaren, wie Gelatinetten, Gummibonbons und Geleefrüchten, Tortenguß und anderen Agargallerten verwendet.

Zur labortechnischen Herstellung von Trokkennährboden für Mikroorganismen wird »Agar für Kulturmedien« benutzt, und zwar für die Züchtung, Isolierung, Identifizierung, den Keimnachweis, die Keimzahlbestimmung, den Sterilitätsnachweis sowie die Züchtung und Isolierung von Pilzen. Diese Agarsorte ist besonders gereinigt und gegen Mikroorganismen weitgehend beständig, da Polygalactoside kaum gespalten werden.

Anwendungsgebiete

Laxans, pharmazeutischer und kosmetischer Hilfsstoff, Arzneimittelträger, Lebensmittelzusatzstoff, Verdickungsmittel, Geliermittel, Kulturmedium

Zubereitung

Als Laxans Einnahme des Pulvers oder der kleingeschnittenen Fäden zusammen mit

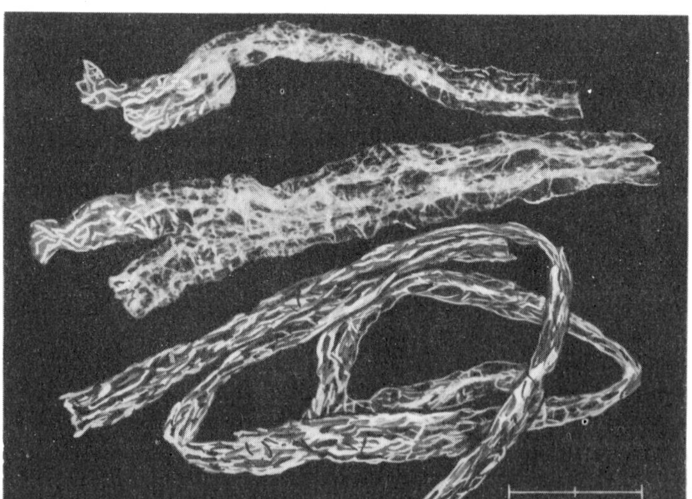

Bild 21. Agar in Fäden

reichlich Flüssigkeit, zweckmäßig mit Obst oder etwas Marmelade verrührt, vor den Mahlzeiten, täglich 1-...3mal 1 bis 2 Teelöffel voll, Normdosis 10 g. Die Einnahme darf niemals trocken erfolgen, weil Agar sonst bereits in der Speiseröhre oder im Magen zusammenballt. Da der Gehalt an Agar in den laxierend wirkenden Fertigwaren schwankt, muß auf die Gebrauchsanweisung verwiesen werden.
Als Geliermittel für den Haushalt erhitzt man etwa 10 g Agar mit 1 l Wasser auf 80...90 °C, rührt nur kurz um und verwendet die Lösung sofort noch heiß.
Die Bereitung der gebrauchsfertigen Nährböden aus agarhaltigen Trockennährböden für Kulturmedien erfolgt durch Aufkochen mit Wasser und anschließende Sterilisation

Qualitätsnormen

Reinheitsprüfung: auf Asche (höchstens 4,5 % Rückstand) und Trocknungsverlust (höchstens 21,0 %)
Wertbestimmung: Das AB läßt auf das Wasserbindungsvermögen prüfen (Ausführung s. AB). Agar darf je Gramm nicht weniger als 10,0 g und nicht mehr als 16,0 g Wasser binden

Aufbewahrung

Trocken. Aufbewahrungsfrist 5 Jahre, nach Prüfung Verlängerung möglich, insgesamt höchstens 10 Jahre

Handelsware

Agar in Filis, Pulvis

Bemerkungen

Droge des AB–DDR und ÖAB 9 (Agar-Agar)
Über die große Bedeutung der Braunalgen s. unter Fucus.

Agaricus muscarius recens
Frischer Fliegenpilz

Frische ganze oder zerkleinerte Fruchtkörper

Stammpflanze, Familie, Vorkommen

Roter Fliegenpilz – *Amaníta muscária* (L. ex Fr.) Hooker, Abteilung Pilze – *Mycophýta,* Klasse Ständerpilze – Agaricáles, Familie Wulstlingsartige – *Amanitáceae.* Verbreitet in Europa

Wirkstoffkomplex

Ibotensäure, Muscinol, Muscazon; die beiden letztgenannten Stoffe sind Dekarboxylierungsprodukte der Ibotensäure, L(+)-Muscarin (ein quartäres Amin), Muscaridin, Bufotenin. Die MDL für L(+)-Muscarin in Mäusen beträgt 750 µg/kg

Wirkung, Anwendung

Parasympathikomimetikum (Muscarin), industriell zur Herstellung hom. AM (Agaricus D 4 dil.)

Qualitätsnormen

Reinheitsprüfung: auf unschädliche Beimengungen (höchstens 1,0 %)

Aufbewahrung

Vorsichtig!

Bemerkungen

Droge des AB–DDR (Anl. 7)
Das Toxin einer anderen Art der *Amanitáceae,* das α-Amanitin des Grünen Knollenblätterpilzes – *Amanita phalloides* (Fr.) Link –, weist eine MLD in Mäusen von 200...300 µg/kg auf.

Allium ursinum s. unter Bärenlauch bei Bulbus Allii sativi

Aloe
Aloe

Aus den Blättern verschiedener Aloearten ausgeflossener, eingedampfter und beim Erkalten zu einer festen Masse erstarrter Saft

Stammpflanze, Familie, Vorkommen

Mehrere *Aloearten,* am bekanntesten und am wichtigsten sind *Áloe férox* Mill. (Kap-Aloe), daneben *Áloe barbadénsis* Mill. (Bar-

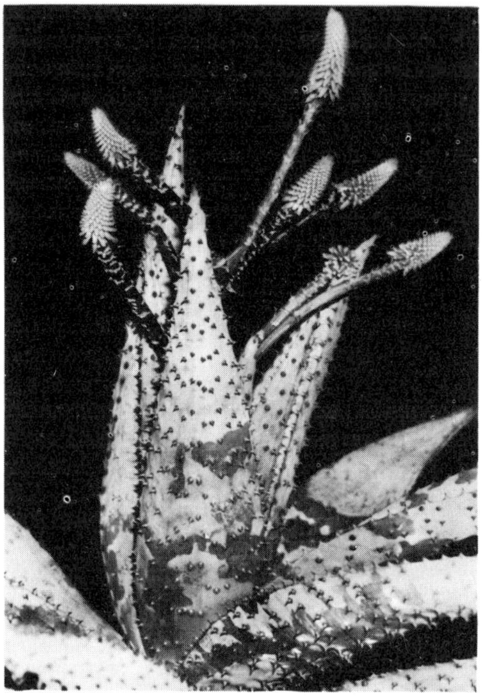

Bild 22. Barbados-Aloe. Blühende Pflanze (1:10)

bados-Aloe [Bild 22], *Áloe africána* MILL., *Áloe arboréscens* MILL. und andere *Aloearten* (hebr. halal: bitter, lat. ferox: wild, fürchterlich, weil die Pflanzen stachelig sind); *Asphodeláceae* (bisher *Liliáceae*)
Beheimatet ist Aloe in Afrika, kultiviert im Süden Afrikas (z. B. Kapland, Republik Uganda, Natal), Ostafrika (Inseln Sokotra, Sansibar, DR Madagaskar), Westindische Inseln (Insel der Großen und der Kleinen Antillen, Jamaika, Barbados, Curaçao, Aruba, Bonaire), Ostindien. Verbreitet auch im Mittelmeergebiet. Aufkommen: Importdroge

Gewinnung

Die stengellosen Pflanzen weisen große fleischige Blätter auf, aus denen nach dem Schnitt der wirkstoffhaltige Blattsaft von selbst ausfließt. In Afrika werden die Blätter mit der Schnittfläche in eine mit tierischer Haut ausgelegte Grube gestellt. Der ausgeflossene Saft wird gesammelt und eingedickt.
In Westindien sammelt man den Saft über Rinnen in Gefäßen und dampft ihn danach in Pfannen ein. Die halbfeste Masse läßt man in Kisten, Fässern oder Kürbisschalen (Kalebassen) erstarren. Wird der Saft bei höherer Temperatur eingedampft, ist das feste Produkt glasartig, fast schwarz und splittert (glänzende Aloe – Aloe lucida). Läßt man den Saft an der Sonne eintrocknen oder wendet man mäßige Temperaturen an, erhält man mattbraune Kuchen (Leberaloe – Aloe hepatica)

Beschreibung der Droge (Bild 23)

Dunkelbraune oder fast schwarze, matte oder glänzende, äußerlich bestäubte, manchmal grünlich schimmernde Masse. Sie ist spröde und zerspringt leicht in glasartige Stücke mit muscheligen, glänzenden Bruchflächen. Aloesplitter sind rötlich oder braun, durchscheinend oder undurchsichtig. Aloepulver ist gelbbraun oder gelbgrünlich, es riecht charakteristisch und schmeckt stark bitter

Handelssorten

Die wesentliche Sorte ist Kap-Aloe – Aloe capensis, auch als glänzende Aloe bezeichnet – Aloe lucida. Das AB läßt diese Sorte sowie solche der matten Aloe oder Leberaloe – Aloe hepatica zu. Entscheidend ist

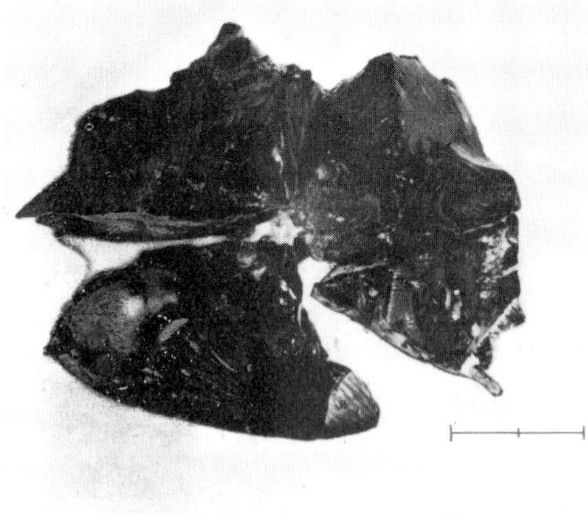

Bild 23. Aloe. Ganzdroge

der Aloingehalt von mindestens 15,0 %. Ugandaaloe, Sokotra-, Sansibar- und Madagaskaraloe stammen von Ostafrika. Sorten von den Antillen sind Barbados-, Curaçao-, Aruba-, Bonaire- und Jamaikaaloe

Wirkstoffkomplex

Sehr unterschiedliche Mengen Aloin (zwischen 5 % und 40 %), durchschnittlich 18 %. Aloin ist eine 10-C-Glucosylverbindung des Aloeemodinanthrons (kein Glycosid), ferner sind davon Glycoside enthalten, und zwar Rhamnoside des Aloins, sog. Aloinoside A und B, daneben wenig Aloeemodin, Chrysophanol sowie reichlich Harz

Wirkung, Anwendung

Aloe ist als Anthrazendroge ein dickdarmwirksames Laxans. Dosen von 0,05...0,2 g (Normdosis 0,2 g) wirken stark abführend. Höhere Dosen können gegenteilige Effekte bewirken. Aloe ist Bestandteil verschiedener Abführmittel sowie von Darmregulierungs- und Frühstückskräuterperlen.
Aloe weist – wie andere Anthrazendrogen – beachtliche Nebenwirkungen auf, führt zur Hyperämie der Unterleibsorgane und darf deshalb nicht längere Zeit angewendet werden, keinesfalls während der Schwangerschaft, Stillzeit oder während der Menstruation, bei Hämorrhoiden oder Nierenschäden. Über die Störungen des Elektrolythaushalts, besonders des Kaliumhaushalts und Wasserhaushalts bei Gebrauch, s. unter Folia Sennae. Es wird empfohlen, Aloe nicht mehr zu verwenden (s. auch Angaben unter Cortex Frangulae, Folia Sennae, Fructus Sennae und Radix Rhei).
In Dosen bis 0,05 g wirkt Aloe als appetitanregendes Bittermittel, z. B. als Bestandteil von Magentropfen, und wird dazu auch als Korrigens in der Essenzen- und Spirituosenindustrie gebraucht. Aloe war früher Bestandteil des »Alten Schweden«, einer bekannten, viel verwendeten Bitterspirituose. Industriell werden aus Aloe auch hom. AM hergestellt (Aloe D 1).
Aus dem wäßrigen Extrakt der Frischblätter von *Áloe arboréscens* Mill. *var. natalénsis* Berger konnte ein partialacetyliertes D-Mannan isoliert werden, das tuberkulostatische Wirkung aufweist.
Wäßrige Extrakte aus Aloe wendet man auch parenteral gegen Haut- und Augenkrankheiten an (Aloe-Amp.); von den Anthronen der Aloe konnte eine günstige Wirkung gegen Schuppenflechte nachgewiesen werden. Der Milchsaft der Aloepflanze läßt sich industriell zu hom. AM verarbeiten.
Verschiedene Aloearten werden als Zimmerpflanzen gehalten; ihr Frischsaft hat sich als volkstümliches Mittel zur Wundbehandlung und gegen Bienenstiche bewährt.
Technisch hat Aloe Bedeutung als Bestandteil von Lacken für Geigenbauer und Restauratoren.

Anwendungsgebiete

Laxans, Amarum, Stomachikum, Korrigens, Dermatologikum, Ophthalmikum, Lackgrundstoff

Qualitätsnormen

Reinheitsprüfung: auf unlösliche Verunreinigungen (Holz- und Strohteile, höchstens 5,0 %), Asche (höchstens 1,5 % Rückstand) und Trocknungsverlust (höchstens 12,0 %, hoher Feuchtigkeitsgehalt verringert die Lagerfähigkeit)
Gehaltsbestimmung: Das AB läßt fotometrisch den Gehalt an Anthronglucosylverbindungen bestimmen, berechnet als Aloin (mindestens 15,0 %)

Aufbewahrung

Vor Licht geschützt. Die Aufbewahrungsfrist für die eingestellte Droge beträgt höchstens 3 Jahre

Handelsware

Aloe in Stücken, Pulvis titrata (s. unter »Bemerkungen«)

Bemerkungen

Droge des AB–DDR und des HAB 1 (Aloe, eingedickter Saft der Blätter)
Nach AB–DDR ist Aloe zur Verwendung als AM oder in AM mittelfein zu pulvern und mit mittelfein gepulverter Lactose auf einen Gehalt an Anthronglycosylverbindungen von 15,0 %, berechnet als Aloin, und auf die bei 150 °C getrocknete Substanz einzustellen.

Ambra
Amber

Aus dem Darm des Pottwals stammende fettartige Masse

Herkunft

Pottwal – *Physéter macrocéphalus* L., *Physeterídae.* Im Darm des Pottwals scheidet sich eine Masse ab, die wahrscheinlich pathologischen Ursprungs ist. Sie wird abgestoßen, schwimmt auf dem Meer oder gelangt an die Küsten

Bestandteile

25...45 % tricyclischer Terpenalkohol Ambrein, der durch Oxidation und Reifung in Ambrariechstoffe überführt wird, u. a. in Dihydro-γ-ionon, α-Ambrinol, ein tricyclischer Enolether, und ein Ambraaldehyd, zahlreiche Sterine

Anwendung

Als Fixiermittel in der Parfümerie, zur Herstellung der Ambertinktur. In der islamischen Heilkunde diente Amber früher als Aphrodisiakum.

Amylum Maidis
Maisstärke

Stärke aus den Früchten des Maises

Stammpflanze, Familie, Vorkommen

Getreidemais – *Zéa máys* L. (gr. zeia: auf den Mais übertragener Name mehrerer Gräser; mays ist ein peruanisches Wort); Grasgewächse – *Poáceae (Gramíneae)*
Beheimatet in Peru, in vielen Ländern als Nahrungspflanze kultiviert, besonders in den USA, in Mittel- und Südamerika, Nordafrika, Südeuropa und in der UdSSR. Aufkommen: Eigenproduktion

Gewinnung

Die Maispflanze (Bild 24a/b) entwickelt aus den weiblichen Blütenständen kolbenartige

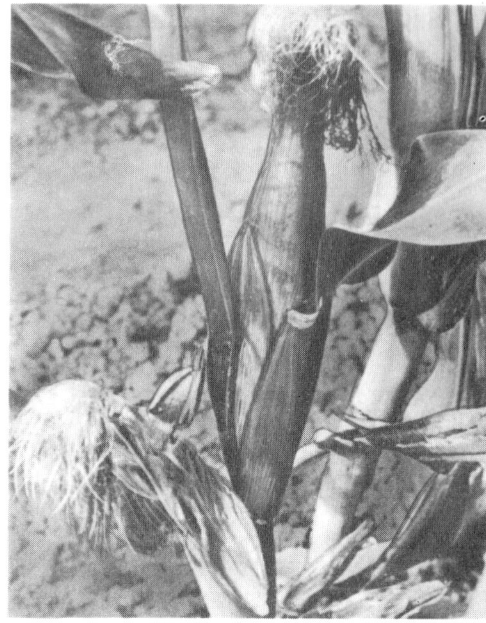

a

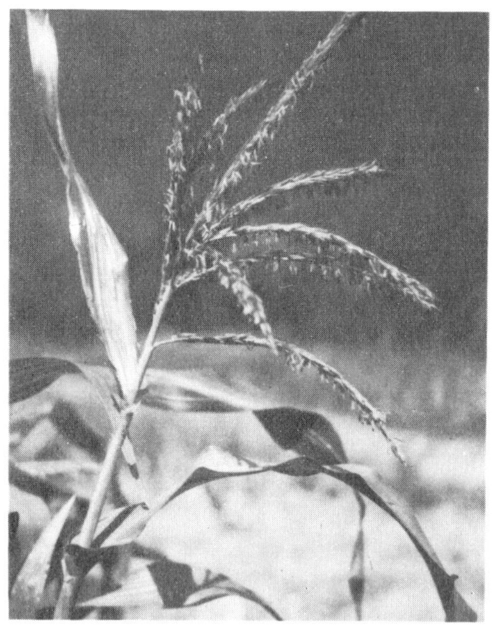

b

Bild 24. Getreidemais
a) Blühender und fruchtender Trieb (1:5)
b) Blühender Trieb mit männlichen Blüten (1:5)

Früchte, Maiskolben, die sich aus rundlichen gelben, nach dem Trocknen hornartigen kantigen Samen zusammensetzen. Nach dem Quellen in heißem Wasser werden sie zerquetscht und mit Wasser ausgeschlämmt. Die Stärke setzt sich aus dem Brei ab, wird getrocknet und gepulvert.

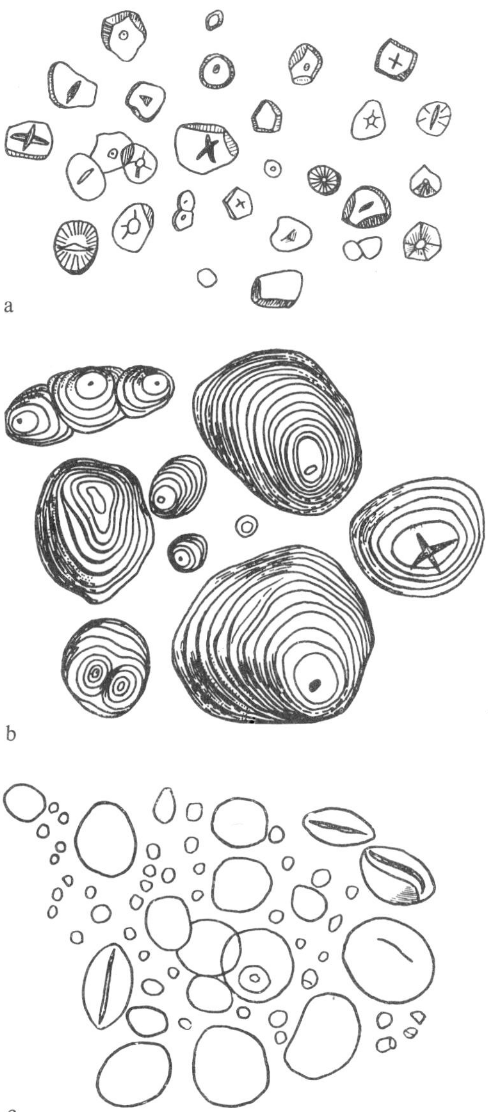

Bild 25. Mikroskopische Stärkebilder
a) Maisstärke (nat. Gr. 3...30 µm, meist 10...15 µm)
b) Kartoffelstärke (nat. Gr. 10...15 µm)
c) Weizenstärke (nat. Gr. 15...45 µm, meist 25...30 µm)

Während der Gewinnung können die fettreichen Keimlinge, da sie spezifisch leichter sind, abgetrennt und für sich weiterverarbeitet werden (s. unter »Bemerkungen«).

Beschreibung der Droge

Maisstärke ist ein mattes, weißes oder schwach gelbliches feines Pulver, kommt aber auch in kantigen Stücken in den Handel. Mikroskopisch erkennt man mehr oder weniger kugelförmige oder vieleckige Körner mit oft einem sternförmigen Spalt im Zentrum (Bild 25a). Maisstärke knirscht beim Reiben zwischen den Fingern. Ein Aufkochen mit Wasser ergibt einen trüben, neutralen Schleim. Maisstärke ist geruch- und geschmacklos

Wirkung, Anwendung s. unter Amylum Solani

Qualitätsnormen

Reinheitsprüfung: auf Reaktion (*p*H 4,8...7,0), auf stickstoffhaltige Verunreinigungen, Asche (höchstens 0,40 % Rückstand) und Trocknungsverlust (höchstens 15,0 %)

Aufbewahrung

Aufbewahrungsfrist 5 Jahre, nach Prüfung Verlängerung möglich, höchstens 10 Jahre

Handelsware

Amylum Maidis Pulvis, in Stücken

Bemerkungen

Droge des AB-DDR, CM-RGW (Amyla), DAB 8/Ph. Eur. (Maisstärke - Amylum maidis, Stärken - Amyla), ÖAB 9 (Amylum Maidis - Maisstärke)

Oleum Maidis embryonis – Maiskeimöl AB-DDR (Anl. 7) – ist das aus Maiskeimlingen gepreßte fette Öl, eine gelblichbräunliche, trübe Flüssigkeit mit geringem Bodensatz. Geruch und Geschmack sind charakteristisch. Die Keime schließen 50 % des gesamten in der Maisfrucht vorkommenden Öls ein. Das Öl enthält bis zu 60 % Glyceride der essentiellen Fettsäuren Linol- und Linolensäure, bis zu 30 % Glyceride der Ölsäure und bis zu 15 % Glyceride der Palmitin- und Stearinsäure, außerdem 30 mg-% Tocopherole (Vitamin E). Maiskeimöl wird, mit anderen fetten Ölen gemischt, in Fertigwaren als Diätetikum besonders gegen Vitamin-E-Avitaminosen verwendet. *Aufbewahrung:* in vollständig gefüllten Gefäßen, vor Licht geschützt und kühl. Maiskeimöl ist mindestens in Abständen von 2 Jahren zu prüfen und ggf. auszusondern. *Prüfungen:* Iodzahl (115 bis 140), Peroxidzahl (höchstens 10), Säurezahl (höchstens 4,5), Verseifungszahl (185 bis 195), unverseifbarer Anteil (höchstens 6 %). Reinheitsprüfung: auf Brechungsindex (1,474...1,478), auf Baumwollsamen- und Kapoköl sowie Sesamöl. Vgl. auch Weizenkeimöl und Weizenkeimtinktur unter Amylum Tritici.

Amylum Solani

Kartoffelstärke, auch Kartoffelpuder, Kartoffelmehl

Stärke aus den Sproßknollen der Kartoffel

Stammpflanze, Familie, Vorkommen

Kartoffel – *Solánum tuberósum* L. (Solanum von lat. solamen: Trostmittel, wegen der schmerzstillenden Wirkung von Kartoffelumschlägen, lat. tuberosum: knollig); Nachtschattengewächse – *Solanáceae*
Die Kartoffel kam von Südamerika nach Europa und wurde hier seit dem 19. Jahrhundert das Hauptnahrungsmittel. Kartoffelstärke ist die für uns wichtigste Stärke. Aufkommen: Eigenproduktion

Gewinnung

Die Knollen werden von anhaftendem Schmutz befreit und maschinell zu einem feinen Brei zerrieben, der auf ein Sieb geführt wird, durch das die Stärkemilch abfließt. Ständig zufließendes Wasser spült aus den Rückständen den Rest der Stärke. Man läßt sie in Tanks oder Bottichen absetzen. Nach wiederholtem Waschen und Zentrifugieren wird die weiße Stärkemasse bei 40 °C unter ständiger Umwälzung getrocknet und anschließend gepulvert

Beschreibung der Droge

Kartoffelstärke bildet ein feines, weißes, nichtkristallines Pulver von schwachem Glanz. Sowohl beim Zerreiben zwischen den Fingern als auch beim Abfüllen knirscht es. In heißem Wasser entsteht eine viskose Lösung (Amylopektin), die durch Aufkochen infolge Zerstörung der Struktur der Stärkekörner verkleistert. Stärke kann enzymatisch abgebaut werden:

$$\underbrace{\text{Stärke} \rightarrow \text{Dextrine}}_{\text{Abbau durch Amylasen}} \longrightarrow \underbrace{\text{Maltose} \rightarrow \text{Glucose}}_{\text{Abbau durch Diastase}}$$

Das mikroskopische Bild von Kartoffelstärke zeigt rundliche oder längliche bis eiförmige Körner mit muschelartiger Schichtung, hervorgerufen durch den unterschiedlichen Wassergehalt der Stärkeschichten, die Licht verschieden stark brechen (Bild 25b). Geruch und Geschmack sind schwach wahrnehmbar

Wirkung, Anwendung

Durch die austrocknende, wasserbindende und kühlende Wirkung als Grundlage oder Bestandteil pharmazeutischer und kosmetischer Zubereitungen, wie Puder (Haut-, Wund-, Fuß- und Körperpuder), Salben, Pasten und Schüttelmixturen. Kartoffelstärke und andere Stärken sind organische Hydrogelgrundstoffe oder Hydrokolloide, z. B. für die Herstellung der offizinellen Glycerolsalbe – Unguentum Glyceroli, als Sprengmittel für Tabletten, Grundstoff für Stärkekapseln und Bindemittel für Granulate.
Die Hauptmengen an Stärke werden als Lebensmittel oder zu ihrer Herstellung bzw. als Lebensmittelzusatzstoff verbraucht, für Diätetika, Kräftigungsmittel, Schleimpräparate, Kindernahrungsmittel, Puddingpulver, Backwaren, Oblaten, Sago, Stärke- oder Kapillärsirup durch enzymatischen Abbau der Stärke. Stärkesirup ist als Sorte 1 und Sorte 2 im AB–DDR (Anl. 7) offizinell. Er wird als Dickungsmittel für pharmazeutische Zubereitungen, Nahrungsmittel, Spirituosen und Liköre benötigt. Andere Teilhydrolysen-

und Hydrolysenprodukte (Dextrin, lösliche Stärke und Glucose) sind technische, pharmazeutische und analytische Hilfsstoffe (Iodnachweis). Aus Stärke gewinnt man Stärkekleister und Klebstoffe (z. B. Fotopaste). Kartoffelstärke, andere Stärken sowie modifizierte und derivatisierte Stärken werden auch technisch als Appretur- und Textilveredlungsmittel sowie Quell- und Wäschestärken verwendet.

Anwendungsgebiete

Pharmazeutischer, kosmetischer und technischer Hilfsstoff, Lebensmittel, Lebensmittelzusatzstoff, Verdickungsmittel, Textilhilfsmittel, Appreturmittel, Klebstoff, Füllmittel, Indikator, Industriedroge

Qualitätsnormen

Reinheitsprüfung: auf Reaktion (*p*H von 5,5...7,0), Asche (höchstens 0,04 % Rückstand) und Trocknungsverlust (höchstens 20,0 %)

Aufbewahrung

Aufbewahrungsfrist 5 Jahre, nach Prüfung Verlängerung möglich, insgesamt höchstens 10 Jahre

Handelsware

Amylum Solani Pulvis

Bemerkungen

Droge des AB–DDR, CM–RGW (Amyla), DAB 8/Ph. Eur. (Amyla), ÖAB 9 (Amylu Solani – Kartoffelstärke).

Amylum Tritici

Weizenstärke, auch Weizenpuder

Stärke aus den Früchten des Saatweizens

Stammpflanze, Familie, Vorkommen

Saatweizen – *Tríticum aestívum* L. (lat. tritur: gedroschen, lat. aestivus: zum Sommer gehörend); Grasgewächse – *Poáceae (Gramíneae)*

Weizen wird als wichtige nahrungsliefernde Pflanze in allen Ländern der gemäßigten und subtropischen Zone angebaut. Aufkommen: Eigenproduktion

Gewinnung

Als Ausgangsmaterial dienen heute hauptsächlich Weizenmehl oder geschroteter Weizen, seltener zerquetschte, aufgeweichte Weizenkörner. Man schwemmt die Stärke von den Fruchtteilen ab und läßt die Stärkemilch kurz gären, um die Kleberreste zu entfernen.
Durch mehrmaliges Waschen und Suspendieren wird die Stärke wie gewöhnlich aus der Stärkemilch ausgeschieden (s. unter Kartoffelstärke), getrocknet und gepulvert

Beschreibung der Droge

Weizenstärke bildet ein feines weißes, mattes, nichtkristallines Pulver, das – wie andere Stärken – zwischen den Fingern knirscht. Geruch und Geschmack sind schwach wahrnehmbar. Mikroskopisch erkennt man Körner unterschiedlicher Größe von kugelförmiger oder vieleckiger Gestalt. Sie haben eine glatte Oberfläche und meist keine Schichtung (Bild 25c)

Wirkung, Anwendung s. Amylum Solani

Qualitätsnormen

Reinheitsprüfung: auf Reaktion (*p*H 4,8...7,0), stickstoffhaltige Verunreinigungen, Asche (höchstens 0,40 % Rückstand) und Trocknungsverlust (höchstens 15,0 %)

Aufbewahrung

Aufbewahrungsfrist 5 Jahre, nach Prüfung Verlängerung möglich, insgesamt höchstens 10 Jahre

Handelsware

Amylum Tritici Pulvis

Bemerkungen

Droge des AB–DDR, CM–RGW (Amyla), DAB 8/Ph. Eur. (Amyla, Weizenstärke – Amylum tritici), ÖAB 9 (Amylum Tritici – Weizenstärke)
Oleum Tritici embryonis – Weizenkeimöl, das fette Öl aus den Weizenkeimen (Embryonen), die bei der Mehlherstellung abfallen,

enthält essentielle Fettsäuren, Glyceride der Linol- und Linolensäure sowie der Ölsäure, zahlreiche Vitamine, besonders Tocopherole (Vitamin E). Es wird zur Gewinnung der Tocopherole, gegen Vitamin-E-Avitaminosen und als Zusatzstoff zu Krems und Hautölen verwendet (vgl. Maiskeimöl und Weizenkeimtinktur unter Amylum Maidis). Die gerösteten Weizenkeime sind als Fertigware im Handel. Aus Weizenkeimen wird auch die Weizenkeimtinktur AB–DDR (Anl. 7) als ethanolischer Auszug hergestellt und ist Bestandteil industrieller Fertigwaren.

Apis
Biene

Lebende Honigbiene

Herkunft

Honigbiene – *Ápis mellífica* L., Bienen – *Ápidae*

Wirkstoffkomplex

Toxische Polypeptide Melittin und Apamin, Ameisensäure, Histamin, Dihydroxyphenylethylamin. Die Giftblase der Honigbiene ist mit einem rinnenförmigen Stachel verbunden und enthält 0,2...0,3 mg Frischgift (entsprechend 0,1 mg Trockengift)

Anwendung

Industriell zur Herstellung hom. AM (Apis D 4 dil.)

Qualitätsnormen

Reinheitsprüfung: auf unschädliche Beimengungen (höchstens 1,0 %)

Bemerkungen

Droge des AB–DDR (Anl. 7). Das isolierte *Bienengift* wird auch zur industriellen Herstellung von Salbe als hyperämisierendes Mittel (Rubefazienz) gegen Rheumatismus und Neuralgien verwendet. Das Anwendungsprinzip entspricht der unspezifischen Reiztherapie (s. auch unter Herba Visci). Bienengift ist Bestandteil der AFW »Bienengift zum Pricktest«, einem Insektenallergen zur Desensibilisierung. In der UdSSR wird Bienengift auch von der lebenden Biene direkt im Bienenstock gewonnen. Die Tiere befinden sich über einem Drahtnetz mit untergelegter Glasplatte. Beim Berühren des Netzes, das schwache elektrische Impulse aussendet, geben die Bienen das Gift ab, das mit der Glasplatte aufgefangen werden kann.

Asa foetida
Asant, auch Stinkasant, Teufelsdreck

Gummiharz aus den Wurzeln asiatischer Ferulaarten

Stammpflanze, Familie, Vorkommen

Stinkasant, Teufelsdreck – *Férula ássa-fóetida* L. und *F. nárthex* BOISS.; Doldengewächse – *Apiáceae (Umbellíferae).* UdSSR, DR Afghanistan

Wirkstoff

Etherisches Öl mit dem charakteristischen Riechstoff Propenylisobutyldisulfid, ferner Umbelliferon und andere Cumarine

Wirkung, Anwendung

Früher als Spasmolytikum und Sedativum, in Gewürzmühlen zur Herstellung von Wurstgewürzen, zur industriellen Herstellung hom. AM (Asa foetida D 4 dil.)

Qualitätsnormen

Reinheitsprüfung: auf ethanollösliche Anteile (höchstens 50,0 % Rückstand), Galbanum (darf nicht vorhanden sein), Asche (höchstens 15,0 % Rückstand)

Bemerkungen

Droge des AB–DDR (Anl. 7).

Balsamum canadense
Kanadabalsam

Balsam mehrerer Tannen Nordamerikas, der aus den in der Rinde befindlichen Harzansammlungen durch Aufstechen ausgeflossen ist und aufgefangen wurde

Stammpflanze, Familie, Vorkommen

Tannen – *Ábies balsámea* (L.) MILL., *Á. fráseri* (PURSH) POIR. und *Tsúga canadénsis* (L.) CARR.; Kieferngewächse – *Pináceae*. Kanada (besonders Québec)

Bestandteile

Etherisches Öl, Harz

Anwendung

Zum Einschließen mikroskopischer Präparate, in der optischen Industrie zum Kitten von Linsen, da der Brechungsindex dem des Glases ähnelt.

Balsamum Copaivae
Copaivabalsam

Balsam aus den Stämmen verschiedener Copaiferaarten

Stammpflanze, Familie, Vorkommen

Copaiferaarten, Johannisbrotgewächse – *Caesalpiniáceae*
Norden von Südamerika (Guayana, Venezuela, Kolumbien, Brasilien), Westindien: Inseln der Großen und der Kleinen Antillen

Bestandteile

Etherisches Öl mit zahlreichen Sesquiterpenkohlenwasserstoffen, Harz

Anwendung

Technisch Zusatz zu Lacken als Weichmacher, in der Porzellanmalerei als Bindemittel, zur Herstellung von Transparentpapier.

Balsamum peruvianum
Perubalsam

Balsam aus den Stämmen eines Baumes El Salvadors

Stammpflanze, Familie, Vorkommen

Perubalsambaum – *Myróxylon bálsamum* (L.) HARMS *var. pereírae* (ROYLE) HARMS, (gr. myron: Balsam, gr. xylon: Holz); Schmetterlingsblütengewächse – *Fabáceae (Papilionáceae)*. Die balsamliefernden Bäume wachsen in kleinen geschlossenen Wäldern im Gebiet der Balsamküste. Es ist ein wenige Kilometer breiter Streifen am Pazifischen Ozean in El Salvador. Vereinzelte Bäume wachsen im Gebiet südlich von Panama bis zum Norden von Mexiko. Perubalsam gelangte zuerst vom früheren Hafenplatz Callao in Peru aus in den Handel, wodurch der Balsam den Namen erhielt. El Salvador führt jährlich etwa 100 t Balsam aus. Aufkommen: Importdroge

Gewinnung

Balsam kommt in der Pflanze wahrscheinlich nur zum Teil fertiggebildet vor. Es sollen durch Wundreiz nur die aromatischen Bestandteile des Balsams entstehen.
Zur Gewinnung wird die Rinde der Perubalsambäume durch Klopfen erweicht und zum Teil abgelöst. Die verletzten Stellen schwelt man mit brennenden Fackeln an (Bild 26) und stopft Baumwollappen in die Löcher, die den gebildeten Balsam aufsaugen. Aus den vollgesogenen Lappen wird der Balsam mit Wasser ausgekocht. Das nach Abtrennung des Wassers erhaltene Produkt heißt »Lappenbalsam«.
Der Balsamfluß läßt nun nach. Durch erneutes Abkratzen und Anschwelen tritt nochmals Balsam aus, der auch mit Lappen auf-

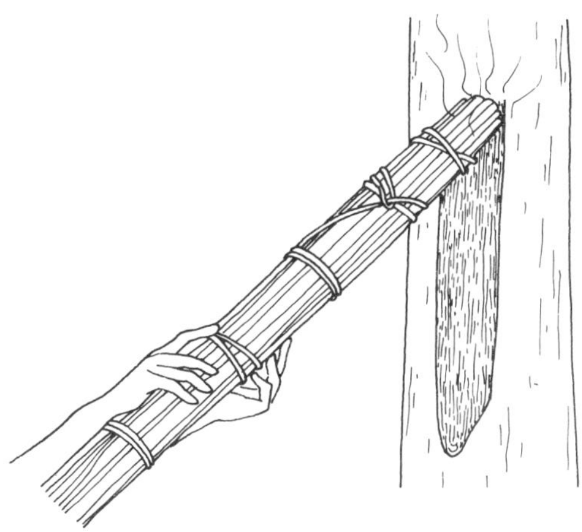

Bild 26. Gewinnung des Perubalsams. Anschwelen der verletzten Rinde eines Balsambaumes mit einer brennenden Fackel

gefangen wird. Danach werden die benetzten Rindenstücke abgekratzt, zerstampft und ebenfalls mit Wasser ausgekocht. Das ergibt den Rindenbalsam. Handelsbalsam besteht aus einem Gemisch von Lappen- und Rindenbalsam

Beschreibung der Droge

Dunkelbraune, dicke, viskose, ölige Flüssigkeit. In dünner Schicht ist sie bräunlichgelb und klar. Dichte 1,140...1,160 g/ml. Perubalsam zieht keine Fäden und trocknet auch nach langer Aufbewahrung nicht ein. Er löst sich in Ethanol, Ether und Chloroform und ist mit Rizinusöl und Lanolin, jedoch nicht mit fetten Ölen mischbar. In Wasser ist Perubalsam fast unlöslich. Geruch aromatisch, vanille- und zimtartig; Geschmack schwach bitter und kratzend

Bestandteile

55...65 % Cinnamein, eine ölige Flüssigkeit, bestehend aus Benzoe- und Zimtsäurebenzylester (Benzylbenzoat, Benzylcinnamat), Alkohol, Nerolidol, Vanillin, Cumarin, Harz

Wirkung, Anwendung

Perubalsam wirkt wundheilend, entzündungswidrig, granulationsfördernd, juckreizstillend und keratoplastisch. Er wird äußerlich zur Behandlung von schlecht heilenden Wunden, Geschwüren, Hautkrankheiten, Ekzemen, Flechten, Karbunkeln, Furunkeln, wunden Brustwarzen und Frostschäden sowie zur Krätzebehandlung verwendet, da er Krätzemilben und -eier tötet (Normdosis 0,5 g, Anwendungskonzentration bis zu 10 %). Kosmetisch als Zusatz zu Seifen, Haarwässern, Salben und Kinderkrems, als Fixiermittel für die Parfümerie. Da Perubalsam verschiedentlich eine hohe Sensibilisierungsquote mit Ekzembildung aufweist, ist der Gebrauch als Dermatologikum auf großen Flächen umstritten und muß weiterhin überprüft werden. Eine häufige Anwendung sollte unterbleiben.

Anwendungsgebiete

Dermatologikum, Antiseptikum, pharmazeutischer und kosmetischer Wirkstoff, Antiskabiosum, Fixiermittel für die Parfümerie, Veterinärpharmakon

Qualitätsnormen

Reinheitsprüfung: auf Dichte, künstlichen Perubalsam, fremde Balsame, Gurjunbalsam, fette Öle
Gehaltsbestimmung: Das AB läßt nach Isolierung gravimetrisch den Gehalt an Cinnamein bestimmen (55,0...65,0 %)

Aufbewahrung

Vor Licht geschützt. Aufbewahrungsfrist höchstens 3 Jahre

Handelsware

Balsamum peruvianum verum

Bemerkungen

Droge des AB–DDR, DAB 8 (Perubalsam – Balsamum peruvianum), ÖAB 9 (Balsamum peruvianum – Perubalsam).

Balsamum tolutanum
Tolubalsam

Balsam, der aus Einschnitten in die Rinde eines dem Perubalsambaum verwandten Baums ausfließt

Stammpflanze, Familie, Vorkommen

Myróxylon bálsamum (L.) HARMS *var. bálsamum*, Schmetterlingsblütengewächse – *Fabáceae (Papilionáceae)*
Beheimatet im Norden Südamerikas (Kolumbien, Venezuela, Ekuador, Brasilien) und in Guatemala

Bestandteile

Benzylcinnamat, Benzylbenzoat, Zimtsäureester des Toluresinoltannols, Zimtsäure, Benzoesäure, Vanillin

Anwendung

Als Zusatz zu Räuchermitteln, in der Parfümerie zur Verstärkung von Gerüchen

Bemerkungen

Droge des ÖAB 9 (Balsamum tolutanum – Tolubalsam).

Benzoe
Benzoe, auch Benzoeharz

Harz aus der Rinde verschiedener Styraxarten. Es entsteht erst durch Wundreiz im Verlauf der Bildung von Neuholz

Stammpflanze, Familie, Vorkommen

Styraxbäume – *Stýrax tonkinénsis* (PIERRE) CRAIB ex HARTWICH, *Stýrax bénzoin* DYRAND.; Styraxgewächse – *Styracáceae.* Die erstgenannte Art ist auf dem Festland Hinterindiens verbreitet (VDR Laos, SR Vietnam), die andere Art wird auf Sumatra und Jawa kultiviert

Bestandteile

70...80 % Coniferylbenzoat, Siaresinolsäure, p-Cumarylbenzoat, Cinnamylcinnamat, Benzoesäure, Vanillin

Anwendung

Zur Herstellung der Benzoetinktur – Tinctura Benzoes, als Bestandteil von Räuchermitteln und Asthmazigaretten, zum Lackieren von Schokoladenerzeugnissen, Bestandteil verschiedener Kosmetika, z. B. Mundwässer, als Fixiermittel in der Parfümerie und in der Seifenherstellung

Aufbewahrung

Vor Licht geschützt. Aufbewahrungsfrist für die gepulverte Droge höchstens 24 Stunden.

Qualitätsnormen

Kennzahlen – Säurezahl: 110 bis 140, Verseifungszahl: 170 bis 190
Identitätsprüfung: dünnschichtchromatografisch (Testsubstanz Benzylbenzoat)
Reinheitsprüfung: auf ethanollösliche Bestandteile (höchstens 2,0 % Rückstand), unschädliche Beimengungen (höchstens 2,0 %), andere Harze und Asche (höchstens 1,0 % Rückstand)

Bemerkungen

Droge des AB–DDR (Anl. 7), ÖAB 9 (Benzoe, Resina Benzoe – Siambenzoe).

Bulbus Allii sativi
Knoblauchzwiebel

Frische Zwiebel

Stammpflanze, Familie, Vorkommen

Knoblauch – *Állium satívum* L. (Allium: römischer Pflanzenname; lat. sativus: angepflanzt); Lauchgewächse – *Alliáceae* (bisher *Liliáceae*). Beheimatet im Orient, kultiviert in Südeuropa, viel in der VR Bulgarien, der Ungarischen VR, der UdSSR, der DDR in Feldkulturen (Bezirk Magdeburg) und im gärtnerischen Kleinanbau. Aufkommen: Anbaudroge

Beschreibung der Pflanze (Bild 27)

Die Pflanze bildet etwa 1 m hohe runde, strohhalmdicke Stengel, die am Ende in eine von weißer schnabelartiger Blütenscheide umhüllten Scheindolde übergehen. Diese weist wenige gestielte Blüten auf, die zwischen kleinen Brutzwiebeln austreten. Am Stengel sitzen wechselständig breitlineal- bis schmallanzettartig zugespitzte Blätter

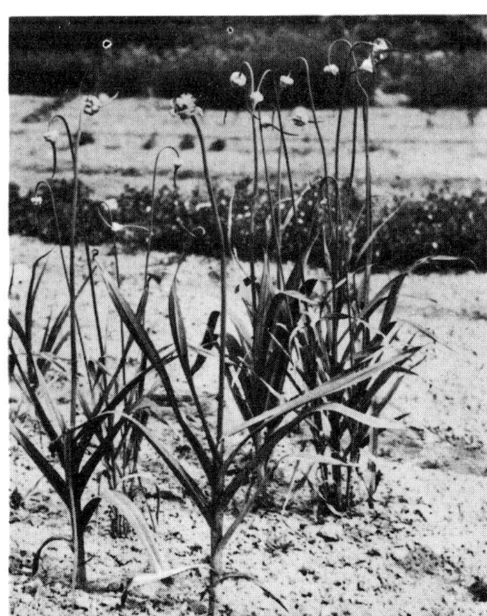

Bild 27. Knoblauch. Blühende Pflanzen (1:10)

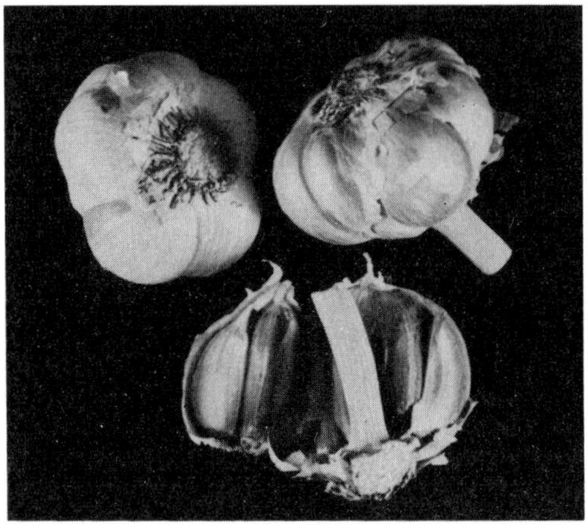

Bild 28. Knoblauchzwiebeln. Links Zwiebel von unten mit Adventivwurzeln, oben rechts von der Seite, unten Knoblauchzehen (1:2)

Beschreibung der Droge (Bild 28)

Die etwa walnußgroße Zwiebel besteht aus einer mittelständigen Hauptzwiebel, die von kleineren länglich-eiförmigen, kantigen Nebenzwiebeln, den Zwiebelzehen, umgeben ist. Die Zwiebel wird von weißen, papierartigen Hüllen umschlossen. Am unteren Teil der Zwiebel treten reichlich Adventivwurzeln aus. Geruch aromatisch, Geschmack brennend, würzig

Wirkstoffkomplex

Etwa 0,3...0,4 % Alliin, eine geruchlose Aminosäure, (+)-S-Allyl-L-cystein-sulfoxid. Das Alliin wird bei der Zerkleinerung der Zwiebel und dadurch verursachten Verletzung der Zellstrukturen durch das freigesetzte Enzym Alliinase über Allylsulfensäure in das antimikrobiell wirksame ölartige Allicin, ein S-Allylthiosulfinsäureester, und in einige andere ähnlich gebaute Verbindungen überführt. Allicin wirkt gegen grampositive und gramnegative Bakterien noch in einer Verdünnung von 1:125000. Die primär vorhandene Aminosäure Alliin wirkt nicht antimikrobiell. Bei der Wasserdampfdestillation bilden sich 0,1...0,25 % etherisches Knoblauchöl, ein Lauchöl, das übelriechende Zersetzungsprodukte des Allicins enthält, Alkylsulfidderivate, besonders Methylallyltrisulfid, Diallyldisulfid, Diallyltrisulfid sowie Allylpolysulfide. Dem erstgenannten Sulfid kommt eine besondere Aktivität zu. Diallyldisulfid ist der Hauptbestandteil des Knoblauchöls. Außerdem sind in der Zwiebel die Vitamine A, B_1, B_2, C und Nicotinsäureamid enthalten. Ein an den Gefäßen antihypertonisch wirkendes schwefelhaltiges Peptid wurde isoliert; die Konstitution konnte noch nicht ermittelt werden.

Wirkung, Anwendung

Knoblauchzwiebel ist ein altes Volksmittel und gehört heute zu den therapeutisch wichtigen Drogen gegen Störungen der Verdauung, bei Appetitlosigkeit, Gärungsdyspepsien, akutem und chronischem Magen- und Darmkatarrh. Knoblauchzwiebel wirkt sekretionsfördernd auf die Verdauungsdrüsen und dadurch appetitanregend, verdauungsfördernd, karminativ und galletreibend. Gute schleimlösende Wirkung erklärt die Verwendung bei Erkrankung der Atmungsorgane, die auch durch die pulmonale Ausscheidung der flüchtigen Wirkstoffe verständlich wird.

Die direkte Gefäßwirkung (s. Wirkstoffe) gegen Arteriosklerose und Hypertonie wird seit langem genutzt. Knoblauch gilt als wirksames Antihypertonikum, ohne daß bisher alle dafür infrage kommenden Wirkstoffe isoliert werden konnten. Sie senken den Serumcholesterolspiegel, wirken gegen Hypercholesterolämie, und hemmen somit arteriosklerotische Gefäßveränderungen als eine Ursache der Hypertonie.

Allicin hat außerdem hemmenden Einfluß auf die Blutgerinnung durch Erhöhung der fibrinolytischen Aktivität und Senkung der Thrombozytenaggregation. Die allgemein tonisierende Wirkung der Knoblauchpräparate nach längerem Gebrauch wird auch auf die Anregung der Hypophyse und das Hormonsteuerzentrum zurückgeführt.

Da Allicin in vitro stark antimikrobiell wirkt, bestätigt sich auch die frühere Anwendung gegen Amöbenruhr, Tuberkulose und die Behandlung infizierter Wunden. Neuere Untersuchungen mit einer Salbe aus gefriergetrocknetem Knoblauch brachten Erfolge in

der Behandlung des Unterschenkelgeschwürs (Ulcus crurius).
Allicin wirkt auch antimykotisch, z. B. gegen Candida albicans und Aspergillus parasiticus.
Nur noch vereinzelt wird die Abkochung gegen Madenwürmer verwendet. Wichtig sind Fertigwaren aus der Zwiebel, wie Knoblauchextrakt und -perlen. Knoblauchkapseln enthalten das etherische Knoblauchöl. Aus der Zwiebel werden Gewürze, wie Knoblauchpulver und Knoblauchsalz, hergestellt. Die frische Zwiebel gilt bei den Balkanvölkern als wichtiges Gemüse und Gewürz für Fleischgerichte, Suppen, Salate usw., wird reichlich verwendet und auch roh gegessen.
Der als widerlich empfundene Geruch nach Genuß von Knoblauch ist auf die Ausscheidung der Sulfide durch Haut und Lungen zurückzuführen (s. o.). Eine Überdosierung von Knoblauch und knoblauchhaltigen Fertigwaren kann zu Übelkeit und Erbrechen führen.

Anwendungsgebiete

Stomachikum, Aperitivum, Antidyspeptikum, Cholagogum, Antihypertensivum, Hypolipämikum, Phytonzid, Dermatologikum, Gewürz, Gemüse

Zubereitung

Als Gewürz und als Gemüse nimmt man frische Zwiebelzehen, ganz oder kleingehackt, bzw. getrocknete zerkleinerte Zwiebelzehen. Für das Klistier gegen Madenwürmer wird eine Zwiebelzehe mit 1 l Wasser ausgekocht; diese Lösung ist warm zu verwenden

Handelsware

Bulbus Allii sativi recens totus lose oder in Zöpfen, im Lebensmittelhandel als Gewürz und für die industrielle Verarbeitung, im Gewürzhandel auch Knoblauchpulver und Knoblauchsalz

Bemerkungen

In Japan wurde eine Knoblauchsorte gezüchtet, die nur sehr schwach riecht; dieser atemfreundliche Knoblauch heißt »Weißer Nakagwa Nr. 1«, schmeckt wie üblich, enthält aber mehr Eiweiß und Zucker.

Der *Bärenlauch*, Waldlauch oder Rams – *Állium ursínum* L., *Alliáceae*, wird volkstümlich als *Waldknoblauch* bezeichnet. Die Pflanze wächst reichlich wild, besonders in edellaubholzreichen Wäldern, viel in den Auenwäldern bei Leipzig. Die Bärenlauchzwiebel ist länglich und enthält ähnliche Wirkstoffe wie die Knoblauchzwiebel sowohl hinsichtlich der chemischen Zusammensetzung als auch der Wirkung. Charakteristischer Bestandteil des etherischen Öls ist Divinyldisulfid.
Knoblauch und Bärenlauch können als gleichwertig gelten. Der aus frischen Bärenlauchzwiebeln gepreßte Saft wird zu pharmazeutischen Fertigwaren verarbeitet und ist auch ein wichtiges Gewürz für Wurst- und Fischerzeugnisse. Die jungen länglichen Blätter der Frischpflanze kann man wie Schnittlauch verwenden.

Bulbus Scillae recens
Frische Meerzwiebel

Frische ganze oder zerkleinerte rote Form der Zwiebel

Stammpflanze, Familie, Vorkommen

Meerzwiebel – *Urgínea marítima* (L.) BAK. *forma rubra*, Hyazinthengewächse – *Hyacintháceae* (bisher *Liliáceae*). Es gibt neben der rotzwiebeligen Form eine weißzwiebelige (forma rubra, forma alba). Verbreitet ist sie an den sandigen Küstenstreifen des Mittelmeeres

Wirkstoffkomplex

Über 10 herzwirksame Glycoside, Glucoscillaren A, Scillaren A und Scillirosid sind die wichtigsten. Sie gehören zum Bufadienolidtyp. Das zum Teil noch in einigen Ländern verwendete Proscillaridin A entsteht nach enzymatischer Abspaltung der endständigen Glucose aus dem Scillaren A

Qualitätsnormen

Reinheitsprüfung: auf unschädliche Beimengungen (höchstens 1,0 %)

Aufbewahrung

Vorsichtig!

Wirkung, Anwendung

Aus der weißen Form (forma alba) der Meerzwiebel wurden früher herzwirksame Arzneimittel hergestellt, heute wegen zu geringer und unsicherer Resorption der Glycoside bedeutungslos. Die rote Meerzwiebel ist Grundstoff für die industrielle Herstellung hom. AM (Scilla D 4 dil.). Da Scillirosid stark ratizid, und zwar toxisch auf das Nervensystem der Ratten wirkt, wird die rote Zwiebel auch zur Herstellung von Rattengift verwendet

Bemerkungen

Droge des AB–DDR (Anl. 7), DAB 8 (Meerzwiebel – Scillae bulbus, getrocknete Zwiebelschuppen der weißzwiebeligen Rasse), DAB 8 (Eingestelltes Meerzwiebelpulver – Scillae pulvis normatus).

Cantharides
Canthariden, auch Kanthariden, Spanische Fliegen, Chinesische Canthariden, Mylabriskäfer

Getrocknete cantharidinhaltige Mylabriskäfer

Herkunft

Mylabriskäfer – *Mylábris cichórii* Fabr.; Ölkäfer – *Meloídeae*
Die Käfer sind in der VR China, in Ostindien und auf Jawa beheimatet. Aufkommen: Importdroge
In manchen Ländern ist der grüne Käfer *Lýtta vesicatória* L. aus Südeuropa offizinell (z. B. in Österreich, s. Bild 29b)

Gewinnung

Die Käfer leben auf Bäumen und werden durch Schütteln der Bäume gefangen, am besten am Morgen, wenn sie von der Nachtkühle noch starr sind, dann mit Essigsäuredämpfen abgetötet und getrocknet

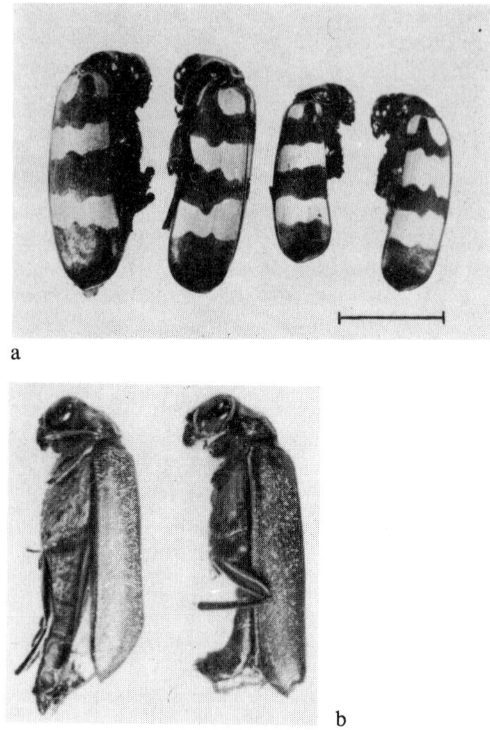

a

b

Bild 29. Canthariden. Ganzdroge
a) Mylabriskäfer
b) Spanische Fliegen (2:1)

Beschreibung der Ganzdroge (Bild 29a)

Die Mylabriskäfer haben schwarze Deckflügel mit zwei bräunlichen, quer verlaufenden Streifen und zwei runden Flecken an der Basis. Die darunterliegenden Flugflügel sind dünn, häutig und braun. Hinterleib, Beine, Kopf und Brust sind schwarz und behaart. Das Pulver ist graubraun und riecht eigenartig, unangenehm

Wirkstoff

Etwa 1 % Monoterpen Cantharidin

Wirkung, Anwendung

Auszüge aus Canthariden wirken hautreizend und blasenziehend. Sie werden in der Veterinärmedizin zu Salben und Ölen verarbeitet und dienen zur Behandlung von Sehnenscheiden- und Gelenkentzündungen. Cantharidenöl – Oleum Cantharidis – ist offizinell und darf nur für veterinärmedizinische Zwecke verwendet werden.

Zur Anregung der Harnausscheidung sind geringe Mengen Cantharidenauszug in einigen urologischen Adjuvanzien zur Behandlung von Affektionen der Harnwege enthalten. Auch hom. AM enthalten Cantharisauszüge (Cantharis D 1, D 4).

Anwendungsgebiete

Veterinärpharmakon, Rubefazienz, Urologikum

Qualitätsnormen

Gehaltsbestimmung: Das AB läßt nach Extraktion und säulenchromatografischer Reinigung den Gehalt an Cantharidin, berechnet auf die bei 105 °C getrocknete Droge, gravimetrisch bestimmen (0,70...1,3 %)

Aufbewahrung

Vorsichtig! Aufbewahrungsfrist 5 Jahre, nach Prüfung Verlängerung möglich, insgesamt höchstens 10 Jahre

Handelsware

Cantharides totae, pulverisata, nur zur industriellen Verarbeitung

Bemerkungen

Droge des AB–DDR (nur für veterinärmedizinische Zwecke), ÖAB 9 (Cantharis, Lytta vesicatoria – Spanische Fliege)
Aufgrund der Reizung des Urogenitalsystems verwendete man Cantharidin früher als Aphrodisiakum. Die Anwendung war sehr gefährlich und führte zu schmerzhaften Intoxikationen.

Caricae s. Fructus Caricae

Carrageen
Irländisches Moos, auch Karragheen, Knorpeltang, Lichen Carrageen, Lichen irlandicus

Der an der Sonne gebleichte und getrocknete zerkleinerte Rotalgenthallus

Stammpflanze, Familie, Vorkommen

Gemeiner Knorpeltang – *Chóndrus críspus* STACKH. und *Gigartinaarten*, besonders *Gigartína mamillósa* (GOOD. et WOODW.) I. AG., Abteilung Algen – *Phycophýta*, Klasse Rotalgen – *Rhodophýceae*, Familie Carrageen-Rotalgen – *Gigartináceae*
Verbreitet an den Küstengebieten des nördlichen Atlantischen Ozeans (z. B. Nova Scotia), ferner Island, Nordfrankreich, Nordamerika

Wirkstoffkomplex

80 % Schleimstoff Carrageenan oder Carrageenin, ein Polysaccharid, bestehend aus Galactanschwefelsäureestern mit dem Hauptstoff D-Galactose, daneben Eiweiß, Iod- und Bromverbindungen

Wirkung, Anwendung

Als schleimige, einhüllende Droge in Form der Abkochung gegen Husten sowie Magen- und Darmkatarrh. Carrageen hemmt die Peptidwirkung der Verdauungsenzyme. Carrageen wird ferner als Stabilisator und Tablettenhilfsmittel, viel zur Herstellung des Schleims für Kosmetika und Lebensmittel verwendet

Bemerkungen

Droge des ÖAB 9 (Carrageen – Irländisches Moos).

Caryophylli
Gewürznelken, auch Flores Caryophylli, Nelken

Die kurz vor dem Aufblühen gesammelten und getrockneten Blütenknospen des Gewürznelkenbaumes (s. Bild 135, S. 218)

Stammpflanze, Familie, Vorkommen

Gewürznelkenbaum – *Syzýgium aromáticum* (L.) MEER. et L. M. PERRY (syn. Caryophyllus aromaticus L., Eugenia caryophyllata THUNB.); Myrtengewächse – *Myrtáceae*
Beheimatet in Ostindien auf den Maluku, besonders auf Ambon (Amboina), kultiviert auf den zur VR Tansania gehörenden Inseln Pemba, Unguja (früher Zanzibar), ferner auf Madagaskar

Wirkstoffe

Etherisches Öl, Gallotannine, Oleanolsäure

Anwendung

Zum größten Teil als Speise- und Pfefferkuchengewürz, zur Gewinnung des etherischen Öls (heute mehr aus den Blütenstielen und Blättern, s. Oleum Caryophylli)

Bemerkungen

Droge des ÖAB 9 (Flos Caryophylli – Gewürznelke)
Die reifen aromatischen Früchte des Gewürznelkenbaumes, die *Mutternelken – Anthophylli* –, wurden früher ebenfalls als Gewürz verwendet. Sie sind heute obsolet.

Castoreum
Bibergeil

Die getrockneten Duftdrüsen des Europäischen und des Kanadischen Bibers

Herkunft

Europäischer Biber – *Cástor fíber* L. und Kanadischer Biber – *Cástor fíber* L. *var. canadénsis.* Europa, Sibirien, Nordamerika (Hudson Bay)

Bestandteile

Stark riechende flüchtige Stoffe aus etwa 40 Verbindungen bestehend, wachs- und harzartige Stoffe

Anwendung

Der ethanolische Auszug als Fixiermittel in der Parfümerie und als Lockmittel für Raubtiere.

Catgut s. Katgut

Cautschuc
Kautschuk

Zum Gerinnen gebrachter, gereinigter Milchsaft von Heveaarten

Stammpflanze, Familie, Vorkommen

Kautschukbäume – *Héveaarten*, besonders *Hévea brasiliénsis* (WILD. ex A. JUSS.) MUELL. ARG., Wolfsmilchgewächse – *Euphorbiáceae*
Südamerikanische Tropen, beheimatet in den feuchtheißen Regenwäldern des Amazonas-Gebietes, kultiviert in Hinterindien und Indonesien

Bestandteile

Emulgierte Globuloide, δ-Tocotrienol. Im Latex sind etwa 35 % Kautschuk enthalten

Anwendung

Pharmazeutisch zur Herstellung von klebenden Pflastern, technisch zur Herstellung von Gummilösung (in Benzen gelöst) zum Kleben von Gummi, in großen Mengen in der Gummiindustrie verarbeitet

Aufbewahrung

Aufbewahrungsfrist höchstens 10 Jahre

Bemerkungen

Droge des AB–DDR (Anl. 7).

Cera Carnauba
Carnaubawachs

Wachs aus den Blättern der Carnaubapalme

Stammpflanze, Familie, Vorkommen

Carnaubapalme, Copernicus- oder Wachspalme – *Copernícia prunífera* (MILL.) H. E. MOORE (Copernicia nach Copernicus), Palmengewächse – *Arecáceae (Pálmae)*
Die wachsliefernde Palme ist im Nordwesten Brasiliens, in Mato Grosso, beheimatet und wird dort auch kultiviert. Brasilien liefert die Hauptmenge Carnaubawachs. Daneben kommt die Wachspalme auch in Argentinien und in Paraguay vor. Aufkommen: Importdroge

Gewinnung

Das Wachs sammelt sich als grauweißer Überzug auf den Palmenwedeln. Man erntet sie und läßt sie welken. Das Wachs hebt sich schuppenartig ab und wird abgeklopft oder abgeschabt, danach noch mit Wasser ausgekocht. Ein Blatt liefert etwa 6 g Wachs, eine Palme jährlich 50...200 kg. Nach dem Abkühlen scheidet sich das Wachs ab, kann abgeschöpft und getrocknet werden. Brasilien exportiert jährlich etwa 10 000 t Carnaubawachs

Beschreibung der Droge

Carnaubawachs bildet harte, glänzende Stücke. Sie sind schwach gelb oder graugelb, grau oder grünlichgrau. Das Pulver ist gelb oder graugelb. Durch die große Härte und den hohen Schmelzbereich (79...85 °C) gehört Carnaubawachs zu den härtesten und technisch wertvollsten Wachsen vegetabilischer Herkunft. Es ist sehr spröde, bricht glatt und läßt sich gut polieren. Dichte 0,940...0,995 g/ml. Carnaubawachs, in Ethanol fast unlöslich, in Ether leicht löslich, ist geschmacklos und weist einen schwachen Geruch auf, besonders beim Schmelzen

Bestandteile

Wachsester aus Carnaubasäuren (isomere Lignocerinsäuren) und solche aus Cerotinsäure mit verschiedenen höheren Alkoholen, so mit Diolen und Carnaubenol, daneben Harze und Kohlenwasserstoffe

Anwendung

Pharmazeutisch ist Carnaubawachs bedeutungsvoll als Glanzmittel in der Dragierung und als Zusatz bzw. zur Herstellung von Überzugmassen für magensaftresistente Tabletten und Dragees, zumal Retardpräparate zunehmend Bedeutung erlangen und Carnaubawachs ungiftig ist; es wird unverändert ausgeschieden. Technisch wichtig ist Carnaubawachs zur Herstellung von Bohnermassen, Schuhkrems, Kerzen, als Dispersionsmittel für Farben in der Papierindustrie, als Überzugwachs für Kohlepapier, als Bestandteil von Polituren, Glanz- und Pflegemitteln (z. B. Fußbodenselbstglanzwachse), mit Bienenwachs zusammen als Bestandteil von Trennwachs für die Herstellung von Dauerbackwaren, als Härtezusatz von Fett- und Wachsmischungen, auch in der Kosmetik geschätzt für Salben, Krems und Lippenstifte.

Anwendungsgebiete

Pharmazeutischer, technischer und kosmetischer Hilfsstoff, Trennwachs

Qualitätsnormen

Kennzahlen – Säurezahl: 1 bis 8, Verseifungszahl: 78 bis 84
Reinheitsprüfung: auf Farbe und Harze

Aufbewahrung

Aufbewahrungsfrist 5 Jahre, nach Prüfung Verlängerung möglich, insgesamt höchstens 10 Jahre

Handelsware

Cera Carnauba (mit Farbangabe)

Bemerkungen

Droge des AB–DDR.

Cera flava
Gelbes Wachs, auch Bienenwachs

Durch Ausschmelzen gewonnenes und gereinigtes Wachs aus den entleerten Waben der Honigbiene

Herkunft

Honigbiene – *Ápis mellífica* L., Bienen – *Ápidae*
Die geschlechtslose Arbeitsbiene scheidet das Wachs als Verdauungsprodukt des Blütennektars zwischen den Hinterleibsringen aus. Es dient zur Herstellung der Waben, die mit einem von den Bienen gesammelten wachshaltigen Harz, dem Bienenharz, Kittharz oder Propolis (s. S. 57) verklebt und verstopft werden. Aufkommen: Eigengewinnung

Gewinnung

Die Waben werden zur Honiggewinnung ausgeschleudert und mit heißem Wasser oder Wasserdampf geschmolzen. Dabei lösen sich Honigreste, und das Wachs wird gereinigt. Es scheidet sich beim Abkühlen aus. Danach wird es wiederholt umgeschmolzen und flüssig in paraffinierte Dosen gefüllt bzw. in Formen, in denen es zur Masse oder zu Tafeln erstarrt

Beschreibung der Droge (Bild 30)

Bienenwachs ist eine schwach gelbe oder braungelbe Masse, auch in Form von Tafeln, die beim Abkühlen spröde wird und körnig bricht. Beim Erwärmen wird das Wachs weich, plastisch, knetbar und schmilzt. Erstarrungstemperatur 61...66 °C. Bienenwachs löst sich in den üblichen Wachslösungsmitteln, schwer in Ethanol, ist aber fast unlöslich in Wasser. Mit Alkalilauge läßt es sich verseifen. Bienenwachs riecht nach Bienenhonig und ist geschmacklos

Bestandteile

Etwa 30 % Myricylpalmitat, daneben Myricylcerotat, Myricylpalmitolein und verschiedene Fettsäuren, u.a. Cerotinsäure, Neocerotinsäure, Montansäure und Mellissinsäure sowie die Kohlenwasserstoffe Hentriacontan und Nonacontan, ferner die Alkohole Myricyl- und Cerylalkohol. Die Zusammensetzung variiert stark nach der Herkunft

Anwendung

Als Hilfsstoff bei der Herstellung von Salben und Krems in Pharmazie und Kosmetik. Bienenwachs ist Bestandteil der dentalmedizinischen Werkstoffe Blau- und Bißwachs und Grundstoff für Bienenwachskerzen. Technisch als Zusatz zu Baumwachs und zur Herstellung von Wachspapier, als Bestandteil von Trennwachs mit Carnaubawachs zusammen. Heute wird Bienenwachs für viele Zwecke durch wachsartige Kohlenwasserstoffe ersetzt.

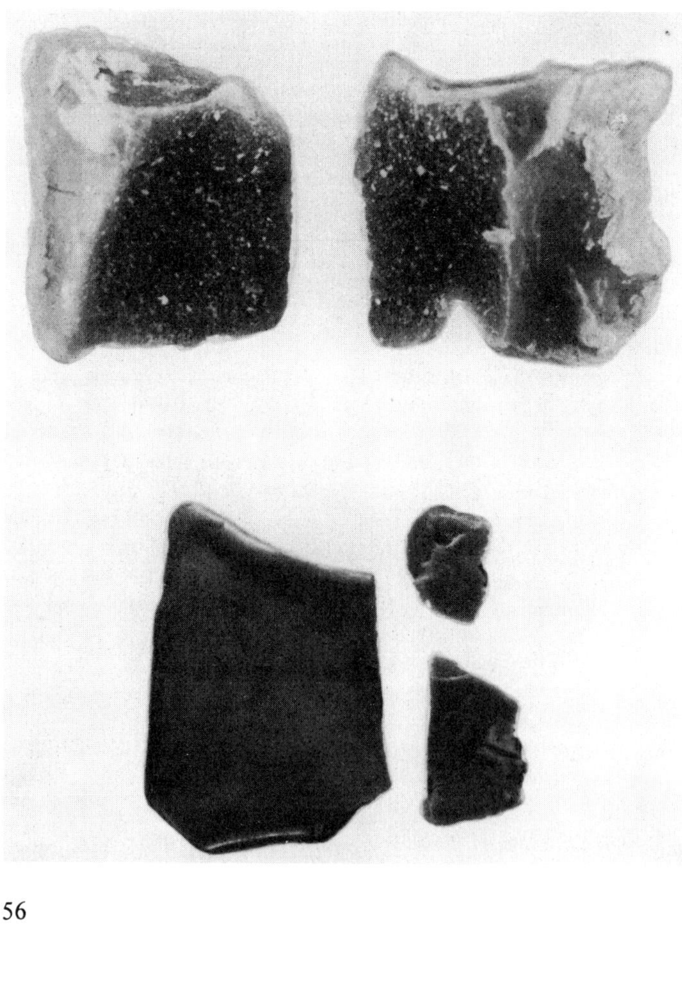

Bild 30. Gelbes Wachs. Bruchstücke und Tafeln (1:1)

Anwendungsgebiete

Salbengrundlage, pharmazeutischer und kosmetischer Hilfsstoff, Trennwachs, Industriedroge, Abdruckmasse, dentalmedizinischer Werkstoff

Qualitätsnormen

Kennzahlen – Esterzahl: 70 bis 78, Säurezahl: 18 bis 22, Verhältniszahl (Quotient aus Ester- und Säurezahl): 3,5 bis 4,5
Reinheitsprüfung: auf unlösliche Verunreinigungen, Farbe, Fette, Fettsäuren, Seifen und Harze

Aufbewahrung

Vor Licht geschützt. Aufbewahrungsfrist 5 Jahre, nach Prüfung Verlängerung möglich, insgesamt höchstens 10 Jahre

Handelsware

Cera flava (in Dose eingeschmolzen), in Tafeln

Bemerkungen

Droge des AB–DDR, DAB 8 (Gelbes Wachs – Cera flava, Gebleichtes Wachs – Cera alba), ÖAB 9 (Cera alba – Gebleichtes Wachs und Cera flava – Gelbes Wachs)
Das auf S. 55 erwähnte *Bienenharz, Propolis*, weist antimikrobielle (bakteriostatische und fungostatische) Eigenschaften gegen grampositive Bakterien, Hefepilze, Hautpilze und gegen Soor auf. Propolis wird extern und intern gegen verschiedene Dermatomykosen und gegen Zahnfleischentzündung als Bestandteil von Mundwässern versucht. Es enthält Pinocembin (5,7-Dihydroxyflavanon), Galangin, Benzylalkohol und Ester, Phenylvinylether, Pinobancsin, Anisvinylether, Cyclohexylbenzoat, Vanillin und andere Stoffe. Extractum Propolis – Propolisextrakt – ist im AB–DDR (Anl. 7) offizinell. Die Wirkung von Propolis als allgemeines psychisches Leistungsstimulans und Adjuvans gegen nachlassende körperlich bedingte Abwehrkräfte ist wissenschaftlich nicht belegt.

Cera Lanae

Wollwachs, auch Wollfett

Eine aus den abgeschorenen Wollhaaren des Schafes (Schafvlies) durch Ausschmelzen oder Extraktion gewonnene und gereinigte salbenartige Masse

Herkunft und Gewinnung

Schaf – *Óvis áries L.*, Rinderartige – *Bóvidae*
Das Wollwachs fällt als Nebenprodukt bei der Entfettung roher Schafwolle an. Es geht beim Waschprozeß in das Wollwaschwasser über, wird chemisch gereinigt, entwässert und mit Ethanol gewaschen. Man kann die Rohwolle auch mit Lösungsmittel entfetten; das erhaltene Rohprodukt muß aber ebenfalls gereinigt werden. Dabei wird es auch gebleicht. Aufkommen: Eigengewinnung in Wollkämmereien

Beschreibung der Droge

Gereinigtes, wasserfreies Wollwachs ist eine gelbe oder bräunlichgelbe, sehr zähe, salbenartige Masse. Sie schmilzt zwischen 36 °C und 42 °C, löst sich in Ether, Petrolether, Chloroform und in siedendem wasserfreien Ethanol. In Wasser ist Wollwachs unlöslich, bindet jedoch 200 % Wasser emulsionsartig, ohne seine salbenartige Beschaffenheit zu verlieren (Emulsionstyp W/O). Wollwachs riecht eigenartig

Bestandteile

Verschiedene Ester höherer Fettsäuren mit einwertigen Alkoholen, Steroidalkoholen oder Sterolen, hauptsächlich mit dem Cholesterol, Agnosterol, Dihydroagnosterol, Lanostadienol, Lanostenol. Wollwachssäuren sind gerade- und verzweigtkettig ($C_{10}...C_{28}$) (Normal- und Hydroxysäuren, u. a. Cerotinsäure, Lignosterinsäure, Stearinsäure, Palmitinsäure und 12-Hydroxystearinsäure). Außerdem sind Phospholipide enthalten

Anwendung

Pharmazeutisch und kosmetisch zur Herstellung zahlreicher Salben oder als Bestandteil von Salbengrundlagen, z. B. Unguentum molle SR. Als Emulgator für Emulsionen vom Typ W/O, zur Herstellung von Lanolin – Lanolinum SR, das geschmeidiger als wasserfreies Wollwachs ist und leichter in die Haut penetriert.

Anwendungsgebiete

Salbengrundlage, Emulgator, pharmazeutischer und kosmetischer Wirkstoff, Dermatologikum, Industriedroge

Qualitätsnormen

Kennzahlen – Hydroxylzahl, Iodzahl, Säurezahl und Verseifungszahl.
Reinheitsprüfung: auf unlösliche Verunreinigungen, Farbe, alkalisch reagierende Verunreinigungen, Paraffine, reduzierende Verunreinigungen, ungereinigtes Wollwachs, wasserlösliche Verunreinigungen, Glührückstand und Trocknungsverlust
Wertbestimmung: Wasserzahl (mindestens 200)

Aufbewahrung

Vor Licht geschützt, kühl. Aufbewahrungsfrist: Wollwachs ist in Abständen von 2 Jahren zu prüfen und ggf. auszusondern, spätestens nach 10 Jahren

Handelsware

Cera Lanae

Bemerkungen

Droge des AB–DDR, DAB 8 (Wollwachs – Lanae cera), CM–RGW (Cera Lanae), ÖAB 9 (Cera Lanae – Wollwachs)

Cera Lanae cruda – Rohes Wollwachs ist ungereinigtes, nur von mechanischen Verunreinigungen befreites Wollwachs, eine gelblichbraune oder grünlichbraune, salbenartige Masse von unangenehmem Geruch.

Alcoholes Lanae – Wollwachsalkohole und *Wollwachsalkohole 500* bestehen aus einer Mischung von höheren aliphatischen und cyclischen Alkoholen, Sterolen, und werden durch industrielle Verseifung von Wollwachs gewonnen. Sie sind wie die daraus hergestellte Unguentum Alcoholum Lanae – Wollwachsalkoholsalbe – und Unguentum Alcoholum Lanae aquosum – Wasserhaltige Wollwachsalkoholsalbe – Salbengrundlagen.

Elrolan ist ein industriell durch Hydrieren von Wollwachs hergestelltes Produkt, enthält auch Wollwachsalkohole und dient als Emulgator und Salbengrundlage.

Cetaceum

Walrat, auch Pottwalwachs

Gereinigtes, festes Wachs aus dem Inhalt bestimmter Hohlräume des Körpers der Pottwale

Herkunft und Gewinnung

Walrat kommt in einem Öl, dem Spermöl oder Walratöl, gelöst in mehreren großen Ölkammern vor, die sich beim Pottwal – *Physéter macrocéphalus* L., Zahnwale – *Physeteridae*, Familie Pottwale – besonders im Vorderkopf, aber auch im Rückgrat befinden. Die bis zu 25 m langen Pottwale sind fischartig aussehende Säugetiere und werden hauptsächlich in der Südsee und in den Fanggründen vor Natal, Chile und Japan gejagt. Es sind Tiefseetaucher (1 000 m und tiefer). Bei der Verarbeitung der Wale schöpft man die Höhlungen leer. Eine Höhlung enthält bis zu 5 000 kg helles Spermöl. Nach Abkühlung unter +5 °C scheidet sich Walrat kristallin ab. Es wird vom Öl abgetrennt, mit Alkalihydroxiden oder -carbonaten von den Fettsäuren und Fetten befreit und mit Wasser gewaschen. Das verbleibende Walratöl wird zu Seife verarbeitet, das gereinigte und

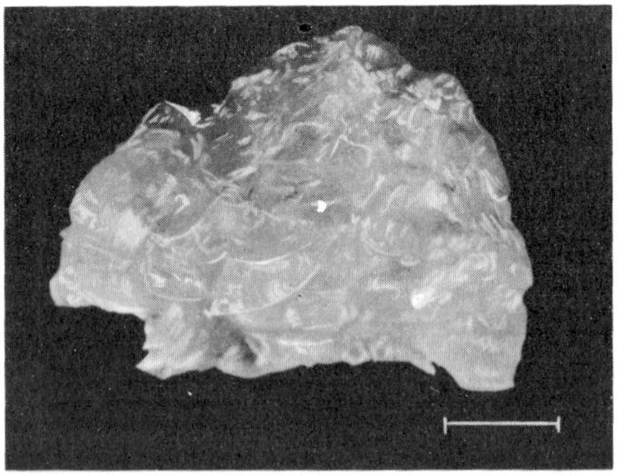

Bild 31. Walrat. Ganzes Stück

geschmolzene Wachs in flachen Gefäßen ausgegossen. Aufkommen: Importdroge

Beschreibung der Droge (Bild 31)

Weißes glänzendes, blättrig-kristallines Wachs bzw. daraus hergestellte kleine, grießartige weiße Perlen, die sich fettig anfühlen und zwischen den Fingern leicht zerreiben lassen. Walrat schmilzt beim Erwärmen und erstarrt zwischen 45 °C und 50 °C. Es hinterläßt, in fester Form auf Papier gestrichen, keinen Fettfleck, ist löslich in Xylen, Chloroform, Ether und siedendem Ethanol. Dichte (20 °C) 0,900...0,940 g/ml. Walrat riecht schwach und ist geschmacklos. Es verändert sich nach unsachgemäßer Aufbewahrung, wird ranzig und nimmt dann einen unangenehmen Geruch an

Bestandteile

Ester mit höchstens 40 C-Atomen, überwiegend Palmitinsäurecetylester $C_{15}H_{31} \cdot CO \cdot O \cdot C_{16}H_{33}$ (Cetin), daneben ein C_{32}-Ester, geringe Mengen anderer Fettsäuren und Glycerolester (C_{30}-, C_{34}-, C_{36}-Ester), Laurin- und Myristincetylester sowie Palmitinsäure- und Stearinsäurearylester. Letztgenannte sind die Ursache dafür, daß Walrat ranzig werden kann (s. auch Säurezahl)

Aufbewahrung

In Glasgefäßen mit Stopfen oder Porzellandosen, vor Licht geschützt, kühl. Aufbewahrungsfrist: Die Säurezahl ist in Abständen von 2 Jahren zu prüfen. Walrat ist ggf. auszusondern, spätestens nach 10 Jahren

Anwendung

In der pharmazeutisch-kosmetischen Industrie als Hilfsstoff für Salben, Cerate und Krems. Walrat erhöht die Konsistenz und stabilisiert Emulsionen. Technisch wird Walrat zur Gewinnung des Cetylalkohols verwendet.

Anwendungsgebiete

Dermatologikum, pharmazeutischer und kosmetischer Hilfsstoff, Stabilisator, Industriedroge

Qualitätsnormen

Kennzahlen – Esterzahl: 116 bis 133, Iodzahl: höchstens 8, Säurezahl: höchstens 1,0

Reinheitsprüfung: auf unlösliche Verunreinigungen, Farbe und alkalisch reagierende Verunreinigungen

Handelsware

Cetaceum totum, pulverisatum

Bemerkungen

Droge des AB–DDR, DAB 8 (Walrat – Cetaceum), ÖAB 9 (Cetaceum – Walrat).

Colla piscium

Hausenblase, auch Ichthyocolla, Fischblase, Fischleim

Die getrockneten inneren Schwimmblasenhäute verschiedener Störarten

Herkunft

Hausen – *Húso húso*, Störe – *Acipenseridae.* Auch Stör, Glattstör, Sterlet, Osseter und Scherg liefern Hausenblase

Bestandteile

Bis zu 70 % leimartige Eiweißverbindungen (Glutin), löslich in kochendem Wasser, beim Abkühlen gelartig erstarrend

Anwendung

Als Klärmittel für Weine, als Appreturmittel und zur Herstellung von Kitten, früher zur Herstellung des Seidenpflasters, auch als Englisches Pflaster bezeichnet, technisch als Hilfsstoff bei der Restaurierung von alten Gemälden, als Klebstoff für Schmuckperlen.

Colophonium

Colophonium, auch Geigenharz

Durch Destillation aus Fichten- und Kiefernrohbalsam, dem Terpentin, gewonnenes Harz

Stammpflanze, Familie, Vorkommen und Gewinnung

Fichten und Kiefern – *Pinusarten*, Kieferngewächse – *Pináceae.* Aufkommen: Eigengewinnung

Colophonium (nach der alten Stadt Kolophon in Lydien) wird durch Destillation des Terpentinbalsams gewonnen. Die Destillationsrückstände werden so lange erhitzt, bis etherisches Öl und Wasser verdampft sind. Die Hauptmenge produzieren die USA, aber auch die Produktionsmengen Frankreichs und der UdSSR sowie die eigene Produktion sind von Bedeutung. In den Kiefernwäldern der DDR werden jährlich etwa 12 000 t Rohbalsam gewonnen, wozu etwa 8 Millionen Fichten und Kiefern anzuzapfen sind. Man wählt Baumbestände aus, die ein Alter von 80 bis 120 Jahren erreicht haben und in den nächsten 10 bis 15 Jahren eingeschlagen werden. Zunächst entfernt man die stärkere Borke und bringt dann mit einem Harzhobel fischgrätenartig Risse an (Bild 32). Ein Riß läuft an einem Tag aus. Nach einer gewissen Ruhezeit wird wieder ein Riß angebracht. So liefert eine Kiefer 2...4 kg Rohbalsam, der in angehängte Töpfchen fließt. Aufkommen: Eigengewinnung

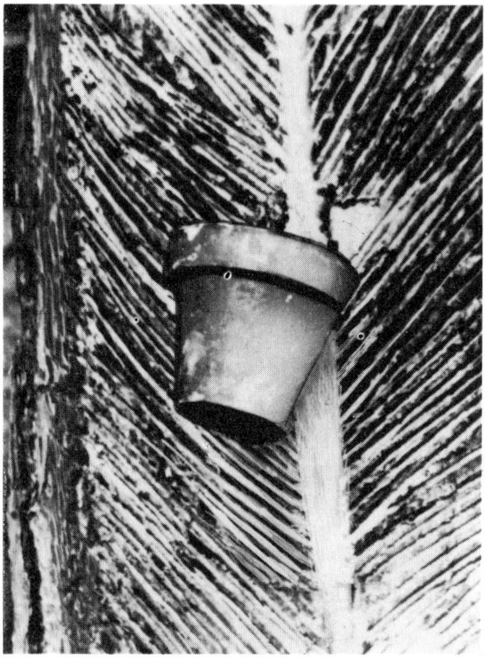

Bild 32. Gewinnung des Rohbalsams. Angezapfter Stamm mit Sammelgefäß

Beschreibung der Droge (Bild 33)

Gelbliche bis hellbraune, oberflächlich bestäubte Stücke. Die Beschaffenheit ist spröde, leicht brüchig, splittrig. Der Bruch ist muschelig und glänzt glasartig (s. im Bild 33 – B). Colophonium läßt sich leicht pulverisieren. Schmelzpunkt 55...65 °C. Beim Schmelzen entsteht eine klebrige Flüssigkeit. Colophonium ist in Ethanol, Benzen, Ether, Schwefelkohlenstoff und Essigsäure klar löslich. Geruch und Geschmack sind schwach terpentinartig

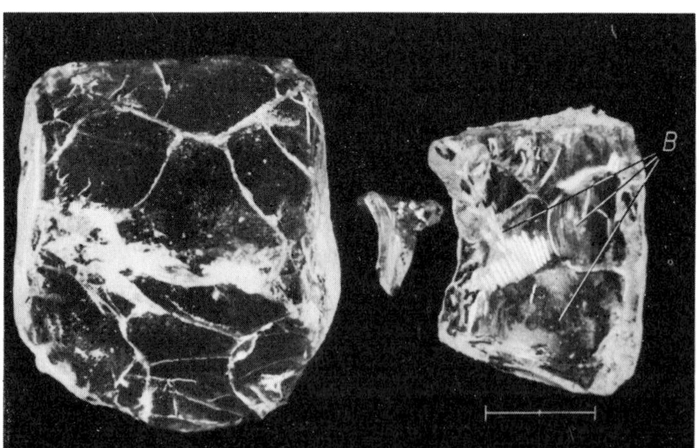

Bild 33. Colophonium. Stücke mit glänzenden Bruchstellen (B)

Bestandteile

80...90 % Harzsäuren, besonders Abietinsäure und Isomere, etwas etherisches Öl

Anwendung

Pharmazeutisch zur Herstellung von Abdruckmassen und Klebwachs für die Zahnmedizintechnik und wie Mastix, in Lösungsmittel gelöst, zur Herstellung von Verbandfixiermittel, aber auch in der Maskenbildnerei, in der Kosmetik als Zusatzstoff zu Badepräparaten. Technisch wird Colophonium zu Lacken, Polituren, Klebstoffen, Kitten, Siegellack, Baumwachs, Raupenleim und bei der Papierfabrikation verarbeitet. Colophonium dient außerdem als Geigenharz (Solistencolophonium), zum Abdichten (Auspichen) von Holzfässern, zum Einreiben von Transmissionsriemen und Turngeräten zur Erhöhung der Reibung, zum Löten und beim Verzinnen, damit die Metalloxide entfernt werden.

Anwendungsgebiete

Pharmazeutischer, kosmetischer und technischer Hilfsstoff, zahnärztlicher Werkstoff, Abdruckmasse, Verbandfixiermittel, Lackgrundstoff, Geigenharz, Lötmittel

Handelsware

Colophonium in Stücken nach Klassen, Typen und nach der Farbe

Bemerkungen

Droge des ÖAB 9 (Colophonium – Colophonium)

Pech ist der aus harzreichem Kiefernholz durch trockene Destillation, sog. Pechsieden, gewonnene harzreiche Destillationsrückstand. Vom 15. Jahrhundert bis Ende des 19. Jahrhunderts dienten zur Gewinnung ausgehöhlte Steine (Griebenherde). Ähnlich wie bei der Köhlerei wurde meilerartig Holz aufgeschichtet, abgedeckt und angezündet. Die Pechsiederei wird in der DDR nur noch in geringem Umfang betrieben. Pech ist für zahlreiche Industriezweige erforderlich, z. B. für die optische Industrie beim Linsenschliff, bei der Bürstenherstellung, in der Elektroindustrie und zum Auspichen von Fässern.

Scharrharz, in Frankreich als Gallipot bezeichnet, stammt von verschiedenen Kieferngewächsen. Es fließt von selbst aus Wildverbißwunden und wird nach dem Erhärten abgescharrt, ähnelt dem Colophonium und kann auch so verwendet werden.

Copal

Kopal, auch Resina Copal

Harz der Araukariengewächse, von untergegangenen Bäumen (fossiles Harz) oder von lebenden Bäumen stammend (rezentes Harz)

Stammpflanze, Familie, Vorkommen

Manilakopal, die wichtigste Sorte, stammt von der Kaurifichte – *Ágathisarten*, Araukariengewächse – *Araucariáceae*
Beheimatet in Afrika, ferner Ostindien, auf den Philippinen (Manila), in Indonesien und Neuseeland

Bestandteile

Harzsäuren und wenig etherisches Öl

Anwendung

Zur Herstellung von Lacken für Angelruten, Spielzeug, für Vordruckfarben, zur Herstellung von zahnärztlichen Abdruckmassen.

Cortex Amygdalae

Mandelschale

Getrocknete ungeröstete Steinschale der Mandelfrucht ohne Samen (Krachmandel)

Stammpflanze, Familie, Vorkommen

Mandelbaum – *Prúnus dúlcis* (Mill.) D. A. Webb *var. dúlcis* und Bittermandelbaum – *Prúnus dúlcis var. amára* (DC.) Buchheim, Rosengewächse – *Rosáceae*
Beheimatet und kultiviert in Asien, kultiviert in den Mittelmeerländern, z. B. Süditalien (Sizilien), im Iran, in Nordamerika und auf den Islas Canarias (Kanarische Inseln)

Bestandteile

Wenig Glycosid Amygdalin (zerfällt in Glucose und in Benzaldehydcyanhydrin)

Anwendung

Als Typagestoff in der Spirituosen- und Essenzenindustrie zur Ausbildung und Abrundung des Geschmacks von Weinbrand, Likoressenzen und anderen Spirituosen.

Cortex Angosturae
Angosturarinde

Getrocknete ganze oder zerkleinerte Rinde

Stammpflanze, Familie, Vorkommen

Angosturabaum – *Galípea officinális* HANCOCK, Rautengewächse – *Rutáceae*
Beheimatet in Venezuela

Bestandteile

Alkaloide Kusparin, Galipin, 4-Methoxychinaldin, glucosidische Bitterstoffe, etherisches Öl

Anwendung

Selten als Bittermittel, heute nur noch in der Essenzen- und der Spirituosenindustrie.

Cortex Aurantii Fructus viridis Curaçao
s. Pericarpium Aurantii

Cortex Cascarillae
Kaskarillrinde, auch Cascararinde, Ruhrrinde, falsche Fieberrinde

Getrocknete ganze oder zerkleinerte Rinde

Stammpflanze, Familie, Vorkommen

Kaskarillabaum – *Cróton elutéria* BENN., Wolfsmilchgewächse – *Euphorbiáceae*
Westliche Bahamas, Westindische Inseln, Kuba, Haïti

Bestandteile

Anthraglycoside Aloinosid B, Cascarosid A und Aloin, etherisches Öl und Bitterstoff Cascarillin

Anwendung

Selten als Bittermittel und als Laxans, heute nur noch in der Essenzen- und Spirituosenindustrie zum Aromatisieren von Likören.

Cortex Chinae
Chinarinde

Getrocknete ganze oder zerkleinerte Rinde verschiedener Cinchonaarten

Stammpflanze, Familie, Vorkommen

Verschiedene Chinarindenbäume, wie *Cinchóna pubéscens* VAHL (*syn. Cinchona succirubra* PAV. ex KLOTZSCH), *Cinchóna calisáya* WEDD., *Cinchóna officinális* L. und andere Arten (Cinchona nach der spanischen Vizekönigin von Peru Cinchon, die durch die Rinde vom Fieber befreit wurde; lat. pubescens: weichbehaart, lat. succirubra: roter Saft, China v. indian. Quina: Rinde); Krappgewächse – *Rubiáceae*
Beheimatet sind die Bäume im tropischen Südamerika an den Osthängen der Anden in Höhen von 1600...2400 m. Es kommen etwa 15 Arten mit vielen Hybriden vor. Angebaut werden Cinchonaarten in zahlreichen tropischen Gebieten Mittelamerikas, in der SR Vietnam, in Indien, Afrika, auf Jamaika und DSR Sri Lanka; das Hauptanbaugebiet liegt in Indonesien (Westjawa), es deckt den überwiegenden Weltbedarf. Neuerdings kultiviert man auch im Heimatgebiet der Bäume, in Südamerika. Aufkommen: Importdroge

Beschreibung der Ganzdroge (Bild 34a)

Die Rinde kommt in Halbröhren oder Röhren in den Handel. Diese sind etwa 50 cm lang, 2...6 mm dick und haben einen Durchmesser von 1...4,5 cm. Die Innenseite ist rotbraun und gestreift. Die Außenseite ist mit grauem oder graubraunem Kork besetzt und hat ein runzeliges, rissiges Aussehen.

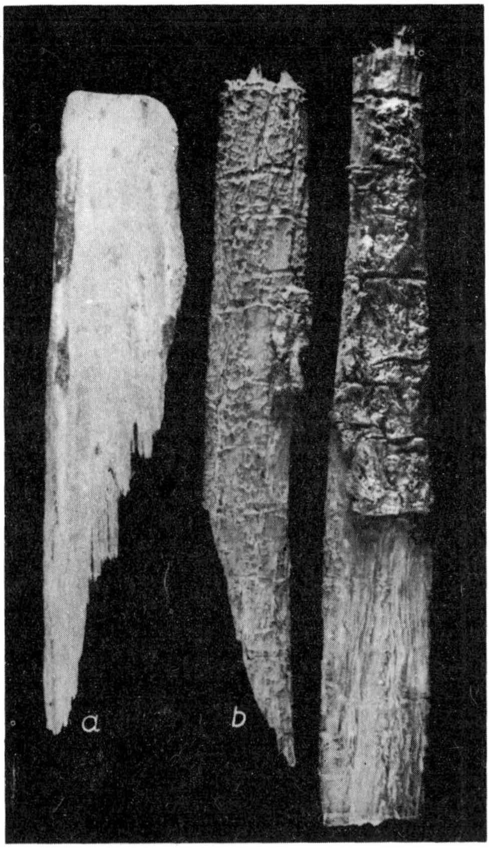

a

Bild 34. Chinarinde
a) Ganzdroge, links Innenseite, rechts Außenseite (1:1,5)
b) Schnittdroge

Beschreibung der Schnittdroge (Bild 34b)

Außen graubraune oder graue Rindenstücke (a), die mit längsrunzeliger, feinquerrissiger und grauer Borke besetzt sind. Der Bruch ist glatt, innen kurzfaserig. An den Bruchflächen und an der Innenseite erkennt man mit der Lupe zahlreiche helle Punkte, Calciumoxalatsandzellen (b). Geruch schwach wahrnehmbar, Geschmack stark bitter und zusammenziehend

Sorten

Man unterscheidet nach der Farbe oder nach Ausfuhrorten: Gelbe Rinden – Calisaya- oder gelbe Königsrinde, Maracaibo, Puerto Cabello. Es sind die wertvollsten Rinden. Rote Rinden – hierher gehört die Rinde von Cinchona pubescens. Braune Rinden – Loxa, Guayaquil, Huanuco

Wirkstoffkomplex

Chinarinde enthält etwa 25 Chinaalkaloide. Die wichtigsten sind Chinin und Cinchonin (nach AB mindestens 7,0...10,0 %) sowie Chinidin und Cinchonidin, ferner Gerbsäure, bittere Triterpenglycoside α- und β-Chinovin

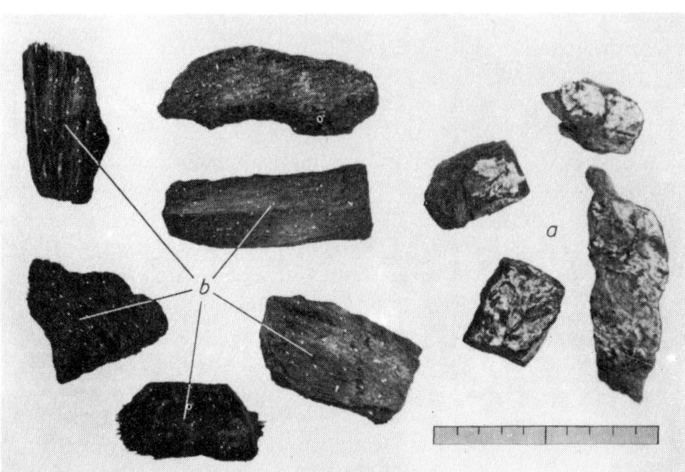

b

Wirkung, Anwendung

Aus Chinarinde werden die diastereomeren Alkaloide Chinin und Chinidin isoliert. Chinin hat große Bedeutung für Prophylaxe und Therapie der Malaria. Durch die Alkaloide werden aber nur die ungeschlechtlichen Malariaerreger, die Schizonten, getötet. Chinidin hat Bedeutung als Antiarrhythmikum.
Chinarinde ist Grundstoff für die Herstellung von Chinatinktur – Tinktura Chinae. Auszüge aus Chinarinde wirken kräftigend und anregend auf das Nervensystem bei Erschöpfung und werden als Rekonvaleszenzmittel und Roboranzien verwendet, auch als bittere Magenmittel gegen Appetitlosigkeit und Durchfall. Verarbeitet werden Rinde bzw. Extrakt in der Essenzen- und Spirituosenindustrie, in der Kosmetik zu Haar- und Mundwässern. Chinarindenauszüge haben auch Bedeutung in der Veterinärmedizin für Kleintiere. Die Droge dient auch zur Herstellung von hom. AM (China D 1, D 4).

Anwendungsgebiete

Chemotherapeutikum (Chinin), Antiarrhythmikum (Chinidin), Roborans, Amarum, Aperitivum, Stomachikum, Adstringens, kosmetischer Wirkstoff, Korrigens, Industriedroge

Qualitätsnormen

Identitätsprüfung: dünnschichtchromatografisch (Testsubstanz Chininhydrochlorid)
Reinheitsprüfung: auf unschädliche Beimengungen (höchstens 1,0 %)
Gehaltsbestimmung: Das AB läßt maßanalytisch den Gehalt an Chinin und Cinchonin, berechnet als äquimolares Gemisch, bestimmen (7,0...10,0 %)

Aufbewahrung

Vor Licht geschützt. Aufbewahrungsfrist höchstens 3 Jahre

Handelsware

Cortex Chinae concisus nur zur industriellen Verarbeitung

Bemerkungen

Droge des AB–DDR (Anl. 7), DAB 8 (Cinchonae succirubrae cortex), HAB 1 (Cinchona succirubra – China, getrocknete Rinde), ÖAB 9 (Cortex Chinae – Chinarinde).

Cortex Cinnamomi aromatici

Chinesischer Zimt, auch Cassia oder Kassia, Cortex Cinnamomi cassiae, Cortex Cinnamomi chinensis

Getrocknete ganze oder zerkleinerte Rinde

Stammpflanze, Familie, Vorkommen

Chinesischer Zimtbaum, Zimtkassie – *Cinamómum aromáticum* Nees (syn. Cinnamomum cassia Bl.), Lorbeergewächse – *Lauráceae.*
Beheimatet und kultiviert in der VR China, der SR Vietnam und in Indonesien

Bestandteile

Etherisches Öl und Gerbstoff

Anwendung

Als Gewürz sowie in der Essenzen- und der Spirituosenindustrie, auch zur Gewinnung des Zimtöls – Oleum Cinnamomi Cassiae (s. d.) und der Zimttinktur – Tinctura Cinnamomi AB–DDR (Anl. 7)

Bemerkungen

Droge des AB–DDR (Anl. 7).

Cortex Cinnamomi zeylanici

Ceylonzimt, auch Edler Zimt, Kaneel, Canehl

Von der Außenrinde (Kork und primäre Rinde) befreite und getrocknete ganze oder zerkleinerte Rinde junger Triebe

Stammpflanze, Familie, Vorkommen

Ceylonzimtbaum – *Cinnamómum vérum* I. S. Presl (syn. *Cinnamómum zeylánicum* Bl.), Lorbeergewächse – *Lauráceae.* Gebirgswälder der DSR Sri Lanka

Bestandteile

Etherisches Öl und Gerbstoff, daneben pentacyclische Diterpene Cinncassiol C_1-Glucosid sowie Cinncassiol D_1, D_1-Glucosid, D_2-Glucosid und D_3

Anwendung

Als Gewürz, Bestandteil von Mischgewürzen, in der Essenzen- und der Spirituosenindustrie und zur Gewinnung des etherischen Öls

Bemerkungen

Droge des ÖAB 9 (Cortex Cinnamomi ceylanici – Ceylonzimt).

Cortex Condurango
Kondurangorinde

Getrocknete ganze oder zerkleinerte Rinde

Stammpflanze, Familie, Vorkommen

Kondurangostrauch – *Marsdénia cundurángo* Rchb. f., Seidenpflanzengewächse oder Schwalbengewächse – *Asclepiadáceae*
Beheimatet in den Anden Südamerikas (Ekuador, Peru, Kolumbien), kultiviert in Ostafrika

Bestandteile

Bitterstoffglycosidgemisch Condurangin, bestehend aus Condurangoglycosid A, Condurangoglycosid B_0, D_0, 20-O-Methyl- und 20-Iso-O-Methylcondurangoglycosid. Diese Wirkstoffe haben kanzerostatische Eigenschaften. Ferner sind Flavonoide enthalten

Anwendung

Als Bittermittel und in der Essenzen- sowie Spirituosenindustrie verarbeitet, zur Herstellung des Kondurangoweins

Qualitätsnormen

Reinheitsprüfung: auf unschädliche Beimengungen (höchstens 1,0 %)

Bemerkungen

Droge des AB–DDR (Anl. 7) und des ÖAB 9 (Cortex Condurango – Kondurangorinde).

Cortex Frangulae
Faulbaumrinde

Getrocknete, von jüngeren Zweigen und Stämmen abgeschälte ganze oder zerkleinerte Rinde. Sie muß mindestens ein Jahr lagern oder wird mit Wasserdampf oder Heißluft behandelt, da frische Faulbaumrinde Übelkeit, Brechreiz oder Durchfälle bewirkt

Stammpflanze, Familie, Vorkommen

Faulbaum – *Rhámnus frángula* L. (gr. rhamnos: Dornstrauch, nach dem Kreuzdorn, einer dem Faulbaum verwandten Pflanze, lat. frangere: brechen, wegen des brüchigen Holzes); Kreuzdorngewächse – *Rhamnáceae*. Der Faulbaum ist in Europa auf feuchtem Waldboden beheimatet und in unseren Laubwäldern sehr verbreitet. Große Mengen fallen durch Sammlung auch in der UdSSR,

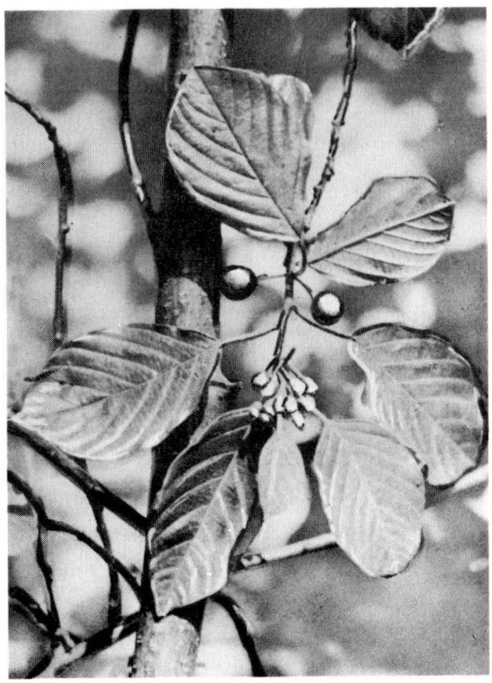

Bild 35. Faulbaum. Zweig mit Blüten und Früchten (1:2)

ČSSR, VR Polen und SFR Jugoslawien an. Aufkommen: Sammeldroge von Wildpflanzen

Beschreibung der Pflanze (Bild 35)

1...4 m hoher Strauch mit dünnen, verzweigten dornlosen Ästen. Die wechselständig angeordneten Blätter sind verkehrt-eiförmig bis elliptisch und ganzrandig, der Blattrand ist schwach gewellt. Aus den Blattachseln entspringen im Mai und Juni unscheinbare, gestielte, weißlich-grüne Blüten. Daraus entwickeln sich rote, später schwarz werdende Steinfrüchte

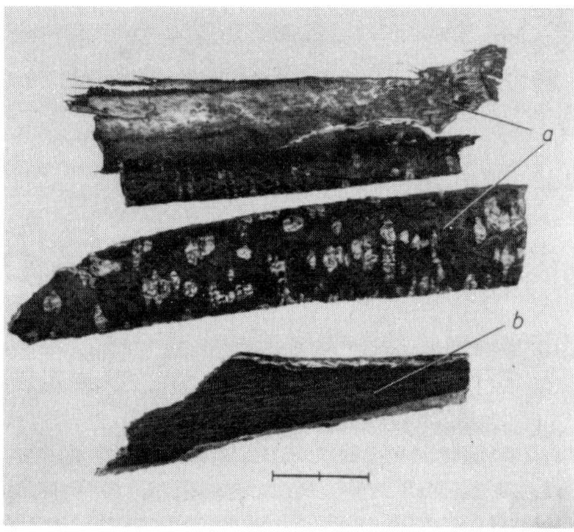

a

Beschreibung der Ganzdroge (Bild 36a)

Die leicht brüchige, halbröhrenförmige rot- bis graubraune Rinde ist bis zu 4 mm dick und mit weißlichen quergestreckten Korkwarzen oder Lentizellen besetzt, ein charakteristisches Merkmal (a), innen gelbbräunlich bis rotbraun und fein längsgestreift

Beschreibung der Schnittdroge (Bild 36b)

Die Rindenstücke sind 1...4 mm dick, etwas gekrümmt oder gewölbt, außen rot- bis graubraun, glatt oder etwas rissig und mit quergestreckten weißlichen Korkwarzen oder Lentizellen besetzt (a). Diese sind nicht immer gut erkennbar. Die Innenseite der Schnittstücke ist matt gelbbräunlich bis rotbraun und fein längsgestreift (b). Die Rindenstücke lassen sich leicht zerbrechen; innen fasern sie dabei etwas. Geruch schwach, Geschmack schwach bitter, zusammenziehend. Der Speichel färbt sich beim Kauen gelb. Betupft man die Innenseite der Rindenstücke mit Alkalihydroxid- oder Ammoniaklösung, färbt sie sich tiefrot (*Bornträger*sche Reaktion auf 1.8-Dihydroxyanthrachinone)

Wirkstoffkomplex

Etwa 6...8 % frei vorliegende und glycosidisch gebundene Derivate des Anthrachinons, Anthrons und Anthranols. Hauptglycoside sind die Anthrachinondiglycoside Glucofrangulin A und B sowie Diglycoside des Chrysophanols und Physcions und die um einen Glucoserest ärmeren Anthrachi-

b

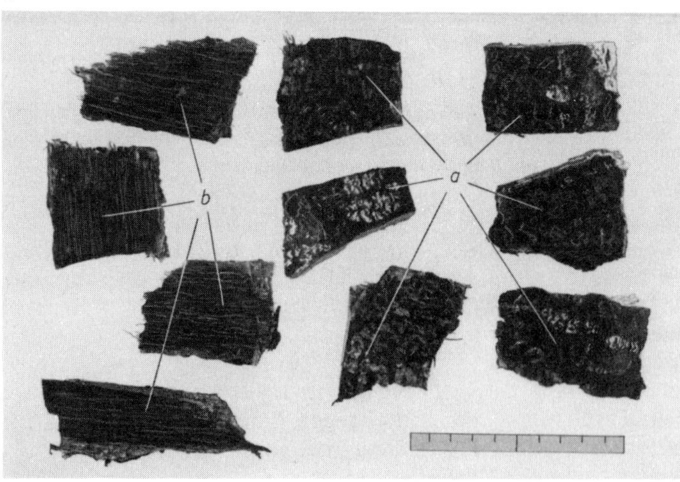

Bild 36. Faulbaumrinde
a) Ganzdroge
b) Schnittdroge

nonmonoglycoside Frangulin A und B, die in frischer Rinde fehlen. Als Aglycone, Derivate des 1.8-Dihydroxyanthrachinons, von denen sich die Wirkstoffe ableiten, sind enthalten: Frangulaemodin, Physcion (Methylether des Frangulaemodins) und Chrysophanol. Der den Brechreiz und andere mögliche Folgen verursachende Stoff der frischen Rinde ist das stark laxierend wirkende Anthronglycosid Frangularosid. Es wird beim Lagern oder durch Einwirkung von Wasserdampf unter Bildung milder wirkender Anthraglycoside oxydiert. Ferner ist ein Peptidalkaloid Frangulanin enthalten. Neuerdings wurden Glycoside des 1.8-Dihydroxy-2-acetonaphthons (Naphthalinglycoside) isoliert. Daneben sind wahrscheinlich einfacher strukturierte Stoffe enthalten, die die Abführwirkung beeinflussen

Wirkung, Anwendung

Abführmittel gegen chronische Verstopfung, d. h. als Dickdarmlaxans, auch bei Gallen- und Lebererkrankungen (Gefahren und Nebenwirkungen s. unter Folia Sennae und Aloe). Herstellung von Faulbaumextrakt – Extractum Frangulae und Pflanzenauszug. Bestandteil verschiedener Tees, wie Abführender Tee, Galletreibender Tee und andere Abführtees, Gallen- und Lebertees sowie Gicht- und Rheumatees, Stoffwechsel- und Schlankheitstees. Faulbaumrinde bzw. Auszüge sind auch in verschiedenen laxierend wirkenden Kombinationspräparaten enthalten, wie Darmregulierungsperlen, Frühstückskräuterperlen und Magentropfen. Wichtige andere Drogen mit laxierend wirkenden Anthraglycosiden sind Radix Rhei, Folia und Fructus Sennae, Aloe (s. d.).

Anwendungsgebiete

Laxans, Cholagogum

Teezubereitung

Aufguß mit siedendem Wasser

Qualitätsnormen

Identitätsprüfung: dünnschichtchromatografisch (Testsubstanz 1.8-Dihydroxyanthrachinon-Vergleichssubstanz)
Reinheitsprüfung: auf unschädliche Beimengungen (höchstens 1,0 %), frische Faulbaumrinde und andere Rhamnusarten (Auswertung des Chromatogramms)
Gehaltsbestimmung: Das AB läßt fotometrisch den Gehalt an Anthrazenderivaten, berechnet auf die bei 105 °C getrocknete Droge, als Dihydroxyanthrachinonglucosid bestimmen (5,0...7,0 %)

Aufbewahrung

Aufbewahrungsfrist höchstens 3 Jahre

Handelsware

Cortex Frangulae concisus, auch industriell als AM konfektioniert. Die Abgabe erfolgt nur durch Apotheken

Bemerkungen

Droge des AB–DDR, DAB 8 (Faulbaumrinde – Frangulae cortex), ÖAB 9 (Cortex Frangulae – Faulbaumrinde).

Cortex Hamamelidis recens
s. unter Folia Hamamelidis

Cortex Mezerei
Seidelbastrinde

Vor der Blütezeit gesammelte und getrocknete ganze oder zerkleinerte Rinde der Zweige

Stammpflanze, Familie, Vorkommen

Seidelbast, Kellerhals – *Dáphne mezeréum* L., Spatzenzungengewächse – *Thymelaeáceae*
Verbreitet in Europa. Seidelbast steht in der DDR und BRD unter Naturschutz. Nach der Naturschutzverordnung der DDR gehört Seidelbast zu den kulturell und volkswirtschaftlich wertvollen Pflanzen

Wirkstoffkomplex

Hautreizendes und blasenziehendes Mezereumharz, 0,02 % cyclisches Daphnetoxin, Glycosid Daphnin

Anwendung

Früher als hautreizendes und blasenziehendes Mittel gegen Hautleiden, industriell zur Herstellung von hom. AM (Mezereum D 1 dil.)

Qualitätsnormen

Reinheitsprüfung: auf unschädliche Beimengungen (höchstens 1,0 %) und Asche (höchstens 4,0 % Rückstand)

Aufbewahrung

Vorsichtig!

Bemerkungen

Droge des AB–DDR (Anl. 7).

Cortex Quercus
Eichenrinde

Vor der Entwicklung der Blätter von jüngeren Stämmen und Zweigen geschälte, getrocknete ganze oder zerkleinerte Rinde

Stammpflanze, Familie, Vorkommen

Die Rinde stammt von den zwei folgenden Arten unserer schönsten und ältesten stattlichen Bäume, und zwar der Stieleiche oder Sommereiche – *Quércus róbur* L. (*syn. Quercus pedunculata* EHRH.) und der Traubeneiche, Winter- oder Steineiche – *Quércus petraéa* (MATT.) LIEBL. (*syn. Quercus sessiliflora* SALISB.) (Quercus: altröm. Name der Pflanze, lat. robur: Kraft, lat. petraeus: steinig); Buchengewächse – *Fagáceae*
Beide Bäume sind in Europa verbreitet, zahlreich in Auenwäldern. Unser Aufkommen stammt – nach vertraglichen Regelungen mit einer Forstwirtschaft – aus Schälungen der Eichenwälder. Die Gewinnung erfolgt im zeitigen Frühjahr, da zu dieser Zeit der Gehalt an wasserlöslichen Gerbstoffen am höchsten ist. Die wichtigsten Lieferbezirke sind Neubrandenburg, Schwerin, Erfurt und Gebiete der Elbniederungen. Aufkommen: Sammeldroge von Wildpflanzen
Es konnte nachgewiesen werden, daß Eichenblätter Phytonzide absondern, so daß die Luft in jungen Eichenwäldern fast steril ist. Die UdSSR züchtet für den Anbau schnellwachsende Eichenarten, um den Erholungswert zu erhöhen.
In der UdSSR verfüttert man Eichenblätter statt Maulbeerblätter an Seidenraupen.
Eichen gehören zu den »uralten« Bäumen mit einem Alter bis zu 2000 Jahren. Die größte und älteste Stieleiche der DDR in Ivenack hat einen Umfang von 11 m, eine Krone von 29 m Durchmesser und eine Höhe von 35,5 m. Sie ist etwa 2000 Jahre alt. Bei Leipzig, in Zöbigker, steht eine Eiche mit einem Stammumfang von 5,5 m, sie ist über 400 Jahre alt

Beschreibung der Pflanze

Die Stieleiche hat sitzende Blüten, langgestielte Früchte und kurzgestielte Blätter, während bei der Traubeneiche die Früchte kurz- und die Blätter langgestielt sind. Die Stieleiche, die in der DDR häufiger vorkommt als die Traubeneiche, liefert die Hauptmenge Eichenrinde.
An den Blättern der Eichen findet man manchmal rötliche runde weiche Gebilde, Gallen. Sie entstehen durch Eiablage der Gallwespen, gesammelt werden die einheimischen Gallen aber nicht (s. auch unter Acidum tannicum)

Beschreibung der Ganzdroge (Bild 37a)

Die Rinde ist im Jugendstadium außen silbergrau und wird als Spiegel- oder Glanzrinde bezeichnet. Später bildet sich eine graubraune, rissige Borke. Die Rindenstücke rollen sich röhrenförmig zusammen, sind bis zu 4 mm dick und weisen auf der Außenseite (a) quergestreckte weißliche Korkwar-

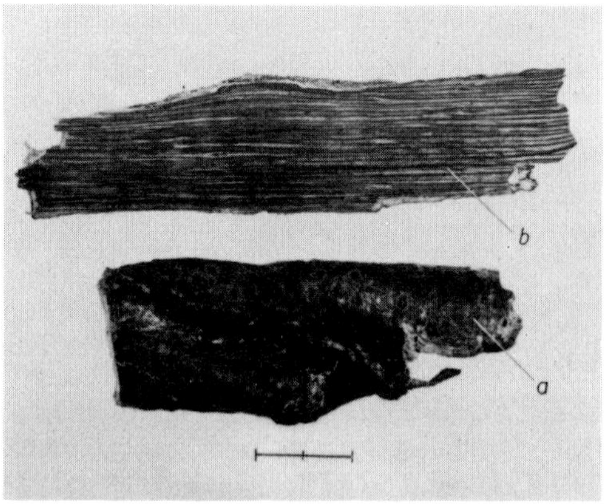

a

Bild 37. Eichenrinde
a) Ganzdroge
b) Schnittdroge (s. S. 69)

zen oder Lentizellen auf. Die hell- bis rotbraune Innenseite (b) ist grob längsgestreift. Beim Brechen splittert und fasert die Rinde

Beschreibung der Schnittdroge (Bild 37b)

Würfelige, auch unregelmäßig geschnittene, bis zu 4 mm dicke Rindenstücke, außen glatt, silberglänzend oder grau bzw. braun und rissig, vereinzelt mit quergestreckten, ovalen Erhöhungen, Korkwarzen oder Lentizellen besetzt (a). Die hellbraune bis rotbraune Innenseite ist durch stark hervortretende Längsleisten gestreift (b). Die Rindenstücke lassen sich nur schwer quer zur Faserrichtung zerbrechen. Manche sind halbröhrenförmig gebogen. Geruch schwach wahrnehmbar, Geschmack stark zusammenziehend und schwach bitter

Wirkstoffe

Gerbstoffe, ein Teil gehört zu den Catechingerbstoffen, es sind Pyrogallolderivate, ein anderer Teil zu den Ellagengerbstoffen. Ferner sind Gallussäure, Ellagsäure und Catechin sowie Catechindi- und -trimere enthalten

Wirkung, Anwendung

Eichenrinde ist die wichtigste Gerbstoffdroge und wird extern für Teil-, Sitz- und Ganzbäder, Spülungen und Umschläge gegen Ekzeme und andere Hautkrankheiten, Frostschäden an der Haut, übermäßige Schweißbildung (Fußschweiß) sowie gegen Hämorrhoiden im Anfangsstadium verwendet. Orale Anwendung verbietet sich, da die Schleimhäute des Magens und des Darms entzündlich gereizt und durch Eiweißfällung geschädigt werden können.

In der Veterinärmedizin wird die gepulverte Droge aus Borkenrinde gegen unspezifische Magen- und Darmkatarrhe sowie gegen Durchfall der Tiere als Bestandteil von Durchfallpulver verwendet. Ältere, rissige Eichenrinde – Borken- oder Grobrinde – ist außer für Veterinärzwecke für die Gerberei unter der Bezeichnung »Lohe« ein unentbehrlicher Rohstoff.

Anwendungsgebiete

Adstringens, Balneotherapeutikum, Veterinärpharmakon, Dermatologikum, Antihidrotikum, Anthämorrhoidalium, Gerbmittel

Zubereitung

Aufguß mit siedendem Wasser, ziehen lassen, bis der Auszug nur noch handwarm ist und dann abgießen. Zur externen Anwendung für Bad, Spülung oder Umschlag verwendet man 50 g auf etwa 4 l Wasser

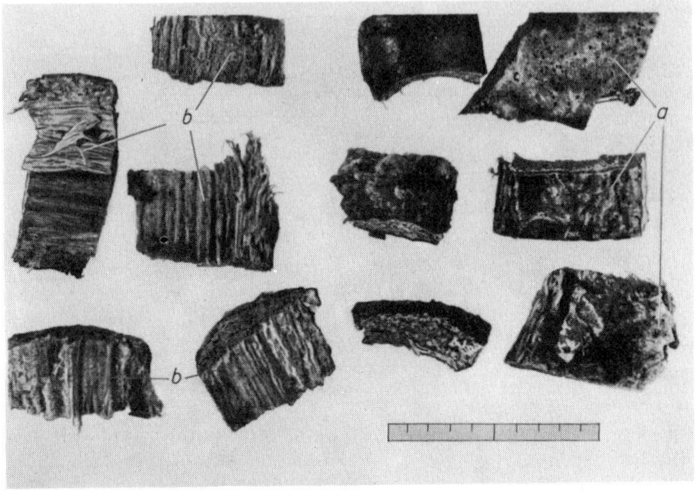

b

Qualitätsnormen

Gehaltsbestimmung: Wie unter »Gehaltsbestimmung von Gerbstoffdrogen« im AB angegeben. Gehalt an Gerbstoffen, berechnet als Pyrogallol und auf die bei 105 °C getrocknete Droge, 2,7...3,7 %

Aufbewahrung

Die Aufbewahrungsfrist beträgt sowohl für die konfektionierte als auch für die lose Droge höchstens 18 Monate, da der Gehalt an wasserlöslichen Gerbstoffen durch Kondensation während der Lagerung abnimmt und unlösliche Gerbstoffe wirkungslos sind

Handelsware

Cortex Quercus concisus, auch industriell als GPM konfektioniert, für Veterinärzwecke: Pulvis grossus

Bemerkungen

Droge des AB-DDR, ÖAB 9 (Cortex Quercus – Eichenrinde)

Cortex Quercus suber, Cortex Suberis – Korkeichenrinde oder *Kork* (Bild 38a) ist die Rinde der Korkeichen – *Quércus súber* L. und *Quércus súber* L. *var. occidentális* (GAY) ARANG., Buchengewächse *Fagáceae.*

Quercus suber ist in Südeuropa und Nordafrika beheimatet, Quercus suber var. occidentalis wächst in Südfrankreich. Die Korkimporte der DDR stammen aus Portugal. Der bis zum 20. Lebensjahr des Baumes gewachsene Kork, der sog. Jungfernkork, wird entfernt; er ist weniger wertvoll, da grobrissig und grobporig. Nach weiteren 10 Jahren hat sich besserer Kork gebildet. Aber erst das Produkt, das sich in den folgenden Zwischenräumen der Schälungen im Abstand von 10 bis 15 Jahren nachgebildet hat, ist qualitativ hochwertig, da feinporig. Die Schälungen können bis zu einem Alter von 150 Jahren fortgesetzt werden.

Kork kommt in Tafeln mit einer Dicke von 5...20 cm in den Handel. Er vereinigt folgende Eigenschaften: geringe Dichte

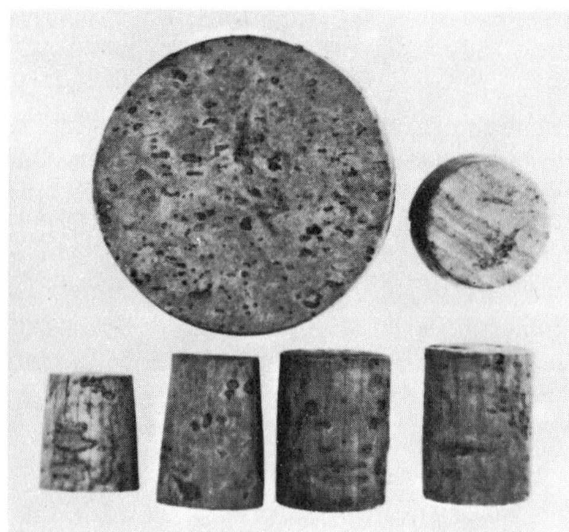

b

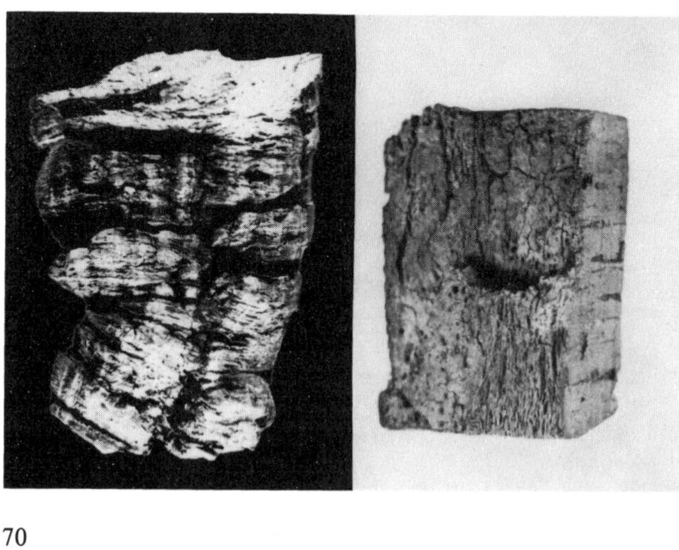

a

Bild 38. Kork
a) Rohkork und beschnittene Korkplatte
b) Korkstopfen. Oben Korkspunde, unten links Spitzkorken, unten rechts gerade Korken

(0,12...0,25 g/ml), hohe Elastizität, Quellfähigkeit in heißem Wasser, geringe Wärmeleitung und Undurchlässigkeit für Gase und Flüssigkeiten.
Die aus Kork gefertigten Artikel sind Korkstopfen (s. Bild 38b), Korksohlen, Schwimmgürtel, Schwimmer für Fischernetze, Isolierplatten, Korkpapier für Dekorativzwecke und Zigarettenmundstücke. Aus Abfällen wird Korkmehl für die Herstellung von Linoleum gewonnen. Wegen seiner vielfältigen guten Eigenschaften konnte Kork bisher durch synthetische Werkstoffe nicht ersetzt werden. Gummi- und Plaststopfen sind wohl säure- und alkalibeständig, aber es fehlen ihnen Elastizität und alle anderen Eigenschaften des Korks. Deshalb hat Kork auf dem Weltmarkt bis heute seine Bedeutung behalten.

Echte Trüffel. Zwischen den Wurzeln der Trüffeleiche oder mancher Buchen wachsen Trüffel, auch als Edeltrüffel bezeichnet, besonders in Frankreich und Italien. Es sind wertvolle, hoch im Preis stehende Speisepilze. Eichen und Trüffel leben in Symbiose, indem von den Eichen Kohlenwasserstoffe, von den Trüffeln für die Eichen Salze abgesondert werden.

Zerspantes Eichenholz aus alten dünnwandigen Kognak- oder Weinfässern aus der Landschaft Limousin in Frankreich – *Lignum Limousini* – wird unter den deutschen Bezeichnungen *Limousin-* oder *Kognakholz* als Typagestoff für die Spirituosenherstellung verwendet.

Cortex Quercus suber s. unter Cortex Quercus

Cortex Radicis Berberidis
Sauerdornwurzelrinde

Getrocknete ganze oder zerkleinerte Wurzelrinde

Stammpflanze, Familie, Vorkommen

Sauerdorn, Berberitze – *Bérberis vulgáris* L., Berberitzengewächse – *Berberidáceae*
Verbreitet in Europa, viel wild in Wäldern, auch als Zierstrauch kultiviert

Wirkstoffkomplex

1...3 % Berberin und andere Alkaloide, Chelidonsäure, Gerbstoff und Harz

Anwendung

Industriell zur Herstellung hom. AM (Berberis D 4 dil.)

Qualitätsnormen

Reinheitsprüfung: auf unschädliche Beimengungen (höchstens 2,0 %) und Asche (höchsten 8,0 % Rückstand)

Bemerkungen

Droge des AB–DDR (Anl. 7).

Cortex Robiniae pseudacaciae recens
Frische Robinienrinde

Frische Rinde der jungen und unverletzten Zweige

Stammpflanze, Familie, Vorkommen

Robinie, Scheinakazie – *Robínia pseudacácia* L., Schmetterlingsblütengewächse – *Fabáceae (Papilionáceae)*
In Europa eingebürgert, kultiviert als Zier- und Forstbaum

Wirkstoffkomplex

Toxalbumine Robin und Phasin, Glycosid Syringin, Gerbstoff

Anwendung

Industriell zur Herstellung hom. AM (Robinia ∅ dil.)

Qualitätsnormen

Reinheitsprüfung: auf unschädliche Beimengungen (höchstens 1,0 %)

Bemerkungen

Droge des AB–DDR (Anl. 7).

Cortex Suberis s. unter Cortex Quercus

Cortex Viburni opuli
Schneeballrinde

Getrocknete ganze oder zerkleinerte Rinde

Stammpflanze, Familie, Vorkommen

Gemeiner Schneeball – *Vibúrnum ópulus* L., Geißblattgewächse – *Caprifoliáceae*

Verbreitet in Europa, auch als Zierpflanze kultiviert, auf feuchtem Boden, in Laub- und Auenwäldern

Wirkstoffkomplex

Bitterstoff Viburnin, etherisches Öl, Fettsäuren

Anwendung

Industriell zur Herstellung hom. AM (Viburnum opulus D 1 dil.)

Qualitätsnormen

Reinheitsprüfung: auf unschädliche Beimengungen (höchstens 1,0 %)

Bemerkungen

Droge des AB–DDR (Anl. 7).

Crocus
Safran, auch Flores Croci, Stigmata Croci

Getrocknete ganze oder pulverisierte Narbenschenkel der Blüte

Stammpflanze, Familie, Vorkommen

Safran, Krokus – *Crócus sativus* L., Schwertliliengewächse – *Iridáceae*

Kultiviert in Spanien, Südfrankreich, in der UdSSR

Bestandteile

Glycosid Protocrocin, zerfällt in gelben Farbstoff Crocin (Digentiobioseester des Crocetins), Glycosid Picrocrocin als bitterer Geschmacksstoff des Safrans, etherisches Öl mit charakteristisch riechendem Aldehyd Safranal. Es entsteht erst bei der Destillation bzw. Lagerung der Droge

Anwendung

Als Gelbfärbemittel für Lebensmittel und Speisen, auch als Gewürz. Crocus senkt experimentell die Serumcholesterolwerte im Plasma. Weitere Bestätigungen sind erforderlich

Bemerkungen

Droge des ÖAB 9 (Flos Croci – Safran).

Curare
Kurare, auch Kurare-Pfeilgift

Trockenextrakt aus den Rinden von *Strychnosarten,* auch als Calebassen-Curare bezeichnet, weil es in ausgehöhlten Flaschenkürbissen (Calebassen) aufbewahrt wird. Die Indianer Südamerikas stellten den Trockenextrakt durch Auskochen der Blätter und Zweige von *Chondodéndron tomentósum* Ruiz et Pav. und anderen Arten, Mondsamengewächse – *Menispermáceae,* her und verwendeten es als Pfeilgift

Stammpflanze, Familie, Vorkommen

Verschiedene Strychnosarten, Strychnosgewächse – *Loganiáceae.* Tropisches Südamerika

Wirkstoffe

Je nach Herkunft verschiedene Indolalkaloide und Bisbenzylisochinolinalkaloide, am wichtigsten (+)-Tubocurarin und C-Toxiferin I

Anwendung

Das isolierte (+)-Tubocurarin ist ein parenteral wirkendes Muskelrelaxans und Bestandteil der Tubocurarin-Amp., verwendet bei chirurgischen Eingriffen und gegen schwere Tetanie.

Dactylopius coccus
Nopalschildlaus

Getrocknete Weibchen der Nopalschildlaus

Herkunft

Nopalschildlaus – *Dactylópius cóccus* Costa, Schildläuse – *Coccidae (Hemiptera)*. Die Nopalschildlaus lebt auf Kakteen in Mexiko, Mittelamerika (Honduras, San Salvador, Guatemala), Inseln Jawa, Tenerife (Teneriffa), DV Algerien und Spanien

Bestandteile

10 % glycosidisch gebundene Carminsäure, Neocarminsäure, Fett, Fettsäuren, Wachs

Anwendung

Als Färbemittel für Galenika und kosmetische Erzeugnisse sowie Tinten

Qualitätsnormen

Reinheitsprüfung: auf unschädliche Beimengungen (höchstens 2,0 %) und Asche (höchstens 5,0 % Rückstand)

Bemerkungen

Droge des AB–DDR (Anl. 7).

Dammar
Dammar, auch Dammara, Resina Dammara,
Katzenaugenharz

Harz von Bäumen der Dipterocarpaceae

Stammpflanze, Familie, Vorkommen

Verschiedene Arten der Zweiflügelfruchtgewächse – *Dipterocarpáceae,* besonders Dammarbaum – *Shórea wiesneri* Schiffn.
Indien, Sumatra, Jawa, Philippinen

Bestandteile

Triterpensäuren Dammarolsäure, Ursonsäure, Dammarenolsäure, Terpenalkohol Hydroxyhopanon und andere saure und neutrale Triterpene

Anwendung

Zur Herstellung von Heftpflaster, technisch zur Lackherstellung. Dammarlack dient zum Fixieren von Zeichnungen, als Einschlußmittel in der Mikroskopie und zur Herstellung von Druckfarben

Bemerkungen

Droge des ÖAB (Dammar – Dammar).

Dolichos pruriens
Helmbohnen-Fruchthülsenhaare

Getrocknete Brennhaare von der Fruchthülse der Juckbohne

Stammpflanze, Familie, Vorkommen

Juckbohne, Juckfasel – *Mucuna pruriens* (L.) DC., Schmetterlingsblütengewächse – *Fabáceae (Papilionáceae)*
Ost- und Westindien

Wirkstoffe

Indol-3-alkylamine, β-Carbolin

Anwendung

Zur industriellen Herstellung von hom. AM, zur Herstellung von Präparaten für die Blutgruppenbestimmung.

Flores Arnicae
Arnikablüten, auch Bergwohlverleihblüten

Getrocknete ganze, teilweise oder vollständig zerfallene Blütenkörbchen

Stammpflanze, Familie, Vorkommen

Arnika, Bergwohlverleih – *Árnica montána* L. und Wiesenarnika – *Árnica chamissónis* Less. (Wohlverleih von Wolfstod, das Kraut sollte nach altem Glauben den Wolf töten, Arnica: alter Name der Pflanze unbekannter Herkunft, lat. montanus: auf Bergen wachsend); Korbblütengewächse – *Asteráceae (Compósitae)*
Das Bergwohlverleih ist in den bergigen Gegenden West-, Mittel- und Südeuropas bis Asiens verbreitet; seltener im Norden. Die Pflanze wächst auf trockenem Boden als Kalkflüchtler, kommt auch auf sauren Moorwiesen und in der Heide vor, im Norden in ebener Landschaft. Größere Mengen liefern in der BRD Bayern (Bayrische Alpen) und der Schwarzwald, ferner Österreich, die Schweiz, Italien, die ČSSR, der Balkan (SFR Jugoslawien) und die UdSSR. In der DDR wächst Bergwohlverleih im Thüringer Wald,

im Harz und im Erzgebirge, besonders auf sauren Wiesen. Arnika gehört zu den geschützten, bestandsgefährdeten Pflanzen und steht auch in der BRD unter Naturschutz. Der Rat des Bezirkes kann gestatten, Arnika außerhalb von Naturschutzgebieten und Flächennaturdenkmalen als Arzneipflanze zu sammeln, in den Handel zu bringen und zu verarbeiten.

Kulturversuche mit Bergwohlverleih waren bisher wenig erfolgreich.

In Nordamerika ist die Wiesenarnika – *Árnica chamissónis* Less. – auf sauren Moorwiesen verbreitet und dort seit langem Drogenlieferant. Von der Wiesenarnika sind zwei sehr ähnlich aussehende Unterarten bekannt, *Árnica chamissónis* Less. *ssp. foliósa* (Nuttal) Maguire (*syn. Arnica foliosa* Nuttal) und *Árnica chamissónis* Less. *ssp. chamissónis* Maguire.

Aufkommen: Die erstgenannte Unterart stammt aus der UdSSR und wird in der DDR durch Stecklinge kultiviert. Geerntet wird nach voller Blütenentfaltung. Die Unterart der Wiesenarnika *ssp. foliósa* hat zwar kleinere Blütenkörbchen; sie sind aber hinsichtlich der Wirkstoffe denen des Bergwohlverleihs etwa gleichwertig. Kultiviert in den Bezirken Gera und Karl-Marx-Stadt, auch durch gärtnerischen individuellen Kleinanbau, u. a. bei Auerbach. Der größte Teil des Gesamtbedarfs an Arnikablüten muß noch importiert werden

Beschreibung der Pflanzen

Bergwohlverleih (Bild 39) ist eine Staude und entwickelt aus einem im Boden kriechenden, dünnen, braunen Wurzelstock eine grundständige Blattrosette sowie 20...50 cm hohe, aufrechte, behaarte Stengel. Am oberen Teil des Stengels entspringen aus einem Blattpaar zwei Seitentriebe. Diese und der Haupttrieb tragen endständige Blütenkörbchen. Die Blattrosette der Pflanze setzt sich aus vier bis sechs verkehrt-eiförmigen Blättern zusammen. Sie sind behaart, ganzrandig und weisen meist fünf kräftige bogige Nerven auf.

Die Wiesenarnika (*ssp. foliósa* [Bild 40]) trägt an aufrechten, ebenfalls behaarten

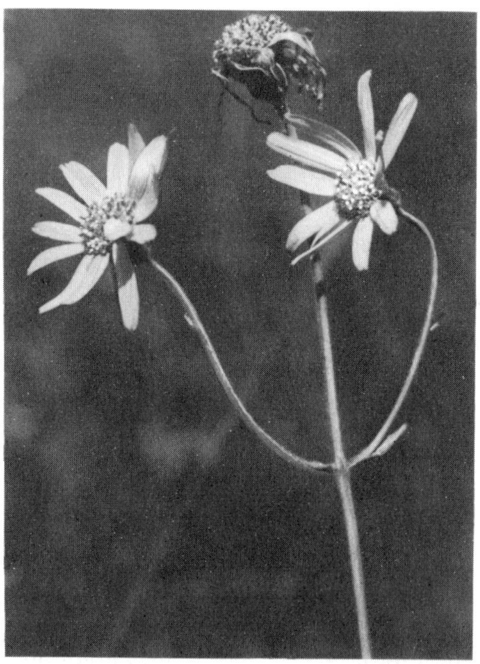

Bild 39. Bergwohlverleih, Arnika. Blühender Trieb (1:2)

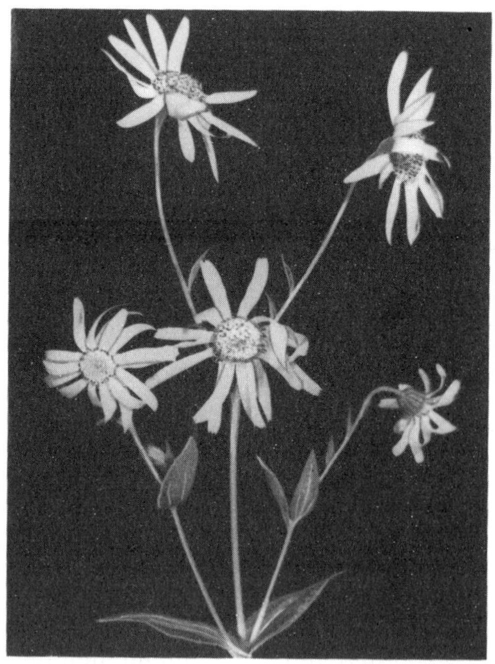

Bild 40. Wiesenarnika (ssp. foliosa). Blühender Trieb (1:2)

Stengeln kreuzgegenständig lanzettförmige Blätter. Sie sind auch behaart, ganzrandig und mit kräftiger bogiger Nervatur versehen. Aus dem oberen Blattpaar treten mehrere Seitentriebe mit endständigen Blütenkörbchen aus, die im Vergleich zu denen des Bergwohlverleihs etwas kleiner sind

Beschreibung der Ganzdroge (Bild 41a)

Die gelben bis gelbroten Blütenkörbchen haben einen Durchmesser bis zu 6 cm und setzen sich aus Zungen- und radiär gebauten Röhrenblüten zusammen. Sie sind auf der verbreiterten Blütenstandsachse angeordnet und von einer aus Hochblättern bestehenden Korbhülle, dem Hüllkelch, umgeben. Jede Zungenblüte endet in einer dreizähnigen Spitze

Beschreibung der zerfallenen Droge (Bild 41b)

Wesentlicher Bestandteil sind die beiden Blütenarten, Röhren- und Zungenblüten (a, b) sowie Korbhüllen bzw. Teile davon. Beide Blütenarten haben eine gelbe bis gelbrote Krone und einen bräunlichen, behaarten Fruchtknoten mit einem Pappus (c) aus gelblichweißen Borstenhaaren (d). Die Zungenblüten weisen mehrere parallel verlaufende Linien und am Ende drei kleine Zähne (e) auf. Die Hochblätter der Korb-

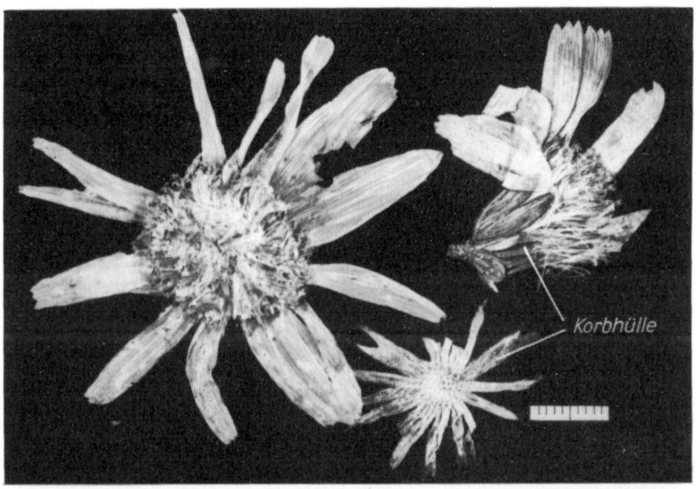

a

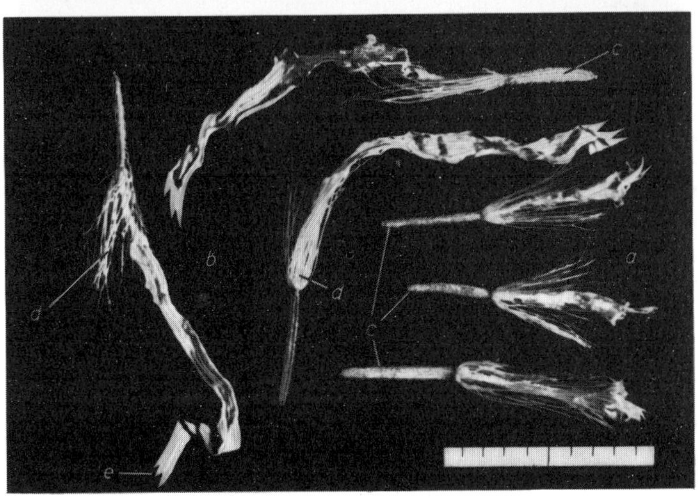

b

Bild 41. Arnikablüten von Arnica montana
a) Ganzdroge (Blütenkörbchen
b) Röhren- und Zungenblüten aus den zerfallenen Blütenkörbchen

hülle sind grünlich bis bräunlich und zottig behaart. Geruch schwach aromatisch, Geschmack schwach bitter

Wirkstoffkomplex

0,05...0,25 % butterartiges rotgelbes etherisches Öl.
Es enthält 40...60 % eines bei 20 °C festen Fettsäuregemisches, bestehend besonders aus Palmitinsäure, Linol-, Linolensäure, Myristinsäure und Paraffinen, ferner Flavonglycoside Hyperosid, Isoquercitrin (Quercetin-3-O-glucosid), Astragalin (Kämpferol-3-O-glucosid) u. a., außerdem Chlorogensäure, etwa 40 % ungesättigte bittere Triterpenalkohole Arnidendiol (Arnidiol) und Isoarnidendiol (Faradiol), beide früher als Arnicin bezeichnet, Cholin. Bedeutung als toxisches Prinzip und für unerwünschte Nebenwirkungen auf der Schleimhaut und Haut erlangten die bicyclischen Sequiterpenlactone (Helenanolide) Helenalin, 11,13-Dihydrohelenalin sowie deren Ester und Arnifolin. Die Blüten von Arnica chamissonis ssp. chamissonis enthalten wenig Helenanolide, daneben Chamissonolid und 6-Desoxychamissonolid. Die Blüten dieser Unterart sind mit den Blüten von Arnica montana und von Arnica chamissonis ssp. foliósa nicht identisch. Letztgenannte enthalten noch 4-O-Methyl-6-desoxychamissonolid.
Die Inhaltsstoffe der Arnikablüten wirken antiphlogistisch und analgetisch bei Entzündungsschmerzen, antibiotisch, karzinostatisch, atemanaleptisch, antihypertonisch und uteruskontrahierend, höher dosiert toxisch auf Herzkraft und -frequenz sowie Kreislauf.
Die nachgewiesene antibiotische Wirkung erstreckt sich auf humanpathogene Pilze und grampositive Bakterien.
Neben den obengenannten Inhaltsstoffen wurden En-In-Wirksubstanzen, En-Pentain- und Dien-Tetrain-Verbindungen nachgewiesen, die wahrscheinlich an der antiphlogistischen Wirkung beteiligt sind.

Wirkung, Anwendung

Arnikaauszüge sollten unter gewisser Vorsicht und nur extern als Hautreizmittel und zur Behandlung von Gewebeverletzungen durch Quetschung, Stoß oder Schlag, gegen Blutergüsse und Verrenkungen verwendet werden, auch bei Venenentzündung und Thrombose sowie mit gutem Erfolg zur Behandlung schwer heilender und entzündeter Wunden. Die Auszüge wirken antiphlogistisch, granulationsfördernd, hautreizend und durchblutungsfördernd. Dem wäßrigen Auszug wird die Arnikatinktur – Tinctura Arnicae – vorgezogen. Sie hat sich wegen der hautreizenden und durchblutungsfördernden Wirkung auch als Einreibungsmittel gegen Neuralgien und rheumatische Beschwerden bewährt; sie ist Bestandteil des Gargarisma Chamomillae compositum SR.
Bei empfindlicher Haut sollte die Tinktur wegen möglicher Kontaktdermatitis bis zur Blasenbildung und Nekrotisierung, die durch die Sesquiterpenlactone ausgelöst werden kann, nur verdünnt angewendet werden.
Innerlich sollte man Arnikaauszüge nicht verwenden. Es fehlen weitere Bestätigungen für folgende Wirkungen: kreislauftonisierend, blutdrucksteigernd und regularisierend auf den Herzrhythmus, angeblich günstig für Koronarien und peripheren Kreislauf. Es wurde beobachtet, daß Arnikaauszüge den Blutdruck zu senken vermögen und eine allgemeine Ausgleichwirkung auf Blutdruckanomalien haben, besonders bei Altersherz. Therapeutisch bzw. kosmetisch genutzte Arnikaauszüge sind Arnikabalsam, -öl, -salbe, -haaröl, -toilettevaseline und -hautfunktionsöl. Es werden auch hom. AM hergestellt (Arnica ∅, D 3, D 4).

Anwendungsgebiete

Dermatologikum, Wundmittel, Antiphlogistikum, Rubefazienz, pharmazeutischer und kosmetischer Wirkstoff

Zubereitung

Kalter Auszug oder Aufguß mit heißem Wasser (2 : 100). Von der Tinktur verwendet man für externe Zwecke einen Eßlöffel voll auf ein Glas Wasser. Der Gebrauch des wäßrigen Auszugs und der verdünnten Tinktur sollte wegen der bereits erwähnten Reizerscheinungen vorsichtig erfolgen. Durch Genuß reiner Tinktur sind schwere Vergiftungen beschrieben worden.

Qualitätsnormen

Reinheitsprüfung: auf unschädliche Beimengungen (höchstens 4,0 %) und andere Substanzen mit flavonoiden Verbindungen durch Auswertung des Chromatogramms

Verwechslung und Verfälschung

Sie sind mit Blüten verschiedener gelbblühender Asterazeen möglich, und zwar mit denen der Saatwucherblume, Färberhundskamille, des Wiesenbocksbartes, Wiesenalants, Habichtskrauts, der Niedrigen Schwarzwurzel, des Löwenzahns und der Ringelblume. Die Blüten von diesen Pflanzen weisen keinen Pappus auf. Auch die Chromatogramme sind aufschlußreich (s. unter Reinheitsprüfung)

Aufbewahrung

Aufbewahrungsfrist höchstens 3 Jahre

Handelsware

Flores Arnicae cum Calycibus toti, concisi nur zur industriellen Verarbeitung und Tinkturenherstellung

Bemerkungen

Droge des AB–DDR, DAB 8 (Arnikablüten – Arnicae flos), HAB 1 (Arnica montana, getrocknete unterirdische Teile), ÖAB 9 (Flos Arnicae – Arnikablüte)
Herba Arnicae recens AB–DDR (Anl. 7) sind die frischen, zur Blütezeit gesammelten, oberirdischen Teile von *Árnica montána* L. Die Gütevorschrift läßt auf unschädliche Beimengungen prüfen (höchstens 2,0 %). Aus dem frischen Arnikakraut werden die Urtinktur (Arnica ∅) und daraus Fertigwaren hergestellt.

Flores Aurantii
Pomeranzenblüten, auch Orangenblüten

Getrocknete, noch geschlossene Blütenknospen

Stammpflanze, Familie, Vorkommen

Pomeranze – *Cítrus aurántium* L. *ssp. aurántium,* Rautengewächse – *Rutáceae*

Beheimatet in Ostindien, kultiviert in den Mittelmeerländern Italien (Sizilien, Kalabrien), Südfrankreich, Spanien und anderen Ländern

Bestandteile

Etherisches Öl, Bitterstoff

Anwendung

Als Korrigens, Zusatz zu Teemischungen sowie in der Parfümerie. Für die Herstellung von Kosmetika wird das bei der Destillation der frischen Blüten anfallende Orangenblütenwasser – Aqua Aurantii Floris – verwendet

Bemerkungen

Droge des ÖAB 9 (Flos Aurantii – Orangenblüte).

Flores Calendulae
Ringelblumenblüten

Getrocknete ganze oder zerkleinerte Blütenkörbchen

Stammpflanze, Familie, Vorkommen

Gartenringelblume – *Caléndula officinális* L. (lat. calendae: Monat, weil sich die Blütezeit über Monate hinzieht); Korbblütengewächse – *Asteráceae (Compósitae)*
Die Pflanze ist im Mittelmeergebiet beheimatet und kommt verwildert auf Schuttstellen, Äckern und an Wegrändern vor. Sie wird als Zierpflanze viel in Gärten kultiviert. Der Großanbau erfolgt in vielen Ländern, so in Italien, Frankreich, in der SR Rumänien und in den Balkanländern. Aufkommen: Anbaudroge. In der DDR liegen die Feldkulturen im Bezirk Leipzig. Die Ernte erfolgt maschinell. Daneben besteht individueller Kleinanbau

Beschreibung der Pflanze (Bild 42)

Sie wird 30...45 cm hoch und treibt an einem wenig verästelten Stengel, der fein behaart ist, sitzende, ganzrandige lanzettför-

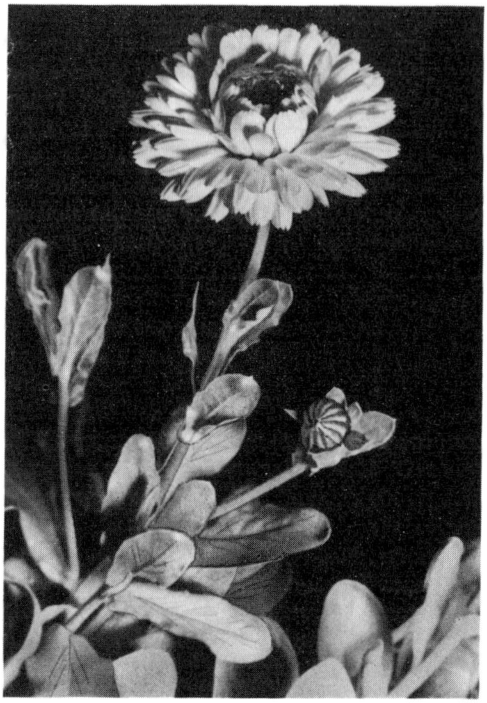

Bild 42. Gartenringelblume. Blühende Pflanze (1:2)

mige Blätter. Die Blütenkörbchen haben einen Durchmesser von 3...5 cm, sie setzen sich aus orangefarbenen Zungen- und nur wenigen Röhrenblüten zusammen. Die Früchte sind kahnförmig gebogen bis ringförmig gekrümmt und haben der Pflanze den Namen gegeben

Beschreibung der Ganzdroge (Bild 43a)

Die Blütenkörbchen haben einen Durchmesser von etwa 4 cm und sind durch die zahlreichen Zungenblüten charakterisiert. Sie sitzen auf einem unterseits behaarten Blütenstandsboden, der von einer Korbhülle aus bis zu 20 behaarten, spitz auslaufenden Hochblättern (c) mit einer bis zu 1 cm langen Blütenstandsachse umschlossen ist

Beschreibung der zerfallenen Droge (Bild 43b)

Wesentlicher Bestandteil sind die dünnen orangefarbenen, gelben oder gelbbraunen Zungenblüten und die vereinzelt vorkommenden Röhrenblüten. Die Zungenblüten, etwa 2 cm lang, linealartig, zungenförmig, weisen drei Zähne auf (b). Der untere Teil ist stark behaart (a) und ohne Pappus. Vereinzelt können grüne Teile des Blütenstandsbodens und solche der hellgrünen behaarten Korbhüllen enthalten sein. Geruch schwach, charakteristisch, Geschmack aromatisch, bitter

Wirkstoffkomplex

Triterpensaponine, ungesättigte bittere Triterpenalkohole Arnidendiol (Arnidiol) und Isoarnidendiol (Faradiol), wenig etherisches

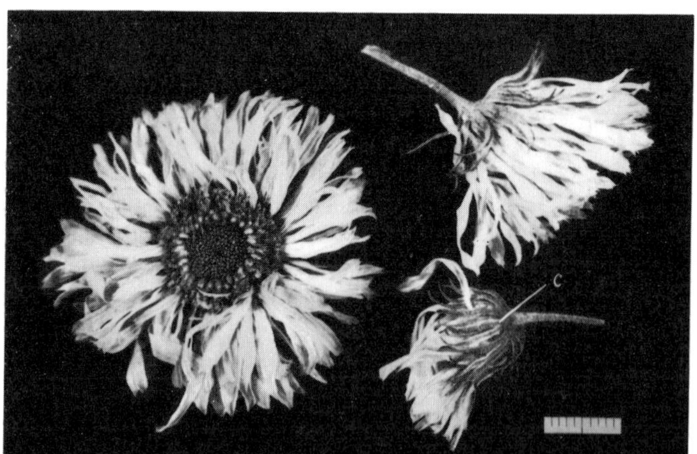

a

Bild 43. Ringelblumenblüten
a) Ganzdroge (Blütenkörbchen)
b) Zungenblüten aus den zerfallenen Blütenkörbchen (s. S. 79)

Öl, Flavonolglycoside, und zwar Isorhamnetinglycoside, Carotinoide

Wirkung, Anwendung

Wegen der arnikaähnlichen antiphlogistischen und granulationsfördernden Wirkung wird der wäßrige Auszug aus der Droge extern zu Spülungen, Bädern und Umschlägen gegen Entzündungen und schlecht heilende Wunden, Quetschungen, Frostschäden und Furunkel verwendet. Innerlich wirkt er choleretisch und spasmolytisch. Ringelblumenblüten sind deshalb Leber-, Gallen- und Magenmittel. Die Droge ist in zahlreichen Tees enthalten, wie Abführtees, Blasen- und Nierentees, Gallen- und Lebertees, Gicht- und Rheumatees; auch als Schönungsmittel.
Die Ringelblumentinktur – Tinctura Calendulae AB–DDR (Anl. 7) – wird kosmetisch verwendet und Gesichtswässern, Gesichtspackungen, Krems, Kinderöl, Fußpflegemitteln zugesetzt, auch in Mischung mit Kamillenauszügen. Aus den Blüten wird auch die hom. Urtinktur hergestellt (Calendula ∅).

Anwendungsgebiete

Dermatikum, Antiphlogistikum, Spasmolytikum, Cholagogum, kosmetischer Wirkstoff, Schönungsmittel für Tees

Teezubereitung

Aufguß mit siedendem Wasser

Qualitätsnormen

Identitätsprüfung: dünnschichtchromatografisch (Testsubstanz Rutosid-Vergleichssubstanz)

Reinheitsprüfung: auf Teile der Blütenstandsachsen (höchstens 4,0 %), unschädliche Beimengungen (höchstens 1,0 %), verfärbte Bestandteile (höchstens 5,0 %), andere Substanzen mit flavonoiden Verbindungen (durch Auswertung des Chromatogramms)

Aufbewahrung

Aufbewahrungsfrist höchstens 3 Jahre

Handelsware

Flores Calendulae cum Calycibus toti, concisi

Bemerkungen

Droge des AB–DDR.

Flores Chamomillae
Kamillenblüten, auch Kamillen

Getrocknete ganze, teilweise oder vollständig zerfallene Blütenkörbchen (mit Teilen der Blütenstandsachsen)

Stammpflanze, Familie, Vorkommen

Echte Kamille – *Chamomilla recutita* (L.) RAUSCHERT (syn. *Matricária chamomílla* L. *proparte*); (lat. recutitus: beschnitten, abgestumpft, lat. chamomilla von gr. chamai: niedrig, zwergig, gr. melon: Apfel, weil die Blütenkörbchen apfelartig riechen bzw. rund

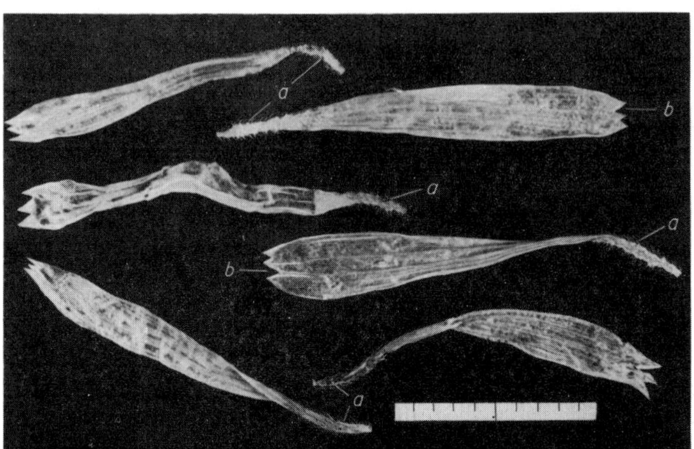

b

wie Äpfel sind); Korbblütengewächse – *Asteráceae (Compositae)*
Die Echte Kamille ist in ganz Europa verbreitet, wächst auf sandigem oder lehmigem Boden, auf Feldern, Wiesen und an Wegrändern. Das Aufkommen von wildwachsenden Pflanzen ist nicht ausreichend, zumal das Kamillenpflücken mit der Hand sehr arbeitsaufwendig ist. Der Feldanbau wird in zahlreichen Ländern betrieben und auch in der DDR in verstärktem Maße angestrebt. Aufkommen: Neben dem individuellen Kleinanbau liegen in der DDR größere Kulturen in den Bezirken Dresden, Leipzig, Halle, Gera und Karl-Marx-Stadt.
Wichtige andere Länder, die Kamille seit langem kultivieren, sind die BRD (Franken), UdSSR, Ungarische VR, ČSSR, SR Rumänien, VR Bulgarien, SVR Albanien und die SFR Jugoslawien. Die größten Produzenten im Weltmaßstab sind Argentinien und die Arabische Republik Ägypten

Gewinnung

Die Blütenkörbchen werden bei trockenem Wetter von Mai bis August geerntet. Man erntet vorrangig maschinell, seltener noch mit der Hand, auch unter Zuhilfenahme eines Pflückgeräts (Bild 44). Die vollmechanische Ernte mit Pflückmaschinen, die eine Arbeitsbreite von etwa 3 m sichern, ist in der DDR führend. Dazu wird allerdings Saatgut benötigt, das eine etwa gleiche Blütenhöhe der Pflanzen gewährleistet. Der Stengelanteil ist etwas höher; die Länge der Stengel soll nach AB 3 cm nicht überschreiten. Das Erntegut wird frisch gesiebt, flach ausgebreitet und möglichst schnell getrocknet. Aus fünf Teilen frischer Kamille erhält man einen Teil Droge

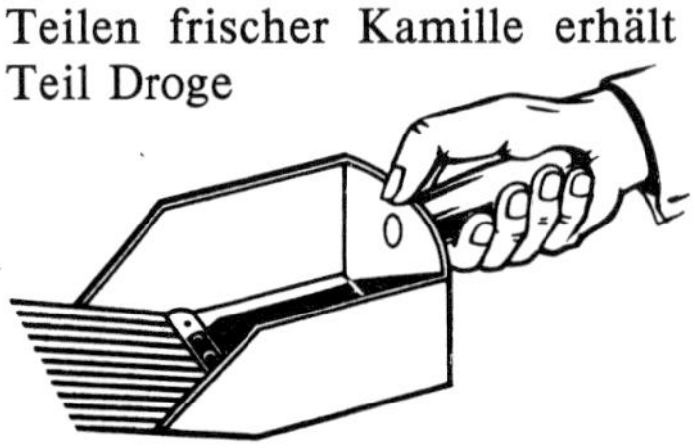

Bild 44. Kamillenpflückgerät, Kamillenkamm System *Heeger*

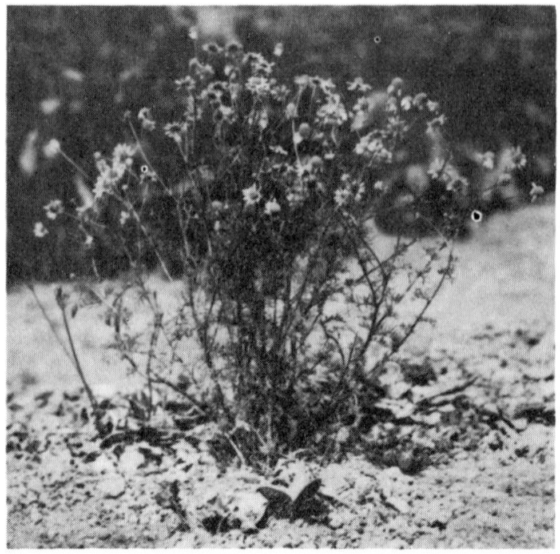

a

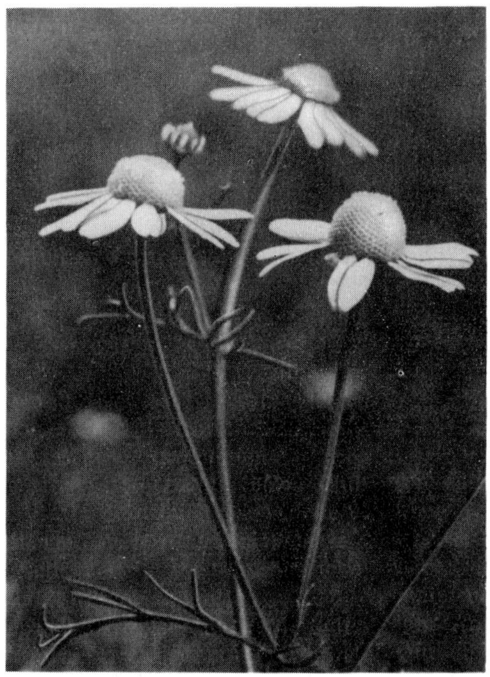

b

Bild 45. Echte Kamille
a) Blühende Pflanzen (1:6)
b) Blühender Trieb (1:0,5)

Beschreibung der Pflanze (Bild 45)

Die Echte Kamille bildet ästige, verzweigte, 15...40 cm hohe, kahle Stengel. Die Fieder sind schmal und stehen voneinander entfernt. Dünne Seitenäste der Pflanze enden in Blütenkörbchen. Der gewölbte, innen hohle

Blütenstandsboden und die abwärts gerichteten weißen weiblichen Zungenblüten sind für die Pflanze charakteristisch. Der Blütenstandsboden ist mit gelben zwittrigen Röhrenblüten besetzt

Beschreibung der Ganzdroge (Bild 46)

Die Blütenkörbchen haben einen Durchmesser von etwa 5...7 mm, da die während der Blütezeit abstehenden Zungenblüten nach dem Trocknen dem Körbchen mehr oder weniger anliegen. Sie zerfallen leicht durch Druck, und es verbleibt der gewölbte Blütenstandsboden mit Korbhülle und einer bis zu 3 cm langen Blütenstandsachse. Der Blütenstandsboden ist kahl, kegelförmig gewölbt und hohl, das typische Merkmal der Körbchen der Echten Kamille (d). Der Querschnitt im Bild läßt das gut erkennen. Die leicht vom Blütenstandsboden abfallenden gelben Röhrenblüten (a) sind etwa 2 mm lang. Am Rande der Körbchen stehen weiße, geschrumpfte Zungenblüten (b). Beide Blütenarten haben keinen Pappus. Die Korbhülle setzt sich aus etwa 15 in ein bis drei Reihen angeordneten lanzettförmigen Hochblättern mit trockenhäutigem Rand, den Hüllkelchblättern, zusammen (c). Geruch aromatisch, charakteristisch, Geschmack aromatisch, bitter.

Der in jeder zerfallenen Kamillendroge enthaltene sog. Kamillengrus gilt als qualitätsmindernder Bestandteil. Da er aber im wesentlichen aus beiden Blütenarten besteht, ist er wirkungsmäßig der Ganzdroge ebenbürtig und nach dem AB–DDR auch zuge-

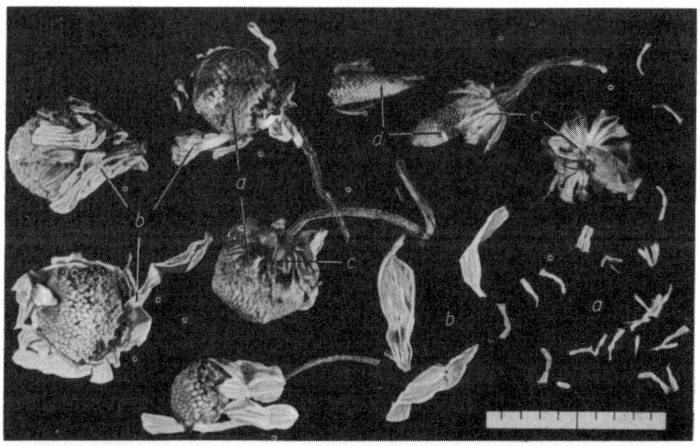

a

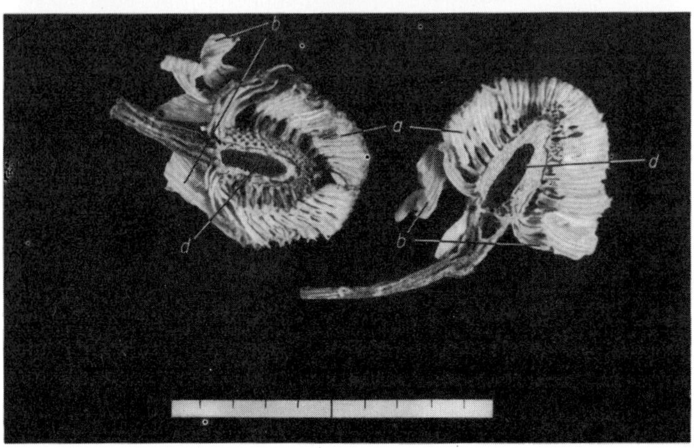

b

Bild 46. Kamillenblüten
a) Ganzdroge (Blütenkörbchen), z. T. zerfallen
b) Längsschnitt durch Blütenkörbchen mit hohlem Blütenboden

lassen; der Gehalt an etherischem Öl verringert sich allerdings während der Lagerung der Droge schneller.

Wirkstoffkomplex

Etwa 1 % etherisches Öl, eine dickflüssige, bläuliche bis grünliche Flüssigkeit. Es enthält zu etwa 25...50 % den ungesättigten cyclischen tertiären Sesquiterpenalkohol (−)-α-Bisabolol (Levomenol) und die isomeren (−)-α-Bisabololoxide A, B und C. Daneben kommt das ebenfalls wirkungswichtige blaue cyclische Sesquiterpen Chamazulen (1.4-Dimethyl-7-ethylenazulen) vor. Diesen Verbindungen, besonders dem (−)-α-Bisabolol, ist vornehmlich die antiphlogistische, antibakterielle und spasmolytische Wirkung der Kamillenblüten zuzuschreiben.
Chamazulen ist in der Pflanze nicht fertig vorgebildet, sondern entsteht erst bei der Destillation bzw. Zubereitung der Droge mit heißem Wasser aus einer farblosen Vorstufe, dem Prochamazulen Matricin. Im etherischen Öl wurden außerdem Acetylenverbindungen nachgewiesen. Die wesentlichen Wirksubstanzen dieser Stoffklasse sind cis- und trans-Spiroether, auch als cis- und trans-En-In-Dicycloether bezeichnete spirocyclische Polyine. Sie wirken stark muskulotrop spasmolytisch, ödemhemmend und antiphlogistisch. Weitere Bestandteile sind zu 7...12 % das Terpen Farnesen, einige andere Kohlenwasserstoffe und die ebenso spasmolytisch wirkenden Hydroxicumarine Umbelliferon und dessen Methylether Herniarin.
Die Droge enthält über 20 Flavone und Flavonole (Flavonderivate), teils als Aglyca, teils als Glycoside – so die Aglyca Apigenin, Luteolin, Quercetin, Patuletin, Isorhamnetin und das lipophile Kamillenflavon 4′,5-Dihydroxy-3,3′, 6,7-tetramethoxyflavon, die Glycoside Apigenin-7-glucosid (Cosmosiin, Apigetrin), Apigenin-7-acetylglucosid, Apigenin-7-apiosylglucosid (Apiin), Luteolin-7-glucosid, Luteolin-4′-glucosid, Luteolin-7-rhamnoglucosid, 6-Hydroxyluteolin-7-glucosid, Quercetin-3-rutinosid, sog. Rutin, Quercetin-7-glucosid (Quercimeritrin), Quercetin-3-galactosid (Hyperin, Hyperosid), Patuletin-7-glucosid, Isorhamnetin-7-glucosid, Chrysoeriol-7-glucosid. Von diesen wirken Apigenin, Luteolin, Quercetin und Patuletin besonders spasmolytisch entsprechend der mehrfachen Papaverinwirkung. Auch die lipophilen Flavonolmethylether (alkylierte Flavonoide) Chrysoplenol, Chrysoplenin und Jaceidin wirken spasmolytisch und antiphlogistisch und sind vermutlich an der Gesamtwirkung der Kamillenblüten beteiligt

Wirkung, Anwendung

Wegen der zahlreichen gesicherten Wirkungen im Bereich der Mund-, Rachen-, Magen- und Darmschleimhaut gehören Kamillenblüten zu den wichtigsten Drogen gegen Reizzustände und Erkrankungen in Mund und Rachenraum sowie im Gastrointestinaltrakt.

Innerliche Wirkungen und Anwendungsgebiete des wäßrigen Auszugs

Auf entzündete Schleimhäute reizmildernd, antiphlogistisch, proliferationshemmend, epithelisierend, schmerzstillend, adstringierend und antipeptisch, blähungtreibend, nervenberuhigend, schweißtreibend, antibakteriell und fungistatisch. Die Schutzfunktion der Schleimhaut wird verstärkt, bezeichnet als ulkusprotektive oder antiulzerogene Wirkung. Orale Anwendung des Auszugs gegen sämtliche entzündliche Reizzustände und bei Leber- und Gallenkrankheiten mit Verdauungsbeschwerden, Durchfällen, Gastritis, Ulkus, Kolitis und Blähungen.
Der Auszug wird auch als Spül- und Gurgelmittel für Mund und Rachenhöhle, Augen, Nase, für Dampfbäder und Inhalationen bei Entzündungen der oberen Luftwege sowie gegen Stirnhöhlenkatarrh, Nebenhöhlenaffektionen und Tracheobronchitis verwendet.

Externe Anwendungsgebiete des wäßrigen Auszugs

Zu Spülungen, Umschlägen, Sitz-, Teil- und Ganzbädern, zur Behandlung von Wunden, gegen Akne und nässende Dermatosen, auch solche, die durch Pilzinfektion bedingt sind, gegen Juckreiz am Darmausgang, Geschwüre und Eiterungen.

Bei diesen Anwendungsgebieten wird die granulationsfördernde, epithelisierende, desodorierende und fungistatische Wirkung genutzt.
Aus Kamillenblüten werden folgende Zubereitungen hergestellt: Kamillenöl – Oleum Chamomillae, Kamillenfluidextrakt – Extractum Chamomillae fluidum, Kamillenextrakt – Extractum Chamomillae und Kamillenauszug als Fertigware. Der Fluidextrakt ist Bestandteil der SR Tinctura carminativa und Gargarisma Chamomillae compositum. Kamillenblütenauszug 15 AB–DDR (Anl. 7) ist ein Drogenauszug mit dünnflüssigem Wachs, Kamillenblütenauszug 17 AB–DDR (Anl. 7) ein öliger Drogenauszug mit Sonnenblumenöl; aus beiden Auszügen werden Fertigwaren bereitet, auch aus den genannten ethanolisch-wäßrigen Auszügen. Sie sind ebenfalls Bestandteil industriell gefertigter blähungtreibender Zubereitungen als GPM, Mittel gegen entzündetes Zahnfleisch, als Magentropfen und Kamillensalben. Auch zahlreiche Kosmetika, wie Kamillenkrems, Gesichts- und Rasierwässer, Toilettevaseline, Haarwässer, Haarwäschen und Badeöl, enthalten Kamillenauszüge.
Kamillenblüten sind Bestandteil des Blähungtreibenden Tees und des Magentees. Bestandteil hom. AM (Chamomilla ∅, D 4).

Anwendungsgebiete

Antiphlogistikum, Magen-Darm-Antiseptikum, Diaphoretikum, Karminativum, Gargarisma, Adstringens, Spasmolytikum, Nervinum, Stomachikum, Cholagogum, Balneotherapeutikum, Dermatologikum, kosmetischer Wirkstoff, Industriedroge

Teezubereitung

Aufguß mit heißem Wasser, stets ungesüßt trinken, 3-...4mal täglich eine Tasse vor den Mahlzeiten. Der Aufguß wird auch entsprechend äußerlich verwendet (s. S. 82)

Qualitätsnormen

Identitätsprüfung: dünnschichtchromatografisch (Testsubstanz Bisabolol-Vergleichssubstanz)
Reinheitsprüfung: auf unschädliche Beimengungen (höchstens 2,0 %)
Gehaltsbestimmung: Das AB läßt den Gehalt an Matricin fotometrisch bestimmen, berechnet als Guajazulen auf die bei 105 °C getrocknete Droge (0,10...0,16 %)

Verwechslung

Sie ist mit ähnlich aussehenden Asterazeen möglich. In Betracht kommen hauptsächlich die Körbchen folgender Pflanzen:
Strahlenlose Kamille – *Chamomílla suavéolens* (PURSH) RYDB. (*syn. Matricária discoídea* DC. [Bild 47], hohler Blütenstandsboden, aber keine weißen Zungenblüten), Geruchlose Kamille – *Matricária perforáta* MERAT (halbkugeliger markiger Blütenstandsboden, kein Kamillengeruch, größere flache Körbchen als bei der Echten Kamille), Stink-Hundskamille – *Ánthemis cótula* L. (schmallinealische bis borstenartige Spreublätter zwischen den Röhrenblüten, Körbchen riechen widerlich), Ackerkamille oder Acker-Hundskamille – *Ánthemis arvénsis* L. (ganzrandige, spitz zulaufende Spreublätter zwischen den Röhrenblüten, Körbchen fast geruchlos). Die Blütenkörbchen der genannten Pflanzen gelten als unschädliche Beimengungen (s. unter Reinheitsprüfung), sie können morphologisch und dünnschichtchromatografisch identifiziert werden

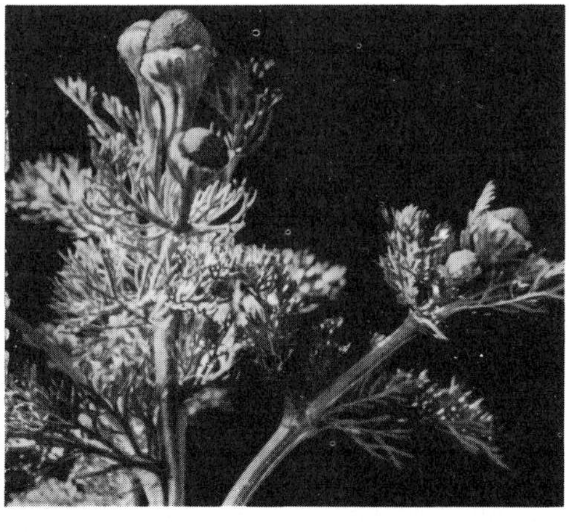

Bild 47. Strahlenlose Kamille. Blühende Triebe (1:1)

Aufbewahrung

Vor Licht geschützt. Aufbewahrungsfrist sowohl für die konfektionierte als auch für die lose Droge höchstens 18 Monate, für die gepulverte Droge höchstens 24 h

Handelsware

Flores Chamomillae toti, concisi, minutim concisi, auch industriell als GPM konfektioniert und in Aufgußbeuteln

Bemerkungen

Droge des AB–DDR, CM–RGW (Chamomillae flos), DAB 8/Ph. Eur. (Kamillenblüten – Matricariae flos), ÖAB 9 (Flos Chamomillae – Blüte der kleinen Kamille)
Guajazulen wird aus einem Nebenprodukt der Benzingewinnung synthetisch hergestellt und als Zusatz zu Salben und Hautölen verwendet.

In der UdSSR sind die Körbchen von *Chamomílla suavéolens* (Pursh) Rydb. (*syn. Matricária discoídea* DC.) neben denen der Echten Kamille zugelassen. Sie enthalten 0,5 % etherisches Öl mit (−)-α-Bisabolol und dessen Oxiden, ferner Flavone, Cholin und Oxycumarine, wie Umbelliferon und Herniarin. Nach sowjetischen Veröffentlichungen sind sie den Körbchen der Echten Kamille gleichwertig.

Herba Chamomillae – Kamillenkraut wird in beachtlichen Mengen industriell verarbeitet und besonders Haustees zugesetzt. *Herba Chamomillae recens AB–DDR (Anl. 7)* sind die frischen, zur Blütezeit gesammelten oberirdischen Teile und Wurzeln von *Chamomílla recutíta* (L.) Rauschert (*syn. Matricária chamomílla* L.). Die Gütevorschrift läßt auf unschädliche Beimengungen prüfen (höchstens 2,0 %). Das frische Kraut wird industriell zu Fertigwaren verarbeitet, außerdem wird daraus die Urtinktur (Chamomilla ∅) hergestellt.

Flores Chamomillae romanae

Römische Kamillenblüten,
auch Römische Kamillen

Getrocknete ganze oder zerfallene Blütenkörbchen

Stammpflanze, Familie, Vorkommen

Römische Kamille – *Chamaemélum nóbile* (L.) All. (*syn. Anthemis nobilis* L.), Korbblütengewächse – *Asteráceae (Compósitae)*
Beheimatet im Mittelmeergebiet, kultiviert in vielen Ländern, besonders in Belgien, auch als Zierpflanze in Gärten

Wirkstoffkomplex

Etherisches Öl (enthält Isobuttersäure, Ester der Angelicasäure, Methacryl- sowie Tiglinsäure), Bitterstoff Nobilin (ein Hydroxysesquiterpenlacton), Flavonglycoside und Aglyca – Apigenin-7-glucosid, Apigenin, Apigenin-7-apiosylglucosid, Apiin, Luteolin-7-glucosid, Luteolin, Quercetin-3-rhamnosid, Quercitrin, Scopoletin-7-β-glucosid, ferner trans-Kaffeesäure und Polyine

Wirkung, Anwendung

Wie Flores Chamomillae, besonders als krampflösendes Mittel, der Aufguß als Haarwaschmittel und Aufhellungsmittel für blonde Haare. Volkstümlich gegen Menstruationsbeschwerden, speziell gegen Dysmenorrhoe

Bemerkungen

Droge des DAB 8/Ph. Eur. (Römische Kamille – Anthemis flos), ÖAB 9 (Flos Chamomilla romanae – Blüte der großen Kamille).

Flores Cinae

Zitwerblüten, auch fälschlich Zitwersamen, Wurmsamen

Getrocknete Blütenköpfchen

Stammpflanze, Familie, Vorkommen

Zitwer – *Artemísia cina* O. C. Berg et C. F. Schmidt, Korbblütengewächse – *Asteráceae (Compósitae).* Iran, UdSSR (Turkestan, Aralsee, Balchaschsee)

Bestandteile

Bis zu 6,5 % 1-α-Santonin (Lacton der Santoninsäure), 2 % etherisches Öl und Bitterstoff

Anwendung

Als Mittel gegen Spulwürmer. Heute wird Flores Cinae nur noch in der Essenzen- und der Spirituosenindustrie verarbeitet

Bemerkungen

Droge des ÖAB 9 (Flos Cinae – Zitwerblüte).

Flores Crataegi cum Folia
s. unter Folia

Flores Farfarae
Huflattichblüten

Vor dem völligen Aufblühen gesammelte, getrocknete ganze, teilweise zerfallene oder zerkleinerte Blütenkörbchen

Stammpflanze, Familie, Vorkommen

Huflattich – *Tussilágo fárfara* L. (lat. tussis: Husten, lat. far: Mehl, lat. fero: ich trage, wegen des weißen Haarfilzes auf der Blattunterseite); Korbblütengewächse – *Asteráceae (Compósitae)*
Verbreitet im Norden Europas und Asiens, bei uns auf feuchtem Lehmboden, an Ufern und Ackerrändern. Aufkommen: Sammeldroge von Wildpflanzen

Beschreibung der Ganzdroge (Bild 48)

Goldgelbe, struppig aussehende Blütenkörbchen mit einem Durchmesser von 1...1,5 cm. Sie haben einen hohlen, kahlen Blütenstandsboden, auf dem zahlreiche Zungenblüten mit langer, etwas verdrehter und geschrumpfter Zunge (a) und in der Mitte einige kopfige Röhrenblüten (b) stehen. Jede Blüte trägt einen weißen Pappus. Der filzig behaarte Blütenstengel ist mit braunen, herablaufenden, schuppenförmigen Niederblättern besetzt (c), die nach oben in spinnwebig behaarte, violett überlaufene, lanzettförmige Hochblätter der Korbhülle übergehen (d). Geruch angenehm, Geschmack schleimig, schwach bitter

Wirkstoffkomplex

Schleimstoffe, geringe Mengen Gerbstoffe, Arnidendiol, Isoarnidendiol, Pyrrolizidinalkaloide Senkirin, Senecionin und Tussilagin, Triterpenalkohole

Wirkung, Anwendung

Als einhüllende, erweichende und reizlindernde Droge gegen Husten und Bronchitis. Die Blattdroge ist Bestandteil des Brust- und Hustentees und wird industriell zur Herstellung von Pflanzenauszug verwendet (s. unter Folia Farfarae).

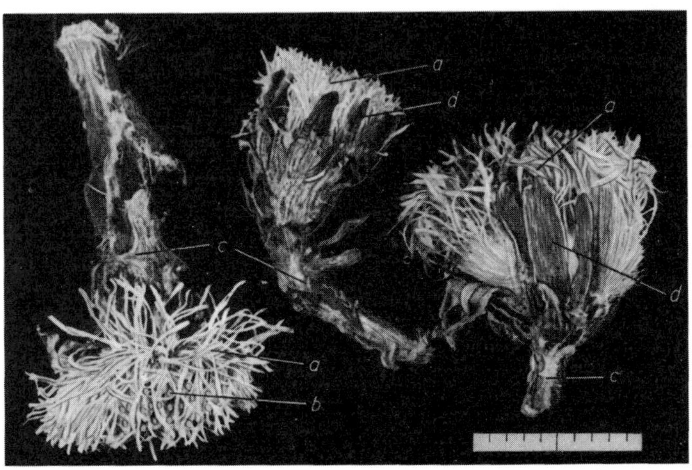

Bild 48. Huflattichblüten. Ganzdroge (Blütenkörbchen)

Anwendungsgebiete

Hustenmittel – Muzilaginosum, Emolliens

Teezubereitung

Aufguß mit siedendem Wasser

Qualitätsnormen

Reinheitsprüfung: auf verfärbte und verblühte Bestandteile (höchstens 14,0 %) und unschädliche Beimengungen (höchstens 1,0 %)

Aufbewahrung

Aufbewahrungsfrist sowohl für die konfektionierte als auch für die zur Verarbeitung vorgesehene lose Droge höchstens 3 Jahre

Handelsware

Flores Farfarae toti, industriell als GPM konfektioniert

Bemerkungen

Droge des AB–DDR

Verwechslung

Mit Herba Rubi idaei möglich (s. d. und Bild 123).
1976 wurde im Huflattich das Alkaloid Senkirin nachgewiesen. Nach japanischen Versuchen an Ratten führt es zur Lebersarkombildung, d. h., es wirkt karzinogen. Weitere mittlerweile isolierte lebertoxische Alkaloide sind das Senecionin und das Tussilagin. Bei der Herstellung von Infusen lösen sich die Alkaloide im Wasser. Untersuchungen über die aufgenommene Menge an Alkaloiden je Tasse Infus ergaben, daß die karzinogene Mindestdosis bei weitem nicht erreicht wird und Einschränkungen im Gebrauch der beiden Drogen aus der Huflattichpflanze nicht erforderlich sind. Der Alkaloidgehalt geht außerdem bei der Lagerung der Droge stark zurück. Warnhinweise für den Verbraucher sind nicht erforderlich.

Flores Hibisci sabdariffae
s. unter Flores Malvae

Flores Lamii albi
Weiße Taubnesselblüten

Getrocknete ganze oder zerkleinerte Blütenknospen

Stammpflanze, Familie, Vorkommen

Weiße Taubnessel – *Lámium álbum* L., Lippenblütengewächse – *Lamiáceae (Labiátae)*
Verbreitet in Europa und Asien, zahlreich an Wegrändern, an Zäunen, auf Schuttplätzen und auf feuchten Wiesen

Wirkstoffkomplex

Flavonoide Isoquercitrin und Kämpferol, Schleimstoff, Gerbstoff, wenig etherisches Öl

Wirkung, Anwendung

Als mild diuretisch wirkende Droge gegen Erkrankung der Harnorgane, volkstümlich gegen Frauenkrankheiten, ferner gegen Katarrhe der Atmungsorgane

Qualitätsnormen

Reinheitsprüfung: auf unschädliche Beimengungen (höchstens 1,0 %), verfärbte Bestandteile (höchstens 15,0 %)

Aufbewahrung

Vor Feuchtigkeit geschützt. Die Droge ist stark hygroskopisch. Aufbewahrungsfrist höchstens 18 Monate

Bemerkungen

Droge des AB–DDR (Anl. 7).

Flores Lavandulae
Lavendelblüten

Vor der völligen Entfaltung gesammelte, getrocknete ganze oder zerkleinerte Blüten

Stammpflanze, Familie, Vorkommen

s. unter Oleum Lavandulae

Bestandteile

1...3 % etherisches Öl, Gerbstoff

Anwendung

Früher als Bestandteil von Teemischungen, zu Bädern, hauptsächlich zur Gewinnung des etherischen Öls (s. d.), auch als Gewürz, verarbeitet in der Essenzen- und Spirituosenindustrie, zur Herstellung von Lavendelspiritus

Qualitätsnormen

Reinheitsprüfung: auf Stengelstücke (höchstens 10,0 %), unschädliche Beimengungen (höchstens 1,0 %), verfärbte Bestandteile (höchstens 15,0 %)

Aufbewahrung

Aufbewahrungsfrist höchstens 18 Monate

Bemerkungen

Droge des AB–DDR (Anl. 7).

Flores Malvae

Malvenblüten, auch Käsepappelblüten

Zur Blütezeit gesammelte, getrocknete ganze, teilweise zerfallene oder zerkleinerte Blüten mit den Kelchen

Stammpflanze, Familie, Vorkommen

Wilde Malve, Roßpappel, Große Käsepappel – *Málva sylvéstris* L.; kultiviert wird die *Algiermalve,* eine ertragreiche Unterart – *Málva sylvéstris* L. *ssp. mauritiána* Aschers. et Graebn. (Malva von gr. malasso: erweichen, wegen der erweichenden Wirkung, lat. silva: Wald); Malvengewächse – *Malváceae*

Verbreitet in Mitteleuropa, überwiegend auf trockenem, stickstoffreichem Boden, an Wegrändern, Waldrändern und Schuttstellen. Aufkommen: Anbaudroge – Kleinanbau im Süden der DDR und Importdroge

Beschreibung der Ganzdroge (Bild 49a)

Die Blüte ist bei der Ernte rosa bis rot und färbt sich beim Trocknen violettblau bis blau. Sie weist fünf stark geschrumpfte, dünne Kronblätter auf. Der Kelch ist fünfzipfelig und von einem Außenkelch, einem Doppelkelch, umgeben. Er ist für die Malvazeen typisch

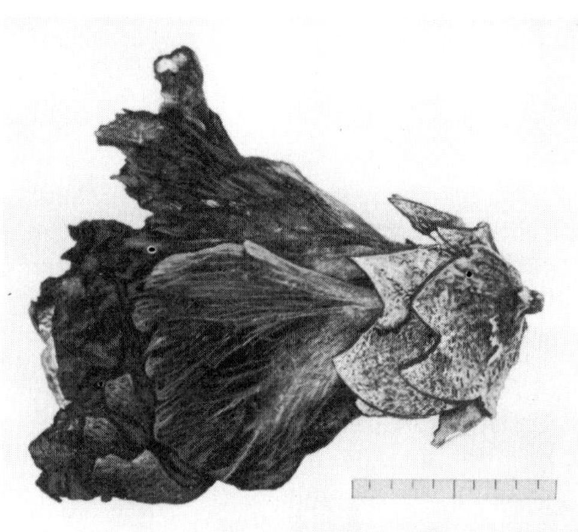

a

b

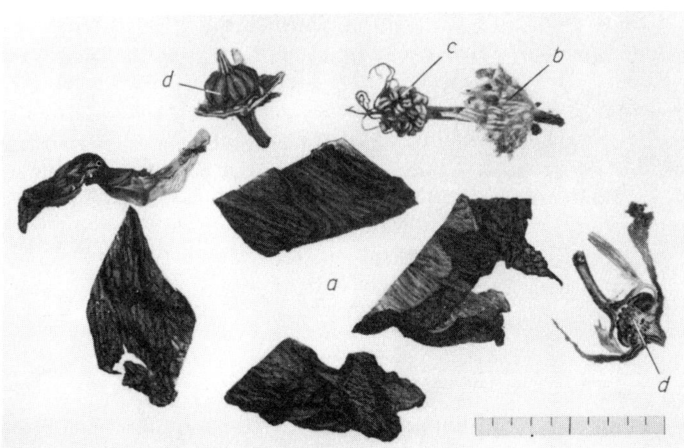

Bild 49. Malvenblüten
a) Ganzdroge
b) Schnittdroge

Beschreibung der Schnittdroge (Bild 49b)

Die zerkleinerte Droge setzt sich aus Teilen der Kronblätter (a), aus Resten des Kelches mit dem weißgefleckten Grund der Kronblätter (b), den zu einer Säule verwachsenen Filamenten (c) und dem scheibenförmigen, synkarpen Fruchtknoten (d) zusammen. Aus Letztgenanntem reifen die Spaltfrüchte, die später in Teilfrüchte zerfallen. Die Droge riecht schwach eigenartig und schmeckt etwas schleimig

Wirkstoffkomplex

Schleimstoff, Anthocyanglycosid Malvin. ein Farbstoff mit *p*H-abhängigem Farbumschlag

Wirkung, Anwendung s. Flores Farfarae

Der wäßrige Auszug wird auch zum Gurgeln gegen Entzündung des Mundes und der Rachenhöhle sowie gegen Magen- und Darmkatarrh verwendet. Malvenblüten sind auch Bestandteil von Brust- und Hustentees und anderer Teemischungen als Schönungsmittel.

Anwendungsgebiete

Hustenmittel – Muzilaginosum, Emolliens, Gargarisma, Stomachikum, Schönungsmittel

Qualitätsnormen

Reinheitsprüfung: auf unschädliche Beimengungen (höchstens 2,0 %)

Aufbewahrung

Aufbewahrungsfrist sowohl für die konfektionierte als auch für die zur Verarbeitung vorgesehene lose Droge höchstens 3 Jahre

Verwechslung

Mit den kleineren Blüten der Wegmalve, Kleinen Käsepappel – *Málva neglécta* WALLR. Sie werden aber nicht mehr gesammelt. Die Blätter sowohl der Wilden Malve als auch der Wegmalve sind offizinell (s. Folia Malvae)

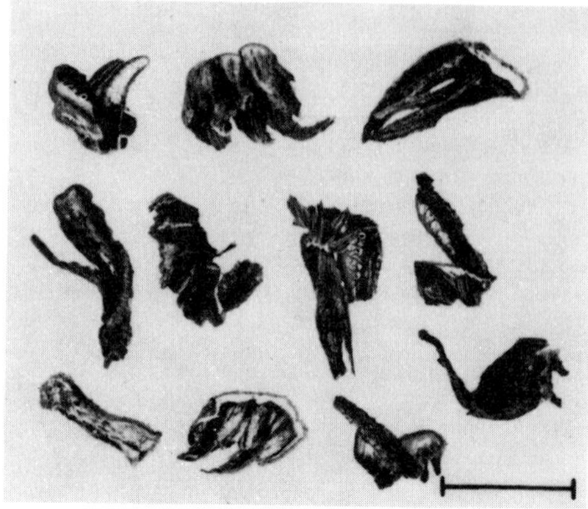

Bild 50. Sudanmalvenblüten. Schnittdroge

Handelsware

Flores Malvae cum Calycibus concisi industriell als GPM konfektioniert

Bemerkungen

Droge des AB–DDR, ÖAB 9 (Flos Malvae – Malvenblüte)

Flores Hibisci sabdariffae (Bild 50) – *Sudanmalvenblüten,* auch als Malventee, Malvenblüten oder Hibiskusblüten bezeichnet, sind die getrockneten, frisch fleischigen dunkelroten Kelche der Sudanmalve – *Hibíscus sabdaríffa* L., *Malváceae.* Die Kelche wachsen, nachdem die Blüten ausgefallen sind, weiter und umhüllen die Fruchtkapseln. Die Sudanmalve ist im Sudan verbreitet, auch in Äthiopien, Nigeria, Kamerun, Indien und Indonesien.

Die Droge enthält etwa 15 % Säuren, wie Fruchtsäuren, Citronensäure, Ascorbinsäure, Hibiscussäure, ferner rote Anthocyane und Schleimstoffe. Sie wird zur Bereitung von säuerlich schmeckenden Erfrischungsgetränken und durststillenden Tees verwendet, auch mit Hagebutten und anderen Drogen kombiniert in Form von Teeaufgußbeuteln und zur Herstellung von Teegranulat »Blütenteegetränk«. Die frischen Kelche sind eßbar und werden in den Heimatländern für Lebensmittel und Marmelade sowie als Färbemittel verwendet

Bemerkungen

Droge des DAB 8 (Hibiscusblüte – Hibisci flos).

Flores Malvae arboreae

Stockrosenblüten, auch Flores Alceae, Schwarze Malven

Zur Blütezeit gesammelte, getrocknete ganze oder zerkleinerte Blüten (mit den Kelchen)

Stammpflanze, Familie, Vorkommen

Stockrose, Rosenpappel – *Álcea rósea* L. (*syn. Altháea rósea* [L.] CAV.) (lat. roseus: rosenähnlich); Malvengewächse – *Malváceae*
Beheimatet in Südeuropa, kultiviert in vielen Ländern, auf dem Balkan, in der UdSSR, auch bei uns, zum Teil verwildert. Aufkommen: Anbaudroge aus Kleinanbau

Beschreibung der Ganzdroge (Bild 51a)

Die getrocknete ganze Blüte besteht aus fünf schwarzvioletten bis schwarzen, weichen, seidenpapierartig dünnen, stark gefalteten Kronblättern, die am Grunde stark aufgehellt und bärtig behaart sind (a). Sie sitzen in einem grünlichgrauen, filzigen Doppelkelch, der außen mit breiten, stumpfen und innen mit länglichen, spitzen Zipfeln versehen ist (b)

Beschreibung der Schnittdroge (Bild 51b)

In der zerkleinerten Droge fallen die kontrastreich gefärbten beiden Hauptbestandteile, die Schnittstücke der dunklen Krone mit hellem behaarten Grund (a) und die Schnittstücke des filzigen Doppelkelches (b) auf. Daneben finden sich Fragmente der zu einer Säule verwachsenen Filamente mit gelben Antheren (c). Die Droge riecht schwach eigenartig und schmeckt schleimig und herb; dabei wird der Speichel gefärbt

Wirkstoffkomplex

Schleimstoffe, Gerbstoffe, Anthocyanfarbstoff Althaein mit pH-abhängigem Farbumschlag (sauer hellrot, alkalisch grün)

Wirkung, Anwendung s. Flores Farfarae und Flores Malvae

Ebenfalls Bestandteil von Brust- und Hustentees. Durch den Gehalt an Anthocyanfarbstoff als unschädliches Färbemittel für Weine, Liköre, Essig und andere Lebensmittel

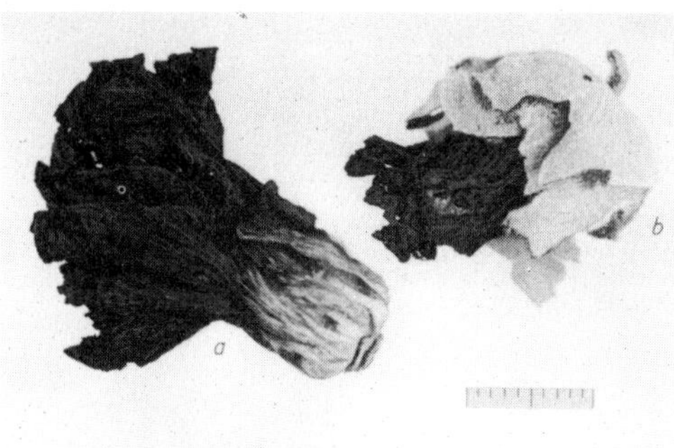

a

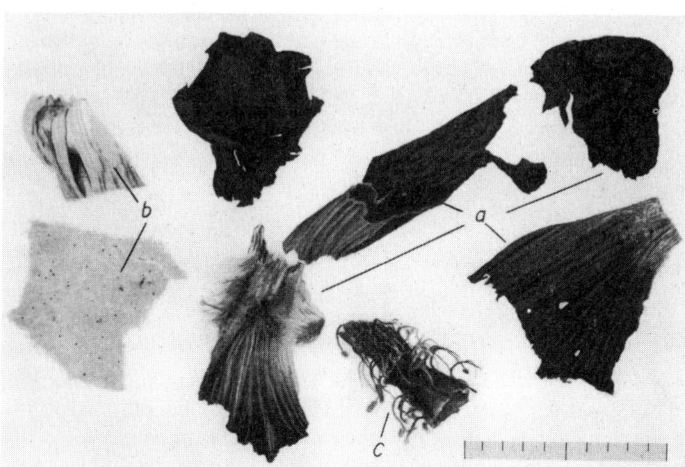

b

Bild 51. Stockrosenblüten
a) Ganzdroge
b) Schnittdroge

Anwendungsgebiete

Hustenmittel – Muzilaginosum, Emolliens –, Färbemittel, Schönungsmittel

Teezubereitung

Aufguß mit siedendem Wasser

Qualitätsnormen

Reinheitsprüfung: auf verfärbte Bestandteile (höchstens 1,0 %) und unschädliche Bestandteile (höchstens 2,0 %)

Aufbewahrung

Aufbewahrungsfrist für die zur Verarbeitung vorgesehene lose Droge höchstens 3 Jahre

Handelsware

Flores Malvae arboreae cum Calicibus toti, concisi zur industriellen Herstellung von Tees

Bemerkungen

Droge des AB–DDR.

Flores Sambuci
Holunderblüten, auch Fliederblüten, Fliedertee

Getrocknete ganze oder zerkleinerte Blütenstände (Zymen)

Stammpflanze, Familie, Vorkommen

Der fälschlich als Flieder bezeichnete Schwarze Holunder – *Sambúcus nigra* L. (Sambucus: altröm. Name; lat. niger: schwarz, wegen der Farbe der reifen Früchte) gehört zur Familie der Holundergewächse – *Sambucáceae (Caprifoliáceae)*
Der Strauch ist in Europa, West- und Mittelasien verbreitet und wächst in Laubwäldern, an Wald- und Wegrändern, an Zäunen und in Gärten. Aufkommen: Sammeldroge von Wildpflanzen

Gewinnung

Nach dem Abschneiden der Blütenstände bei trockener, sonniger Witterung trocknet man sie möglichst schnell im Schatten oder bei künstlicher Wärme. Dabei müssen sie locker ausgebreitet werden, weil die Blüten leicht schimmeln oder sich bräunlich verfärben und dadurch von vornherein verderben (s. Reinheitsprüfung). Früher wurden die Blüten mit der Hand durch Abreiben, Rebeln, von den Blütenstielen entfernt, heute zerkleinert man die ganzen Zymen durch Schneiden. Sie enthalten deshalb Teile der Blütenstiele und Achsen des Blütenstands

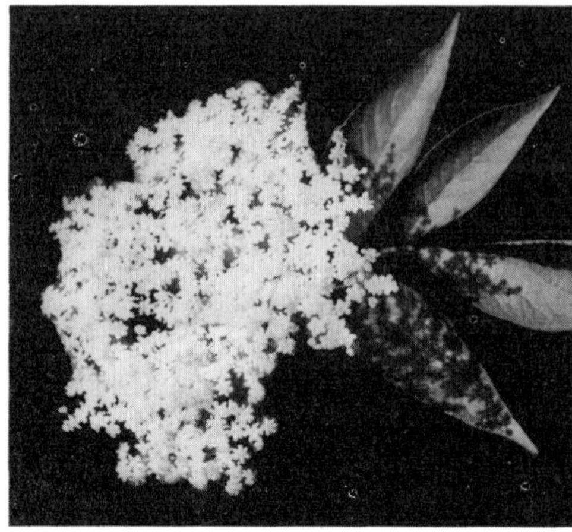

Bild 52. Schwarzer Holunder. Zweig mit Blütenstand (1:3)

Beschreibung der Pflanze (Bild 52)

Der Holunderstrauch wird 3...7 m hoch. Seine graugesprenkelten Stämme und Zweige enthalten ein weißes Mark und tragen an langen Stielen unpaarig gefiederte Blätter. Die Fieder sind kurzgestielt, länglich eiförmig, zugespitzt und gesägt. In zymösen flachen Blütenständen (Trugdolden) entwikkeln sich kleine, gelblichweiße gestielte duftende Blüten. Aus ihnen reifen dunkelviolette bis schwarze saftige Früchte

Beschreibung der zerkleinerten Droge (Bild 53)

Sie setzt sich aus Blüten der zerkleinerten Blütenstände sowie Teilen der Blütenstiele bzw. Blütenstandsachsen zusammen (s. Gewinnung). Auffallender Bestandteil sind die kleinen gelblichen Blüten mit einem Durchmesser von 3...6 mm. Die meisten sind ziemlich zusammengeschrumpft, und nur an einigen erkennt man die für die Droge typische, flache, sternartige, fünflappige verwachsene Krone (a). Mit der Lupe können fünf kurzstielige Staubblätter (b) und ein winziger fünfzipfeliger Kelch (c) wahrgenommen werden. Vom Stempel sind am Griffel drei kleine, stumpf zugespitzte, kegelartige Narben zu sehen. Die Blütenstiele und Blütenstandsachsen bzw. die Teile davon haben eine grünliche oder bräunlichgrüne Farbe. Geruch aromatisch, Geschmack etwas süß, schleimig und kratzend.

Wirkstoffkomplex

Wenig etherisches Öl von salbenartiger Beschaffenheit, meist nicht mehr als 0,1 %. Es enthält freie Fettsäuren und Paraffine. Daneben sind in der Droge Flavonoide bis 3 % Rutin (Quercetin-3-O-rutinosid), Hyperosid (Quercetin-3-O-galactosid) und Isoquercitrin (Quercetin-3-O-glucosid) enthalten, ferner Chlorogen- und Kaffeesäure, sehr wenig cyanogenes Glycosid Sambunigrin, ein Mandelsäurenitrilglucosid, das Cyanwasserstoff abspaltet, außerdem Triterpensäuren Ursolsäure und 20-β-Hydroxyursolsäure, wenig Gerbstoff und Schleimstoff. Der aromatische Geruch der Droge ist auf den Gehalt an Isoamyl- und Ethylamin bedingt

Wirkung, Anwendung

Holunderblüten und Lindenblüten sind die gebräuchlichsten schweißtreibenden Drogen, die bei Erkältungskrankheiten verwendet werden. Der Aufguß wirkt auch diuretisch und abführend. Holunderblüten sind Bestandteil schweißtreibender Tees, des Abführ- und Stoffwechseltees für Diabetiker. Den Auszug gebraucht man auch als Gurgelmittel, seltener zu Bädern und Umschlägen.

Anwendungsgebiete

Diaphoretikum, Diuretikum, Laxans, Gargarisma

Teezubereitung

Aufguß mit siedendem Wasser

Qualitätsnormen

Identitätsprüfung: dünnschichtchromatografisch (Testsubstanz Rutosid-Vergleichssubstanz)
Reinheitsprüfung: auf unschädliche Beimengungen (höchstens 1,0 %), auf Teile der Blütenstandsachsen und Blütenstiele mit einem Durchmesser von mehr als 2 mm (höchstens 10,0 %)

Verwechslung

Die Blüten des Echten Mädesüß – *Filipéndula ulmária* (L.) Maxim. haben freie Kronblätter sowie mehrere Fruchtknoten mit ausgebogenen Griffeln und riechen nach Salicylsäuremethylester. Die Blüten des Traubenholunders – *Sambúcus racemósa* L. haben

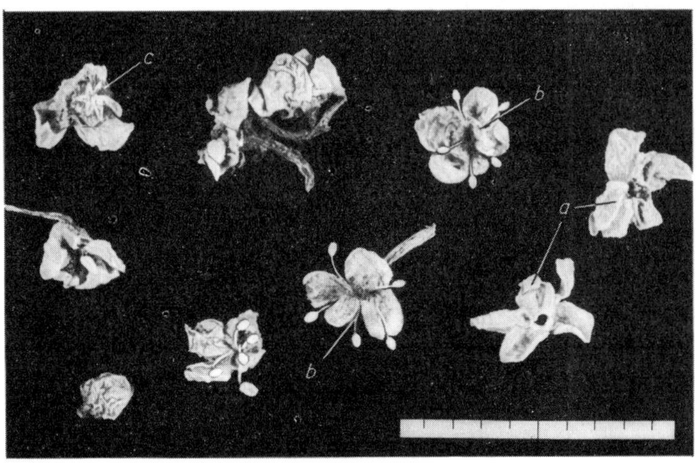

Bild 53. Holunderblüten. Droge aus den zerkleinerten Blütenständen

violette Griffel und grünliche Blütenzipfel, Blüten des Zwergholunders oder Attich – *Sambúcus ébulus* L. rote Filamente, die beim Trocknen schwarz werden. Sie gelten als unschädliche Beimengungen und lassen sich dünnschichtchromatografisch erkennen.

Aufbewahrung

Da die Droge etwas hygroskopisch ist, sollte sie trocken, möglichst in Blechgefäßen aufbewahrt werden. Die Aufbewahrungsfrist sowohl für die konfektionierte als auch für die lose Droge beträgt höchstens 3 Jahre

Handelsware

Flores Sambuci cum Stipitibus concisi, auch industriell als GPM konfektioniert

Bemerkungen

Droge des AB–DDR, ÖAB 9 (Flos Sambuci-Holunderblüte)
Die reifen *Holunderfrüchte,* die volkstümlich auch als *Schiwicken* bezeichnet werden, enthalten reichlich Farbstoffe, Fruchtsäuren, Vitamine und Zucker. Sie eignen sich zur Herstellung von Fruchtsaft, Fruchtwein und Suppen. In Weinländern wird der Holundersaft zur Rotweinschönung gebraucht. Bei der Untersuchung des Farbstoffgemisches isolierte man bisher Chrysantheminchlorid, Sambiose und dessen Anthocyan Sambucyanin. Das Farbstoffgemisch gibt einen *p*H-abhängigen abgestuften Farbumschlag und wird auch als Farbstoffgemisch in der Mikroskopie verwendet.
Das getrocknete weiße *Holundermark* ist ebenfalls in der Mikroskopiertechnik ein Hilfsmittel bei der Anfertigung mikroskopischer Schnitte.

Flores Stoechados

Immortellen, auch Sandstrohblumenblüten, fälschlich Ruhrkrautblüten oder gelbe Katzenpfötchen[1]
Vor dem völligen Aufblühen gesammelte, getrocknete ganze oder zerkleinerte Zymen mit Teilen des Stengels

Stammpflanze, Familie, Vorkommen

Sandstrohblume – *Helichrýsum arenárium* (L.) Moench (gr. helios: Sonne, gr. chrysos: Gold, wegen der Farbe der Körbchen, lat. arena: Sand, da die Pflanze auf Sandboden wächst); Korbblütengewächse – *Asteráceae (Compósitae)*
Beheimatet in Mitteleuropa auf trockenem sandigen Boden und an sonnigen Stellen auf Heiden, an Dünen; reichlich in Südfrankreich. Aufkommen: Sammeldroge von Wildpflanzen

[1] Ruhrkräuter sind *Gnaphaliumarten* (s. Bemerkungen). Die Körbchen des Katzenpfötchens – *Antennária dióica* (L.) Gaertn. lieferten früher *Flores Gnaphalii.* Sie sind heute obsolet

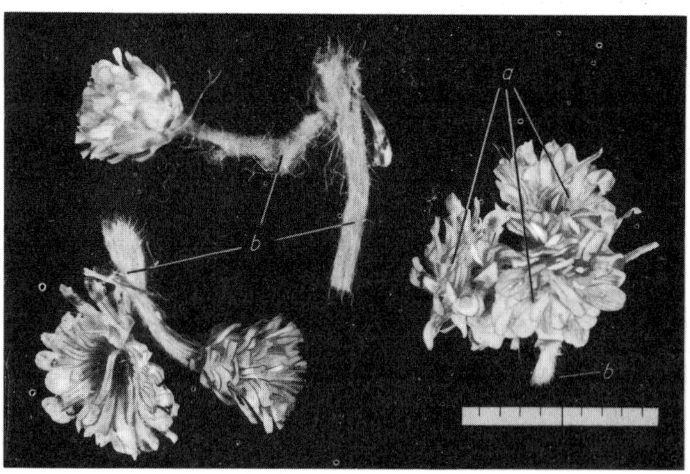

Bild 54. Immortellen. Ganzdroge (Blütenkörbchen)

Beschreibung der Ganzdroge (Bild 54)

Die Droge ist an den etwa 5 mm breiten strohigen Körbchen (a) leicht zu erkennen. Jedes Körbchen ist von einer zitronengelben trockenhäutigen Korbhülle umgeben. Auf dem kahlen Korbboden stehen zahlreiche gelbe Röhrenblüten mit zitronengelbem Pappus. Bei den knospig gesammelten Körbchen sind die Hochblätter (Hüllkelchblätter) noch über den Röhrenblüten zusammengeschlossen und geben den Körbchen ein köpfiges Aussehen. Sie stehen zymös an grauen, wollfilzig behaarten Stielen (b). Die geschnittene Droge setzt sich aus einzelnen, knäuelig zusammenhängenden Körbchen mit Stücken des filzig behaarten Stengels zusammen. Geruch unangenehm, aromatisch; Geschmack aromatisch, bitter

Wirkstoffkomplex

Flavonglycoside des Kämpferols, Apigenins und Naringenins, daneben Phthaleide

Wirkung, Anwendung

Als harn- und gallflußfördernde sowie gallsekretionsfördernde Droge bei Leber- und Gallenkrankheiten, Nieren- und Blasenleiden. Die Droge ist besonders gegen Gallenblasenentzündung geeignet. Sie wird auch als Schönungsmittel für Teemischungen und als Schmuckblüte für die Blumenbinderei verwendet.

Anwendungsgebiete

Cholagogum, Diuretikum, Schönungsmittel

Teezubereitung

Aufguß mit siedendem Wasser

Qualitätsnormen

Reinheitsprüfung: auf Stengelteile mit einem Durchmesser von über 2 mm (höchstens 1,0 %) und unschädliche Beimengungen (höchstens 2,0 %)

Aufbewahrung

Aufbewahrungsfrist für die zur Verarbeitung vorgesehene lose Droge 5 Jahre, nach Prüfung Verlängerung möglich, insgesamt höchstens 10 Jahre

Handelsware

Flores Stoechados toti, concisi zur industriellen Herstellung von Tees

Bemerkungen

Droge des AB–DDR (Anl. 7)

Das frische Kraut von *Gnaphálium obtusifólium* L. (*syn. G. polycéphalum* MICHX.), *Asteráceae,* liefert *Herba Gnaphalii polycephali recens* (s. d.).

Flores Tiliae
Lindenblüten

Getrocknete ganze oder zerkleinerte Blütenstände

Stammpflanze, Familie, Vorkommen

Lindenblüten sind von verschiedenen Lindenarten zugelassen, entscheidend ist der Gehalt an Schleim- und Gerbstoffen (s. Reinheitsprüfung und Gehaltsbestimmung). So können die Blüten außer von den beiden wichtigsten Linden, der Winterlinde und der Sommerlinde, auch von einigen anderen *Tiliaarten* stammen. Hauptlieferanten bleiben aber die Winterlinde – *Tília cordáta* MILL. und die Sommerlinde – *Tília platyphýllos* SCOP. (Tilia von gr. tilon: Flügel, wegen des flügelartigen Hochblattes, lat. cordatus: herzförmig, gr. platys: breit, gr. phyllon: Blatt); Lindengewächse – *Tiliáceae*.
Die Blütenstände der Silberlinde – *Tília tomentósa* MOENCH dürfen nicht verwendet werden (s. Gehaltsbestimmung). Die Linden sind in Europa und Nordasien verbreitet. Sie galten früher als geheiligte Bäume, unter denen gerichtet wurde oder Versammlungen stattfanden (Dorflinde). Da sie als stattliche Bäume mit großer Krone reichlich Schatten spenden, sind sie als Alleen-Bäume beliebt und werden viel kultiviert. Aufkommen: Sammeldroge von Wildpflanzen

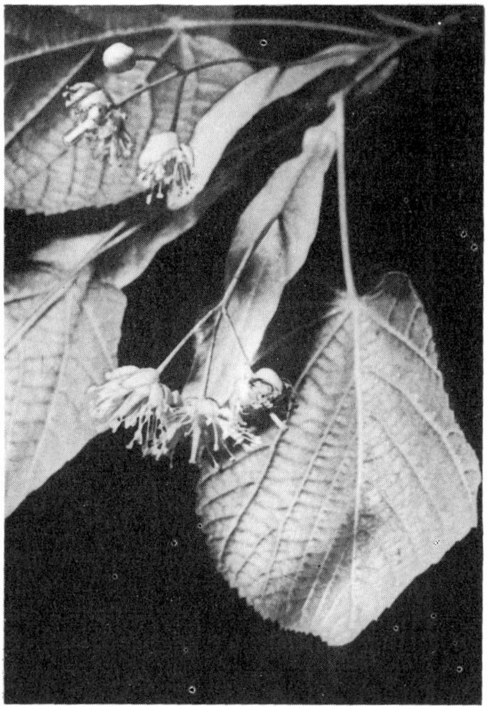

Bild 55. Sommerlinde. Blütenstände (1:1)

Beschreibung der Pflanzen

Die Winterlinde unterscheidet sich sowohl in der Größe als auch im Blattbau und der Blütenanordnung deutlich von der Sommerlinde.

Winterlinde: Sie wird bei einem durchschnittlichen Alter von 150 Jahren bis zu 25 m hoch und trägt gegenüber der Sommerlinde kleinere, herzförmige Blätter. In den Nervenwinkeln der Blattunterseite stehen kleine rostfarbene Haarbärtchen. Jeweils 3 bis 16 gestielte gelbliche Blüten sind in langstieligen Zymen angeordnet und blühen im Juni/Juli. Die Hauptachse ist bis zur Hälfte mit einem hellgrünen häutigen, netzadrigen Hochblatt oder Deckblatt, mit der sog. Braktea, verwachsen. Die Blüten der Winterlinde sind wirkstoffreich und besonders geschätzt.

Sommerlinde (Bild 55): Die Bezeichnung verweist auf die frühere Blütezeit gegenüber der Winterlinde. Sie blüht schon Anfang Juni und kommt auch früher zur Fruchtreife. Die Sommerlinde wird bis zu 30 m hoch und kann ein Alter bis zu 1000 Jahren erreichen. Sie bildet größere, herzförmige Blätter mit gesägtem Blattrand. Auf der weichbehaarten Blattunterseite finden sich in den Nervenwinkeln weiße Haarbärtchen. Die Zymen setzen sich aus 3 bis 7 Einzelblüten zusammen

Beschreibung der Schnittdroge (Bild 56)

Die Schnittdroge enthält im wesentlichen Blütenknospen, Blüten und Teile des Hochblattes. Die Blüten (b) sind stark ge-

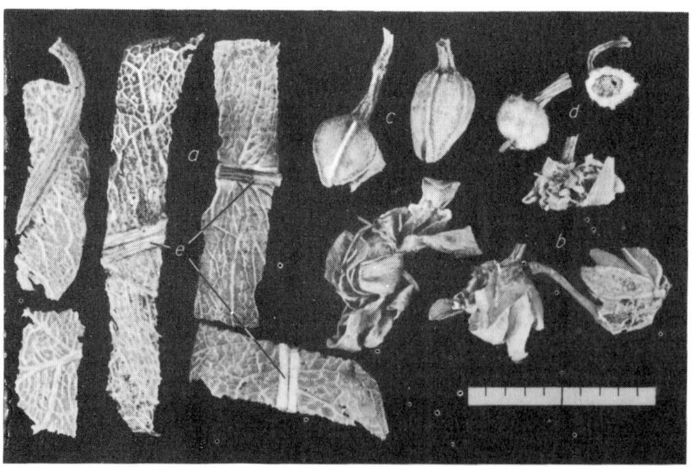

Bild 56. Lindenblüten. Schnittdroge

schrumpft, gelbbraun und weisen fünf Kronblätter, fünf grünliche Kelchblätter und Reste des Blütenstiels auf. Vereinzelte rundliche grüne oder bräunlichgrüne Blütenknospen (c) und ovale oder kugelige, filzig behaarte Früchte (d) fallen weniger auf. Das Hochblatt (a), oft in streifenartigen Stücken enthalten, ist gelbgrün oder hellgrün, häutig bis papierartig steif und im ganzen zungenförmig. Auffällig daran ist auch die helle Netznervatur und die verstärkte Mittelrippe (e). Geruch aromatisch, Geschmack schwach aromatisch, zusammenziehend und schleimig

Wirkstoffkomplex

Gerbstoff, Schleimstoffe, 0,04...0,1 % etherisches Öl mit Terpenalkohol Farnesol, Proanthocyanidine, neuerdings zwei Dimere B_2 und B_4, etwa 1 % mehrere Flavonoidderivate des Kämpferols und Quercetins, Flavonglycosid Hesperidin, außerdem Kaffeesäure, Chlorogensäure und p-Cumarsäure
Nach der Monografie des AB dürfen die Schleimstoffe einen vorgeschriebenen Viskositätswert des Auszugs nicht überschreiten (s. Reinheitsprüfung) und die Gerbstoffe einen geforderten Mindestgehalt nicht unterschreiten

Wirkung, Anwendung

Lindenblüten wirken wie Holunderblüten schweißtreibend und werden gegen Erkältungskrankheiten viel verwendet. Sie sind beide Bestandteil schweißtreibend wirkender Tees. Daneben gebraucht man die Droge als Spasmolytikum bei Krampfzuständen des Magens, des Darms und der Gallenwege, auch als Spül- und Gurgelmittel, seltener zu Bädern und Umschlägen bei Hautkrankheiten mit Hautentzündung.

Die aus den Blüten hergestellte offizinelle Lindenblütentinktur – Tinctura Tiliae AB–DDR (Anl. 7) – wird kosmetisch genutzt, Gesichtswässern und Krems zugesetzt.

Da Lindenblüteninfus angenehm schmeckt, sind Lindenblüten auch als Bestandteil von Haustees geschätzt.

Anwendungsgebiete

Diaphoretikum, Spasmolytikum, Gargarisma, Dermatologikum, kosmetischer Wirkstoff, Hausteedroge

Teezubereitung

Aufguß mit siedendem Wasser

Qualitätsnormen

Reinheitsprüfung: Sie erfolgt auf Viskosität. Das AB läßt sie aus einer Abkochung (Rückflußkühlung) unter Verwendung eines Kapillarviskosimeters bestimmen. Sie darf höchstens $3{,}3 \cdot 10^{-4}\, m^2/s$ betragen. Höhere Werte weisen auf Blüten nicht zugelassener *Tiliaarten* hin. Ferner läßt das AB auf unschädliche Beimengungen (höchstens 2,0 %) und verfärbte Bestandteile (höchstens 5,0 %) prüfen.
Gehaltsbestimmung: auf Gerbstoffgehalt (berechnet auf die bei 105 °C getrocknete Droge als Pyrogallol), mindestens 1,75 %

Verwechslung

Reinheitsprüfung und Gehaltsbestimmung schließen die Blüten der Silberlinde – *Tília tomentósa* MOENCH und die einiger anderer *Tiliaarten* aus, da die Auszüge einen zu niedrigen Gerbstoff- und einen zu hohen Schleimgehalt, dadurch einen unangenehmen Geruch und einen öligen, kratzenden Geschmack aufweisen. Bestandteile der Silberlinde sind auch an den unterseits behaarten Hochblättern zu erkennen und gelten als Verfälschung

Aufbewahrung

Aufbewahrungsfrist sowohl für die konfektionierte als auch für die lose Droge höchstens 3 Jahre

Handelsware

Flores Tiliae cum Bracteis concisi, auch industriell als GPM konfektioniert

Bemerkungen

Droge des AB–DDR, DAB 8 (Lindenblüten – Tiliae flos), ÖAB 9 (Flos Tiliae – Lindenblüte).
Das *Lindenholz* ist sehr weich und zum Schnitzen geeignet. Aus Lindenholz wird auch *Lindenholzkohle* zum Zeichnen hergestellt.

Flores Verbasci
Königskerzenblüten, auch Wollblumen

Zur Blütezeit gesammelte, sofort getrocknete ganze, teilweise zerfallene oder zerkleinerte Blütenkronen

Stammpflanze, Familie, Vorkommen

Windblumenkönigskerze – *Verbáscum phlomoídes* L. – und Großblütige Königskerze – *Verbáscum densiflórum* BERTOL. (Verbascum von lat. barbascum: bärtig, wegen der Behaarung, lat. plomodes: filzkrautähnlich, lat. densiflorum: dichtblütig); Braunwurzgewächse – *Scrophuláriaceae*
In ganz Europa verbreitet auf trockenem sandigen und lehmigen Boden, an Schuttstellen, Bahndämmen, Waldrändern. Aufkommen: Anbaudroge aus individuellem Kleinanbau

Beschreibung der Ganzdroge (Bild 57b)

Goldgelbe, 1,5...2 cm breite, besonders außen dicht filzig-behaarte fünfzipfelige Kronen (a). Sie sind verwachsen und laufen in einer kurzen röhrigen Öffnung aus (b). Bei der Ernte verbleiben die Kelche mit dem Gynäzeum an der Pflanze. Im Innern der Krone sitzen fünf Stamina; von den fünf Antheren sind drei stark gelbwollig behaart, zwei kahl (Bild 57a). Die Filamente der behaarten Staubblätter sind rötlich; die zwei unbehaarten Staubblätter tragen gelbe Filamente. Geruch angenehm, honigartig, Geschmack schleimig, etwas süß, dann kratzend

Wirkstoffkomplex

Etwa 3 % Schleimstoffe, Saponine, davon das Hauptsaponin Verbascosaponin (Aglycon Verbascogenin), Flavonoide, hauptsächlich Rutin und Hesperidin, daneben Apigenin, Apigenin-7-O-glucosid, Luteolin, Luteolin-7-O-glucosid, Chrysoeriol, Eriodictyol, Kämpferol, Quercetin, Tamarixetin-7-O-rhamnoglucosid

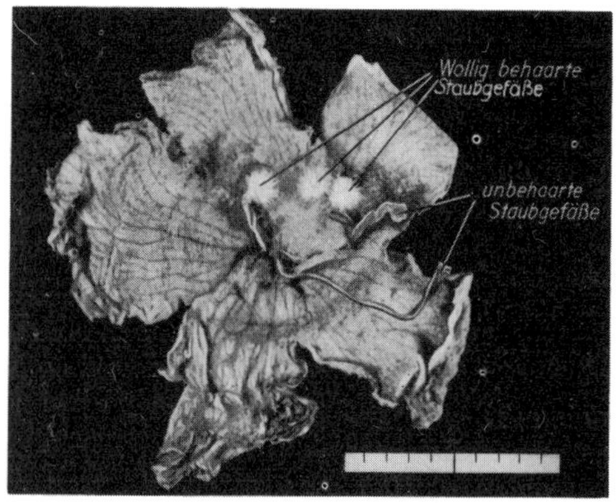

a

Bild 57. Königskerzenblüten
a) Innenseite der einzelnen Blüte
b) Ganzdroge

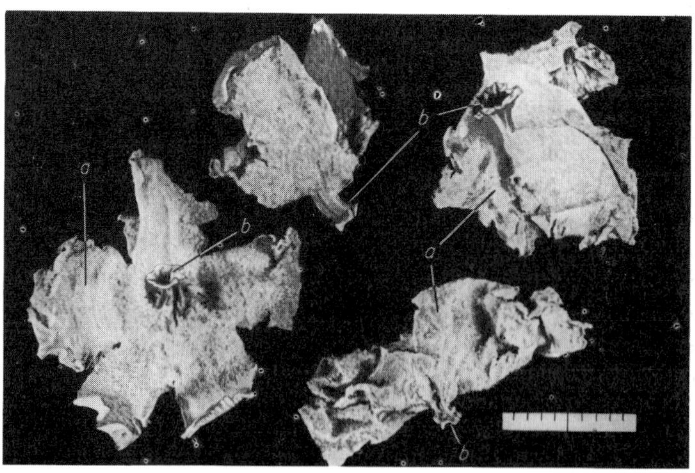

b

Wirkung, Anwendung

Auszüge aus den Blüten wirken auswurffördernd und schleimlösend, mildern Entzündungen im Rachen bei Husten, starker Verschleimung und Bronchialkatarrh

Anwendungsgebiete

Hustenmittel – Expektorans, Bronchosekretolytikum, Muzilaginosum, Emolliens

Teezubereitung

Aufguß mit siedendem Wasser

Qualitätsnormen

Reinheitsprüfung: auf verfärbte Bestandteile (höchstens 10,0 %), unschädliche Beimengungen (höchstens 2,0 %)

Aufbewahrung

Möglichst trocken, da hygroskopisch. Eine braunverfärbte und feuchte Droge ist wertlos. Die Aufbewahrungsfrist sowohl für die konfektionierte als auch für die zur Verarbeitung vorgesehene lose Droge beträgt höchstens 18 Monate

Handelsware

Flores Verbasci toti, concisi zur industriellen Herstellung von Tees

Bemerkungen

Droge des AB–DDR (Anl. 7), ÖAB 9 (Flos Verbasci – Königskerzenblüte)
Herba Verbasci recens AB (7) – *Frisches Königskerzenkraut* – besteht aus den frischen, zu Beginn der Blütezeit gesammelten, oberirdischen Teilen von *Verbáscum densiflórum* BERTOL. ohne die verholzten Stengelteile. Die Gütevorschrift läßt als Reinheitsprüfung den Gehalt an unschädlichen Beimengungen bestimmen (höchstens 2,0 %). Aus dem frischen Königskerzenkraut wird die Urtinktur (Verbascum ∅) hergestellt.

Folia Basilici recens
s. unter Herba Basilici

Folia Belladonnae
s. Herba Belladonnae

Folia Betulae
Birkenblätter

Im Frühjahr gesammelte, getrocknete ganze oder zerkleinerte Laubblätter

Stammpflanze, Familie, Vorkommen

Die Blätter stammen von der Hängebirke – *Bétula péndula* ROTH und von der weniger vorkommenden Moorbirke – *Bétula pubéscens* EHRH. (Betula: altröm. Name, lat. pendulus: hängend, lat. pubescens: weichbehaart); Birkengewächse – *Betuláceae*
Die Betulaarten sind in Nord- und Mitteleuropa auf trockenen, nährstoffarmen, sauren Wald- und Moorböden anzutreffen. Die häufig verbreitete Hängebirke wird auch als Alleen-Baum angepflanzt. Aufkommen: Sammeldroge von Wildpflanzen. Wichtige Exportländer sind die UdSSR, die VR Polen und die Balkanländer

Beschreibung der Pflanze (Bild 58)

Beide Birken werden bis zu 25 m hoch und sind durch die für sie charakteristische weiße, sich zum Teil abschälende Rinde gekennzeichnet. An den überhängenden Zweigen treiben im April/Mai längliche hellbraune Blütenkätzchen mit männlichen Blüten (Staubblüten). Die aus weiblichen Blüten (Stempelblüten) zusammengesetzten Kätzchen sind klein, grün und walzenförmig. Die Laubblätter sind breitherzförmig, dreieckig-rhombisch und an den Ecken abgerundet, oberseits dunkelgrün, unterseits hellgrün. Der Blattrand ist scharf doppeltgesägt. Besonders auf der Blattoberseite erkennt man eine feine Netznervatur. Während die Blätter der Moorbirke mehr eiförmig und weichbehaart sind, fehlt die Behaarung bei der Hängebirke. Junge frische Blätter fühlen sich klebrig an

Beschreibung der Schnittdroge (Bild 59)

Spröde, dünne, oberseits dunkelgrüne (a), unterseits hellgrüne Blattstücke (b), die eine feinadrige, helle Netznervatur aufweisen, be-

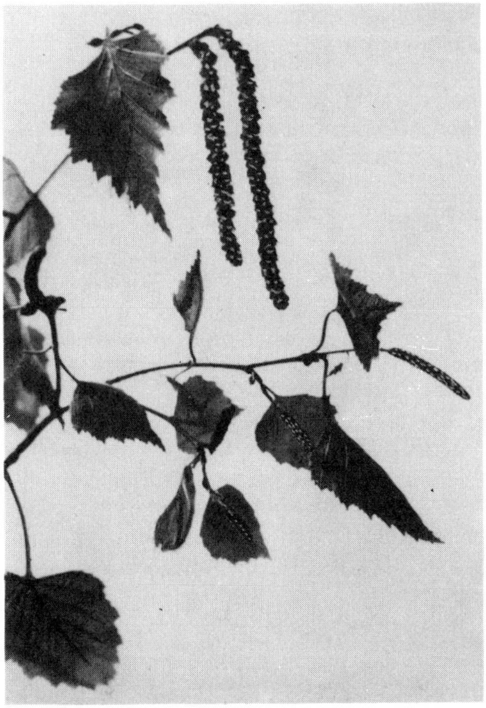

Bild 58. Hängebirke. Beblätterter Zweig mit männlichen und weiblichen Blütenkätzchen (1:1)

sonders auf der Oberseite (c). Die Randstücke sind gesägt. Mit der Lupe erkennt man dunkelbraune, punktartige Erhöhungen, Drüsenschuppen (c). In der Droge finden sich in geringer Menge braune Blattstiele, Teile der Zweige und Bruchstücke der Blütenkätzchen (s. Reinheitsprüfung). Geruch schwach aromatisch, Geschmack bitter

Wirkstoffkomplex

3...6 % Saponine, 2 % Flavonglycoside Myricetin-3-digalactosid, diuretisch wirkendes Hyperosid und Quercitrin, wenig etherisches Öl, Gerbstoffe und 0,5 % und mehr Ascorbinsäure

Wirkung, Anwendung

Birkenblätter sind ein unschädliches harntreibendes – saluretisch wirkendes – Mittel gegen Wassersucht, von unterstützender Wirkung bei Rheumatismus und Nierensteinleiden, zu Bädern und Waschungen ist der Auszug seltener im Gebrauch. Bestandteil harntreibender Tees, Blasen- und Nierentees, Gicht-, Rheuma- und Stoffwechseltees. Aus der Droge werden Pflanzenauszüge als Fertigwaren bereitet. Auch wird die offizinelle Birkentinktur – Tinctura Betulae AB–DDR (Anl. 7) – für die industrielle Verarbeitung hergestellt, z. B. für Kosmetika.

Anwendungsgebiete

Diuretikum, kosmetischer Wirkstoff

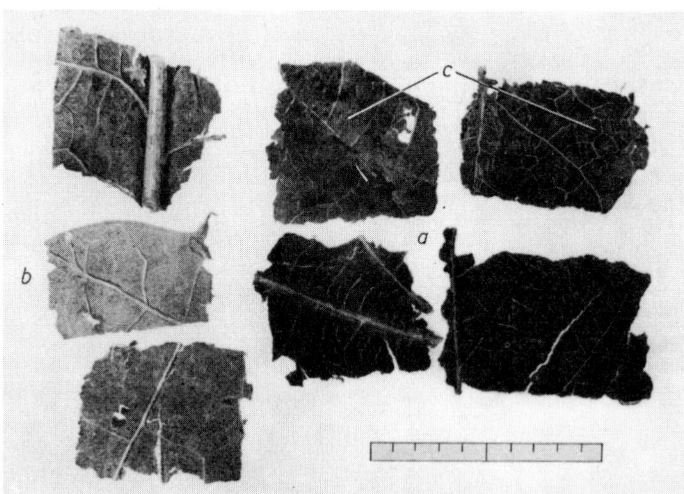

Bild 59. Birkenblätter. Schnittdroge

Teezubereitung

Aufguß mit siedendem Wasser

Qualitätsnormen

Reinheitsprüfung: auf unschädliche Beimengungen (höchstens 2,0 %), verfärbte Bestandteile (höchstens 10,0 %) und Teile der Zweige und Blütenstände (höchstens 4,0 %)

Verwechslung

Mit Folia Juglandis (s. Bild 71). Walnußblätter sind mehr braungrün und von steifer Beschaffenheit. Die parallel zueinander verlaufenden, wenig hervortretenden Seitennerven zweiter Ordnung gehen von den stark hervortretenden Seitennerven erster Ordnung im rechten Winkel ab und umgrenzen rechteckige Flächen

Aufbewahrung

Aufbewahrungsfrist für die konfektionierte Droge höchstens 5 Jahre, für die lose Droge 5 Jahre, nach Prüfung Verlängerung möglich, insgesamt höchstens 10 Jahre

Handelsware

Folia Betulae tota, concisa, auch industriell als GPM konfektioniert

Bemerkungen

Droge des AB–DDR, DAB 8 (Birkenblätter – Betulae folium), ÖAB 9 (Folium Betulae – Birkenblatt)
In der UdSSR, in Schweden und Finnland gewinnt man durch Schwelen von Birkenholz *Pix betulina – Birkenteer*, der mancherorts noch gegen Hautkrankheiten verwendet wird. Technisch wichtig ist er für die Herstellung von Juchtenleder.
Den offizinellen *Succus Betulae – Birkensaft* AB–DDR (Anl. 7) – erhält man durch Anbohren der Birkenstämme im Frühjahr und Auffangen des ausfließenden Saftes. Er wird auch in der DDR in beachtlichen Mengen gewonnen und verschiedenen Kosmetika, speziell Birkenhaarwässern, zugesetzt. Im Colditzer Revier wurden 1985 etwa 4 000 Birken angebohrt, mit Metallröhrchen versehen und rund 800 000 l Birkensaft gewonnen.[1]

[1] s. LVZ 10. April 1985

Folia Castaneae
Kastanienblätter, auch Folia Castaneae vescae

Getrocknete Blätter

Stammpflanze, Familie, Vorkommen

Eßkastanie – *Castánea sativa* MILL. (*syn. Castanea vesca* GAERTN.); Buchengewächse – *Fagáceae*
Beheimatet in Mittelasien, kultiviert im Mittelmeergebiet, auch als Zierpflanze

Wirkstoffkomplex

9 % Gerbstoffe, Flavonoide

Anwendung

Gegen Keuchhusten, früher zur Herstellung des Fluidextrakts für die Homöopathie.

Folia Cocae
Kokablätter, auch Cocablätter

Stammpflanze, Familie, Vorkommen

Kokastrauch – *Erythróxylum cóca* LAM., *Erythroxyláceae.* Südamerika (Peru, Bolivien, Ekuador)

Wirkstoffe

0,5...2,5 % Alkaloidgemisch, Hauptalkaloid ist (–)-Cocain

Anwendung

Zur Isolierung des Cocains für die Herstellung des Cocainhydrochlorids als Lokalanästhetikum

Bemerkungen

Kokablätter sind Suchtmittel lt. SMG der DDR.

Folia Crataegi
Weißdornblätter, auch Folia Crataegi cum Floribus, Herba Crataegi, Flores Crataegi cum Folia

Zur Blütezeit im Mai/Juni gesammelte, getrocknete ganze oder zerkleinerte Laubblätter, Blüten und Teile der Zweige. Die später gesammelten Blätter sind meistens zu stark von Schädlingen befallen

Stammpflanze, Familie, Vorkommen

Zweigriffliger Weißdorn – *Cratáegus laevigáta* (POIR.) DC. (*syn. Cratáegus oxyacántha* L.) und Eingriffliger Weißdorn – *Cratáegus monógyna* JAQ. (em. LINDM.); (gr. kratos: Kraft, wegen des festen Holzes; lat. laevigatus: glatt, geglättet; lat. monogynus: eingrifflig); Rosengewächse – *Rosáceae*
Verbreitet und kultiviert in Europa und Asien an Abhängen, Weg- und Waldrändern, in Anlagen kultiviert. Weißdornbestände werden stark vom »Feuerbrand«, einer bakteriellen Pflanzenkrankheit, befallen und gefährden dadurch Obstgehölze, besonders Apfelbäume. Der Erreger ist ein grampositives Stäbchen, *Erwinia amylovora* (BURR.) WINSL. *et al.* Zahlreiche Crataegusbestände müssen gerodet und verbrannt werden, Neuanpflanzungen sind in der DDR nicht gestattet. Aufkommen: Sammeldroge von Wildpflanzen und Importdroge

Beschreibung der Schnittdroge (Bild 60)

An den hellgrünen Blattstücken erkennt man hervortretende hellbraune dünne Haupt- und Seitennerven sowie eine feine Netznervatur (a). Die Blüten sind etwa 5 mm breit und haben gelblichweiße bis bräunliche runde Kronblätter; sie sind einzeln oder zu Doldenrispen meist unzerkleinert erhalten (b). Der Kelch ist bräunlichgrün. Vereinzelt kommen auch geschrumpfte Blütenknopsen vor (c). Das Drogenbild wird durch dünne Blüten- und Stengelteile (Durchmesser s. Reinheitsprüfung) ergänzt (d). Geruch aromatisch, Geschmack wahrnehmbar, etwas schleimig

Wirkstoffkomplex

Hauptwirkstoffe sind die Flavonglycoside Hyperosid, Rutin, Vitexin-2″-O-rhamnosid, Vitexin-4′-O-rhamnosid und Apigeninglycosid sowie Vitexin, ein Glucosylflavon mit Glucose in C-Glucosylbindung, und die Aglycone Quercetin und Kämpferol. Ferner sind enthalten das Glycosid Leucocyanidinbiosid, 2...3 % Dehydrocatechine, dimere oder oligomere Procyanidine mit Herz- und Kreislaufwirkung und Amine β-Phenethylamin, o-Methoxy-β-phenethylamin und Tyramin. Nebenstoffe sind ein Triterpensäuregemisch aus Ursol-, Crataegol- und Oleanolsäure, Phenolcarbonsäuren Chlorogen- und Kaffeesäure, die Polyhydroxyflavanole Catechin und (−)-Epicatechin, n-Tracontan, Nonacosanol und β-Sitasterol

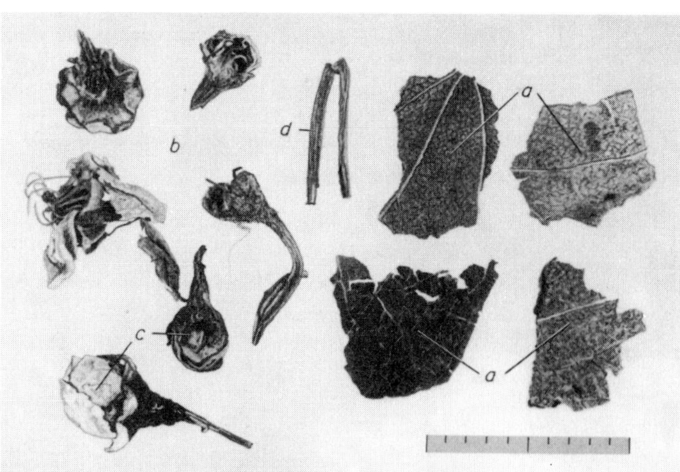

Bild 60. Weißdornblätter. Schnittdroge

Weißdornauszüge wirken kardioton und kardiovaskulär, im einzelnen erhöhen sie die Kontraktionskraft des Herzens, gleichen Rhythmusstörungen aus und sind durch stärkere Blutversorgung des Myokards infolge verbesserter Koronardurchblutung durch milde Erweiterung der Koronarien (Hyperosid) koronarwirksam. Sie verringern die Anfallsbereitschaft bei Angina pectoris. Weißdornblätter gelten als Adjuvans gegen leichte Myokard- und Koronarinsuffizienz sowie Frühinsuffizienz im Alter, bei Belastungsherz, nachlassender Leistungsfähigkeit des Herzens, auch gegen nervöse Herzbeschwerden mit Beklemmungs- und Druckgefühl. Eine direkte antihypertensive Wirkung konnte bisher nicht nachgewiesen werden, sie gleichen aber hypertone und auch hypotone Zustände aus, wirken blutdruckregularisierend. So können Weißdornzubereitungen vor erforderlicher Therapie mit herzwirksamen Glycosiden eingesetzt werden. Erfolge sind erst nach längerem kurähnlichen, regelmäßigen Gebrauch zu erwarten.
Der Wirkstoffkomplex des Weißdorns greift nicht an den kontraktilen Bereichen des Myokards an, sondern sichert Ernährung und Reserven für die Herzkraft. Damit unterscheiden sich die Pharmakodynamik und -kinetik grundsätzlich von der herzwirksamer Glycoside, z. B. des Digitoxins. Wegen der differenzierten Angriffspunkte können Weißdornpräparate und herzwirksame Glycoside bei bestehender Herzinsuffizienz, speziell bei der Altersbehandlung, zur schnelleren Rekompensation kombiniert werden. Nebenwirkungen der herzwirksamen Glycoside (Nausea) traten zurück. Auch wurde nachgewiesen, daß die Dosierung von Glycosiden herabgesetzt werden kann. Es ist aber erforderlich, vor Gebrauch von Weißdornpräparaten bei Herz- und Kreislaufkrankheiten, besonders bei der Kombinationstherapie mit herzwirksamen Glycosiden, Weißdorn oder anderen Herz-Kreislauf-Mitteln zusammen, den behandelnden Arzt zu befragen.
Weißdornblätter sind Bestandteil von Nerventees und Tees gegen Alterserscheinungen.
Zur Herstellung von Pflanzensäften, Weißdornperlen und anderen Kreislaufmitteln aus Weißdorn werden die Früchte verwendet (s. w. u.). Die breitere Anwendung von Weißdorn in der Therapie erfordert weitere klinische Erprobung und wissenschaftliche Bestätigung.

Anwendungsgebiete

Adjuvierendes Kardiakum, Koronartherapeutikum, Antiarrhythmikum

Teezubereitung

Aufguß mit siedendem Wasser

Qualitätsnormen

Reinheitsprüfung: auf Teile der Stengel mit einem Durchmesser von über 3 mm (höchstens 1,0 %) und auf unschädliche Beimengungen (höchstens 1,0 %)

Aufbewahrung

Aufbewahrungsfrist sowohl für die konfektionierte als auch für die zur Verarbeitung vorgesehene lose Droge höchstens 3 Jahre

Handelsware

Folia Crataegi cum Floribus concisa industriell als GPM konfektioniert

Bemerkungen

Droge des AB–DDR (Anl. 7), DAB 8 (Weißdornblätter mit Blüten – Crataegi folium cum floribus)

Fructus Crataegi – Weißdornfrüchte und *Fructus Crataegi recens – Frische Weißdornfrüchte*, auch als Weißdornbeeren, Mehlbeeren oder Mehlfäßchen bezeichnet, stammen ebenfalls von *Cratáegus laevigáta* (Poir.) DC. und von *Cratáegus monogýna* Jaq. (em. Lindm.) (Bild 61). Die Früchte von *C. monogyna* sind wegen des hohen Wassergehalts schwer zu trocknen und deshalb weniger gut geeignet. Aufkommen: Sammeldroge von Wildpflanzen und Importdroge. Weißdornfrüchte sind rotbraune oder weinrote, matte beerenartige Scheinbeeren mit nach dem Trocknen runzeliger faltiger Oberfläche (Bild 62), etwa 12 mm lang und 10 mm breit, ei- bis walzenförmig. An einer Seite stehen ringartig erhöhte Reste der fünf Kelchblätter (a). Die untere Seite läuft in einen kurzen Fruchtstiel aus (b). Im Fruchtfleisch, das frisch süßlich und mehlig schmeckt (Mehlfäßchen!), liegen zwei bis drei harte weißliche Steinfrüchte mit je einem bräunlichen Samen. Getrocknet schmecken die Früchte süßlich, schleimig. Sie sind geruchlos.

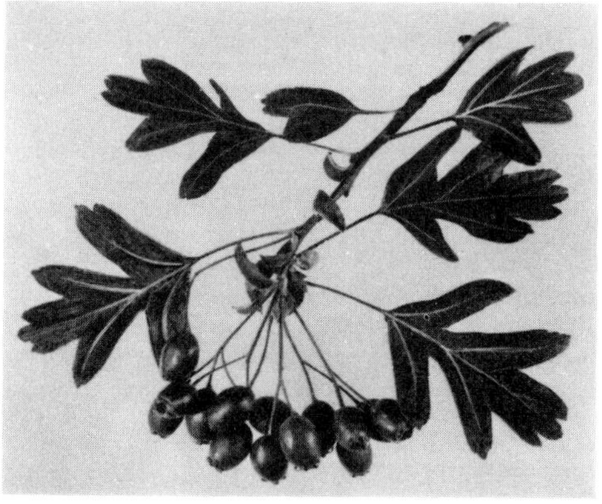

Bild 61. Eingriffliger Weißdorn. Zweig mit reifen Früchten (1:3)

Weißdornfrüchte enthalten die gleichen Wirkstoffe wie Weißdornblätter, aber mehr Hyperosid.

Die Gütevorschrift läßt als Reinheitsprüfung auf unschädliche Beimengungen prüfen (höchstens 2,0 %). Beide Drogenarten, die getrocknete und frische Droge, sind im AB–DDR (Anl. 7) aufgeführt. Weißdornfrüchte werden überwiegend industriell zu Fertigwaren verarbeitet, z.B. zu Weißdornextrakt; aus den frischen Früchten werden auch hom. AM (Crataegus ∅, D 4) hergestellt. Offizinelle Arzneizubereitungen aus den getrockneten Weißdornfrüchten sind Weißdornfluidextrakt – Extractum Crataegi fluidum – und die aus Früchten und Blättern hergestellte Weißdorntinktur – Tinctura Crataegi AB–DDR (Anl. 7). Die Teezubereitung aus den Früchten erfolgt selten als Aufguß mit siedendem Wasser. Dazu sollte die Droge vorher zerkleinert werden

Handelsware

Fructus Crataegi toti, geschrotet nur für die industrielle Verarbeitung.

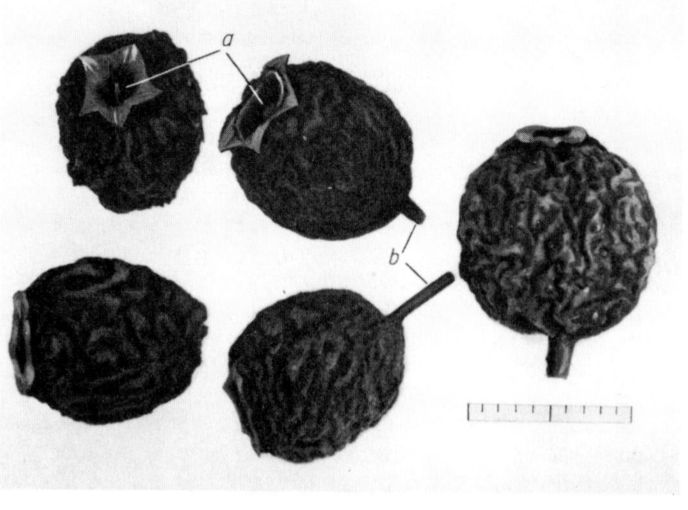

Bild 62. Weißdornfrüchte. Ganzdroge

Folia Digitalis
Fingerhutblätter, auch Folia Digitalis purpureae

Frische und getrocknete, vor der Blütezeit gesammelte Blätter

Stammpflanze, Familie, Vorkommen

Roter Fingerhut – *Digitális purpúrea* L. (lat. digitus: Finger, wegen der Blütenform, lat. purpureus: purpurfarbig); Braunwurzgewächse – *Scrophulariáceae*
Die Pflanze kommt verbreitet in Mitteleuropa vor. Bei uns wächst sie besonders im Thüringer Wald, Harz, Erzgebirge, in der BRD im Schwarzwald, Odenwald, Taunus und Bayrischen Wald. Sie bevorzugt als Kalkflüchtler kalkarmen Boden, wächst auf Kahlschlägen, an Wegrändern, sonnigen Waldstellen und Abhängen. Der Rote Fingerhut steht nicht unter Naturschutz, dagegen gehört der gelbblühende, pharmazeutisch nicht verwendete Großblütige Fingerhut – *Digitális grandiflóra* MILL. – zu den geschützten und volkswirtschaftlich wertvollen Pflanzenarten. Aufkommen: Sammeldroge von Wildpflanzen und Anbaudroge aus Kleinanbau (Dresden)

Beschreibung der Pflanze (Bild 63)

Der Rote Fingerhut, eine unserer schönsten Pflanzen, zugleich eine Giftpflanze und eine unserer wichtigsten Arzneipflanzen, ist zweijährig und bildet nach einem Blattstadium im ersten Jahr mit bodenständiger Rosette im zweiten Jahr einen 0,5...1 m hohen graufilzigen Stengel aus. Die daran herablaufenden Blätter sind ei- bis eilanzettförmig, am Rande gekerbt und unterseits graufilzig behaart. Dort tritt die Nervatur stark hervor. Der Blattstiel ist geflügelt. Von Juni bis August entwickeln sich in seitwendiger Traube hellpurpurne glockig-röhrige, fingerförmige Blüten. Innen erkennt man rote Flecke, die weiß umrandet sind, sowie zahlreiche aufrechte Haare

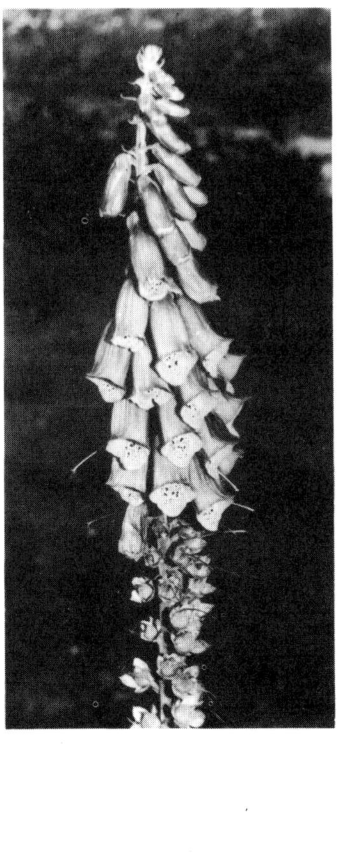

a

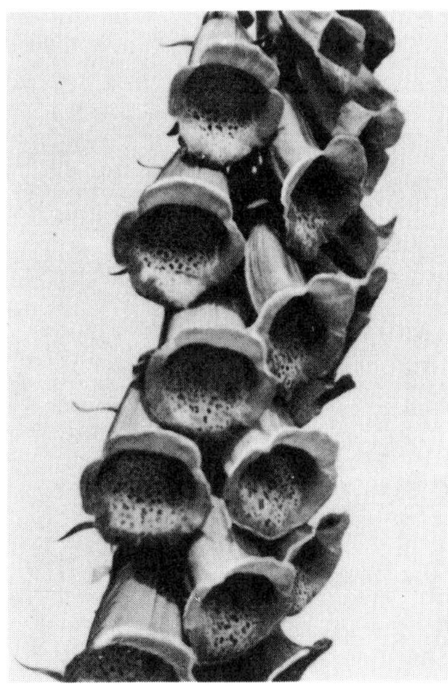

b

Bild 63. Roter Fingerhut
a) Blühende Pflanze (1:5)
b) Blütenstand (1:2)

Beschreibung der Ganz- und der Schnittdroge (Bild 64)

Die ganzen Blätter sind oberseits feinflaumig und an der Unterseite graufilzig behaart. Sie haben eine Länge von etwa 30 cm und eine Breite von etwa 15 cm, laufen in langen Stielen aus, sind ei- bis eilanzettförmig, am Rande gekerbt und haben eine Spitze. Unterseits tritt die Nervatur stark hervor.
Die zerkleinerten Blätter sind durch die unterseits netzadrigen Blattstücke (a) mit kräftigem, hervortretendem Mittelnerv (b) charakteristisch. Die Oberseite ist feinbuckelig, dunkelgrün und wenig behaart, die Unterseite feingrubig, hellgrün und dicht behaart bis befilzt. Geruch schwach, Geschmack bitter

Wirkstoffkomplex

0,2…0,6 % herzwirksame Glycoside mit den Primärglycosiden Purpureaglycosid A, Purpureaglycosid B und Glucogitaloxin sowie den entsprechenden Sekundärglycosiden Digitoxin, Gitoxin und Gitaloxin. Sie gehören zu den Cardenolidglycosiden. Die Aglycone heißen Digitoxigenin, Gitoxigenin und Gitaloxigenin. Die Aglycone sind nicht herzwirksam. Die wichtigsten Zuckerarten der glycosidischen Zuckerkomponenten sind die Digitoxose, Digitalose, Fucose, 6-Desoxyglucose und die Glucose.
Das wichtigste Sekundärglycosid für die therapeutische Nutzung ist das Digitoxin. Es entsteht leicht unter Glucoseabspaltung aus Purpureaglycosid A.
Die Zusammensetzung der herzwirksamen Glycoside in der Droge wird von züchterischen, genetischen und ökologischen Einflüssen bestimmt, ist aber auch von der Trocknungsmethode abhängig, indem diese die Abspaltung der Zucker beeinflusser kann.
Neben den für die Herzwirkung wesentlichen Glycosiden sind in der Droge herzunwirksame Glucoside, wie die Saponinglycoside Digitonin, Gitonin und Tigonin, sowie die Digitanolglycoside Diginin, Digitalonin

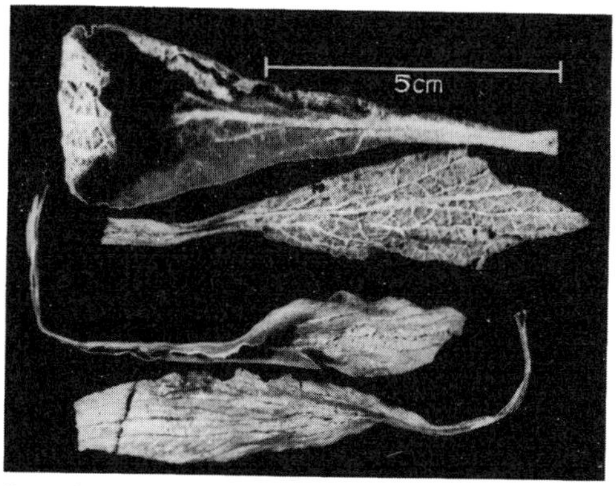

a

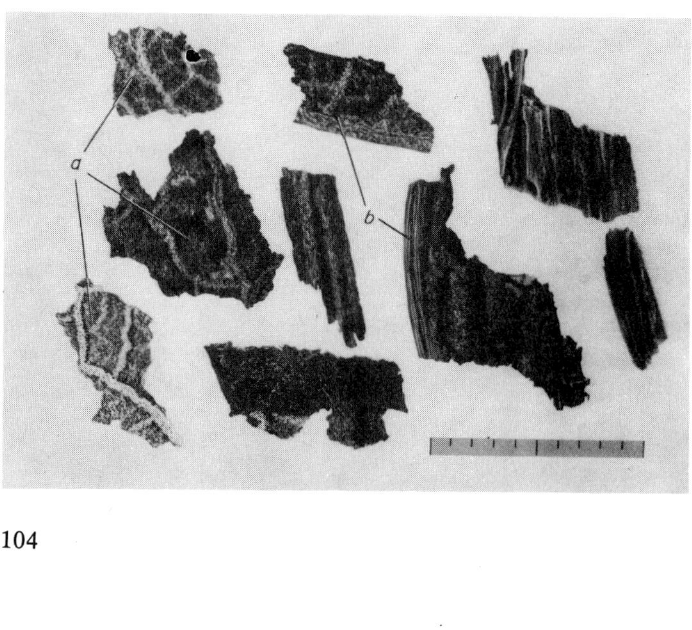

b

Bild 64. Fingerhutblätter
a) Ganzdroge
Oben: vom Roten Fingerhut
Unten: vom Wolligen Fingerhut
b) Schnittdroge des Roten Fingerhutes

und Digipurpin neben Flavonoiden Luteolin, Digicitrin, Hesperidin, Nepetin und Apigenin, enthalten

Wirkung, Anwendung

Die Bedeutung des Roten Fingerhutes als Droge mit herzwirksamen Glycosiden ist auf das Glycosid Digitoxin zurückzuführen, das gegen chronische Herzinsuffizienz wirkt. Digitoxin ist das wichtigste herzwirksame Glycosid für die orale Dauertherapie, besonders im Alter. Wesentliche pharmakologische Effekte:

- Steigerung der Kontraktionskraft des Myokards (positiv inotroper Effekt), dadurch wird die Systole kräftiger und kürzer, die Diastole verlängert. Es ergibt sich ein erhöhtes Schlag- und Minutenvolumen des Myokards.
- Verzögerung der Erregungsleitung vom Vorhof zur Kammer und dadurch Senkung der Frequenz (negativ chronotroper Effekt)

Die Therapie wird heute ausschließlich mit Reinglycosiden bzw. deren halbsynthetischen Abwandlungsprodukten als Bestandteilen von Arzneifertigwaren durchgeführt. Sie sind rezeptpflichtig und müssen vom Patienten sowohl regelmäßig eingenommen als auch exakt dosiert werden. Dazu wird der Patient vom Arzt auf das Glycosid eingestellt (nähere Ausführungen s. Lehrbücher der Pharmakologie).
Da die Glycoside industriell aus den Fingerhutblättern isoliert werden, gilt die Droge als wichtige Industriedroge. AFW mit den gesamten Glycosiden des Roten Fingerhutes sind therapeutisch bedeutungslos. Gitoxin läßt sich durch Acetylierung in das resorbierbare Pengitoxin überführen. Die lokale venentonisierende und adstringierende Wirkung von Digitoxin gegen Krampfadern und auch gegen Augenschwäche in Augentropfen gilt infolge guter Resorption als gesichert.
Aus den Frischen Fingerhutblättern – Folia Digitalis recens – werden die Urtinktur (Digitalis ∅), die Dilution D 4 und Fertigwaren hergestellt.

Anwendungsgebiete

Kardiakum, Industriedroge

Qualitätsnormen

Reinheitsprüfung: Die Gütevorschrift für Folia Digitalis recens läßt auf unschädliche Beimengungen prüfen (höchstens 1,0 %)

Aufbewahrung

Vorsichtig!

Handelsware

Folia Digitalis tota und Folia Digitalis tota recens nur zur industriellen Verarbeitung

Bemerkungen

Droge des AB-DDR (Anl. 7) – (Folia Digitalis recens – Frische Fingerhutblätter), DAB 8/Ph. Eur. (Digitalis-purpurea-Blätter – Digitalis purpureae folium), DAB 8 (Eingestelltes Digitalis-purpurea-Pulver – Digitalis purpureae pulvis normatus), ÖAB 9 (Folium Digitalis purpureae – Blatt des Roten Fingerhutes, Folium Digitalis titratum – Eingestelltes Blatt des Roten Fingerhutes).

Folia Digitalis recens
s. unter Folia Digitalis

Folia Digitalis lanatae
Wollige Fingerhutblätter

Getrocknete Blätter

Stammpflanze, Familie, Vorkommen

Wolliger Fingerhut – *Digitális lanáta* EHRH. (lat. digitus: Finger, lat. lanatus: wollig, wegen der behaarten Blüten und Blätter); Braunwurzgewächse – *Scrophulariáceae*
Der Wollige Fingerhut ist in Südosteuropa beheimatet, besonders in den Balkanländern. Er läßt sich kultivieren und gedeiht gut auf humusreichem Lößboden (Schwarzerde). Aufkommen: Anbaudroge (Bezirke Halle, Magdeburg und Dresden). Die Ernte erfolgt mit der Sichel oder mit Erntemaschinen

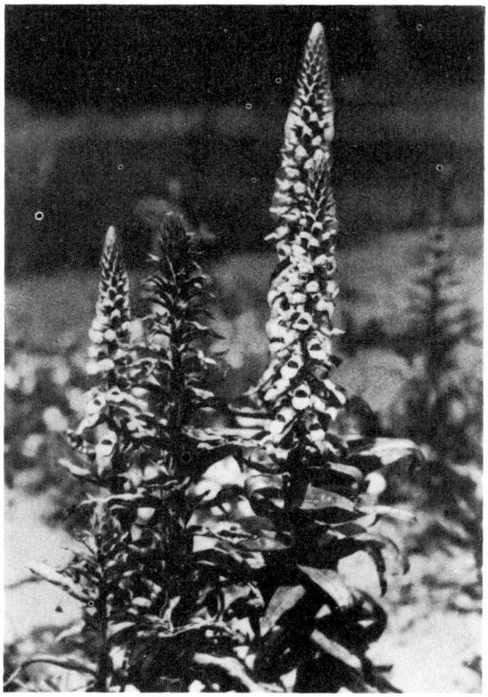

Bild 65. Wolliger Fingerhut. Blühende Pflanzen (1:10)

Beschreibung der Pflanze (Bild 65)

Die zweijährige Pflanze ähnelt im Bau dem Roten Fingerhut, die Blütentraube ist aber allseitswendig und setzt sich aus grünlichen, gelbbraun geaderten Blüten zusammen. Diese sind weniger fingerförmig, mehr kugelig geformt und – wie die Blätter – stark flaumig behaart

Beschreibung der Ganzdroge (s. Bild 64a)

Die Blätter sind 10...20 cm lang und bis zu 3 cm breit, lanzettförmig und überwiegend ganzrandig. Die Mittelnerven treten hervor. Geruch eigenartig, Geschmack bitter

Wirkstoffe

0,4...1,0 % herzwirksame Primärglycoside, bezeichnet als Lanatoside A, B, C, D und E. Die Sekundärglycoside weisen im Vergleich zu denen des Roten Fingerhutes eine Acetylgruppe auf. Das Sekundärglycosid des Lanatosids A heißt Acetyldigitoxin, das des Lanatosids B Acetylgitoxin und das des Lanatosids C Acetyldigoxin. Die entsprechenden Aglycone sind das Digitoxigenin, Gitoxigenin und Digoxigenin. Besondere therapeutische Bedeutung haben die Desacetylverbindung des Acetyldigoxins, das Digoxin, das Lanatosid C sowie die Desacetylverbindung des Lanatosids C, das Desacetyllanatosid C oder Deslanosid. Neben herzwirksamen Glycosiden enthält die Droge Saponin- und Digitanolglycoside sowie Flavonoide ohne Herzwirkung

Wirkung, Anwendung

Wie Folia Digitalis (s. d.)
Da auch aus den Blättern des Wolligen Fingerhutes die Glycoside isoliert werden, sind sie ebenfalls eine wichtige Industriedroge zur Herstellung der Arzneifertigwaren. Die Glycoside bzw. deren Desacetylverbindungen zeichnen sich gegenüber Digitoxin bei oraler Anwendung durch ausreichend hohe Resorptionsquote, mittelschnelle und mittellange Wirkung sowie geringere Bindung an Plasmaproteine aus, d.h., sie kumulieren weniger als Digitoxin. Hauptbedeutung für die Therapie der chronischen Herzinsuffizienz haben digoxinhaltige AM.
Da Digoxin durch partielle Glucoseabspaltung und Abspaltung der Acetylgruppe durch alkalische Verseifung aus Lanatosid C hergestellt wird, gilt es als halbsynthetisches Glycosid.

Anwendungsgebiete

Kardiakum, Industriedroge

Handelsware

Folia Digitalis lanatae tota, concisa nur zur industriellen Verarbeitung

Bemerkungen

Droge des DAB 8 (Digitalis-lanatae-Blätter – Digitalis lanatae folium und Eingestelltes Digitalis-lanatae-Pulver – Digitalis lanatae pulvis normatus), ÖAB 9 (Folium Digitalis lanatae – Blatt des Wolligen Fingerhutes, Folium Digitalis lanatae titratum – Eingestelltes Blatt des Wolligen Fingerhutes)

Folia Dracocephali

Drachenkopfblätter, auch Herba Dracocephali, Türkische Melisse

Getrocknete Laubblätter

Stammpflanze, Familie, Vorkommen

Türkische Melisse – *Dracocéphalum moldávica L.*, Lippenblütengewächse – *Lamiáceae (Labiátae)*
Balkanländer, z. B. SR Rumänien
Aufkommen: Anbaudroge (Halle-Bernburg, Erfurt-Ringleben, Gera)

Wirkstoffkomplex

Etherisches Öl mit 30 % Citral und 45 % Geranylacetat, Flavonoid Moldavosid

Wirkung, Anwendung

Wie Folia Melissae (s. d.), zur Herstellung industrieller Fertigwaren anstelle von Melisse, mit Pfefferminzblättern zusammen in Aufgußbeuteln

Handelsware

Folia Dracocephali concisa nur für industrielle Verarbeitung.

Folia Farfarae

Huflattichblätter

Getrocknete ganze oder zerkleinerte Laubblätter

Stammpflanze, Familie, Vorkommen

s. unter Flores Farfarae. Aufkommen: Sammeldroge von Wildpflanzen

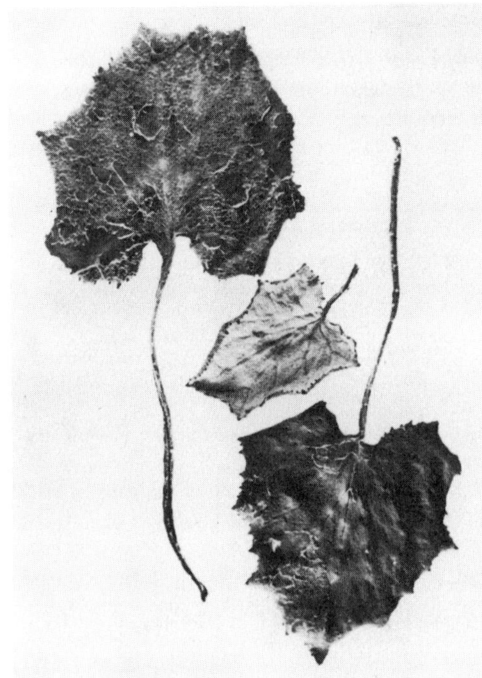

a

Bild 66. Huflattichblätter
a) Ganzdroge
b) Schnittdroge

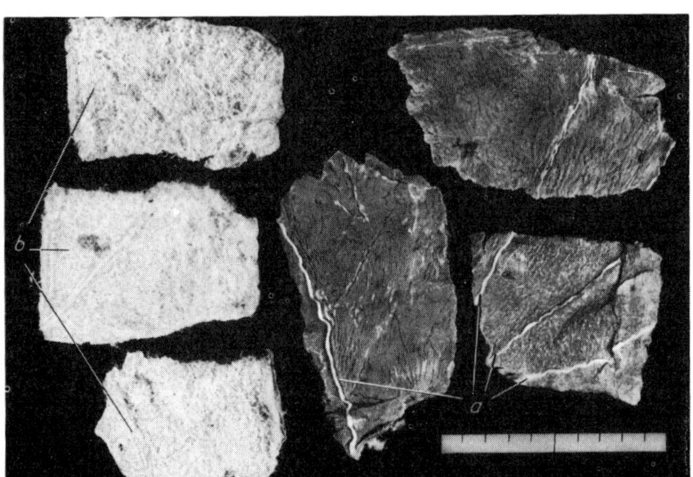

b

Beschreibung der Schnittdroge (Bild 66b)

Oberseits kahle grüne Blattfragmente, die stark aneinanderhaften. Die eingesenkten Nerven treten schwach hervor (a), sonst ist die Oberseite etwas runzelig. Die Unterseite trägt einen dichten weißen Haarfilz (b), der das Aneinanderhaften bewirkt. Der Blattrand ist unregelmäßig gezähnt und violett überlaufen. Geruch schwach eigenartig, Geschmack etwas schleimig und schwach bitter

Wirkstoffkomplex

Schleimstoffe, Bitterstoff, wenig Gerbstoffe und etherisches Öl, Kaliumsalze (dadurch hohe Aschezahl, s. Reinheitsprüfung), Pyrrolizidinalkaloide Senkirin, Senecionin und Tussilagin. Hinweis zum Gehalt an diesen lebertoxischen Alkaloiden s. unter Flores Farfarae

Wirkung, Anwendung s. unter Flores Farfarae. Die Huflattichtinktur – Tinctura Farfarae – ist im AB–DDR (Anl. 7) offizinell.

Teezubereitung

Aufguß mit siedendem Wasser

Qualitätsnormen

Reinheitsprüfung: mikroskopisch auf Petasitesarten – Blattstücke mit nur einer Palisadenschicht und schmalen derbwandigen, ein- bis dreizelligen Haarstümpfen dürfen nicht vorhanden sein; ferner Prüfung auf unschädliche Beimengungen (höchstens 2,0 %), Asche (höchstens 22 % Rückstand) und verfärbte Bestandteile (höchstens 15,0 %)

Aufbewahrung

Die Aufbewahrungsfrist sowohl für die konfektionierte als auch für die zur Verarbeitung vorgesehene lose Droge beträgt höchstens 3 Jahre

Verwechslung

mit Herba Rubi idaei ist möglich (s. d. und Bild 123), mehr noch mit Pestwurzblättern, sowohl von *Petasítes hýbridus* (L.) Ph. Gärtn., B. Mey. et Scherb. als auch mit solchen von *Petasítes paradóxus* (Retz.) Baumg. Sie sind durch ihre wollige Blattunterseite den Huflattichblättern sehr ähnlich, Palisadenschicht s. unter Reinheitsprüfung.
Die Laubblätter der Kletten sind herzförmig und haben auf der Unterseite deutlich hervortretende Nerven

Handelsware

Folia Farfarae concisa industriell als GPM konfektioniert, auch zur industriellen Herstellung von Tees

Bemerkungen

Droge des AB–DDR (Anl. 7), DAB 8 (Huflattichblätter – Farfarae folium), ÖAB 9 (Folium Tussilaginis – Huflattichblatt)

Folia Fragariae
Erdbeerblätter

Getrocknete Laubblätter

Stammpflanze, Familie, Vorkommen

Walderdbeere – *Fragária vésca* L.; Rosengewächse – *Rosáceae*
Verbreitet in ganz Europa und Nordasien, auf Wiesen und in Wäldern

Wirkstoffkomplex

Gerbstoff, wenig etherisches Öl, Flavonoide Quercetin, Quercitrin, Kämpferol, Leucoanthocyanine

Anwendung

Als Haustee, selten als Adstringens. Die Blätter der Gartenerdbeere werden in großen Mengen maschinell geerntet und für Haustees verwendet.

Folia Hamamelidis
Hamamelisblätter, auch Virginische Zaubernußblätter, Zauberstrauchblätter

Im Herbst gesammelte und möglichst schnell getrocknete ganze oder zerkleinerte Laubblätter

Stammpflanze, Familie, Vorkommen

Hamamelisstrauch – *Hamamélis virginiána* L. (Hamamelis v. gr. hama: gleichzeitig, gr. melon: Apfel, Frucht, da die Pflanze zugleich Blüten und Früchte trägt, lat. virginianus: aus Virginia [Nordamerika] stammend); Hamamelisgewächse – *Hamamelidáceae*
Der Hamamelisstrauch ist im atlantischen Nordamerika beheimatet, bei uns wächst er als Zierstrauch. Aufkommen: Importdroge

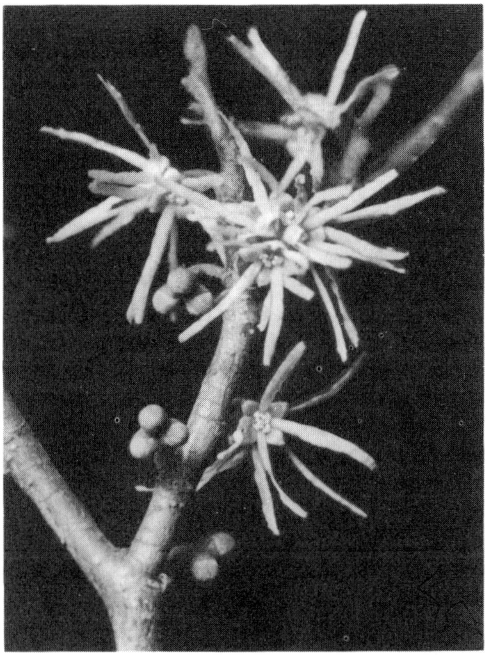

Bild 67. Hamamelisstrauch. Blühender Zweig (1:1)

Beschreibung der Pflanze (Bild 67)

Hamamelis wächst als Strauch oder entwikkelt sich zu einem bis zu 8 m hohen Baum ähnlich dem Haselnußbaum. Die Blätter sind verkehrt eiförmig, bis zu 12 cm lang und bis zu 7 cm breit, lederartig und kurzgestielt mit gebuchtetem Blattrand. Teilweise erscheinen erst nach dem Blattfall im Herbst kleine gelbe Blüten

Beschreibung der Schnittdroge (Bild 68)

Dünne Blattstücke mit hellgrüner oder braungrüner Blattunterseite, auf der die Haupt- und Seitennerven deutlich als blaßbraune Linien hervortreten (a). Die Blattoberseite ist dunkelgrün (b). Man erkennt mit der Lupe auf der Unterseite eine Menge dunkelbraune punktförmige Erhebungen, Idioplasten (c). Sekundärnerven sind – ähnlich wie bei Folia Juglandis – mit parallelverlaufenden Tertiärnerven verbunden. Geruch ganz schwach aromatisch, Geschmack herb, zusammenziehend, bitter

Wirkstoffkomplex

Bis zu 0,5 % etherisches Öl, 5...10 % Hamamelitannine, Gerbstoffe, als Gallotanningemisch mit geringen Anteilen von Catechin- und Proanthocyanidinkondensat, Flavonglycoside, Leucoanthocyane, Saponine

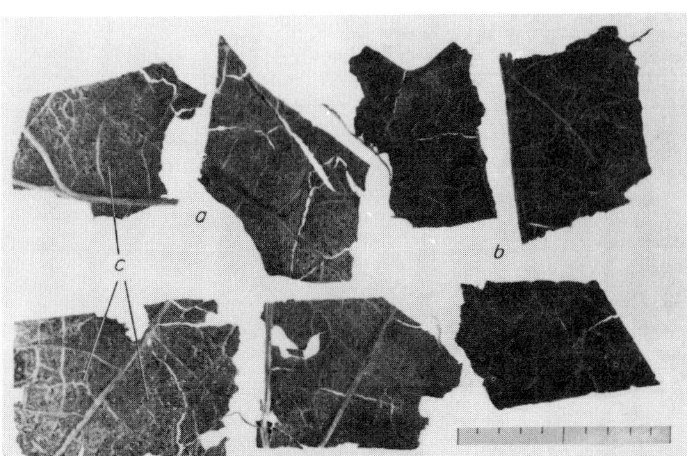

Bild 68. Hamamelisblätter. Schnittdroge

Wirkung, Anwendung

Es werden aus den Blättern der gerbstoffreiche ethanolische Auszug Hamamelisfluidextrakt – Extractum Hamamelis fluidum AB-DDR (Anl. 7) – sowie das gerbstofffreie Destillat zur Herstellung von Fertigwaren verwendet, letzteres enthält nur die flüchtigen Bestandteile der Hamamelisblätter. Beide Arten der Auszüge wirken antiphlogistisch, adstringierend und fördern die Wundheilung. Ethanolische Auszüge wirken besonders adstringierend und blutstillend gegen Hautschäden, Krampfaderbeschwerden, Venenentzündung und Hämorrhoiden. Seltener gebraucht man den aus der Droge durch Abkochen bereiteten wäßrigen Auszug gegen verschiedene Haut- und Schleimhautdefekte.
Bedeutung als Fertigwaren und als Zusatz zu ähnlich wirkenden Fertigwaren haben das Destillat, die Extrakte, daneben Salben gegen Analfissuren sowie Hämorrhoidalzäpfchen zur konservativen Behandlung des Hämorrhoidalleidens im Anfangsstadium. Wichtig ist die Verwendung der Extrakte auch zur Herstellung verschiedener tonisierender kosmetischer Präparate, wie Haarwässer, Gesichts- und Rasierwässer, Krems und Salben.

Anwendungsgebiete

Adstringens, Antiphlogistikum, Antithrombotikum, Anthämorrhoidalium, Hämostyptikum, Dermatologikum, pharmazeutischer und kosmetischer Wirkstoff, Industriedroge

Teezubereitung

Abkochung

Qualitätsnormen

Reinheitsprüfung: auf unschädliche Beimengungen (höchstens 1,0 %), verfärbte Bestandteile (höchstens 35,0 %), Teile der Zweige (höchstens 7,0 %), Haselnußblätter (s. Verfälschung)

Verfälschung

Mit Haselnußblättern. Sie dürfen in der Droge nicht enthalten sein. Der Nachweis erfolgt mikroskopisch. Spaltöffnungen mit mehr als vier kranzförmig angeordneten Nebenzellen dürfen nicht vorhanden sein. Das Palisadengewebe darf keine großen Kristalldrusen enthalten

Verwechslung

Möglich mit Folia Juglandis (s. d. und Bild 71). Die Fächerung der Nervatur ist deutlicher ausgeprägt

Aufbewahrung

Aufbewahrungsfrist höchstens 3 Jahre

Handelsware

Folia Hamamelidis concisa und minutim concisa nur zur industriellen Verarbeitung

Bemerkungen

Droge des AB-DDR

Cortex Hamamelidis recens – Frische Hamamelisrinde – ist offizinell, enthält ähnliche Wirkstoffe wie die Blattdroge und wird wie diese verwendet. Außerdem werden die Urtinktur (Hamamelis ∅) und daraus dann Fertigwaren hergestellt. Die Gütevorschrift verlangt die frische Rinde der Zweige und junge Zweigspitzen. Sie läßt als Reinheitsprüfung höchstens 1,0 % unschädliche Beimengungen zu.

Folia Hederae
Efeublätter

Getrocknete ganze oder zerkleinerte Laubblätter

Stammpflanze, Familie, Vorkommen

Gemeiner Efeu – *Hédera hélix* L. (Hedera: altröm. Name; helix v. gr. hellissein: winden, drehen); Araliengewächse – *Araliáceae*
Der Efeu ist in Nordafrika und in Europa beheimatet und in unseren Wäldern als immergrüner Kletterstrauch verbreitet, wächst als Schattenpflanze häufig an Buchen und Eichen, kriecht aber auch am Boden dahin.

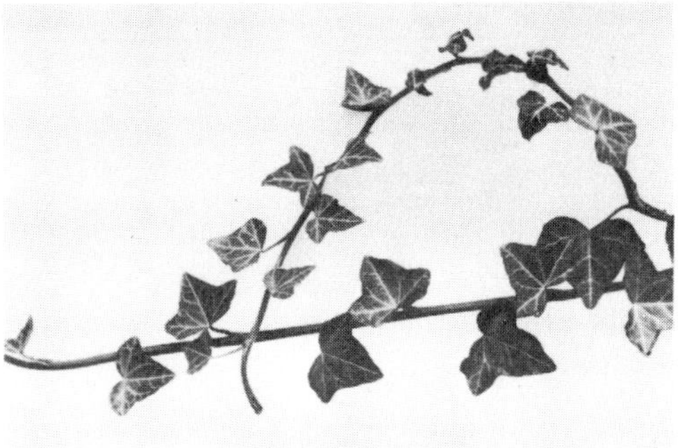

Bild 69. Gemeiner Efeu. Beblätterte Triebe (1:5)

Efeu wird auch in verschiedenen Zierarten mit zum Teil gefärbten oder gezeichneten Blättern kultiviert. Aufkommen: Sammeldroge von Wildpflanzen

Beschreibung der Pflanze (Bild 69)

Der Efeu klettert mit Haftwurzeln, er ist ein Wurzelkletterer. Daneben hat er Nährwurzeln. Die Laubblätter treten in zwei Formen auf, und zwar mit gelappten und mit eilanzettförmigen Spreiten. Erstere treiben an nicht blühenden, letztere an blühenden Zweigen. Diese Erscheinungsform wird als Heterophyllie, Verschiedenblättrigkeit, bezeichnet. Die Blätter sind langgestielt, oberseits dunkler als an der Unterseite. Die wenig auffälligen Blüten sind gelbgrün und in traubig angeordneten Dolden vereint. Daraus entwickeln sich im darauffolgenden Jahr blauschwarze Beeren

Beschreibung der Ganzdroge (Bild 70)

Die gestielten Blätter sind kahl, ganzrandig, auf der Oberseite dunkelgrün, unterseits heller. Ihre Spreite ist drei- bis fünfeckig gelappt, am Grund herzförmig gebuchtet bzw. eilanzett- oder rautenförmig. Die Blätter sind 4...8 cm lang und breit bzw. 5...10 cm lang und bis zu 6 cm breit, etwas derb bis lederig fest. Der Blattrand ist leicht nach unten gebogen. Geruch schwach, Geschmack etwas kratzend, schwach bitter. Die Schnittdroge weist keine besonderen Merkmale auf

Wirkstoffkomplex

Etwa 5 % Triterpensaponine, im einzelnen α-Hederin, β-Hederin, Hederacosid A, Hederacosid B und C, ferner Chlorogensäure, Kaffeesäure, Flavonoide, Provitamin A, Vitamine C und E. Die Saponine sind nur zum Teil an der Wirkung beteiligt

Wirkung, Anwendung

Efeuauszüge wirken sowohl sekretolytisch, spasmolytisch, expektorierend, antiphlogistisch als auch antitussiv und werden gegen alle Arten Husten, Reizhusten, Bronchitis, Keuchhusten, Husten bei Asthma und bei Lungenentzündung verwendet. Die saponinbedingte allgemein sekretolytische Wirkung erweist sich auch bei Schnupfen, Nasen- und Kiefernhöhlenentzündung günstig. Die Droge wird ausschließlich industriell zur Herstellung von Trockenextrakt und dieser für Fertigwaren gegen Husten verwendet.

Anwendungsgebiete

Hustenmittel – Sekretolytikum, Bronchosekretolytikum, Expektorans, Antipertussikum, Antitussivum –, Antirhinitikum, Industriedroge

Qualitätsnormen

Identitätsprüfung: dünnschichtchromatografisch (Testsubstanz Äszin-Vergleichssubstanz)

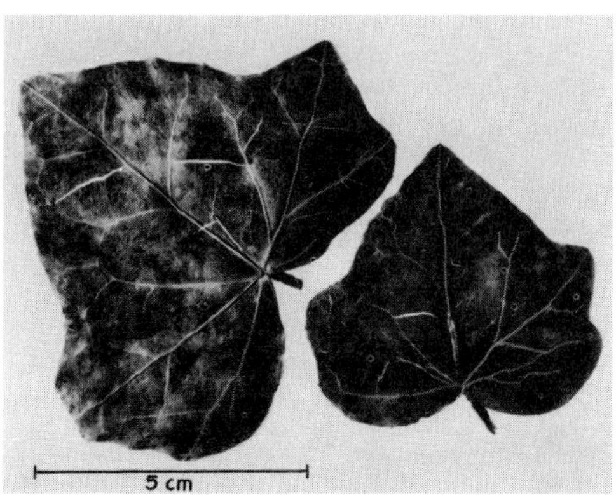

Bild 70. Efeublätter. Ganzdroge

Reinheitsprüfung: auf unschädliche Beimengungen (höchstens 2,0 %), verfärbte Bestandteile (höchstens 10,0 %), Zweigteile und Blattstiele (höchstens 50,0 %)

Aufbewahrung

Aufbewahrungsfrist 5 Jahre, nach Prüfung Verlängerung möglich, insgesamt höchstens 10 Jahre

Handelsware

Folia Hederae concisa nur zur industriellen Verarbeitung

Bemerkungen

Droge des AB–DDR

Herba Hederae terrestris – Gundermannkraut – stammte von *Glechóma hederácea* L. *(Lamiáceae).* Es ist obsolet.

Folia Hyoscyami
s. Herba Hyoscyami recens

Folia Jaborandi
Jaborandiblätter

Getrocknete Laubblätter

Stammpflanze, Familie, Vorkommen

Jaborandibaum – *Pilocárpus microphýllus* STAPF, Rautengewächse – *Rutáceae*
Beheimatet in Südamerika, besonders in Brasilien

Wirkstoffkomplex

0,2...1,0 % Alkaloid Pilocarpin und stereoisomeres Isopilocarpin, auch deren Isomere, z. B. Epiisopiloturin (ein Piloturin), ferner Pilocarpidin und Pilosin als Nebenalkaloide, 0,5 % etherisches Öl

Wirkung, Anwendung

Zur Isolierung des Pilocarpins, eines wichtigen Vertreters der direkt wirkenden Parasympathikomimetika für die Herstellung von Ophthalmika gegen Glaukom. Wegen der stark befördernden Speichel- und Schweißsekretion waren Jaborandiblätter früher Bestandteil schweißtreibender Tees und solcher gegen Darmatonie

Folia Juglandis
Walnußblätter

Getrocknete ganze oder zerkleinerte Laubblätter

Stammpflanze, Familie, Vorkommen

Echte Walnuß – *Júglans régia* L. (lat. jovis glans: Jupiternuß, dem Jupiter geweiht, lat. regius: königlich); Walnußgewächse – *Juglandáceae*
Beheimatet auf dem Balkan und in Kleinasien, kultiviert in Süd-, Ost- und Mitteleuropa, bei uns als Zier- und Alleen-Baum. Aufkommen: Sammeldroge von Wildpflanzen

Beschreibung der Schnittdroge (Bild 71)

Dunkel- bis bräunlichgrüne, kahle, leicht zerbrechliche Blattstücke. Die Nervatur teilt die Spreite in rechteckige Felder, da die Tertiärnerven rechtwinkelig zu den Sekundärnerven verlaufen (a). Im Innern der Felder ist eine zarte braune Netznervatur zu erkennen (b). Mit der Lupe sieht man in den Nervenwinkeln Büschel feiner Haare, allerdings nicht immer deutlich. Stielteile sind seltener anzutreffen (c). Geruch schwach aromatisch, Geschmack etwas bitter und kratzend

Wirkstoffkomplex

3...5 % kondensierte Gerbstoffe (Gallotane), liefern Ellag- und Gallussäure, Flavonglycoside Hyperosid, Quercetinarabinosid, -galactosid, -rhamnosid (Quercitrin) und Aglyca, wie Quercetin und Kämpferol, außerdem 0,012...0,029 % etherisches Öl, Juglon, α- und β-Hydrojuglon

Wirkung, Anwendung

Auszüge wirken oral adstringierend bei Magen- und Darmkatarrh sowie als den Stoffwechsel förderndes Mittel. Sie werden auch extern zum Baden gegen Frostschäden und starke Schweißbildung, zu Umschlägen und Spülungen gegen Schleimhautentzündungen verwendet. Walnußblätter sind Bestandteil von Stoffwechseltees. Frische Blätter wirken insektenabwehrend.

Anwendungsgebiete

Adstringens, Balneotherapeutikum

Teezubereitung

Aufguß mit siedendem Wasser

Qualitätsnormen

Reinheitsprüfung: auf verfärbte Bestandteile (höchstens 5,0 %) und unschädliche Beimengungen (höchstens 2,0 %)

Aufbewahrung

Aufbewahrungsfrist für die zur Verarbeitung vorgesehene lose Droge höchstens 3 Jahre

Handelsware

Folia Juglandis concisa zur industriellen Herstellung von Tees

Verwechslung

Mit Folia Betulae oder mit Folia Hamamelidis ist möglich (s. d.)

Bemerkungen

Droge des AB–DDR (Anl. 7)

Die frischen, unreifen *Walnußschalen* enthalten die freien Aglucone der Glucoside α- und β-Hydrojuglon, die durch Oxidation an der Luft in das braune Naphthochinon Juglon überführt werden. Aus den frischen Schalen werden Hautfärbemittel für kosmetische Zwecke hergestellt, z. B. Nußbräunungssonnenöle. Aus den mit Ethanol angesetzten frischen Schalen läßt sich auch ein wohlschmeckender Likör bereiten.

Folia Kalmiae latifoliae
Berglorbeerblätter

Getrocknete ganze oder zerkleinerte Laubblätter

Stammpflanze, Familie, Vorkommen

Berglorbeer, Kalmie – *Kálmia latifólia* L., Heidekrautgewächse – *Ericáceae*. Nordamerika

Bestandteile

2,5 % Glucosid Phlorrhizin, 1,5 % Andromedotoxin, Arbutin

Anwendung

Zur industriellen Herstellung von hom. AM (Kalmia D 4 dil.)

Qualitätsnormen

Reinheitsprüfung: auf unschädliche Beimengungen (höchstens 1,0 %)

Bemerkungen

Droge des AB–DDR (Anl. 7).

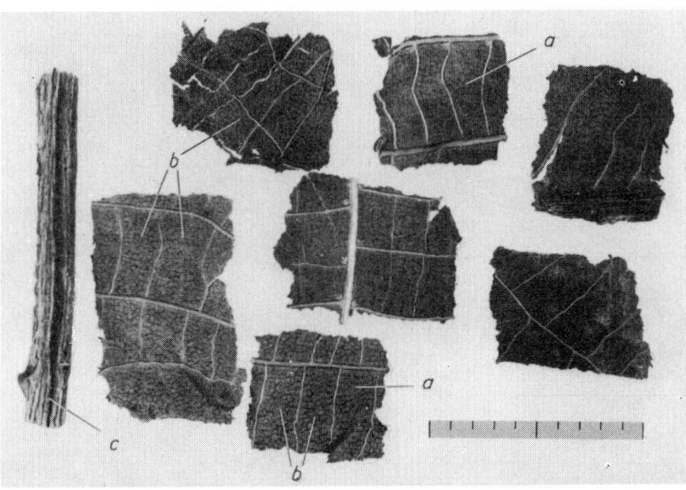

Bild 71. Walnußblätter. Schnittdroge

Folia Lauri
Lorbeerblätter

Getrocknete ganze oder zerkleinerte Laubblätter

Stammpflanze, Familie, Vorkommen

Lorbeerbaum – *Laúrus nóbilis* L., Lorbeergewächse – *Lauráceae*
Beheimatet und kultiviert im Mittelmeergebiet

Bestandteile

Etherisches Öl mit 40...50 % 1.8-Cineol, Bitterstoff und Gerbstoff

Anwendung

Als Gewürz im Haushalt, auch für die Fleisch-, Fisch- und Konservenindustrie, als Bestandteil von Mischgewürzen, in Italien zum Verpacken von Lakritzestangen.

Folia Laurocerasi recens
Frische Kirschlorbeerblätter

Frische, im August gesammelte Laubblätter

Stammpflanze, Familie, Vorkommen

Kirschlorbeer, Lorbeerkirsche – *Prúnus lauro-cérasus* L., Rosengewächse – *Rosáceae*
Beheimatet in Südosteuropa und in Kleinasien bis zum Nordiran. Im Mittelmeergebiet als Zierstrauch kultiviert, auch vereinzelt in unseren Gärten und Anlagen

Wirkstoffe

Cyanogene Glycoside Prulaurasin und Prunasin. Letzteres ist ein D(–)-Mandelsäurenitril-β-D-glucosid, das in 0,15 % Cyanwasserstoffsäure, Benzaldehyd und Glucose zerfällt

Anwendung

Durch Wasserdampfdestillation stellte man früher Kirschlorbeerwasser – Aqua Laurocerasi – her, das wie Bittermandelwasser verwendet wurde. Heute nur noch zur industriellen Herstellung von hom. AM (Laurocerasus ∅)

Qualitätsnormen

Reinheitsprüfung: auf unschädliche Beimengungen (höchstens 1,0 %)

Aufbewahrung

Vorsichtig!

Bemerkungen

Droge des AB–DDR (Anl. 7).

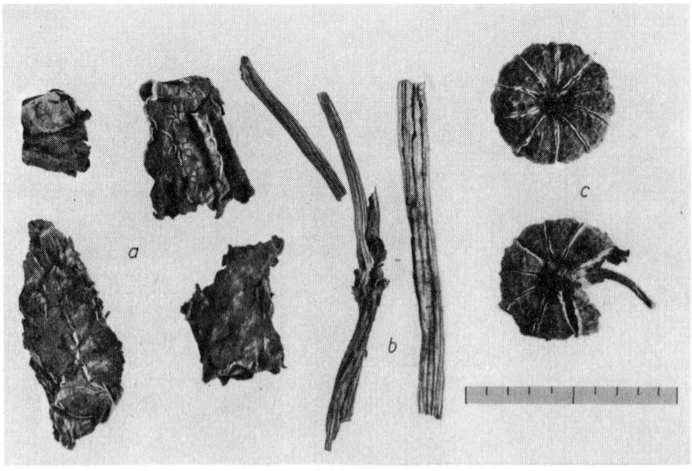

Bild 72. Malvenblätter. Schnittdroge

Folia Malvae
Malvenblätter, auch Käsepappelblätter

Getrocknete ganze oder zerkleinerte Laubblätter

Stammpflanze, Familie, Vorkommen

Wilde Malve – auch als Roßpappel oder Käsepappel bezeichnet – *Málva sýlvestris* L. und Wegmalve oder Kleine Käsepappel – *Málva neglécta* WALLR. (Malve v. gr. malasso: erweichen, wegen der Wirkung, lat. silva: Wald, lat. neglectus: vernachlässigt, da die Pflanze klein ist); Malvengewächse – *Malváceae*
Verbreitet in Mitteleuropa auf trockenem stickstoffreichen Boden, an Weg- und Waldrändern, Schuttstellen, die Wegmalve auch in Weingärten und auf Äckern. Aufkommen: Sammeldroge von Wildpflanzen und Anbaudroge (von der Algiermalve, s. unter Flores Malvae)

Beschreibung der Schnittdroge (Bild 72)

Hellgrüne fiedernervige Blattstücke, Randstücke rundlich oder lappig, Blattrand unregelmäßig gekerbt oder gesägt, Stücke oft gefaltet und schwach behaart (a). An manchen befinden sich längere, dünne Blattstiele. Diese kommen auch vereinzelt frei in der Droge vor (b), daneben seltener runde Sammelfrüchte (c), die aber für das Erkennen der Pflanze nach dem Verblühen typisch sind (Käsepappel). Geruchlos, Geschmack fade, schleimig

Wirkstoffkomplex

Schleimstoff und Gerbstoff

Wirkung, Anwendung s. Flores Malvae

Bestandteil verschiedener Tees. Der wäßrige Auszug ist auch gegen Magen- und Darmkatarrh und zum Gurgeln geeignet.

Anwendungsgebiete

Hustenmittel – Muzilaginosum, Emolliens –, Stomachikum, Gargarisma

Teezubereitung

Aufguß mit siedendem Wasser

Qualitätsnormen

Reinheitsprüfung: auf unzulässigen Pilzbefall (Die Blätter dürfen nicht mit Pilzen behaftet sein.), verfärbte Bestandteile (höchstens 1,0 %) und unschädliche Beimengungen (höchstens 2,0 %)

Aufbewahrung

Aufbewahrungsfrist für die zur Verarbeitung vorgesehene lose Droge höchstens 3 Jahre

Handelsware

Folia Malvae concisa zur industriellen Herstellung von Tees

Bemerkungen

Droge des AB–DDR (Anl. 7), ÖAB 9 (Folium Malvae – Malvenblatt). Die Malvenblüten von *Málva sylvéstris* L. – *Flores Malvae* – werden ebenfalls gesammelt (s. d.).

Folia Melissae
Melissenblätter, auch Zitronenkraut oder Zitronenmelisse

Getrocknete ganze oder zerkleinerte Laubblätter

Stammpflanze, Familie, Vorkommen

Zitronenmelisse – *Melíssa officinális* L. (gr. melissa: Biene, Melisse ist eine Bienenfutter- und Honigpflanze); Lippenblütengewächse – *Lamiáceae (Labiátae)*
Die Pflanze ist im östlichen Mittelmeergebiet beheimatet, sie kommt verschiedentlich verwildert vor. Aufkommen: Anbaudroge (Bezirke Gera und Erfurt). Die Ernte erfolgt maschinell

Beschreibung der Pflanze (Bild 73)

Die in den Monaten Juni bis August blühende Pflanze wird 30...80 cm hoch und ist ausdauernd. Sie weist den typischen Labiatenbau auf, hat stumpf vierkantige, aufrechte Stengel mit kreuzgegenständig angeordneten, eiförmigen, stumpf gesägten Blättern. Diese sind gestielt, etwa 4 cm lang und 3 cm breit mit deutlich hervortretenden Nerven, oberseits dunkler als unterseits. Stengel und

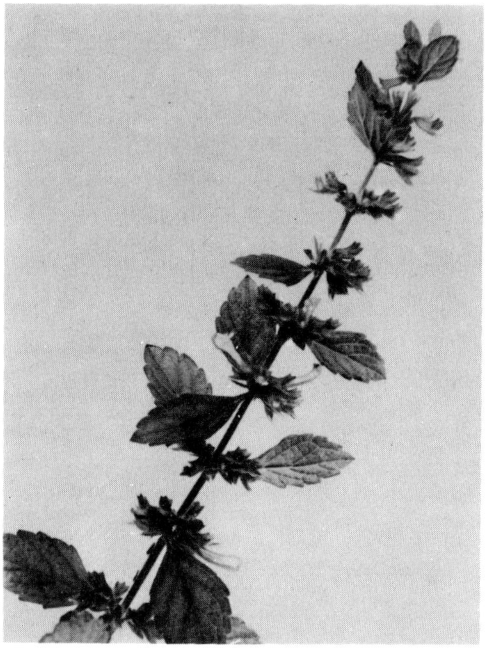

Bild 73. Zitronenmelisse. Blühende Pflanze (1:2)

Bild 74. Melissenblätter. Schnittdroge

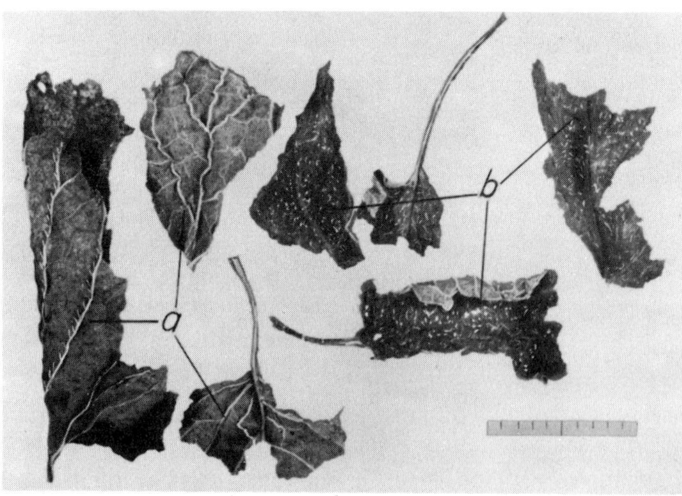

Blätter sind behaart. An den Blattachseln entspringen weiße oder bläulichweiße Scheinquirle. Die Blätter riechen angenehm zitronenähnlich, besonders beim Zerreiben

Beschreibung der Schnittdroge (Bild 74)

Dünne, unterseits hellgrüne (a), oberseits grüne bis dunkelgrüne Blattfragmente (b) mit drüsiger Punktierung, die von Labiatendrüsenschuppen stammt (Lupe). Die Blattstücke sind zum Teil gefaltet. Die Blattoberseite ist schwach behaart. Mit der Lupe erkennt man darauf weiße breitkegelförmige Borstenhaare (b), ebenso an den hervortretenden Nerven der Blattunterseite. Randstücke zeigen den unregelmäßig gekerbten oder gesägten Blattrand. Vierkantige, innen weißmarkige Stengelteile und Blattstiele kommen vereinzelt vor (s. Reinheitsprüfung). Geruch schwach zitronenartig, Geschmack würzig, schwach zitronenartig

Wirkstoffkomplex

0,05...0,3 % etherisches Öl, hauptsächlich mit Geraniol und Citral, ferner mit Linalool, Citronellol und Nerol sowie α-Citronellal, daneben Bitterstoff, pentacyclische Triterpene des Lupan-, Oleanan- und Ursantyps, wenig Flavone Luteolin-7-O-glucosid und Rhamnacin, ferner etwa 5 % Gerbstoffe

Wirkung, Anwendung

Melissenblätterauszüge wirken sedativ, tranquillierend, magenstärkend, choleretisch,

spasmolytisch und blähungtreibend. Sie werden gegen Erregungszustände, Konzentrationsschwäche und Schlafstörungen, nervöse Herzbeschwerden und von Spasmen begleiteten Magen- und Darmstörungen, Magen- und Darmkoliken und gegen Appetitlosigkeit verwendet. Melissenblätter sind Bestandteil von Beruhigendem Tee, Kinderberuhigungstee und Nerventees. Aus der Droge werden Pflanzenauszüge gewonnen, die auch in Magentropfen, Hopfenperlen und anderen Beruhigungsmitteln enthalten sind. Nachgewiesen wurde von Melisseninfusen bakteriostatische und antivirale Wirkung, u. a. gegen Herpes simplex-Viren. Der Wirkstoff ist noch unbekannt. Extern werden Auszüge auch zu Bädern, zur Herstellung von Badepräparaten und als Zusatz zu Kinderöl verwendet. Das bewährte Hausmittel Melissengeist setzte sich früher im wesentlichen aus Melissenöl oder ethanolischen Melissenauszügen zusammen, enthält heute auch verschiedene andere Bestandteile, wie Citronell- und Citronenöl.
Melissenblätter werden auch bei der Herstellung von Kräuterlikören und als Salatgewürz benötigt.

Anwendungsgebiete

Nervinum, Sedativum, Cholagogum, Spasmolytikum, Phytonzid, Aperitivum, Stomachikum, Karminativum, Gewürz, Korrigens, Balneotherapeutikum

Teezubereitung

Aufguß mit heißem Wasser

Qualitätsnormen

Identitätsprüfung: dünnschichtchromatografisch (Testsubstanz Citral-Vergleichssubstanz)
Reinheitsprüfung: auf unschädliche Beimengungen (höchstens 2,0 %), verfärbte Bestandteile (höchstens 10,0 %), Stengelteile und Blattstiele (höchstens 7,0 %)

Aufbewahrung

Aufbewahrungsfrist sowohl für die konfektionierte als auch für die lose Droge höchstens 18 Monate

Handelsware

Folia Melissae concisa, auch industriell als GPM konfektioniert

Bemerkungen

Droge des AB–DDR, DAB 8 (Melissenblätter – Melissae folium), ÖAB 9 (Folium Melissae – Melissenblatt)

Herba Melissae – Melissenkraut fällt nach dem Trocknen und Sieben der Blattware reichlich für industrielle Zwecke an.

Folia Menthae piperitae
Pfefferminzblätter

Getrocknete ganze oder zerkleinerte Laubblätter und Stengelteile

Stammpflanze, Familie, Vorkommen

Pfefferminze – *Méntha piperíta* L. (Mentha nach der Nymphe Minthe, lat. piperitus: pfefferartig, wegen des brennenden Geschmacks der Blätter). Die Pfefferminze kommt – im Gegensatz zu einigen anderen Minzen, z. B. Wasserminze, Ackerminze, Roßminze und Rundblättrige Minze – nicht wild vor, sondern ist durch Kreuzung unterschiedlicher Elternformen entstanden, d. h. durch Bastardisierung, und zwar durch Kreuzung der Grünen Minze – *Méntha spicáta* L. em. L. und der Wasserminze – *Méntha aquática* L. Die Wasserminze kommt verbreitet als Uferpflanze oder auf nassen Wiesen und Moorwiesen vor, während die Grüne Minze selbst ein Bastard ist, also ebenfalls nur als Kulturpflanze bekannt ist. Die Grüne Minze entsteht durch Kreuzung der Rundblättrigen Minze – *Méntha rotundifólia* (L.) Huds. und der Roßminze – *Méntha lóngifolia* (L.) Huds. *var. longifolia.* Somit ist die Pfefferminze ein Tripelbastard.
Züchterische Arbeiten haben zu vielen Unterarten, Formen und Varietäten geführt. Erwähnt werden soll die bedeutsam gewordene veredelte Sorte *'Mitcham'*, die seit über 200 Jahren in England kultiviert und danach auch von anderen Ländern übernommen wurde, benannt nach dem Ort Mitcham bei

London. Sie war lange Zeit auch die für unseren Anbau bevorzugte Sorte. Durch Polyploidisierung entstand bei uns aus einem Mitchamtyp als Weiterentwicklung die Neuzüchtung '*Multimentha*'. Sie zeichnet sich durch Rostresistenz, gesundes Wachstum und angenehmen Pfefferminzgeschmack aus und liefert wesentlich höhere Erträge als die Sorte '*Mitcham*'. In der DDR wird ausschließlich '*Multimentha*' angebaut.
Besonders in Brasilien, in São Paulo, in Japan und in der VR China werden die zwei Varietäten der Japanischen Pfefferminze *Méntha arvénsis* L. *var. piperáscens* HOLMES ex CHRISTY und *Méntha arvénsis* L. *var. glabráta* HOLMES sowie ähnliche Varietäten in großem Maßstab kultiviert. Die etherischen Öle dieser Pflanzen enthalten bis zu 90 % Menthol, das sich durch Abkühlen und Ausfrieren leicht abtrennen läßt. In der UdSSR wurde durch Kreuzung zwischen *Méntha piperita* L. *und Méntha arvénsis* L. *var. piperáscens* HOLMES eine Mentholminze mit der Bezeichnung '*Polyhybrid*' gezüchtet. Sie enthält 4 % etherisches Öl mit 75 % Menthol.
Sowohl die etherischen Öle dieser Pflanzen, aber auch das Menthol, sind wichtige Ausfuhrprodukte der genannten Länder (s. auch unter Oleum Menthae piperitae).
Wegen ihrer Bastardnatur kann Pfefferminze nur vegetativ durch Stolonen oder Ausläufer bzw. durch Kopfstecklinge vermehrt werden. Dabei liefern Stolonen, die von Kopfstecklingen gewonnen werden, hohe Blatterträge mit hohem Gehalt an etherischem Öl. Die Pfefferminze gedeiht auf unterschiedlichen Böden, bevorzugt aber auf solchen, die feucht, sandig oder lehmig und nährstoffreich sind. Es gibt zwei Jahresernten, den 1. und 2. Schnitt. Für die erste Ernte werden die Pflanzen vor der Blüte geschnitten, im Herbst erfolgt der zweite Schnitt. Die Ernte kann von Hand mit der Sichel erfolgen; sie ist aber heute schon zum Teil unter Einsatz von Mähladern mechanisiert. Die geschnittenen Pflanzen werden zunächst getrocknet, danach angefeuchtet und geschnitten und anschließend erneut getrocknet. Die Abtrennung von dickeren Stengeln erfolgt mit einem Gebläse, der Windfege. Zugelassener Stengelanteil s. Reinheitsprüfung.
Bei der *»Gartenpfefferminze«*, die jahrelang in Kleingärten ohne besondere Pflege gedeiht, handelt es sich überwiegend um verschiedene Nachkommen der Pfefferminze, d. h. um degenerierte Stammformen, denen der erfrischende Mentholgeschmack fehlt, da der Gehalt an Menthol nach und nach zurückgeht. Dagegen herrscht ein grasartiger und durch den Carvongehalt ein kümmelartiger Geschmack vor, der für nicht veredelte *Menthaarten* typisch ist. Es müssen also nach einigen Jahren neue Ausläufer der Pfefferminze gesetzt werden. Aufkommen: Anbaudroge – Bezirke Halle, Leipzig, Erfurt und Gera in Großkulturen. In der BRD gibt es größere Kulturen in der Pfalz, in Oberbayern und Württemberg.
Wichtige Exportländer für Pfefferminze: DDR (besonders Blattfeinschnitt und Pfefferminzkraut), BRD, UdSSR (Ukraine, Tadshikistan), VR Polen, Ungarische VR, VR Bulgarien, SR Rumänien und SFR Jugoslawien

Beschreibung der Pflanze (Bild 75)

Die Pfefferminze wird durchschnittlich 50 cm hoch und bildet vierkantige, grünlichbraune bis rotviolette kahle Stengel mit violettblütigen endständigen Scheinquirlen. Sie blühen in den Monaten Juni/Juli. An den Stengeln stehen gestielte, kreuzgegenständig angeordnete länglich-eiförmige, zugespitzte Blätter mit gesägtem Blattrand. Sie werden etwa 3...7 cm lang und 3 cm breit. Die ober- und unterirdisch wachsenden Stolonen dienen der vegetativen Vermehrung

Beschreibung der Schnittdroge (Bild 76)

Fast kahle, wellige oder gefaltete Blattstücke von oberseits grüner, dunkelgrüner oder durch Anthocyan bläulichgrauer, an der Unterseite hellgrüner Farbe. Die Blattunterseite läßt eine dünne, hervortretende Nervatur erkennen (a). Die Blattfragmente sind spröde und leicht zerbrechlich. Mit der Lupe sieht man unzählige feine Drüsenschuppen als gelbbraune Punkte (b). Sowohl die Nerven als auch die Blattstiele sind rotviolett überlaufen. Vereinzelt vorkommende Stengelstücke sind vierkantig, markig, grünlichbraun bis violett. Sie lassen mitunter die gegenständige Blattstellung erkennen und können feinbehaart sein (c). Geruch charakteristisch nach Menthol, besonders beim Zerreiben, Geschmack würzig, brennend und danach kühlend

Wirkstoffkomplex

1...2 % etherisches Öl mit 40...50 % D(−)-Menthol, ferner 6...12 % Gerbstoffe, Bitterstoff, Flavone Apigenin und Luteolin

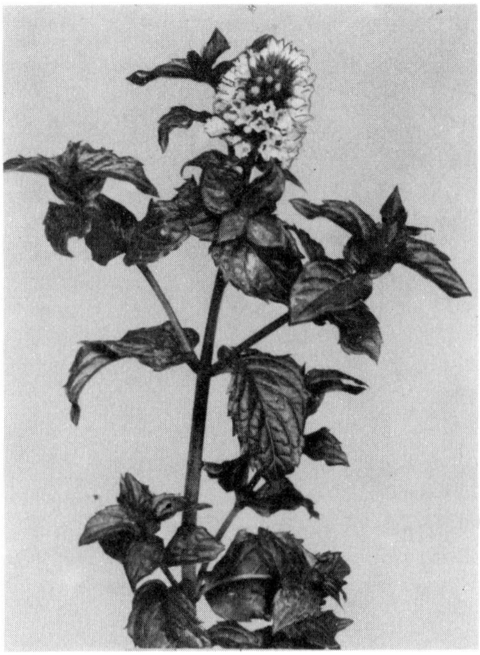

Bild 75. Pfefferminze. Blühende Pflanze (1:2)

Wirkung, Anwendung

Pfefferminzblätter sind eine spezifisch gegen Magen-Darm-Beschwerden mit Verdauungsstörungen wirksame Droge, sie wirkt im einzelnen appetitanregend, verdauungsfördernd, blähungtreibend, krampflösend und galletreibend. Mit Unterstützung der adstringierend wirkenden Gerbstoffe werden Schleimhautentzündungen im Magen-Darm-Bereich günstig beeinflußt, so daß Auszüge bei Gastritis, auch gegen dabei auftretende Übelkeit und Brechreiz und konzentriert bereitete Auszüge als Stopfmittel geeignet sind. Da die Wirkstoffe der Pfefferminze das Nervensystem allgemein anregen, werden Auszüge auch bei Nervosität und Kopfschmerzen genutzt. Die sekretionsfördernde Wirkung auf die Galleproduktion und -absonderung in Verbindung mit der krampflösenden und antiseptischen Wirkung erweist sich bei Gallen- und Leberkrankheiten, speziell bei Gallensteinen, als günstig. Pfefferminzblätter sind Bestandteil vieler Tees, wie Beruhigender Tee, Nerventee, Blähungtreibender Tee, Magentee, Galletreibender Tee, Gallen- und Lebertee und Abführender Tee. Die Pfefferminztinktur –

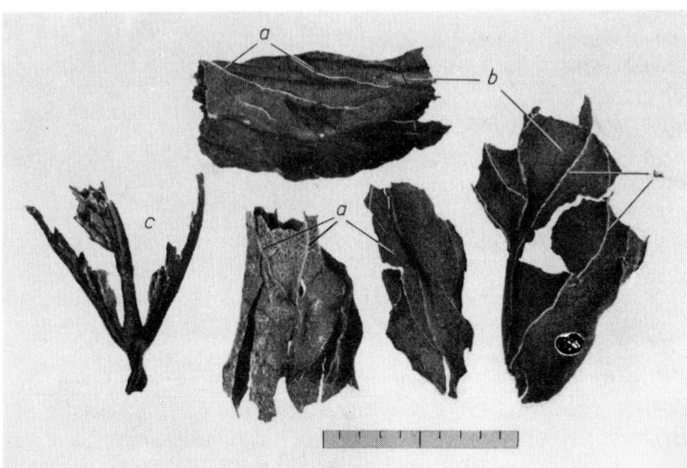

Bild 76. Pfefferminzblätter. Schnittdroge

Tinctura Menthae piperitae – ist Bestandteil der Tinctura carminativa SR und mit Tinctura Valerianae zusammen in Tinctura antispastica SR sowie in Dreierleitropfen, in Magentropfen und blähungtreibenden Tropfen enthalten.
Beachtliche Mengen Pfefferminzblätter sind für die Destillation des etherischen Öls, des Minzenöls – Oleum Menthae – und des Pfefferminzöls – Oleum Menthae piperitae – erforderlich (s. d.). Pfefferminzaufguß gilt infolge seines Wohlgeschmacks als beliebtes Hausgetränk. Die Meinungen über Störungen bei Dauergebrauch von »Pfefferminztee« gehen auseinander, ernste Störungen wurden bisher nicht beobachtet. In Frankreich wird der Tee mit Milch gemischt und gesüßt getrunken.

Anwendungsgebiete

Stomachikum, Aperitivum, Karminativum, Cholagogum, Spasmolytikum, Nervinum, Antidiarrhoikum, Korrigens, Hausteedroge, Industriedroge

Teezubereitung

Aufguß mit heißem Wasser; als Stopfmittel konzentrierter bereiten und länger ziehen lassen (Gerbstoff löst sich besser). Nur bei chronischen Magen- und Darmstörungen soll der Tee gesüßt werden, da dann der Säuregehalt im Magen verringert ist. Am besten trinkt man den Aufguß ungesüßt während oder zwischen den Mahlzeiten

Qualitätsnormen

Identitätsprüfung: dünnschichtchromatografisch (Testsubstanz Menthol-Standard)
Reinheitsprüfung: auf unschädliche Beimengungen (höchstens 2,0 %), verfärbte Bestandteile (höchstens 10,0 %), Stengelteile (höchstens 5,0 %) und Asche (höchstens 12,0 % Rückstand)
Gehaltsbestimmung: Das AB läßt den Gehalt an etherischem Öl bestimmen, berechnet auf die bei 105 °C getrocknete Droge (0,9...1,5 ml/100 g Droge)

Aufbewahrung

Aufbewahrungsfrist sowohl für die konfektionierte als auch für die lose Droge höchstens 18 Monate, für die gepulverte Droge höchstens 24 h. Deshalb darf die Droge erst bei Bedarf gepulvert werden

Handelsware

Folia Menthae piperitae grossa concisa (Grobschnitt), minutim concisa (Feinschnitt), auch industriell als GPM konfektioniert sowie in Aufgußbeuteln

Bemerkungen

Droge des AB–DDR, DAB 8/Ph. Eur. (Pfefferminzblätter – Menthae piperitae folium), CM–RGW (Menthae piperitae folium), ÖAB 9 (Folium Menthae piperitae – Pfefferminzblatt)

Herba Menthae piperitae – Pfefferminzkraut – ist industriell konfektioniert im Lebensmittelhandel, ferner in verschiedenen Tees enthalten; es wird auch industriell verarbeitet und exportiert.
Die früher verwendeten *Folia Menthae crispae* – Krauseminzblätter – stammten von *Méntha spicáta* L. *var. críspa,* (BENTH.) DANERT, sind heute bedeutungslos. Dagegen ist das daraus destillierte *Oleum Menthae crispae – Krauseminzöl* – als Korrigens wichtig (s. unter Oleum Menthae).

Folia Myrtilli
Heidelbeerblätter

Getrocknete ganze oder teilweise zerkleinerte Laubblätter

Stammpflanze, Familie, Vorkommen

Heidelbeere, Blaubeere – *Vaccínium myrtíllus* L. (Vaccinium v. baccinium abgeleitet, lat. bacca: Beere, lat. myrtillus: myrtenähnlich); Heidekrautgewächse – *Ericáceae*
Verbreitet in ganz Europa und Asien, in den Wäldern, Heidegebieten und Mooren der DDR zahlreich. Aufkommen: Sammeldroge von Wildpflanzen. Die Großsammlung erfolgt im Bezirk Gera mit Erntemaschinen

Beschreibung der Schnittdroge (Bild 77)

Bis zu etwa 20 mm lange, elliptische bis eiförmige ganze oder halbierte kurzgestielte Blätter, dünn und leichtzerbrechlich mit feiner Netznervatur. Sie tritt an der Unterseite besonders hervor (a). Die Blattstücke sind hell- bis dunkelgrün. Der Blattrand ist feingesägt bis gekerbt (b). Jeder Sägezahn läuft in einer zarten, gestielten Drüse aus (Lupe). Vereinzelt kommen dunkel- bis braungrüne, holzige, kantige Stengelstücke vor, zuweilen auch mit Seitenknospen (c). Geruchlos, Geschmack bitter, zusammenziehend

Wirkstoffkomplex

Gerbstoffgrundkörper (±)-Catechin, (±)-Epicatechin, Gallocatechin, Epigallocatechin, ferner Chlorogen- und Kaffeesäure, Leucoanthocyane, Flavonglycoside Quercitrin, Isoquercitrin, Quercetin-3-arabinosid, Hyperosid und Astragalin, bis zu 1 % Hydrochinonglucosid Arbutin. Ferner wurde ein hypoglykämisch wirkender Stoff, ein sog. Glucokinin, experimentell nachgewiesen (zu Arbutin s. Hinweis bei Folia Uvae Ursi)

Wirkung, Anwendung

Auszüge sind infolge des Gerbstoffgehalts gegen Magen- und Darmkatarrh und Hämorrhoiden wirksam und werden auch zum Gurgeln gegen Entzündung der Mundschleimhaut verwendet. Der Arbutingehalt unterstützt die Therapie bei Blasen- und Nierenkrankheiten. Heidelbeerblätter sind wie Fructus Phaseoli sine Semine und Herba Urticae Adjuvanzien bei bestehendem Diabetes mellitus. Der Diabetiker sollte solche Drogen nur nach Zustimmung des Arztes verwenden, da er meistens auf bestimmte erforderliche Arzneimittel eingestellt ist bzw. genaue Diät einhalten muß. Heidelbeerblätter sind Bestandteil von harntreibenden Tees und Haustees.

Anwendungsgebiete

Adstringens, Anthämorrhoidalium, Urologikum, Harnantiseptikum, Adjuvans gegen Diabetes, Hausteedroge

Teezubereitung

Aufguß mit siedendem Wasser

Qualitätsnormen

Reinheitsprüfung: auf Teile der Zweige (höchstens 8,0 %), verfärbte Bestandteile (höchstens 20,0 %) und unschädliche Beimengungen (höchstens 4,0 %)

Aufbewahrung

Aufbewahrungsfrist für die konfektionierte Droge höchstens 5 Jahre, für die zur Verarbeitung vorgesehene lose Droge 5 Jahre, nach Prüfung Verlängerung möglich, insgesamt höchstens 10 Jahre

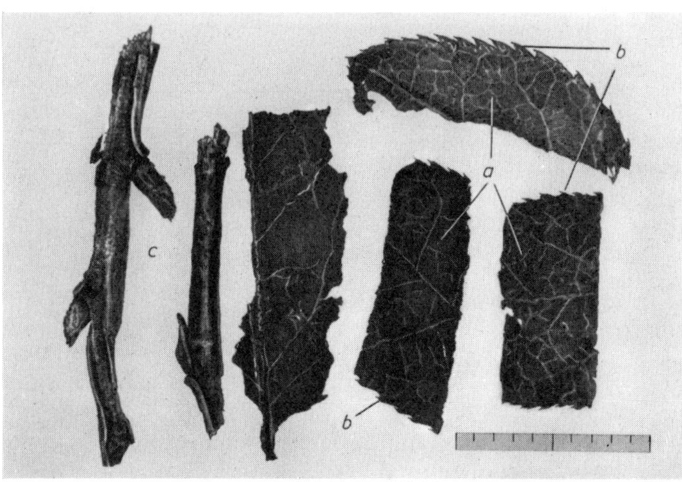

Bild 77. Heidelbeerblätter. Schnittdroge

Handelsware

Folia Myrtilli concisa industriell als GPM konfektioniert

Bemerkungen

Droge des AB–DDR (Anl. 7)

Herba Myrtilli – Heidelbeerkraut – wird vorrangig für Haustees verwendet.
Fructus Myrtilli – Heidelbeerfrüchte – wurden früher getrocknet als Stopfmittel benutzt. Sie sind Droge des ÖAB 9 (Fructus Myrtilli – Heidelbeere).

Neuerdings stellte man fest, daß Heidelbeerfrüchte einen noch unbekannten Wirkstoff enthalten, der auf die Retina wirkt, indem die Synthese des Sehpurpurs gefördert und dadurch die Sehtüchtigkeit im Dunkeln erhöht werden. Bei Einnahme von Ethanol wird diese Wirkung gehemmt.

Folia Nicotianae tabaci
Tabakblätter

Getrocknete ganze oder zerkleinerte, nicht fermentierte Laubblätter

Stammpflanze, Familie, Vorkommen

Virginischer Tabak – *Nicotiána tabácum* L., Nachtschattengewächse – *Solanáceae*
In Europa eingebürgert und auch in anderen Ländern kultiviert

Wirkstoffkomplex

Alkaloide Nicotin, Nornicotin, Nicotein, Nicotellin, Nicotimin, Pyrrolidin, N-Methylpyrrolin, etherisches Öl, Isoamylamin, 1.2-β-Pyridyl-piperidin

Anwendung

Industriell zur Herstellung hom. AM (Tabacum D 1 dil.)

Qualitätsnormen

Reinheitsprüfung: auf unschädliche Beimengungen (höchstens 1,0 %)

Aufbewahrung

Vorsichtig!

Bemerkungen

Droge des AB–DDR (Anl. 7).

Folia Oleandri
Oleanderblätter, auch Folia Neri

Getrocknete ganze oder zerkleinerte, vor der Blüte gesammelte Laubblätter

Stammpflanze, Familie, Vorkommen

Oleander – *Nérium oleánder* L., Hundsgiftgewächse – *Apocynáceae*
Verbreitet im Mittelmeergebiet bis Vorderasien, bei uns als Zierpflanze kultiviert

Wirkstoffkomplex

0,5 % herzwirksame Glycoside, besonders Oleandrin, Oleandrinmonoglucosid, Oleandrindiglucosid, Desacetyloleandrin, Adynerin und Digitalein, auch an der Herzwirkung beteiligte Flavonglycoside Rutin und Nicotiflorin u. a.

Anwendung

Industriell zur Herstellung hom. AM (Oleander D 1 dil.)

Qualitätsnormen

Reinheitsprüfung: auf unschädliche Beimengungen (höchstens 2,0 %), fremde Bestandteile (höchstens 1,0 %) und Asche (höchstens 8,0 % Rückstand)

Aufbewahrung

Vorsichtig!

Bemerkungen

Droge des AB–DDR (Anl. 7).

Folia Orthosiphonis
Orthosiphonblätter, auch Indischer Nierentee, Javanischer Nierentee, Java-Tee, Koemis Koetjing (Katzenbart)

Vor der Blütezeit gesammelte und getrocknete zerkleinerte Blätter

Stammpflanze, Familie, Vorkommen

Orthosiphonpflanze – *Orthosíphon aristátus* (BL.) MIQ. (*syn. O. stamineus* BENTH.), Lippenblütengewächse – *Lamiáceae (Labiátae)*. Beheimatet im tropischen Asien, auf Jawa kultiviert. Aufkommen: Importdroge

Wirkstoffkomplex

0,5 % etherisches Öl, Saponine, 0,2 % Flavonderivate, vor allem Sinensetin, daneben Scutellareintetramethylether (Tetramethoxyflavon), Eupatorin (Dihydroxytrimethoxyflavon) und 3'-Hydroxy-5,6,7,4'-tetramethoxyflavon

Wirkung, Anwendung

Die Droge wirkt sicher diuretisch, analgetisch, antiphlogistisch, choleretisch und spasmolytisch und wird gegen akute und chronische Blasen- und Nierenkrankheiten, besonders gegen Entzündungen, auch gegen Erkrankungen der Gallenwege, gegen Rheumatismus und Gicht eingesetzt. Bestandteil von Blasen-, Nieren- und Rheumatees.
Die Wirkstoffe der Droge stimulieren die Harnstoff-, Harnsäure-, aber auch die Kaliumelimination. In Ostasien werden Infuse als Haustee genutzt

Teezubereitung

Aufguß mit siedendem Wasser

Hinweis

Die Droge ähnelt äußerlich bis auf die aromatischen Bestandteile den Pfefferminzblättern (blauviolette Nervatur). Wegen möglicher Herzstörungen täglich höchstens Auszug aus 5 g Droge trinken, ggf. den Arzt befragen.

Folia Populi

Zitterpappelblätter, auch Espenblätter

Getrocknete ganze oder zerkleinerte Laubblätter

Stammpflanze, Familie, Vorkommen

Zitterpappel, Espe – *Pópulus trémula* L., Weidengewächse – *Salicáceae*
Verbreitet in Europa

Wirkstoffkomplex

Phenolglycoside Salicin, Populin (Benzoylsalicin), Salicortin, Tremuloidin, Tremulacin, Flavonglycoside

Anwendung

Blattauszüge wirken antiphlogistisch und antiexsudativ, sie werden industriell zu AFW gegen Prostatahypertrophie verarbeitet.

Folia Rhois toxicodendri recens

Frische Giftsumachblätter

Frische Laubblätter

Stammpflanze, Familie, Vorkommen

Giftsumach – *Toxicodéndron quercifólium* (MICHX.) GREENE (syn. *Rhús toxicodéndron* L.); Sumachgewächse – *Anacardiáceae*
Beheimatet in den USA (North Carolina, Virginia) und in Kanada. Kultiviert in der DDR und der BRD

Wirkstoffkomplex

Gallusgerbsäure, Urushiol (toxischer Milchsaft mit dem Hautreizstoff oder Allergen Toxicodendrol)

Anwendung

Industriell zur Herstellung hom. AM (Rhus toxicodendron ∅ und D 4)

Qualitätsnormen

Reinheitsprüfung: auf unschädliche Beimengungen (höchstens 2,0 %)

Aufbewahrung

Vorsichtig!

Bemerkungen

Droge des AB–DDR (Anl. 7).

Da die Allergene der Blätter die Haut sehr stark reizen, dürfen sie nicht berührt werden.

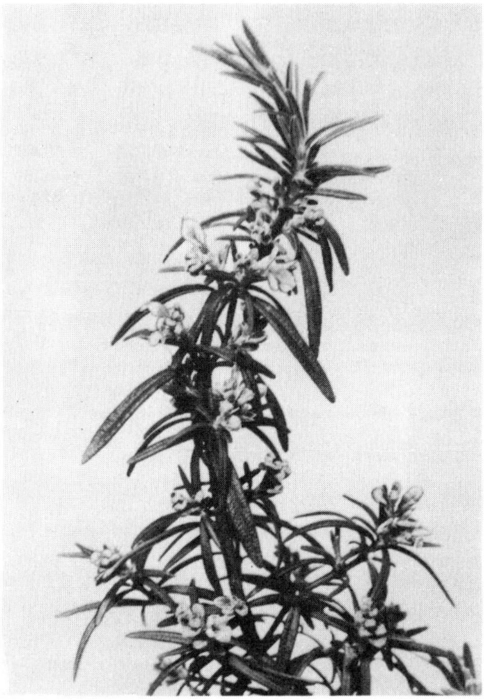

Bild 78. Gartenrosmarin. Blühender Zweig (1:2)

Bild 79. Rosmarinblätter. Schnittdroge

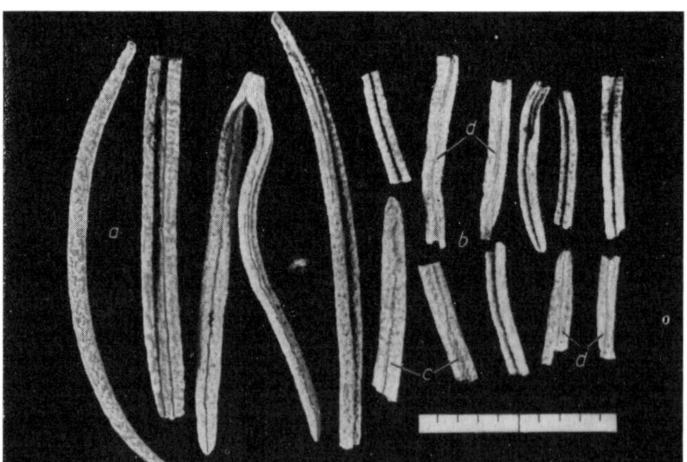

Folia Rosmarini
Rosmarinblätter

Getrocknete ganze oder zerkleinerte Laubblätter

Stammpflanze, Familie, Vorkommen

Gartenrosmarin – *Rosmarínus officinális* L. (gr. rhops myrinos: wohlriechender Strauch); Lippenblütengewächse – *Lamiáceae (Labiátae)*
Der Rosmarin ist im Mittelmeergebiet beheimatet und verbreitet, besonders in Spanien, in der SFR Jugoslawien (Dalmatien), SVR Albanien, in Südfrankreich (Provence), Italien und Griechenland, in der VR Bulgarien, ferner in Großbritannien, in der UdSSR (Krim, Schwarzmeerküste des Kaukasus), in Nordafrika (Marokko); bei uns vereinzelt als Zier- und Gartenpflanze kultiviert. Aufkommen: Importdroge

Beschreibung der Pflanze (Bild 78)

Rosmarin ist ein 0,50...1,50 m hoher immergrüner Strauch mit blattachselständigen hellblauen Blüten, die sich von Mai bis Juli entfalten. Die aufrechten, verholzten Zweige tragen sitzende, schmallanzettförmige, lederig feste Blätter, deren Blattränder nach unten etwas umgerollt sind. Sie sehen deshalb nadelförmig aus

Beschreibung der Schnittdroge (Bild 79)

Sie besteht aus Blättern (a) und aus größeren Bruchstücken (b). Sie sind ungestielt oder kurzgestielt, fast nadelförmig, nach beiden Seiten etwas gekrümmt, von spröder Beschaffenheit und leicht zerbrechlich. Die hellgrüne, schwach glänzende, runzelige Oberseite ist an beiden Blatträndern nach unten gerollt (c). Dadurch ist die schwach weißlich- bis graufilzig-behaarte Blattunterseite nur als schmaler Streifen erkennbar (d). Die Stücke sind 10...35 mm lang und 2 mm, höchstens 4 mm breit. Geruch würzig, kampferartig, besonders beim Zerreiben; Geschmack aromatisch, brennend und bitter

Wirkstoffkomplex

1...2,5 % etherisches Öl (s. d.), 8 % Gerbstoffe, Rosmarinsäure, Flavonoide Apigenin, Diosmetin, Genkwanin und Luteolin, Triterpensäuren Ursolsäure, Oleanolsäure und deren Hydroxysäuren, terpenoider Bitterstoff Carnosolsäure, Triterpenalkohole

Wirkung, Anwendung

Durch die hautreizende, hyperämisierende Wirkung gebraucht man Auszüge aus Rosmarinblättern zu Bädern, Spülungen und Umschlägen, besonders bei schlecht heilenden Wunden, Verstauchungen und Quetschungen. Vollbäder mit Rosmarinwirkstoffen regen den Kreislauf an, wirken günstig bei rheumatischen Erkrankungen und bei Nervenentzündung, auch bei Hypotonie anregend.

Vor innerlichem Gebrauch wird gewarnt, da das etherische Öl sowohl im Gastrointestinaltrakt als auch in den Nieren Entzündung auslöst und toxisch wirken kann. Das offizinelle Rosmarinöl – Oleum Rosmarini (s. d.) – wird durch Wasserdampfdestillation gewonnen und industriell verarbeitet. Einige kosmetische Zubereitungen, wie Einreibungsmittel, Salben, Krems, Hautemulsionen, Badezusätze und Sonnenschutzmittel, wie Sonnenmilch und -öl, enthalten Rosmarinauszüge oder das etherische Öl. Rosmarinblätter werden auch als Korrigens in der Spirituosen- und Essenzenindustrie für die Herstellung von Benediktiner und Goldwasser benötigt, ebenso als Gewürz für Pizza.

Anwendungsgebiete

Rubefazienz, Dermatologikum, Antirheumatikum, kosmetischer Wirkstoff, Korrigens, Gewürz

Qualitätsnormen

Reinheitsprüfung: auf unschädliche Beimengungen (höchstens 2,0 %), verfärbte Bestandteile (höchstens 5,0 %)
Gehaltsbestimmung: Das AB läßt den Gehalt an etherischem Öl bestimmen, berechnet auf die bei 105 °C getrocknete Droge (1,0...1,5 ml/100 g Droge)

Aufbewahrung

Aufbewahrungsfrist höchstens 18 Monate

Handelsware

Folia Rosmarini concisa

Folia Salviae
Salbeiblätter

Getrocknete ganze oder zerkleinerte Laubblätter und Teile des Stengels

Stammpflanze, Familie, Vorkommen

Echter Salbei – (mit zwei Unterarten) *Sálvia officinális* L. *subspec. officinális* und *subspec. minor* (GMEL.) GAMS (lat. salvare: heilen); Lippenblütengewächse – *Lamiáceae (Labiátae)*
Salbei ist im Mittelmeergebiet heimisch und wächst reichlich in der SVR Albanien und in der SFR Jugoslawien auf den Dalmatinischen Inseln. In den genannten Ländern wird Salbei auch kultiviert. Aufkommen: Anbaudroge – Bezirke Halle und Dresden (Freital) – und Importdroge

Beschreibung der Pflanze (Bild 80)

Salbei ist ein 20...70 cm hoher Halbstrauch mit unten verholzten, verzweigten Stengeln. Sie enden in reichblütigen blauen bis hellvioletten Scheinquirlen. Die Blätter sind langgestielt, länglich eiförmig, manchmal lanzettförmig, bis zu 10 cm lang und bis zu 5 cm breit. Die Unterart »minor« weist am Grunde der Blätter zwei kleine Seitenlappen, Öhrchen, auf. Die Stengel, mehr noch die

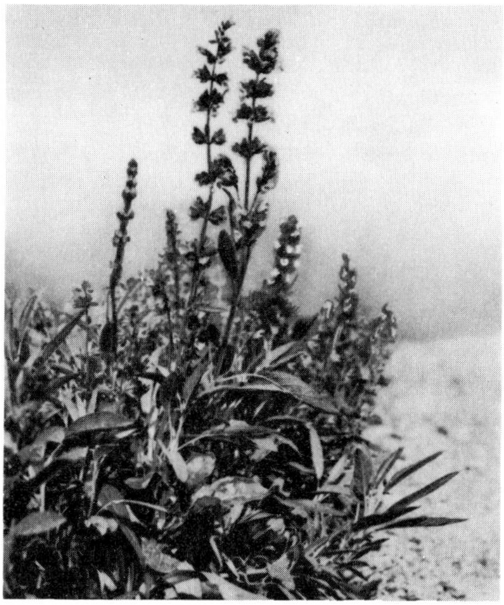

a

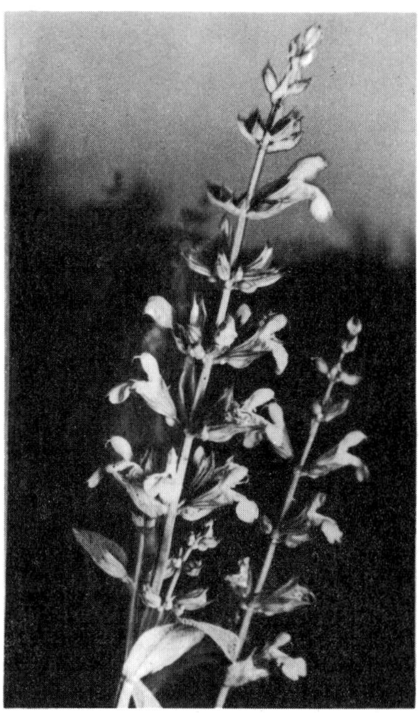

b

Bild 80. Echter Salbei
a) Blühende Pflanzen (1:5)
b) Blühender Trieb (1:2)

Blätter des Salbeis, sind graufilzig behaart. Die Blattoberseite ist grubig, netzadrig, der Blattrand feingekerbt

Beschreibung der Ganzdroge und der Schnittdroge (Bild 81)

Silbergraue bis graugrüne, filzig behaarte, an Randstücken feingekerbte Fragmente. Jüngere Stücke sind dicht weißbehaart (a), ältere von mehr grauer Farbe (b). Die Blattoberseite ist durch eingesenkte Nerven feingrubig genarbt und wellig. Die Unterseite wird von einem engmaschigen Nervennetz durchzogen (c). Stengelteile sind deutlich vierkantig, markig und verschieden stark behaart. Geruch, besonders beim Zerreiben, kräftig würzig, Geschmack würzig, herb und bitter

Wirkstoffkomplex

1...2 % etherisches Öl (s. d.) mit bis zu 50 % α- und β-Thujon, ferner Gerbstoffe, Carnosolsäure und ein antibiotisch wirksamer diterpenoider Bitterstoff Carnosol (Picrosalvin), Triterpensapogenin Ursolsäure, Oleanolsäure und andere Triterpene sowie die Flavone Apigenin und Luteolin

Wirkung, Anwendung

Der Salbeiauszug ist einer der wichtigsten Drogenauszüge zum Gurgeln, Spülen und Inhalieren gegen entzündliche Erkrankungen des Mund- und Rachenraumes, gegen Mandel- und Zahnfleischentzündung, Mundhöhlen- und Rachenkatarrh. Die antiseptische und antiphlogistische Wirkung ist auf das etherische Öl, die adstringierende Wirkung auf die Gerbstoffe zurückzuführen. Auch Fertigwaren gegen entzündetes Zahnfleisch enthalten Salbeiauszüge. Innerlich angewendet, wird die blähungtreibende, magenstärkende und krampflösende Wirkung der Droge als Magentee genutzt. Salbeiauszüge wirken auch speichel- und schweißhemmend bei übermäßiger Speichel- und Schweißbildung, spezifisch gegen Nachtschweiß. Bei Wöchnerinnen werden die Milchsekretion gehemmt und das Abstillen erleichtert. Arzneizubereitungen aus Salbei sind Salbeifluidextrakt – Extractum Salviae fluidum, Salbeitinktur – Tinctura Salviae, Ysat und Pflanzenauszüge. Etherisches Salbeiöl – Oleum Salviae – wird durch Wasserdampfdestillation gewonnen (s. d.). Extractum Salviae fluidum ist Bestandteil der Guttae antihidroticae SR und des Gargarisma Chamomillae composita SR. Salbeiauszüge sind in kosmetischen Zubereitungen, in Mund- und Gesichtswässern enthalten. Salbeiblätter dienen auch als Fisch- und Bratengewürz.

Anwendungsgebiete

Adstringens, Antiphlogistikum, Antihidrotikum, Gargarisma, Karminativum, Stomachikum, Spasmolytikum, kosmetischer Wirkstoff, Gewürz

Teezubereitung

Aufguß mit heißem Wasser

Qualitätsnormen

Identitätsprüfung: dünnschichtchromatografisch (Testsubstanz 1.8-Cineol-Standard)

Reinheitsprüfung: auf unschädliche Beimengungen (höchstens 1,0 %), verfärbte Bestandteile (höchstens 3,0 %), Stengelteile (höchstens 10,0 %) und andere Salviaarten (s. unter Verfälschung, durch Auswertung des Chromatogramms)

Gehaltsbestimmung: Das AB läßt den Gehalt an etherischem Öl, berechnet auf die bei 105 °C getrocknete Droge (1,0...1,5 ml/100 g Droge), und an Gerbstoffen (0,40...0,60 %), berechnet auf die bei 105 °C getrocknete Droge, als Pyrogallol, bestimmen

Verfälschung

Als solche gelten die Blätter des Griechischen Salbeis – *Sálvia tríloba* L., die besonders aus Griechenland stammen, mehr Cineol und weniger Thujon enthalten, ferner die thujonfreien Blätter des Spanischen Salbeis – *Sálvia lavandulifólia* VAHL. Die Blätter der erstgenannten Art sind unterseits dicht weißbehaart und riechen eukalyptusartig. Die Blätter des Spanischen Salbeis sind ganzrandig und dicht behaart.

Die Blätter des Wiesensalbeis – *Salvia pratensis* L. wie auch die der genannten Arten können durch Auswertung des Chromatogramms ausgeschlossen werden (s. unter Reinheitsprüfung)

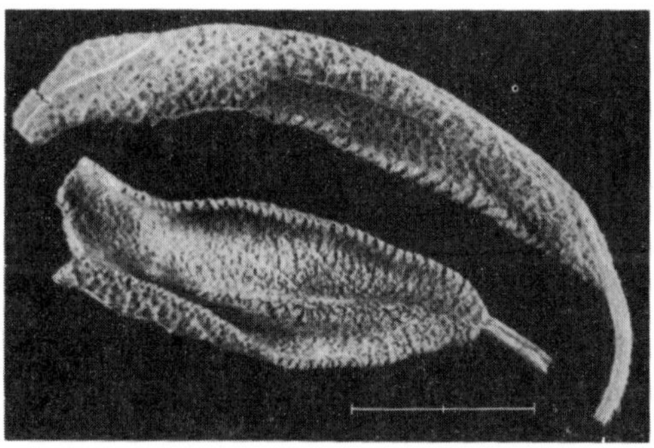

a

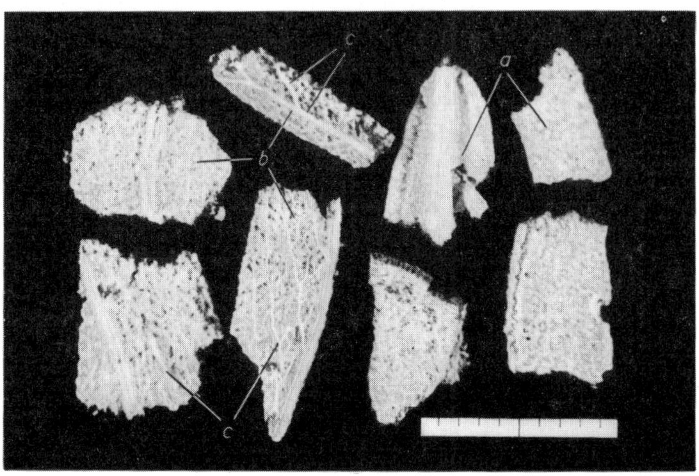

b

Bild 81. Salbeiblätter
a) Ganzdroge
b) Schnittdroge

Aufbewahrung

Aufbewahrungsfrist sowohl für die konfektionierte als auch für die lose Droge höchstens 18 Monate, für die gepulverte Droge höchstens 24 h, deshalb erst bei Bedarf pulvern

Handelsware

Folia Salviae concisa, auch industriell als GPM konfektioniert. »Salbeitee Bombastus – Auslese« ist von besonderer Reinheit und Qualität (Folia Salviae tota, s. Bild 81a)

Bemerkungen

Droge des AB–DDR, DAB 8 (Salbeiblätter – Salviae folium), ÖAB 9 (Folium Salviae – Salbeiblatt)

Herba Salviae – Salbeikraut – fällt bei der Ernte der rohen Blattdroge nach dem Sieben an und wird – wie *Salbeiblüten* und *Salbeiwurzel* – industriell zu Fertigwaren verarbeitet (Krautextrakt, Salbeiblütenessig, Wurzelextrakt)

Folia Sennae
Sennesblätter

Getrocknete ganze oder zerkleinerte Fiederblättchen

Stammpflanze, Familie, Vorkommen

Sennessträucher – *Cássia angustifólia* Vahl und *Cássia sénna* L. (Cassia: altröm. Name für Sennespflanze, lat. angustifolius: schmalblättrig); Caesalpiniengewächse – *Caesalpiniáceae*
Cássia angustifólia wächst wild und kultiviert zu beiden Seiten des Roten Meeres in Arabien und in Afrika, wird in Vorderindien kultiviert (bei Tinnevelly, um Bombay und Madras).
Cássia sénna ist im tropischen Afrika und in der Arabischen Republik Ägypten (mittleres Nilgebiet) verbreitet, wird dort aber auch kultiviert. Wichtigstes Exportland ist Indien. Aufkommen: Importdroge

Beschreibung der Pflanze

Die Sträucher der erstgenannten Art erreichen eine Höhe von 1...2 m; die andere Art wird nur etwa 0,50 m hoch. An gestreiften, ausgebreiteten Stengeln stehen, wechselständig angeordnet, paarig gefiederte Blätter. Aus gelben Blütentrauben reifen flache Hülsenfrüchte (s. Fructus Sennae). Die Blätter beider *Cassiaarten* sind dünn und spröde, beide Blattseiten hellgrün, wenig behaart oder kahl. Indische Blätter haben eine mehr längliche, lanzettförmige Gestalt und eine Länge von etwa 2,5...4,5 cm. Die Blattspreite der ägyptischen Ware ist mehr eiförmig oder eilanzettförmig und kaum länger als 3 cm. Die Breite der Blätter liegt hier zwischen 5 mm und 10 mm

Beschreibung der Ganzdroge und der Schnittdroge (Bild 82)

Die beiderseits gelbgrünen oder gelblichen Fiederblättchen (Bild 82a) bzw. Blattfragmente (Bild 82b) sind von papierartiger Beschaffenheit, ziemlich dünn, steif und leicht zerbrechlich. Der Rand ist glatt (a). Dort laufen bogenförmige Seitennerven in einem Randnerv zusammen. Diese und ein in der Mitte der asymmetrischen Spreite verlaufender Nerv treten auf beiden Seiten hervor (b). Für das Drogenbild der zerkleinerten Droge sind Stücke mit Stachelspitzchen typisch (c). Der asymmetrische Bau der Spreite ist auch besonders am Blattgrund mit einem etwa 1 mm langen Blattstiel (d) zu erkennen. Geruch schwach, Geschmack erst schleimig und süßlich, dann bitter und kratzend

Sorten

Indische oder Tinnevelly-Sennesblätter (bei Tinnevelly kultiviert), Nubisch-ägyptische Sennesblätter, auch als Alexandrinische Sennesblätter bezeichnet (werden über Alexandria exportiert)

Wirkstoffkomplex

Etwa 3 % Anthraglycoside. Die Hauptwirkung ist auf die Dirheindianthronglycoside oder Sennoside A bis G, Derivate des Dihydrodianthrons, zurückzuführen sowie auf ihre Aglycone, die Sennidine. Wahrscheinlich entstehen die Sennoside erst aus komplizierter gebauten Primärglycosiden. Andere wirksame Stoffe sind Glycoside des Rheins und Aloeemodins sowie deren Aglycone als Anthrachinon-, Anthron- und Anthranolderivate. Das Aloeemodinglycosid potenziert die Wirkung der Sennoside auf das 1,5fache. Die Anthraglycoside werden von Mikroorganismen und Enzymen bei der Darmpassage gespalten, und es entstehen dadurch erst die eigentlich abführend wirkenden Anthranole und Anthrone. Der Wirkungsmechanismus erstreckt sich auf die Hemmung der Wasseraufnahme durch den Darm, er ist somit antiresorptiv und hydragog.

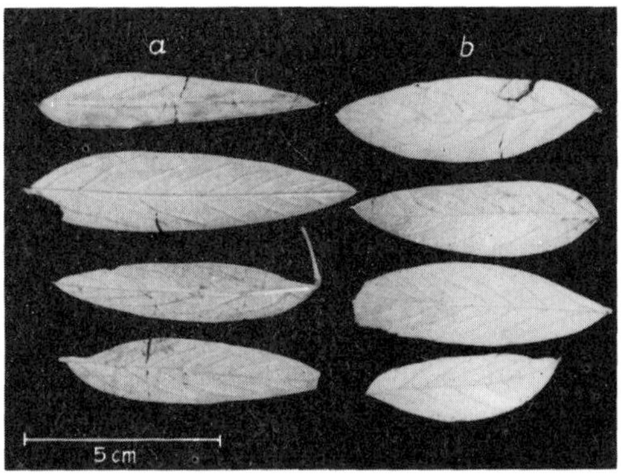

a

Bild 82. Sennesblätter
a) Ganzdroge, linke Seite (a) von oben nach unten Tinnevelly-Sennesblätter, rechte Seite (b) von oben nach unten Nubisch-ägyptische Sennesblätter
b) Schnittdroge

Außerdem sind wenig etherisches Ol sowie die Flavonoide Kämpferol und Isorhamnetin enthalten. Harzartige Stoffe oder andere Nebenwirkstoffe, die, wie früher angenommen, bei heiß bereitetem Infus Übelkeit, Kolik oder Leibschmerzen verursachen sollten, konnten nicht nachgewiesen werden. Vereinzelt auftretende Störungen der genannten Arten sind auf Überdosierung zurückzuführen, d. h. auf zu hohe Konzentration des bereiteten Auszugs, wobei auch der unterschiedliche Wirkstoffgehalt der Droge berücksichtigt werden muß. Schließlich können vereinzelt beobachtete Nebenwirkungen den Primärglycosiden oder Spaltprodukten, z. B. Anthronen, zugeschrieben werden. Es besteht aber kein Anlaß, den Tee – wie früher üblich – ausschließlich mit kaltem Wasser zu bereiten

Wirkung, Anwendung

Sennesblätter sind neben Faulbaumrinde ein viel verwendetes pflanzliches Laxans. Auszüge aus den Blättern werden vorrangig gegen chronische Verstopfung verwendet. Sennesblätter sind Bestandteil der Abführtees. Auch andere Fertigwaren, wie Früchtewürfel, Darmregulierungs- und Frühstückskräuterperlen, enthalten Sennesblätter bzw. deren Wirkstoffe.

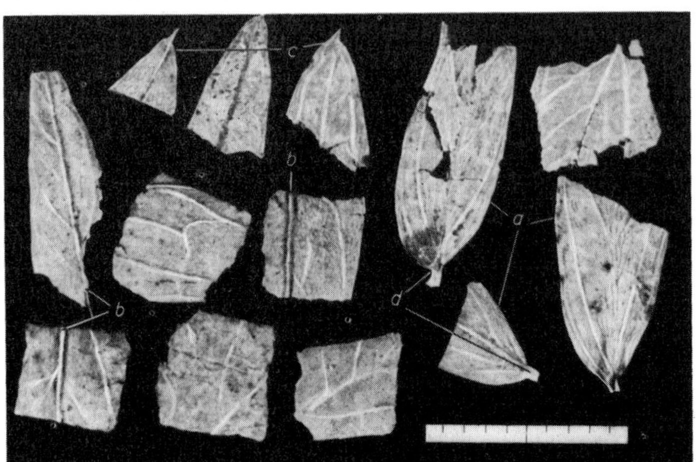

b

Vor Gebrauch der Sennesblätter während der Schwangerschaft, der Menstruation und Stillzeit (Säuglingsdurchfall möglich), bei Hämorrhoiden sowie bei Leber- und Nierenkrankheiten muß gewarnt werden. Auch Dauergebrauch ist gefährlich. Anthrazendrogen weisen eine Reihe von Nebenwirkungen auf, die nicht unbeachtet bleiben dürfen (s. auch unter Cortex Frangulae, Aloe und Radix Rhei), wie Blutüberfüllung der Unterleibsorgane, Reizung der Darmschleimhaut, Nieren- und Leberschäden sowie Störungen des Wasser- und Elektrolythaushalts mit Kaliummangel. Wenn die durch Kaliummangel weiter nachlassende Darmperistaltik infolge Störung der nervalen Erregungsbildung und -fortleitung den Patienten veranlaßt, die Dosis zu erhöhen bzw. die Einnahme zu verlängern, kann das zur wechselseitigen Verschlimmerung des Leidens führen. Kaliummangel verstärkt auch die Wirkung der herzwirksamen Glycoside und kann Intoxikation auslösen.

Anwendungsgebiet

Laxans

Teezubereitung

Aufguß mit heißem oder siedendem Wasser, Auszug nicht zu konzentriert bereiten (etwa 2,0 g pro dosi)

Qualitätsnormen

Identitätsprüfung: dünnschichtchromatografisch (Testsubstanz 1.8-Dihydroxyanthrachinon-Vergleichssubstanz)
Reinheitsprüfung: auf unschädliche Beimengungen (höchstens 4,0 %), verfärbte Bestandteile (höchstens 20,0 %), leucoanthocyanhaltige Cassiaarten (nur Blätter anderer, nicht zugelassener Cassiaarten enthalten Leucoanthocanidin, s. unter Verfälschung)
Gehaltsbestimmung: Das AB läßt fotometrisch den Gehalt an Anthrazenderivaten, berechnet als Dihydroxyanthrachinonmonoglucosid, auf die bei 105 °C getrocknete Droge bestimmen (2,4...3,0 %)

Verfälschung

Sie erfolgt mit den Blättern von *Cássia auriculáta* L., den Palthéblättern, und mit den Blättern von *Cássia goraténsis* FRESEN. Beide enthalten das Leucoanthocyanidin Goratensidin, aber keine Anthrazenderivate. Die Identifizierung erfolgt mit der gepulverten Droge durch Überführung des Goratensidins in rotviolettes Anthocyanidin mit Schwefelsäure und Untersuchung auf rote Teile mit Hilfe einer Lupe (s. AB)

Aufbewahrung

Aufbewahrungsfrist sowohl für die konfektionierte als auch für die lose Droge höchstens 3 Jahre

Handelsware

Folia Sennae tota, concisa, Pulvis, auch industriell als AM konfektioniert

Bemerkungen

Droge des AB–DDR (Abgabe nur durch Apotheken), DAB 8/Ph. Eur. (Sennesblätter – Sennae folium), ÖAB 9 (Folium, Sennae – Sennesblatt).

Folia Stramonii s. Herba Stramonii

Folia Thymi
Thymianblätter

Getrocknete ganze oder zerkleinerte Laubblätter und Blüten

Stammpflanze, Familie, Vorkommen

Echter Thymian – *Thýmus vulgáris* L. (Thymus: gr. Pflanzenname); Lippenblütengewächse – *Lamiáceae (Labiátae)*
Beheimatet im Mittelmeergebiet, besonders in Spanien, Südfrankreich, West- und Süditalien, Griechenland, in der VR Bulgarien. Die Pflanze kommt – im Gegensatz zum Quendel (s. Herba Serpylli) – bei uns nicht wild vor, wird aber viel kultiviert, auch in Gärten. Aufkommen: Anbaudroge. Feldkulturen befinden sich besonders im Bezirk Halle bei Aschersleben. Es wird die Sorte 'Deutscher Winterthymian' bevorzugt, weil sie wenig frostempfindlich ist. Der Feldanbau deckt unseren Bedarf

Beschreibung der Pflanze (Bild 83)

Thymian ist ein ein- oder mehrjähriger immergrüner Halbstrauch mit oben krautigen, verzweigten, am Grunde holzigen, aufrechten, vierkantigen 20...40 cm hohen Stämmchen. Sie sind kurzbehaart und tragen, kreuzgegenständig angeordnet, kurzgestielte oder sitzende lanzettförmige bis elliptische, ganzrandige Blätter. Diese sind auf der Unterseite graufilzig und am Rande stark umgerollt. In den Blattachseln entwickeln sich Scheinquirle aus gestielten Blüten, die sich nach und nach von Mai bis Oktober mit blaßvioletter oder hellrosafarbener Hülle entfalten

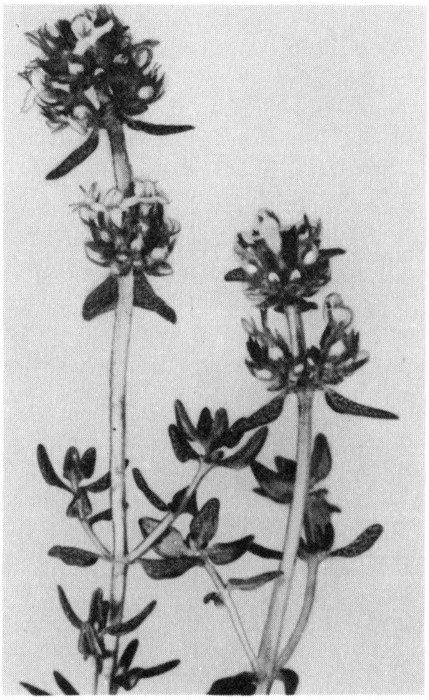

Bild 83. Echter Thymian. Blühende Triebe (1:1)

Beschreibung der gerebelten Droge (Bild 84)

Die durch Abstreifen, Rebeln, von den dikkeren Trieben erhaltenen zwei Anteile der Droge bestehen aus Blättern und Kelchen, ggf. mit Blütenresten. Besonders auffallend sind die mehr oder minder behaarten graugrünen, zweiseitig nach unten umgerollten Blätter (a), von denen zum Teil mehrere zusammenhängen (c). Durch das Einrollen erscheinen die Blätter lineallanzettförmig, sie sind bis zu 8 mm lang und bis zu 3 mm breit. Mit der Lupe sind beiderseits dunkle, punktförmige Labiatendrüsenschuppen zu erkennen. Daneben finden sich zahlreiche kleine hellbraune bis braungrüne Kelche, die manchmal am Grunde rotviolett überlaufen sind, einige mit Resten der Krone. Vereinzelte Stengelteile (b) sind vierkantig, schwach behaart und von rötlicher Farbe. Geruch charakteristisch nach Thymol, besonders beim Zerreiben, Geschmack stark würzig

Wirkstoffkomplex

0,5...2,5 % etherisches Öl mit 40...50 % Thymol, Thymolmethylether, Carvacrol, p-Cy-

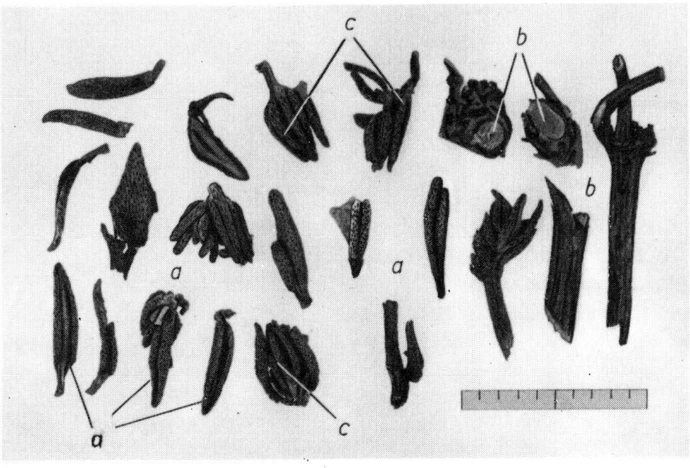

Bild 84. Thymianblätter. Gerebelte Droge

mol, p-Cymen, α-Pinen, l-Linalool, Linalyacetat, Borneol, Bornylacetat und 1.8-Cineol
Ferner sind Gerbstoffe, Triterpensäuren und Flavone Luteolin und Luteolinglycoside enthalten. Vermutet wird ein nicht flüchtiger bronchospasmolytisch wirkender Stoff

Wirkung, Anwendung

Auszüge aus Thymianblättern wirken durch das etherische Öl mit seinem hohen Gehalt an Phenolen in Verbindung mit den Gerbstoffen gegen Katarrhe der Luftwege schleimlösend, broncholytisch, auswurffördernd und antiseptisch. Wichtige Anwendungsgebiete sind Verschleimung, Husten, Keuchhusten, Bronchialkatarrh, Kehlkopfkatarrh. Thymianzubereitungen gehören zu den besten peripher wirksamen Hustenmitteln. Die Droge ist Bestandteil von Brust- und Hustentees. Auszüge sind in Hustensirupen, Hustentropfen und -säften enthalten. Thymianblätter werden als Badedroge gegen Nervenschmerzen, Hautkrankheiten und als unterstützendes Mittel gegen Rheumatismus geschätzt, Wirkstoffe aus Thymian sind auch in Badepräparaten verarbeitet. Hierbei wird die hyperämisierende Wirkung genutzt. Auch Inhalieröle und Brustbalsame enthalten Thymianwirkstoffe. Die für Rezeptur- und Defekturzwecke aus der Droge hergestellte wichtigste Zubereitung ist Thymianfluidextrakt – Extractum Thymi fluidum. Thymian ist zur Herstellung von Kräuterlikören sowie als Küchen- und Wurstgewürz geschätzt.

Anwendungsgebiete

Hustenmittel – Expektorans, Bronchosekretolytikum, Antipertussikum – Antiseptikum, Spasmolytikum, Balneotherapeutikum, Rubefazienz, Korrigens, Gewürz

Teezubereitung

Aufguß mit heißem Wasser

Qualitätsnormen

Reinheitsprüfung: auf unschädliche Beimengungen (höchstens 1,0 %), verfärbte Bestandteile (höchstens 5,0 %), Stengelteile (höchstens 3,0 %)
Gehaltsbestimmung: Das AB läßt fotometrisch den Gehalt an wasserdampfflüchtigen Phenolen, berechnet als Thymol und auf die bei 105 °C getrocknete Droge, bestimmen (0,40...0,60 %)

Aufbewahrung

Aufbewahrungsfrist höchstens 18 Monate, für die gepulverte Droge höchstens 24 h, deshalb erst bei Bedarf pulvern

Handelsware

Folia Thymi concisa, im Gewürzhandel: Thymian, gerebelt und gemahlen

Folia Thymi können mit *Herba Serpylli* verwechselt werden (s. d.)

Bemerkungen

Droge des AB–DDR, DAB 8 (Thymian – Thymi herba), ÖAB 9 (Folium Thymi – Thymianblatt).

Folia Uvae Ursi
Bärentraubenblätter

Getrocknete ganze oder zerkleinerte Laubblätter, aus denen auch das Pulver hergestellt wird (s. Handelsware)

Stammpflanze, Familie, Vorkommen

Echte Bärentraube – *Arctostáphylos úva-úrsi* (L.) Spreng. (gr. arktos: Bär, gr. staphyle: Traube, lat. uva: Traube, lat. ursus: Bär); Heidekrautgewächse – *Ericáceae*
Wächst wild in Nordeuropa und in Gebirgsgegenden Mittel- und Südeuropas, große Bestände gibt es in Spanien (Guadalajara), bei uns selten in sonnigen Kiefernwäldern, auf trockenen oder moorigen, sauren oder kalkreichen Böden, bildet zum Teil umfangreiche Teppiche. Die Bärentraube ist in der DDR und BRD geschützt; sie gehört nach der Naturschutzverordnung der DDR zu den bestandsgefährdeten Pflanzenarten. Aufkommen: Importdroge

Beschreibung der Ganzdroge (Bild 85a)

Die unzerkleinerten Blätter sind bis zu 30 mm lang, etwa 10...15 mm breit und bis zu 1 mm dick. Ihre Spreite ist spatelförmig bis verkehrt-eiförmig und in den kurzen Blattstiel verschmälert. Blatteilende Hauptnerven mit Seitennerven treten eingesenkt deutlich hervor

Beschreibung der Schnittdroge (Bild 85b)

Die Stücke glänzen schwach, sind grün bis dunkelgrün, steif, lederartig, hart, spröde und brüchig. Der Rand der Schnittstücke ist deutlich zurückgebogen (a), die Nervatur grubig eingesenkt (b) und tritt an der mehr gelblichgrünen Unterseite schwach hervor (c). Geruch schwach, Geschmack zusammenziehend, etwas bitter. Das Pulver aus den Blättern ist grün

Wirkstoffkomplex

Sehr wechselnde Mengen der beiden Hydrochinon- bzw. Methylhydrochinon-β-O-glucoside Arbutin und Methylarbutin, und zwar zu 6...35 %, daneben andere Phenole. Die beiden Glucoside spalten sich in alkalischem Harn in Hydrochinon bzw. Methylhydrochinon und Glucose. Die Droge enthält außerdem Gallo- und Ellagtannine, Ursolsäure sowie die Flavonglycoside Quercitrin, Hyperosid, Isoquercitrin und Myricitrin (Myricetin-3-rhamnosid) einschließlich deren Aglycone. In der getrockneten Droge wurde auch p-Methoxyphenol nachgewiesen. Ob die Phenole die wesentlich wirksamen Stoffe sind, wird neuerdings angezweifelt. Die enthaltenen Flavonoide unterstützen zumindest die harnantiseptische Wirkung und sind auch an der diuretischen Wirkung der Droge beteiligt

Wirkung, Anwendung

Bärentraubenblätter gelten seit langem als harnantiseptisch und diuretisch wirkende Droge zur Unterstützung der Behandlung von Infektionen der Harnwege. Die Droge und die daraus hergestellten Fertigwaren, wie Ysat, Blasen- und Nierentees, Bärentraubenblätterextrakt, Dragees und Kräuterperlen, wirken nur in alkalischem Harn, also z. B. bei chronischem Harnröhren- und Blasenkatarrh (Cystitis), bei Pyelitis und Pyelonephritis mit Harnzersetzung, auch gegen

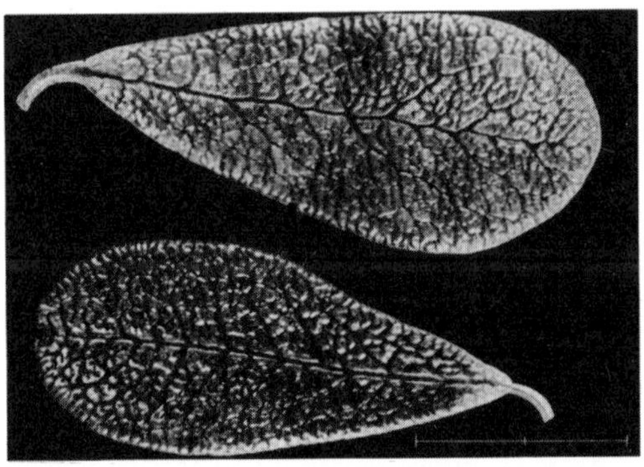

a

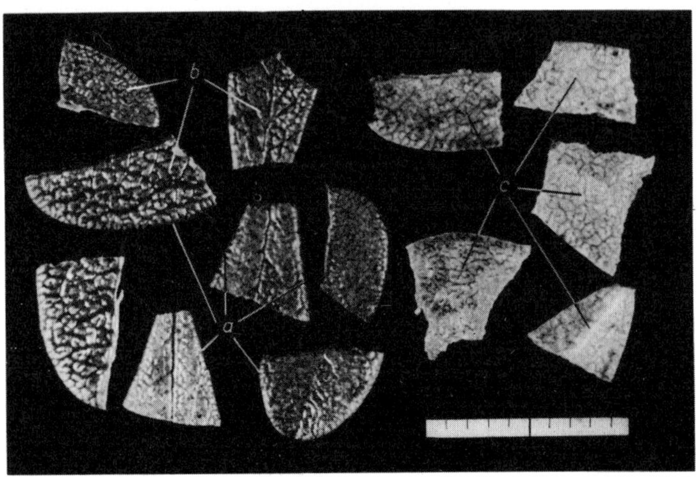

b

Bild 85. Bärentraubenblätter
a) Ganzdroge
b) Schnittdroge

Begleitinfektionen der Harnwege durch Steinleiden und Harngrieß (Uvalysat).
Die nach der Resorption im Harn während der Ausscheidung gespaltenen Glucoside setzen die wirksamen Phenole frei. Der Harn färbt sich dadurch olivgrün bis braun. Bei akuter Cystitis ist eine harnantiseptische Wirkung nicht zu erwarten. Bei allen Erkrankungen der ableitenden Harnwege ist die diuretische Wirkung der Flavonoide günstig.
Es soll kein Dauergebrauch erfolgen, außerdem ist der Arzt vor der Anwendung zu befragen. Während der Gravidität gelten Droge und Zubereitungen als kontraindiziert, da eine wehenfördende und abortive Wirkung beobachtet wurde.

Anwendungsgebiete

Harnantiseptikum, Urologikum, Diuretikum

Teezubereitung

12stündiger kalter Auszug aus der Blattdroge, danach Ansatz erhitzen und den Auszug abgießen

Qualitätsnormen

Reinheitsprüfung: auf Stengel und andere unschädliche Beimengungen (höchstens 5,0 %), verfärbte Bestandteile sowie Bestandteile mit rotbraunen oder braunen Flecken (höchstens 30,0 %)
Gehaltsbestimmung: Die Gütevorschrift läßt fotometrisch den Gehalt an Arbutin bestimmen, berechnet auf die bei 105 °C getrocknete Droge (6,0...9,0 %)

Aufbewahrung

Aufbewahrungsfrist für die konfektionierte Droge höchstens 5 Jahre, die zur industriellen Verarbeitung vorgesehene lose Droge 5 Jahre, nach Prüfung Verlängerung möglich, insgesamt höchstens 10 Jahre

Handelsware

Folia Uvae Ursi concisa, minutim concisa industriell als GPM konfektioniert. Die sehr klein geschnittene Droge wird verschiedentlich auch als Pulver bezeichnet

Bemerkungen

Droge des AB-DDR (Anl. 7), DAB 8 (Bärentraubenblätter – Uvae Ursi folium), ÖAB 9 (Folium Uvae Ursi – Bärentraubenblatt)
Die im AB-DDR nicht offizinellen, aber den Bärentraubenblättern gleichwertigen *Folia Vitis Idaeae – Preiselbeerblätter* – von *Vaccínium vítis-idáea* L. enthalten ähnliche Wirkstoffe, werden aber selten gesammelt. Da sie auch äußerlich den Bärentraubenblättern ähneln, können sie leicht verwechselt werden. Sie sind Droge des ÖAB 9 (Folium Vitis Idaeae – Preiselbeerblatt). *Bergeniaarten*, die in Mittel- und Ostasien verbreitet sind und als Zierpflanzen kultiviert werden, enthalten Arbutin, Methylarbutin, Hydrochinon und Hydrochinonmethylether. *Bergénia crassifólia* FRITSCH wird in der UdSSR kultiviert und liefert Gerbstoffe.

Folia Vitis Idaeae
s. unter Folia Uvae Ursi

Fructus Agni casti
Mönchspfefferfrüchte

Getrocknete ganze oder zerkleinerte Früchte

Stammpflanze, Familie, Vorkommen

Mönchspfeffer – *Vítex ágnus-cástus* L., Eisenkrautgewächse – *Verbenáceae*. Mittelmeergebiet

Wirkstoffkomplex

Flavonoid Casticin, Iridoidglycoside Agnusid und Aucubin, etherisches Öl

Anwendung

Zur industriellen Herstellung hom. AM Droge des HAB 1 (Vitex agnus-castus, Agnus castus – reife getrocknete Früchte).

Fructus Anacardii orientalis
Elefantenläuse, auch Acajunnüsse, Tintennüsse

Reife, getrocknete Früchte

Stammpflanze, Familie, Vorkommen

Ostindischer Tintenbaum – *Semecárpus anacárdium* L. f., Sumachgewächse – *Anacardiáceae*
Beheimatet in Ostindien

Wirkstoffkomplex

Dunkelbrauner ätzender Balsam mit Phenol Anacardol, Phenolcarbonsäuren, fettes Öl

Wirkung, Anwendung

Als hautreizendes und blasenziehendes Mittel, industriell zur Herstellung hom. AM (Anacardium orientale D 4), technisch als Färbemittel

Qualitätsnormen

Reinheitsprüfung: auf unschädliche Beimengungen (höchstens 1,0 %)

Aufbewahrung

Vorsichtig!

Bemerkungen

Droge des AB–DDR (Anl. 7).

Fructus Anethi
Dillfrüchte, auch Dillsamen, Gurkenkrautsamen

Reife Spaltfrüchte

Stammpflanze, Familie, Vorkommen

Gartendill – *Anéthum gravéolens var. hortórum* ALEF., Doldengewächse – *Apiáceae (Umbellíferae)*
Beheimatet im Orient, Kaukasus und Mittelmeergebiet, viel in Gärten kultiviert

Wirkstoffkomplex

0,18...2,4 % etherisches Öl mit Carvon, Limonen und Phellandren. Es wirkt auch fungizid und antibakteriell

Wirkung, Anwendung

Als blähungtreibende und magenstärkende Droge, zur Anregung der Milchsekretion bei Wöchnerinnen; viel als Gewürz verwendet wie Kümmelfrüchte, besonders zum Einlegen und als Fischgewürz.

Fructus Anisi
Anisfrüchte

Reife Spaltfrüchte

Stammpflanze, Familie, Vorkommen

Anis – *Pimpinélla anísum* L., Doldengewächse – *Apiáceae (Umbellíferae)*
Beheimatet vermutlich in Asien, kultiviert in Spanien, in der UdSSR, im Mittelmeergebiet

Wirkstoff

2 % etherisches Öl mit 80...95 % trans-Anethol

Wirkung, Anwendung

Als karminativ und spasmolytisch wirkende Droge, Bestandteil von Hustentees, wird auch in der Branntwein- und Spirituosenindustrie verarbeitet, die Hauptmengen zur Gewinnung des etherischen Öls (s. auch unter Oleum Anisi)

Bemerkungen

Droge des ÖAB 9 (Fructus Anisi – Anis).

Fructus Anisi stellati
Sternanisfrüchte

Reife, getrocknete ganze Früchte

Stammpflanze, Familie, Vorkommen

Sternanisbaum – *Illícium vérum* HOOK. f., Sternanisgewächse – *Illiciáceae*
Beheimatet in Südostasien, in der VR China, SR Vietnam

Wirkstoff

Etherisches Öl (s. unter Oleum Anisi)

Anwendung

Wie Anisfrüchte als Gewürz, in der Branntwein- und Spirituosenindustrie und zur Gewinnung des etherischen Öls

Bemerkungen

Droge des ÖAB 9 (Fructus Anisi stellati – Sternanis).

Fructus Aroniae melanocarpae
s. unter Fructus Cynosbati

Fructus Aurantii immaturi
s. unter Pericarpium Aurantii

Fructus Capsici
Spanischpfefferfrüchte, auch Paprika, Gewürzpaprika, Scharfer Paprika, Indischer Pfeffer, Türkischer Pfeffer, Roter Pfeffer

Getrocknete Früchte; offizinell ist das Pulver aus den getrockneten Früchten

Stammpflanze, Familie, Vorkommen

Die Droge stammt von verschiedenen Paprikapflanzen – *Cápsicumarten*, von denen die bekannteste *Cápsicum ańnuum* L. *var. lóngum* ist (lat. capsa: Kapsel, lat. annuus: einjährig, ung. Paprika: Gewürz. Spanischer Pfeffer deshalb, weil die Spanier vor rund 400 Jahren die Droge von Amerika nach Europa brachten.); Nachtschattengewächse – *Solanáceae*.
Von der genannten Art sind über 200 Varietäten und Unterarten mit roten, grünen oder gelben Früchten gezüchtet worden. Wichtig ist die Varietät »longum (DC.) SENDTNER«. Von den scharfen, d.h. capsaicinreichen Sorten sind die als Gemüsepaprika bekannten vitaminreichen Sorten zu unterscheiden. Letztgenannte werden wegen ihrer größeren und fleischigeren Früchte ausschließlich als Gemüse verwendet und enthalten wenig oder kein Capsaicin. Pharmazeutisch zugelassene scharfe Sorten müssen einem Mindestgehalt an Capsaicin genügen (s. Gehaltsbestimmung). Weniger scharfe Sorten werden zur Herstellung von Gewürzpaprika, gepulvert, geschätzt (s. Sorten).
Beheimatet ist die Gattung Paprika in Mittel- und Südamerika; die Kultur erfolgt in der Ungarischen VR, VR Bulgarien, SR Rumänien, SFR Jugoslawien, in Spanien, Griechenland, Südfrankreich und Ostafrika. Spanien gilt als Haupterzeuger im Weltmaßstab (200 000 ha). Aufkommen: Unser Bedarf für pharmazeutische Zwecke wird vorrangig durch Importe aus der Ungarischen VR und der VR Bulgarien gedeckt. Die Anbaufläche in der Ungarischen VR beträgt etwa 12 000 ha. Anbauzentren liegen an der Donau um Kalocsa und an der Theiß bei Szeged, allein Kalocsa liefert jährlich etwa 40 000 t

Beschreibung der Pflanze (Bild 86)

Der kultivierte Paprika ist eine einjährige Pflanze, während in den Heimatgebieten die *Capsicumarten* ausdauernd sind. Die verzweigten Triebe werden 20...50 cm hoch, sind krautig und haben elliptische bis eiförmige Blätter. Diese sind gestielt, ganzrandig, zugespitzt und stehen von den Stengeln ab. Die nickenden Blüten weisen weißliche zipfelige Blütenblätter auf. Sie entfalten sich in Europa von Juni bis September. Die kegelförmige, zunächst grüne, später rote Frucht ist eine dünnwandige kapselartige Beere, die erst bei der Reife austrocknet

Beschreibung der Ganzdroge (Bild 87)

Die trockene Beere ist von kegelförmiger Gestalt und durchschnittlich 5...12 cm lang, das gelbrote bis braunrote Perikarp von lederartig fester Beschaffenheit, glatt und glänzend. Am Grunde sitzt ein fester bräunlichgrüner, fünfzipfeliger Kelch mit einem gekrümmten Stielrest (a). Im oberen Teil sind die Früchte völlig hohl, der untere Teil enthält zwei oder drei Fächer. An den Lamellen oder Fruchtknotenscheidewänden, auch als Plazenten bezeichnet, bzw. Resten davon (b) sitzen zahlreiche flache hellgelbe, scheibenförmige Samen (c), die eine feine Punktierung erkennen lassen. Einige Samen (Bild) sind bereits ausgefallen. Geruch schwach würzig, Geschmack der Lamellen, in denen vor allem das scharfe Capcaicin lokalisiert ist, brennend und scharf. Samen und Fruchtwand enthalten kein Capsaicin. Das Pulver aus der Droge ist gelbrot bis rotbraun

Sorten

Sie sind für den Gewürzhandel wichtig und unterscheiden sich entweder nach der Herkunft – ungarischer, bulgarischer Paprika – oder geschmacklich durch ihre Schärfe. Scharfe Paprikasorten (normale Sorten und Kirschpaprika) enthalten gemahlene Scheidewände und Samen. Edelsüßer Paprika und Rosenpaprika sind mild, sie enthalten viel Fruchtwandanteile. Delikateßpaprika ist etwas schärfer. Schärfefreier Paprika wird Speisen auch als Vitaminträger zugesetzt bzw. als Gemüse verwendet. In der Ungarischen VR verwendet man Paprikapulver auch wie Mehl bei der Zubereitung von Speisen

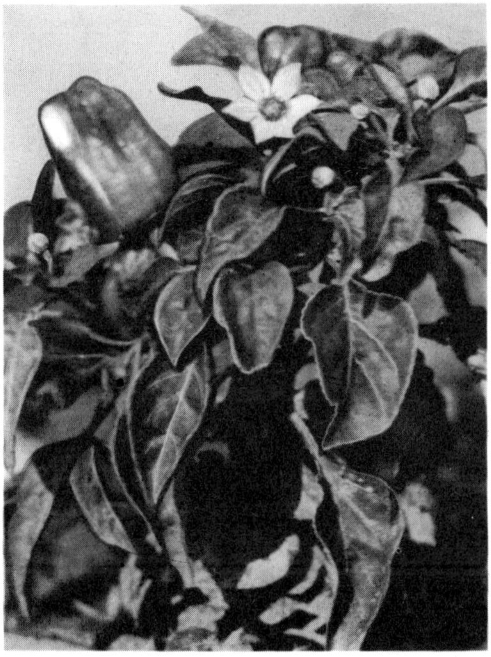

Bild 86. Spanischer Pfeffer. Pflanze mit Blüte und Frucht (1:2)

Wirkstoffkomplex

In den Fruchtknotenscheidewänden oder Plazenten sind 0,06...1,5 % Gesamtcapsaicinoide enthalten (sehr scharf schmeckende Derivate des Benzylamins, Vanillylamide). Bisher wurden etwa 12 dieser Stoffe nachgewiesen; Hauptscharfstoff ist Capsaicin, daneben kommen als weiter wichtige Scharfstoffe Dihydrocapsaicin und Nordihydrocapsaicin vor. Außerdem sind rote Carotinoide enthalten, besonders das in der Kosmetikindustrie verwendete rote Capsanthin, ferner antibiotisch wirkendes Saponin Capsicidin, Flavonglycoside Hesperidin, Rutin, Apiin (Apigenin-7-apiosylglucosid) und Luteolin-7-glucosid, Vitamine A, B_2, 0,15...0,2 % Vitamin C

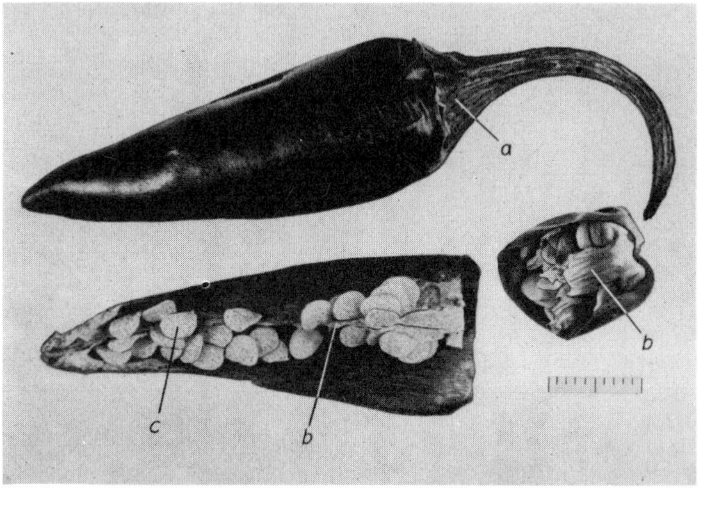

Bild 87. Spanischpfefferfrüchte. Ganzdroge

und Vitamin E. Das Hauptglucosid der Samen heißt Capsicosid und ist ein 22-Hydroxyfurostanolderivat. Die Scharfstoffe »brennen« noch auf der Zunge in einer Verdünnung von 1:100 000

Wirkung, Anwendung

Pharmazeutisch zur Herstellung von Spanischpfeffertinktur – Tinctura Capsici – als Bestandteil des Spiritus antirheumaticus SR und anderen Hautreizmitteln als Fertigwaren, wie Capsicin- bzw. Capsicumpflaster, hautreizenden Salben, Hautemulsionen, Rheumaeinreibungen, als Bestandteil von Bädern und Haarwässern. Alle Zubereitungen enthalten die aus der Frucht isolierten Capsaicinoide, die die in der Haut liegenden Nervenendigungen der Wärmerezeptoren reizen. Dadurch wird eine lokale Hyperämie des Gewebes mit Wärmegefühl ausgelöst, günstig gegen Neuralgien, Polyarthritis, Gelenkentzündungen und Ischialgien, ohne daß bei längerer Anwendung Gewebeschäden entstehen.
Das Capsaicin fördert in Kombinationszubereitungen die Resorption anderer Wirkstoffe.
Innerlich wirken Spanischpfefferfrüchte reizend auf die Magensaftsekretion, fördern die Verdauung und begründen den nützlichen Gebrauch als Gewürz. Gewürzmischungen, wie Curry-Powder und Würzsaucen, sind bekannte Zubereitungen.

Anwendungsgebiete

Rubefazienz, Antirheumatikum, Stomachikum, Gewürz

Qualitätsnormen

Identitätsprüfung: dünnschichtchromatografisch (Testsubstanz Capsaicin-Vergleichssubstanz)
Reinheitsprüfung: auf unschädliche Beimengungen (höchstens 1,0 %) und Asche (höchstens 3,0 % Rückstand)
Gehaltsbestimmung: Sie erfolgt spektrofotometrisch nach dünnschichtchromatografischer Abtrennung der Capsaicinoide, berechnet als Capsaicin auf die bei 105 °C getrocknete Droge (mindestens 0,25 %)

Aufbewahrung

Aufbewahrungsfrist 5 Jahre, nach Prüfung Verlängerung möglich, insgesamt höchstens 10 Jahre

Handelsware

Fructus Capsici toti, Pulvis zur industriellen Verarbeitung und als Gewürz. Im Gewürzhandel: Paprikasorten schärfefrei, delikateß, edelsüß, Rosen und scharf

Bemerkungen

Droge des AB–DDR, ÖAB 9 (Fructus Capsici – Paprika)

Ausschließlich als Gewürz werden die Früchte von *Cápsicum frutéscens* L. und andere Arten, die in tropischen Ländern Afrikas und in Südamerika (Cayenne) vorkommen, verwendet, und zwar unter den Bezeichnungen Cayennepfeffer, Chillies, Chilli-Schoten, Pfefferoni, Peperoni, Piri-Piri, Gindungoschoten (VR Angola). Sie kommen im Gewürzhandel getrocknet oder eingelegt vor. Die Früchte sind höchstens 5 mm dick und bis zu 5 cm lang, konisch, entweder hell- bis dunkelrot, gelb oder grün und enthalten sehr viel Capsaicinoide. Cayennepfeffer ist als Fleisch-, Käse-, Wurst-, Fisch- und Gurkengewürz geschätzt, auch als Bestandteil von Sauergemüse, Mixed Pickles und zur Herstellung spezieller Würzsaucen, z. B. Peppersauce. Die DDR importiert diese Gewürze ganz und pulverisiert, lose und in Gläsern verpackt

Bemerkungen

Droge des DAB 8 (Cayennepfeffer – Capsici fructus acer).

Fructus Cardamomi

Kardamomen, auch Malabarkardamomen

Getrocknete Früchte

Stammpflanze, Familie, Vorkommen

Kardamompflanze – *Elettária cardamómum* Maton, Ingwergewächse – *Zingiberáceae*
Beheimatet an der Malabarküste, dort auch kultiviert, ebenso in der DSR Sri Lanka

Wirkstoff

4 % etherisches Öl mit bis zu 50 % 1.8-Cineol

Anwendung

Als Gewürz für Backwaren, besonders für Lebkuchen und als Bestandteil von Gewürzmischungen sowie in der Spirituosen- und Likörindustrie.

Fructus Cardui mariani
Mariendistelfrüchte, auch Fructus Cardui mariae, Semen Cardui mariae, Marienkörner

Getrocknete ganze oder zerkleinerte Früchte

Stammpflanze, Familie, Vorkommen

Mariendistel – *Sílybum mariánum* (L.) GAERTN., Doldengewächse – *Apiáceae (Umbellíferae)*
Beheimatet in Südeuropa, kultiviert in Nordafrika (Nildelta) und in Südamerika (Argentinien)

Wirkstoffkomplex

Flavonoid Silymarin (isoliert ein gelbes Pulver), das sich aus den Flavonollignanen Silibinin (Silybin), Silydianin und Silychristin zusammensetzt. Silibinin ist der Hauptbestandteil. Ferner sind Taxifolin, Apigenin, Quercetin und Kämpferol enthalten

Anwendung

Gegen Leberschädigungen verschiedener Art, z. B. durch Hepatitis, auch solche durch Lebergifte, Pilztoxine, Ethanol, Rauschgifte. Parenteral wird Silibinin als Antidot gegen Vergiftung mit dem Knollenblätterpilz eingesetzt.
Die Wirkstoffe hemmen vermutlich das Eindringen von Lebergiften in die Leberzelle (Leberschutzwirkung).

Fructus Caricae
Feigen, auch Caricae

Getrocknete Fruchtstände

Stammpflanze, Familie, Vorkommen

Echter Feigenbaum – *Fícus cárica* L., Maulbeergewächse – *Moráceae*
Beheimatet im östlichen Mittelmeergebiet, Küstenländer des Roten Meeres

Bestandteile

50 % Invertzucker, Pektin, Schleim, Säuren

Anwendung

Zur Herstellung von Früchtewürfeln als Laxans, als Zusatz bei der Herstellung von Kaffee-Ersatz, auch in der Getränkeindustrie verarbeitet

Qualitätsnormen

Reinheitsprüfung: auf unschädliche Beimengungen (höchstens 2,0 %), verfärbte Bestandteile (höchstens 10,0 %), Schädlingsbefall (Schädlinge und deren Ausscheidungen dürfen nicht vorhanden sein.), Asche (höchstens 4,0 % Rückstand). Durch eine Gehaltsbestimmung wird der Extraktgehalt festgestellt.

Bemerkungen

Droge des AB–DDR (Anl. 7).

Fructus Carvi
Kümmelfrüchte

Reife, getrocknete Früchte

Stammpflanze, Familie, Vorkommen

Wiesenkümmel – *Cárum cárvi* L. (gr. kara: Kopf oder Dolde); Doldengewächse – *Apiáceae (Umbelliferae)*.
Kümmel ist in Nordasien, Nord- und Mitteleuropa beheimatet und wächst bei uns wild auf frischen Fettwiesen, auf Weiden und an Wegrändern. Die Wildvorkommen sind für die Sammlung bedeutungslos, da wenig ergiebig. Kümmel wird in vielen Ländern im großen kultiviert, besonders in Holland, in der UdSSR, SR Rumänien, VR Polen, ČSSR, SFR Jugoslawien, Ungarischen VR, in Spanien und Italien.
Aufkommen: Anbaudroge (Bezirke Schwerin, Neubrandenburg, Potsdam, Magdeburg,

Halle, Cottbus, Leipzig, Erfurt, Karl-Marx-Stadt und Dresden). Die Pflanzen werden kurz vor der völligen Reife, wenn die Früchte hellbraun sind, maschinell geschnitten, zunächst in Garben kurz getrocknet und, um Verluste zu vermeiden, bald gedroschen. Schnitt und Drusch erfolgen vollmechanisch unter Einsatz von Mähbindern und Saatgutreinigungsmaschinen

Beschreibung der Pflanze (Bild 88)

Die zweijährige Kümmelpflanze wird 30...80 cm hoch und entwickelt im ersten Jahr eine Blattrosette. Im zweiten Jahr erheben sich kantig gefurchte Stengel mit einigen sitzenden, mehrfach fiederteiligen, gestielten Blättern. Die Fieder stehen einander gegenüber, die unteren sind kreuzartig gestellt. Das ist für die Pflanze ein typisches Merkmal.
Am Stengel sitzen die Blätter auf häutigen Scheiden. Im Mai/Juni entfalten sich kleine weiße, seltener rosafarbene Blüten in Doppeldolden, die sich aus 8 bis 16 Döldchen zusammensetzen. Aus den Blüten entwickeln sich Spaltfrüchte, die bei der Reife in ihre zwei Teilfrüchte zerfallen

Beschreibung der Ganzdroge (Bild 89)

Die Früchte sind überwiegend in die braunen oder graubraunen, sichelförmig gekrümmten, beiderseits zugespitzten Teilfrüchte zerfallen, die etwa 5 mm lang und in der Mitte 1 mm dick sind. Die kahle, gewölbte Seite zeigt 5 schmale, scharf hervortretende hellbraune Rippen. Zwischen den Rippen erkennt man je eine dunkle Linie, es sind Sekretgänge im Perikarp. Die flache Seite weist eine Mittellinie auf, die von zwei dunklen Linien, ebenfalls Sekretgängen im Perikarp, begrenzt sind. Reste der Griffel (a) und Fruchtstiele (b) sind an der Droge sichtbar. Geruch charakteristisch, Geschmack stark würzig, schwach brennend

Wirkstoffkomplex

4...6 % etherisches Öl (s. d.) mit 45...60 % D(+)-Carvon und 30 % D(+)-Limonen, fettes Öl, Flavonoide Quercetin und spasmolytisch wirkendes Kämpferol

Wirkung, Anwendung

Kümmel ist eine krampflösend, blähungtreibend, verdauungsfördernd und magenstärkend wirkende Droge zur Behandlung von Verdauungsbeschwerden. Verwendet wird der Aufguß, oder es wird das Kümmelpulver 0,5...2 g eingenommen. Kümmelfrüchte gehören zu den wichtigsten Gewürzen für Käse und Quark, auch als Zusatz zu anderen Speisen, besonders solchen, die Kolik verursachen können, wie Kohlgerichte, aber auch für Backwaren (Kümmelbrot, Knäckebrot) und als Bestandteil von Gewürzmischungen

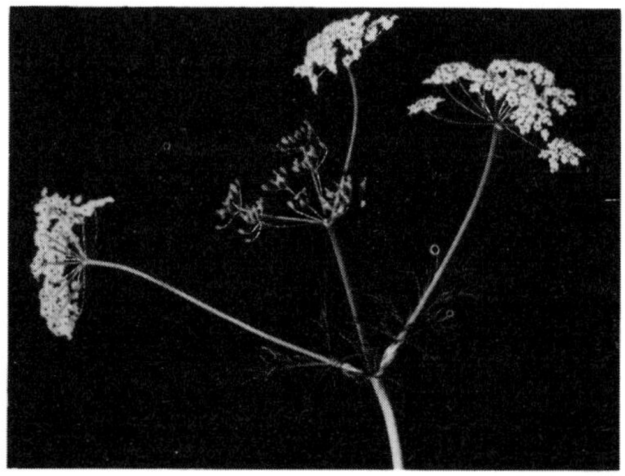

Bild 88. Wiesenkümmel. Pflanze mit Blüten und Früchten (1:5)

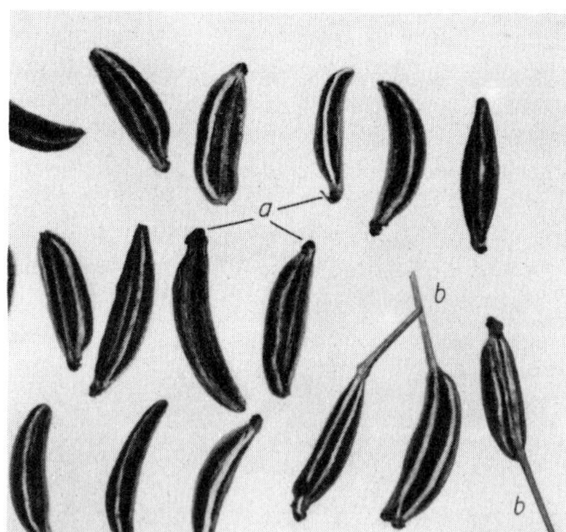

Bild 89. Kümmelfrüchte. Ganzdroge

(Curry-Powder). Durch die milchsekretionsfördernde Wirkung kann die Droge Wöchnerinnen empfohlen werden. Auszüge sind Bestandteil der Fertigwaren Kümmelextrakt und darmspasmolytisch und blähungtreibend wirkenden Tropfen. Wichtig ist die Droge als Bestandteil zahlreicher Teemischungen, wie Blähungtreibender Tee, Magentees, Gallen- und Lebertees. Bedeutungsvoll ist das aus den Früchten destillierte etherische Kümmelöl – Oleum Carvi (s. d.). Veterinärmedizinisch dient Kümmel als Mittel gegen Koliken der Stalltiere.

Anwendungsgebiete

Spasmolytikum, Karminativum, Digestivum, Stomachikum, Galaktagogum, Korrigens, Gewürz

Teezubereitung

Aufguß aus den zerquetschten Früchten mit heißem Wasser

Qualitätsnormen

Reinheitsprüfung: auf unschädliche Beimengungen (höchstens 1,0 %)
Gehaltsbestimmung: Das AB läßt den Gehalt an etherischem Öl, berechnet auf die wasserfreie Droge, bestimmen (4,0...6,0 ml/100 g Droge)

Aufbewahrung

Aufbewahrungsfrist höchstens 18 Monate, für die gepulverte Droge höchstens 24 h, deshalb erst bei Bedarf pulvern

Handelsware

Fructus Carvi toti. Im Gewürzhandel: Kümmel ganz und gemahlen

Bemerkungen

Droge des AB–DDR, DAB 8 (Kümmel – Carvi fructus), ÖAB 9 (Fructus Carvi – Kümmel).

Fructus Cassiae fistulae

Röhrenkassie, auch Cassia fistula, fälschlich Manna

Reife Früchte

Stammpflanze, Familie, Vorkommen

Röhrenkassie – *Cássia fístula* L., Johannisbrotgewächse – *Caesalpiniáceae*
Beheimatet und kultiviert in Indien, kultiviert auch in anderen Tropengebieten

Bestandteile

70 % Saccharose, Pektin, Citronensäure

Wirkung, Anwendung

Als mildes Laxans, zur Herstellung von Tabakbeizen, Verarbeitung in der Getränkeindustrie.

Fructus Ceratoniae

Johannisbrot, auch *Siliqua dulcis*, Karoben, Carobben, Caroba

Reife, getrocknete Hülsenfrüchte

Stammpflanze, Familie, Vorkommen

Johannisbrotbaum – *Ceratónia síliqua* L. (gr. keration: kleines Horn, wegen der Form der Hülse, lat. siliqua: Schote); Johannisbrotgewächse – *Caesalpiniáceae*
Der zweihäusige, immergrüne Baum (Bild 90) ist wahrscheinlich in der Syrischen Arabischen Republik beheimatet und im gesamten Mittelmeergebiet verbreitet, dort auch viel kultiviert. Hauptexportländer sind Spanien, Zypern und Griechenland. Aufkommen: Importdroge

Beschreibung der Ganzdroge (Bild 91)

Dunkelbraune feste, glänzende Hülsenfrucht, gerade oder etwas gebogen, flachgedrückt und trockenfleischig. Der Rand ist wulstig verdickt. Im rotbraunen trockenen Fruchtfleisch liegen in Fächern, locker angeordnet, harte, eiförmige, glänzende Samen. Der Bruch der Frucht ist glatt und glänzt schwach. Geruch stark nach Buttersäure, Geschmack süß

Wirkstoffkomplex

0,5...0,8 % Gerbstoffe, Catechinderivate und Tannine, 40...50 % verschiedene Zucker, wie Glucose, Fructose, Xylose, Saccharose, Maltose, Lactose u. a., flüchtige Fettsäuren, die sich aber erst nach einiger Zeit der Lagerung bilden, besonders Isobuttersäure, ferner Flavonoide, Cellulose, Pectine, Proteine und Stärke. Die Samen enthalten reichlich Schleimstoffe (s. unter »Bemerkungen«).

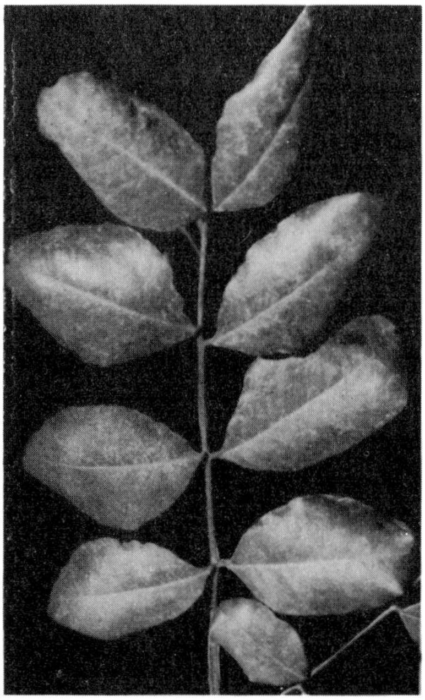

Bild 90. Johannisbrotbaum. Beblätterter Zweig (1:2)

Wirkung, Anwendung

Man trennt für die industrielle Verarbeitung die Fruchtwand von den Samen, da letztere andere Bestandteile enthalten und gesondert verarbeitet werden. Aus der Fruchtwand hergestellte Arzneifertigwaren wirken gegen Verdauungsstörungen und Darmerkrankungen, z. B. gegen Dyspepsien der Säuglinge, ansonsten auch für ältere Kinder gegen alimentäre Vergiftungen, Durchfälle, Koliken, Darmkatarrh, Kolitis, wobei die günstige Wirkung den Gerbstoffen zuzuschreiben ist.
Im Mittelmeergebiet hat Johannisbrot als Nahrungsmittel und Viehfutter Bedeutung, bei uns auch als Naschwerk, in der Getränkeindustrie als Zusatz zu Bitterlikören und Essenzen, auch als Verdickungsmittel für Lebensmittel.

Anwendungsgebiete

Stomachikum, Antidiarrhoikum, Antidyspeptikum, Antiemetikum, Lebensmittel, Lebensmittelzusatzstoff, Verdickungs- und Quellmittel

Qualitätsnormen

Reinheitsprüfung: auf unschädliche Beimengungen (höchstens 1,0 %)
Gehaltsbestimmung: Das AB läßt den Gehalt an Gerbstoffen, berechnet als Pyrogallol und auf die bei 105 °C getrocknete Droge, bestimmen (0,50...0,80 %)

Aufbewahrung

Trocken, vor Insektenbefall geschützt, da Johannisbrot gegen Insekten besonders gefährdet ist. Aufbewahrungsfrist für die lose Droge 5 Jahre, nach Prüfung Verlängerung möglich, insgesamt höchstens 10 Jahre

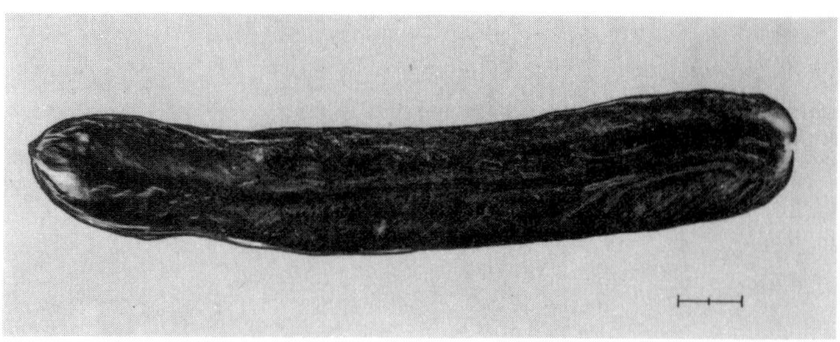

Bild 91. Johannisbrot. Ganze Frucht

Handelsware

Fructus Ceratoniae toti zur industriellen Verarbeitung oder als Lebensmittel

Bemerkungen

Droge des AB–DDR

Semen Ceratoniae – Johannisbrotsamen – sind im AB–DDR (Anl. 7) offizinell. Es sind die reifen, gemahlenen und gepulverten Samen aus dem Johannisbrot, sog. Johannisbrotkernmehl. Die Droge ist ein gelblichweißes Pulver und enthält viel heißwasserlöslichen Schleimstoff Carubin. Das Pulver ist verdaulich, wird Kindernahrungsmitteln als Verdikkungs- und Quellmittel zugesetzt und zu Gebäcken, z. B. Zöliakiezwieback, verarbeitet. Als Bestandteil von Arzneifertigwaren ist es gegen habituelles Erbrechen der Säuglinge (Zöliakie) wirksam.
Die Gütevorschrift für Semen Ceratoniae läßt als Reinheitsprüfung auf Trocknungsverlust (höchstens 13,0 % Masseverlust), Asche (höchstens 1,0 % Rückstand), Fett (höchstens 1,5 %), Eiweiß (höchstens 7,5 %) prüfen und eine Wertbestimmung ausführen (Viskosität 0,7 Pa s bzw. 700 cP). Die Aufbewahrungsfrist beträgt höchstens 24 Monate.

Fructus Cocculi
Kokkelskörner

Getrocknete ganze oder zerkleinerte Früchte

Stammpflanze, Familie, Vorkommen

Anamírta cócculus Wight et Arn., Mondsamengewächse – *Menispermáceae*. Indien

Wirkstoff

Alkaloid Picrotoxin, ein Gemisch aus dem bicyclischen Sesquiterpen mit zwei Lactonringen Picrotoxinin und Picrotin, das durch Wasseranlagerung entsteht

Anwendung

Zur industriellen Herstellung hom. AM (Cocculus D 4 dil.)

Qualitätsnormen

Reinheitsprüfung: auf unschädliche Beimengungen (höchstens 2,0 %)

Aufbewahrung

Vorsichtig!

Bemerkungen

Droge des AB–DDR (Anl. 7).

Fructus Colocynthidis
Koloquinthen

Geschälte, getrocknete ganze oder zerkleinerte Früchte

Stammpflanze, Familie, Vorkommen

Koloquinthe – *Citrullus colocýnthis* (L.) Schrad., Kürbisgewächse – *Cucurbitáceae*
Afrika, Arabien und Vorderasien, kultiviert in Spanien und auf Zypern

Wirkstoffkomplex

0,6...2,0 % bitteres, laxierend wirkendes Glucosidgemisch Colocynthin. Es gehört zu den Cucurbitacinen und besteht aus Cucurbitacin-E-glucosid und Cucurbitacin-I-glucosid sowie aus den Aglyconen Cucurbitacin-E und Cucurbitacin-I. Außerdem sind der zweiwertige Alkohol Citrullol und das ebenfalls laxierend wirkende Glycosid Elaterinid enthalten

Anwendung

Als Laxans, besonders als Zusatz zu Kombinationsfertigwaren, auch zur industriellen Herstellung hom. AM (Colocynthis D 1, D 4 dil.). Stillende Frauen sollen Koloquinthenauszüge nicht verwenden!

Qualitätsnormen

Reinheitsprüfung: auf unschädliche Beimengungen (höchstens 1,0 %) und Asche (höchstens 15,0 % Rückstand)

Bemerkungen

Droge des AB–DDR (Anl. 7).

Fructus Coriandri

Korianderfrüchte, auch Wanzendill

Reife, getrocknete Spaltfrüchte

Stammpflanze, Familie, Vorkommen

Koriander – *Coriándrum satívum* L. (gr. koris: Wanze, wegen des strengen Geruchs der Früchte, lat. sativus: angepflanzt); Doldengewächse – *Apiáceae (Umbellíferae)*
Beheimatet im östlichen Mittelmeergebiet und im Kaukasus, kultiviert besonders in Indien, in der VR Bulgarien, UdSSR (Ukrainische SSR, Kaukasus, Wolgagebiet), VR Polen, in Italien, Frankreich und Holland. Die Pflanze wächst auch wild auf kalkhaltigen Schuttstellen. Aufkommen: Anbaudroge (Bezirke Erfurt, Gera, Halle und Leipzig)

Beschreibung der Ganzdroge (Bild 92)

Abweichend von den anderen pharmazeutisch verwendeten Apiazeenfrüchten zerfällt die Spaltfrucht des Korianders bei der Reife nicht in die beiden Teilfrüchte, da diese über das Perikarp fest miteinander verwachsen sind. Die gelbbraunen kugeligen, hohlen Gebilde, die einen Durchmesser von 3...5 mm haben, sind gekrönt von Resten des Kelchs und des Griffelpolsters (g). Die Außenseite der Frucht ist mit zehn geschlängelten Hauptrippen und acht Nebenrippen abwechselnd besetzt, wobei die geraden Nebenrippen deutlicher hervortreten. Geruch würzig, Geschmack etwas süß, würzig und brennend

Wirkstoffkomplex

0,5...1 % etherisches Öl, fettes Öl, Flavonoide Quercetin und spasmolytisch wirkendes Kämpferol

Wirkung, Anwendung

Korianderfrüchte wirken ähnlich wie Kümmel- und Fenchelfrüchte und werden wegen der krampflösenden, blähungtreibenden und magenstärkenden Wirkung verwendet. Folgende Tees enthalten Korianderfrüchte: Abführtees, Magen-, Kinderberuhigungs-, Gallen- und Lebertees. Korianderwirkstoffe sind auch in Magentropfen enthalten. Wichtig sind die Früchte als Speise-, Wurst- und Lebkuchengewürz, als Bestandteil des Curry-Powders und anderer Gewürzmischungen sowie verschiedener Würzsaucen, wichtig auch zur Herstellung von Spirituosen und Essenzen für Branntweine und Liköre.

Anwendungsgebiete

Karminativum, Spasmolytikum, Stomachikum, Korrigens, Hilfsstoff für Spirituosen und Essenzen, Gewürz

Teezubereitung

Aufguß aus den zerquetschten Früchten mit heißem Wasser

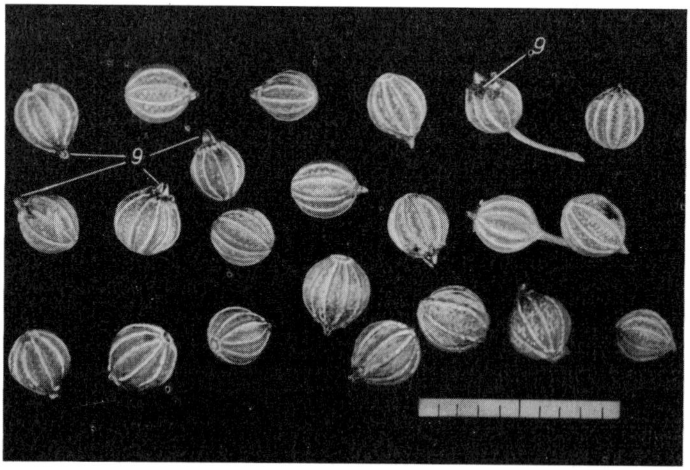

Bild 92. Korianderfrüchte. Ganzdroge

Qualitätsnormen

Reinheitsprüfung: auf unschädliche Beimengungen (höchstens 1,0 %)
Gehaltsbestimmung: Die Gütevorschrift läßt aus den zerquetschten Früchten den Gehalt an etherischem Öl bestimmen, berechnet auf die bei 105 °C getrocknete Droge (mindestens 0,5 ml/100 g Droge)

Aufbewahrung

Aufbewahrungsfrist für die zur Verarbeitung vorgesehene lose Droge höchstens 18 Monate

Handelsware

Fructus Coriandri toti zur industriellen Herstellung von Tees und Zubereitungen, Pulvis. Im Gewürzhandel: Koriander ganz und gemahlen

Bemerkungen

Droge des AB–DDR (Anl. 7), ÖAB 9 (Fructus Coriandri – Koriander).

Fructus Crataegi
und **Fructus Crataegi recens**
s. unter Folia Crataegi

Fructus Cubebae
Kubebenfrüchte, auch Kubebenpfeffer

Getrocknete Früchte

Stammpflanze, Familie, Vorkommen

Kubebenpfeffer – *Piper cubéba* L. f., Pfeffergewächse – *Piperáceae*
Beheimatet auf dem Malaiischen Archipel, kultiviert auf den Sundainseln, Westindischen Inseln, in Westafrika

Wirkstoffkomplex

10...20 % etherisches Öl, Harz, Cubebinsäure, Cubebin, Piperin

Anwendung

Früher als Harndesinfizienz, heute kaum noch verwendet.

Fructus Cynosbati
Hagebutten

Reife, getrocknete ganze oder zerkleinerte Sammelfrüchte

Stammpflanze, Familie, Vorkommen

Verschiedene Arten der Gattung *Rosa*, besonders Hundsrose – *Rósa canína* L. (Rosa v. kelt. rhodd: rot, lat. canis: Hund, die Wurzel sollte gegen Tollwut wirken); Rosengewächse – *Rosáceae*
Der große Bedarf an Hagebutten und das aufwendige Sammeln der Früchte von Wildpflanzen haben zu Versuchen geführt, die Früchte von kultivierten Rosenarten zu nut-

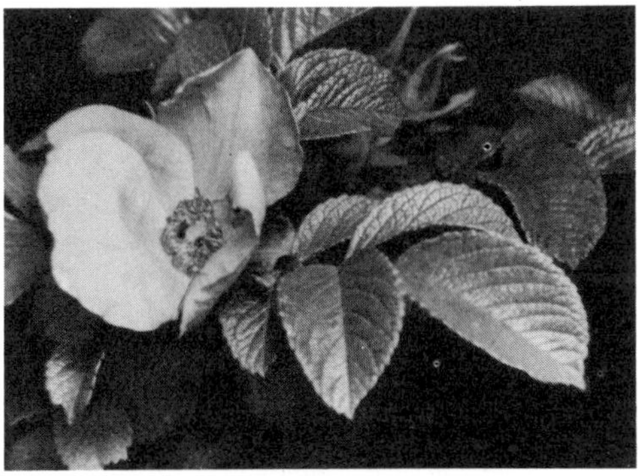

a

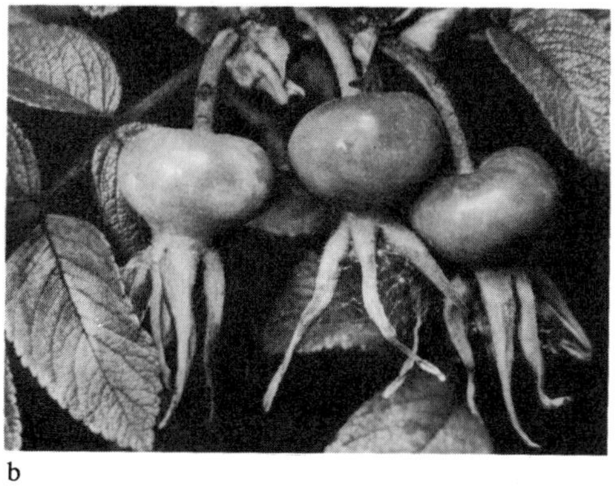

b

Bild 93. Kartoffelrose
a) Blühender Zweig (1:2)
b) Reife Früchte, Hagebutten (1:2)

zen. Als geeignet haben sich u.a. die Früchte der Kartoffelrose – *Rósa rugósa* THUNB. (Bild 93) erwiesen. In den letzten Jahren wurden Windschutzstreifen mit Rosen und Rosenplantagen von solchen Rosen angelegt, deren Früchte auch als Droge geeignet sind.

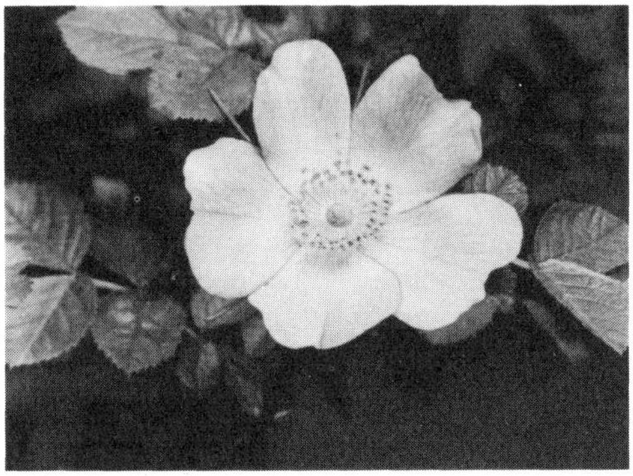

a

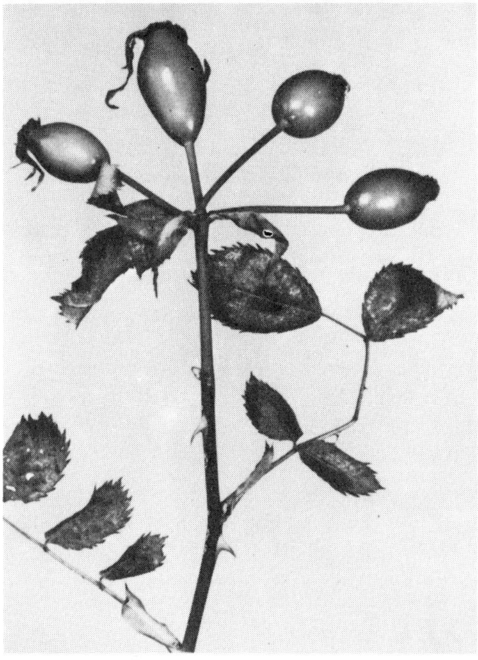

b

Bild 94. Hundsrose
a) Blühender Zweig (1:2)
b) Reife Früchte (1:2)

Sie werden allgemein als *Vitaminrosen* bezeichnet, von denen die *'Pillnitzer Rose, Stamm III'* bei uns viel kultiviert wird. Sie ist allerdings nicht wurzelecht und muß veredelt werden, weist aber keine Stacheln auf, so daß die Ernte der Früchte erleichtert ist. Im Gegensatz zu den Früchten der Hundsrose bereitet bei allen übrigen Rosenarten das Problem der Trocknung Schwierigkeiten, denn je größer und fleischiger die Früchte sind, umso schlechter lassen sie sich lagern und trocknen. Feuchte Früchte schimmeln schnell und verderben. Bei einigen *Rosaarten* ist auch das Kern-Fruchtfleisch-Verhältnis ungünstig. Maschinelle Zerkleinerung oder Quetschung der großen Früchte sowie rasches Trocknen in Trocknungsanlagen können künftig die Ausbeute an guter Qualität verbessern helfen. – Aufkommen: Sammeldroge von Wildpflanzen und Importdroge

Beschreibung der Hundsrose (Bild 94)

Der Strauch erreicht eine Höhe von etwa 2 m. Er treibt überhängende, mit derben Stacheln besetzte Zweige. Die Blätter sind unpaarig gefiedert und bestehen aus fünf bis sieben Fiedern mit gesägtem Blattrand. Am Blattstiel befinden sich Nebenblätter. Im Juni entfalten sich weiße, rosafarbene oder rote fünfzählige Blüten, aus denen die Hagebutten reifen. Bei der Fruchtreife wird der Blütenboden fleischig. Hagebutten sind botanisch Sammelfrüchte. Mehrere Einzelfrüchte, Nüßchen, stehen dichtgedrängt am fleischigen Blütenboden und bilden mit diesem eine Einheit. Dadurch entwickelt sich ein krugförmiges Gebilde, an dessen oberem Rand sich Kelchblätter befinden

Beschreibung der Ganzdroge von der Hundsrose (Bild 95)

Die Sammelfrüchte sind länglich, walzig, ei- oder flaschenförmig und von hellroter bis dunkelrotbrauner Farbe (a). Länge etwa 15...25 mm, Dicke 10...15 mm. Die Oberfläche ist runzelig eingetrocknet, hornartig hart und glänzt. Die obere Seite weist einen fünfeckigen Diskus als dunklen wulstigen Rand auf (b). Die derbe Fruchtwand, aus dem Blütenboden hervorgegangen, ist innen mit zahlreichen seidigen Haaren besetzt (c) und umschließt eine Menge kantige hellgelbe bis gelbbraune Früchte (d), die etwa 5...7 mm lang und 2...3 mm dick sind. Sie wurden früher abgetrennt und für sich als *Semen Cynosbati* gehandelt. In der Droge können bis zu 10 mm lange Stiele vorkommen. Die zerkleinerte Droge enthält sowohl Stücke des innen behaarten Blütenbodens als auch Früchte. Geruch schwach wahrnehmbar, Geschmack charakteristisch, etwas säuerlich und süß. Da die Arzneibuchmonografie bei der Beschreibung der Droge keine Größenangabe vermerkt, sind alle größeren Früchte von *Rosaarten* zugelassen. Entscheidendes Kriterium für die Zulassung ist der Vitamingehalt (s. Gehaltsbestimmung)

Wirkstoffkomplex

0,3...1 % L-Ascorbinsäure und Dehydro-L-ascorbinsäure, gebildet aus Ascorbinsäure durch Oxidation, Vitamine A, B_1, B_2, E und K. Der hohe Gehalt an Vitamin C in der Frischdroge verringert sich beim Trocknen, deshalb fordert das AB nur einen Mindestgehalt von 0,3 % Gesamtvitamin C. Die Droge enthält noch die Flavonglycoside Isoquercitrin und Astragalin (Kämpferol-3-O-glucosid), Äpfel- und Citronensäure, viel Pektin, verschiedene Zucker und carotinoide Farbstoffe

Wirkung, Anwendung

Pharmakologische Wirkungen sowie entsprechende Wirkstoffe konnten bisher nicht nachgewiesen werden, obwohl Hagebutten gesichert als diuretisch gelten. So sind Hagebutten besonders als Vitamin-C-Droge geschätzt. Wäßrige Auszüge schmecken angenehm und lassen sich auch in größeren Mengen trinken, was sich bei Trinkstößen zur Ausschwemmung von Nieren- und Harnleitersteinen als günstig erweist. Hagebutten als Bestandteil des Schweißtreibenden Tees erklären sich aus dem erhöhten Bedarf an Vitamin C bei Erkältungskrankheiten und Infekten. Auch bei sich ankündigendem Schnupfen hat sich Hagebuttenauszug bewährt.

Aus Hagebutten wird der Pflanzenextrakt hergestellt; er gilt als Diuretikum. Die Früchte sind Bestandteil vieler wohlschmekkender Kräuter-, Haus- und Erfrischungstees, auch zerkleinert in Teeaufgußbeuteln (als Lebensmittel) und Auszüge in Teegranulaten. Der Gebrauch frischer Hagebutten zur Herstellung von Hagebuttenwein und Marmelade erklärt sich aus dem Wohlgeschmack sowie dem hohen Pektin- und Zukkergehalt.

Anwendungsgebiete

Vitamindroge, Diuretikum für urologische Zwecke, Korrigens für Haustees, Lebensmittel

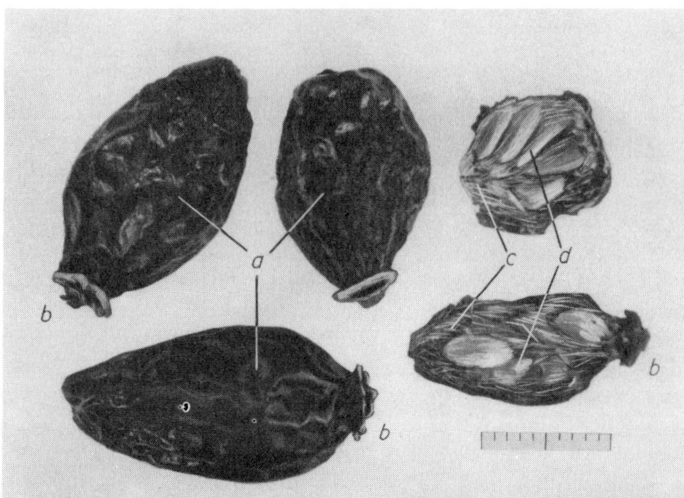

Bild 95. Hagebutten. Ganzdroge

Teezubereitung

Ganze Früchte werden etwas zerstoßen und danach mit kaltem Wasser angesetzt. Der Ansatz bleibt 12 h stehen, wird dann einige Zeit erhitzt und anschließend durch ein Sieb gegossen. Läßt man den Auszug sieden, wird das Vitamin C zerstört

Qualitätsnormen

Reinheitsprüfung: auf unschädliche Beimengungen (höchstens 1,0 %). Außerdem ist auf »zu stark getrocknete Substanz« zu prüfen. Ein wäßriger Auszug, zum Sieden erhitzt, darf nach 15 min nicht brenzlig schmekken.
Gehaltsbestimmung: Das AB läßt den Gehalt an Ascorbinsäure und Dehydroascorbinsäure, berechnet auf die bei 105 °C getrocknete Droge als Ascorbinsäure, fotometrisch bestimmen (mindestens 0,30 %)

Aufbewahrung

Aufbewahrungsfrist sowohl für die konfektionierte als auch die lose Droge höchstens 18 Monate

Handelsware

Fructus Cynosbati cum Semine toti, concisis, minutim concici, sine Semine halbiert oder concisi, auch industriell als GPM konfektioniert

Bemerkungen

Droge des AB–DDR

In der UdSSR und der ČSSR werden die Früchte der *Schwarzen Eberesche – Arónia melanocárpa* (Michx.) Elliott – *Fructus Aroniae melanocarpae*, Rosengewächse – *Rosáceae*, wegen des hohen Vitamin-C- und des Fruchtsäuregehalts verwendet.

Durch Kreuzungen züchtete der Botanische Garten der Lettischen Akademie der Wissenschaften (UdSSR) eine Rosensorte, die nach der Ausbildung dekorativer Blüten große eßbare Früchte bildet. Die entsprechenden Hagebutten enthalten viel Ascorbinsäure und dienen zur Herstellung von Marmeladen, Kompotten und Fruchtsäften.

Fructus Foeniculi
Fenchelfrüchte

Reife, getrocknete Früchte und Teilfrüchte

Stammpflanze, Familie, Vorkommen

Fenchel – *Foenículum vulgáre* Mill. *ssp. vulgáre var. vulgáre* (Foeniculum ist die Verkleinerung von lat. foenum: Heu, wegen der schmalen Blattfieder); Doldengewächse – *Apiáceae (Umbelliferae)*
Im Mittelmeergebiet und in Westasien heimisch und in vielen Ländern kultiviert, reichlich in den Balkanländern, in der Ungarischen VR und ČSSR. Aufkommen: Anbaudroge (Bezirke Halle, Leipzig und Cottbus). Ein Teil des Drogenbedarfs wird importiert

Gewinnung

Obwohl überwiegend vollmechanisiert geerntet, und zwar durch Mähen der Pflanzen und Dreschen der Früchte, werden noch vereinzelt reife Fruchtstände herausgeschnitten und mit eisernen Kämmen von den Früchten befreit. Man erhält den geschätzten Kamm- oder Traumelfenchel. Die durch Drusch erhaltene Sorte ist der sog. Strohfenchel

Beschreibung der Pflanze (Bild 96)

Die ein- bis zweijährige Fenchelpflanze ähnelt dem Dill, wird aber 0,80...1,50 m hoch und entwickelt stielrunde, fleischige, gerillte Stengel, die blaugrün bereift sind. Am Stengel stehen mehrfach fiederteilige Blätter. Sie setzen sich aus fadenartigen Fiederchen zusammen und sind an den Ansatzstellen von blasenartigen Blattscheiden umgeben. Einige Seitentriebe enden in gelbblütigen Doppeldolden

Beschreibung der Ganzdroge (Bild 97)

Die Früchte haben eine Länge von 6...12 mm und eine Breite bis zu 4 mm. Sie sind entweder in die beiden Teilfrüchte zerfallen oder durch einen dünnen, gabelförmig geteilten Karpophor verbunden. Die Außenseite der Teilfrucht ist gewölbt und wird von fünf kräftigen gelblichen Rippen durchzogen. Zwischen den Rippen erkennt man die Sekretgänge im Perikarp als je eine dunkle Linie (a). Die Früchte haben einen bräunlichen oder grünlichen Farbton. Sie verjüngen sich nach beiden Seiten. Auf der flachen Innenseite befinden sich ebenfalls Sekretgänge im Perikarp als zwei dunkle Linien beiderseits einer hellen Mittellinie (b). An vielen Früchten sitzen noch Griffelpolster (c) und Fruchtstiele (d). Geruch charakteristisch, Geschmack süß, schwach brennend und bitter

Wirkstoffkomplex

4...6 % etherisches Öl (s. d.) mit 50...75 % süß schmeckendem trans-Anethol und 5...20 % bitter und scharf schmeckendem (+)-Fenchon, ferner die Flavonoide Quercetin und Kämpferol

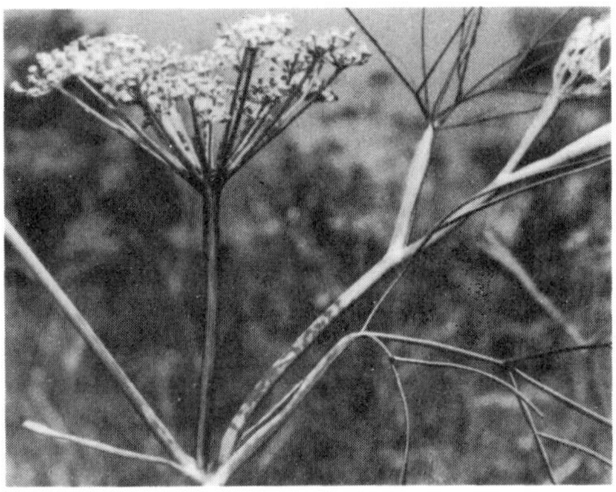

Bild 96. Fenchel. Blühender Trieb (1:3)

Wirkung, Anwendung

Fenchelfrüchte sind eine krampflösende, blähungtreibende und appetitanregende Droge gegen katarrhalische Störungen des Magens und des Darms mit Krampfzuständen und Durchfall; der blähungtreibende Infus wird Kleinkindern als Beruhigungsmittel verabreicht. Aufgrund der außerdem guten broncholytischen, schleimlösenden und auswurffördernden Wirkung gelten Fenchelfrüchte als wirksame Droge gegen Bronchialkatarrh, Verschleimung, Husten und Keuchhusten.

Wegen der Förderung der Milchsekretion kann Fenchelinfus Wöchnerinnen empfohlen werden.

Arzneizubereitungen sind Fencheltinktur – Tinctura Foeniculi – und die daraus hergestellten SR-Zubereitungen, z. B. Tinctura carminativa. Fenchelfrüchte sind Bestandteil von Abführendem Tee, Hustentee und anderen Brust- und Hustentees, Abführtees, Kinderberuhigungstees, Magentees, Kräutertees und Haustees. Fertigwaren enthalten

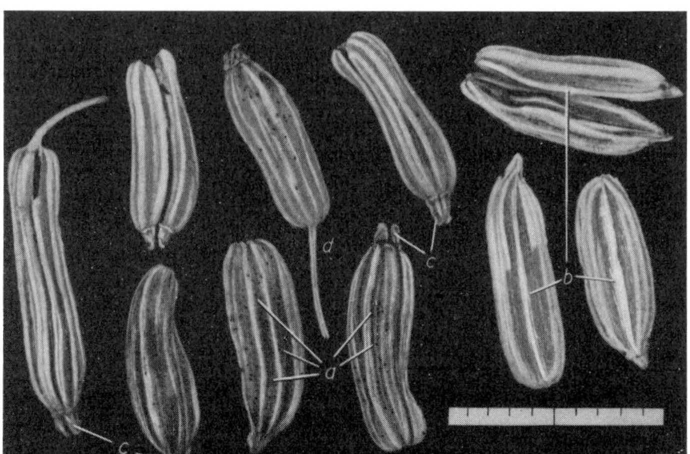

Bild 97. Fenchelfrüchte. Ganzdroge

Fenchelauszüge, wie Fenchelhonig, Fenchelsirup, Hustensäfte und Teegranulat »Kräuterteegetränk«. Geschätzt sind auch Hustenbonbons mit Fenchelwirkstoffen. Durch Wasserdampfdestillation wird Fenchelöl – Oleum Foeniculi – gewonnen (s. d.). Schließlich dient die Droge als Gewürz. In der Veterinärmedizin werden Fenchelfrüchte Freßpulvern zugesetzt.

Anwendungsgebiete

Stomachikum, Aperitivum, Spasmolytikum, Karminativum, Galaktagogum, Hustenmittel – Expektorans, Bronchosekretolytikum –, Korrigens, Veterinärpharmakon, Gewürz

Teezubereitung

Aufguß aus den zerquetschten Früchten mit heißem Wasser

Qualitätsnormen

Reinheitsprüfung: auf unschädliche Beimengungen (höchstens 1,0 %)
Gehaltsbestimmung: Das AB läßt aus der grob gepulverten Droge den Gehalt an etherischem Öl bestimmen, berechnet auf die wasserfreie Droge (4,0...6,0 ml/100 g Droge)

Aufbewahrung

Die Aufbewahrungsfrist sowohl für die konfektionierte als auch die lose Droge beträgt höchstens 18 Monate, für die gepulverte Droge höchstens 24 h, deshalb erst kurz vor Bedarf pulvern

Handelsware

Fructus Foeniculi toti, Pulvis, auch industriell als GPM konfektioniert, im Gewürzhandel: Gewürzfenchel, ganz

Bemerkungen

Droge des AB–DDR, DAB 8 (Fenchel – Foeniculi fructus), ÖAB 9 (Fructus Foeniculi – Fenchel)

Bei der Fenchelgewinnung durch Drusch fällt *Fenchelstroh* an; es ist schwach aromatisch und wird Haustees zugesetzt.

Der offizinelle Fenchel wird auch als *Bitterfenchel* bezeichnet, weil er das bitter schmekkende (+)-Fenchon enthält. Andere Varietäten sind *Süßer Fenchel* oder *Gewürzfenchel*, er stammt von *Foenículum vulgáre* MILL. *ssp. vulgáre var. dúlce* (MILL.) BATT. et TRAB. und wird u. a. in Südfrankreich und in der SFR Jugoslawien (Mazedonien) kultiviert.

Der *Gemüsefenchel*, auch als *Zwiebelfenchel* oder *Italienischer Fenchel* bezeichnet, *Foenículum vulgáre* MILL. *var. azóricum* (MILL.) THELL., wird im Mittelmeergebiet als Gemüsepflanze kultiviert. Man gebraucht die fleischigen, zwiebelschalenartigen unteren Blattscheiden als Gemüse.

Fructus Humuli

Hopfenfrüchte, auch Strobuli Lupuli, Strobuli Humuli Lupuli, Hopfenzapfen, fälschlich Hopfenblüten – Flores Lupuli oder Flores Humuli Lupuli

Getrocknete ganze, teilweise zerfallene oder zerkleinerte Fruchtstände

Stammpflanze, Familie, Vorkommen

Gemeiner Hopfen – *Húmulus lúpulus* L. (Humulus v. altfr. humilo: Hopfen, lat. lupulus ist die Verkleinerungsform von lat. lupus: Wolf, wegen der windenden, würgenden Stengel); Hanfgewächse – *Cannabáceae*
Verbreitet in Mitteleuropa an Zäunen, in Auenwäldern, an Gebüschen. Hopfen ist zweihäusig. Die weiblichen Pflanzen werden an Stangen in »Hopfengärten« kultiviert. Solche Kulturen befinden sich in vielen Ländern: DDR auf einer Fläche von etwa 2 400 ha, BRD (Bayern und Württemberg), ČSSR (Zatec), Österreich und England. Aufkommen: Sammeldroge von Wildpflanzen und Anbaudroge – Bezirke Leipzig, Dresden, Magdeburg, Halle und Erfurt überwiegend für die Bierbrauerei. Zusatzimporte aus der ČSSR, BRD und aus Österreich

Beschreibung der Ganzdroge (Bild 98a)

Bis zu 4 cm lange gelblichgrüne Fruchtstände. Sie setzen sich aus dachziegelartig übereinanderliegenden trockenhäutigen und schuppenartigen Vorblättern mit kleinen Deckblättern zusammen, die an verholzter spindelförmiger Fruchtstandsachse sitzen. Die Deckblätter heißen botanisch Hochblätter

Beschreibung der zerfallenen Droge (Bild 98b)

Die Hauptmenge bilden die gelblichgrünen Vorblätter. Sie sind von bräunlichen, bogenförmig zur Spitze verlaufenden Nerven durchzogen, die deutlich hervortreten (a). Eine Seite des Randes ist am Grunde etwas eingeschlagen (b) und bedeckt in ausgereiftem Zustand die hellgelbe bis dunkelbraune Frucht, ein Nüßchen. Sowohl die Frucht als auch die Vorblätter sind mit gelben bis orangefarbenen Drüsenhaaren dicht besetzt, besonders im unteren Teil, und ergeben beim Abklopfen ein gelbes Pulver, das als Hopfendrüsen, Lupulin, bezeichnet wird. Durch die Drüsenschuppen erscheinen die Vorblätter wie mit Sand bestreut. In der Droge treten vereinzelt holzige Fruchtstandsachsen auf (c). Geruch aromatisch, Geschmack würzig, schwach bitter und kratzend. Der Geruch darf nicht käse- oder baldrianartig sein (Isovaleriansäure des Zersetzungsproduktes, s. auch Verwendbarkeitsfrist von 18 Monaten)

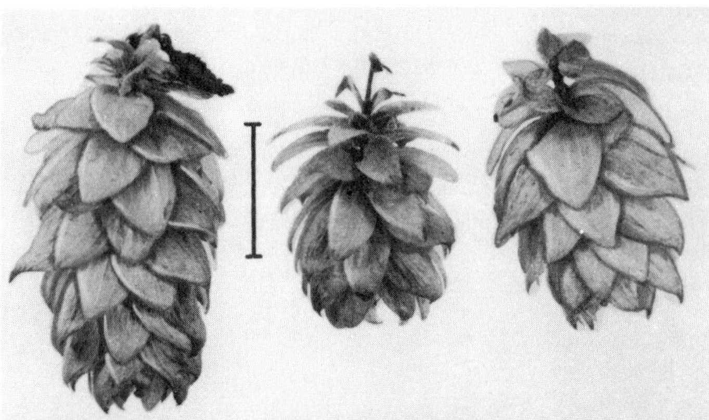

a

b

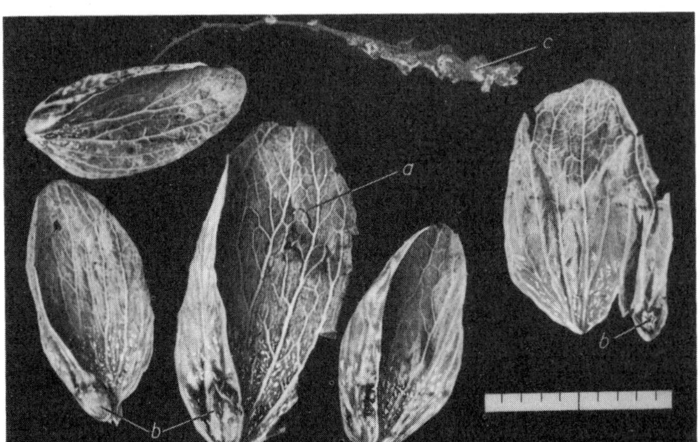

Bild 98. Hopfenfrüchte
a) Ganzdroge (Fruchtzapfen)
b) Zerfallene Fruchtzapfen

Wirkstoffkomplex

0,5...3 % etherisches Öl mit Propanon, β-Pinen, Myrcen und sedativ sowie hypnotisch wirkendem Abbauprodukt der Bittersäuren 2-Methyl-3-buten-2-ol. Diese Verbindung spaltet sich aus den Hopfenbittersäuren ab und ähnelt dem Wirkstoff des früher verwendeten Methylpentynols, ferner α- und β-Weichharze mit etwa 50 % instabilen Hopfenbittersäuren (Humulonen) und den β-Hopfenbittersäuren (Lupulonen), im einzelnen Humulon, Humulinon, Kohumulon, Adhumulon, Lupulon, Kolupulon u. a., entsprechend etwa 18 % Gesamtbitterstoffen. Die Hopfenbittersäuren wirken ebenfalls sedativ, außerdem östrogen und antimikrobiell gegen grampositive Keime. Außerdem sind 3 % Hopfengerbstoff enthalten

Wirkung, Anwendung

Durch den Gehalt an etherischem Öl, Hopfenbittersäuren und des 2-Methyl-3-buten-2-ols wirkt die Droge sedativ und mild schlaffördernd bei nervös bedingten Einschlafstörungen, Neurasthenie, Erregungszuständen und Reizbarkeit, besonders bei nervösen Kindern. Kombinationen aus Hopfenfrüchten und Baldrianwurzel wirken verstärkt. Hopfen wirkt ferner verdauungsfördernd und harntreibend.

Die volkstümlich seit langem genutzte Verwendung des Hopfens als Adjuvans gegen Infektionskrankheiten und zur Wundbehandlung ist mit größter Wahrscheinlichkeit auf die antimikrobielle Wirkung der Hopfenbittersäuren zurückzuführen und charakterisiert sie als Phytonzide.

Industriell wird die Droge als Bestandteil von sedativen Nerventees, Pflanzenextrakt una Hopfenperlen verarbeitet. Das etherische Hopfenöl ist in Badesalzen enthalten. Hopfenfrüchte werden für Brauzwecke zur Bereitung der Bierwürze in großen Mengen benötigt. Die Würze gibt dem Bier das bittere und herbe Aroma, trägt zur Schaumbildung bei und wirkt konservierend.

Anwendungsgebiete

Sedativum, mildes Hypnotikum, Stomachikum, Diuretikum, Phytonzid, Korrigens

Teezubereitung

Aufguß mit heißem Wasser, besser Kaltauszug

Qualitätsnormen

Identitätsprüfung: dünnschichtchromatografisch (Testsubstanz Humulon)
Reinheitsprüfung: auf verdorbene Droge (Der grauschwarze Fleck auf dem Chromatogramm darf nicht wesentlich schwächer sein als der Fleck der Testsubstanz.), Prüfung auf unschädliche Beimengungen (höchstens 1,0 %) und Asche (höchstens 10,0 % Rückstand)

Aufbewahrung

Vor Licht geschützt. Aufbewahrungsfrist sowohl für die konfektionierte als auch die lose Droge, die zur Verarbeitung vorgesehen ist, höchstens 18 Monate

Handelsware

Fructus Humuli toti, concisi, industriell als GPM konfektioniert

Bemerkungen

Droge des AB–DDR (Anl. 7), ÖAB 9 (Glandula Lupuli – Hopfendrüse).

Fructus Juniperi
Wacholderbeeren

Reife, getrocknete Beerenzapfen

Stammpflanze, Familie, Vorkommen

Gemeiner Wacholder – *Juníperus commúnis* L. (lat. junior: der Jüngere, lat. pario: ich erscheine, da die grünen Beerenzapfen erscheinen, obwohl die älteren blauen noch am Strauche hängen, lat. communis: gemein, gewöhnlich, häufig); Zypressengewächse – *Cupressáceae*

Wacholder ist über die nördliche Erdhälfte verbreitet und wächst auf sandigem Heide- und Moorboden, auch in Nadelwäldern. Die wichtigsten Herkunftsländer für die Wachol-

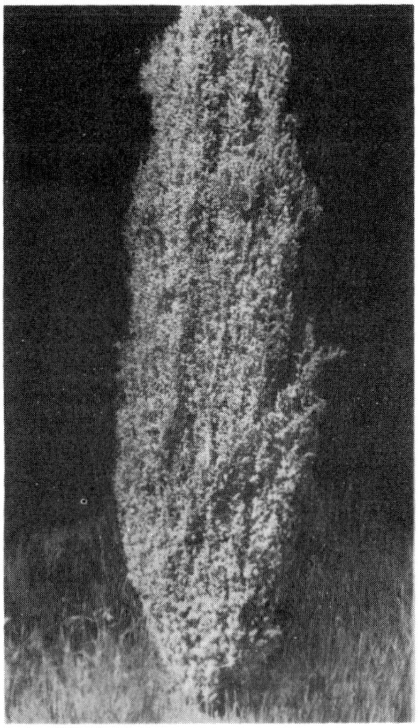

a

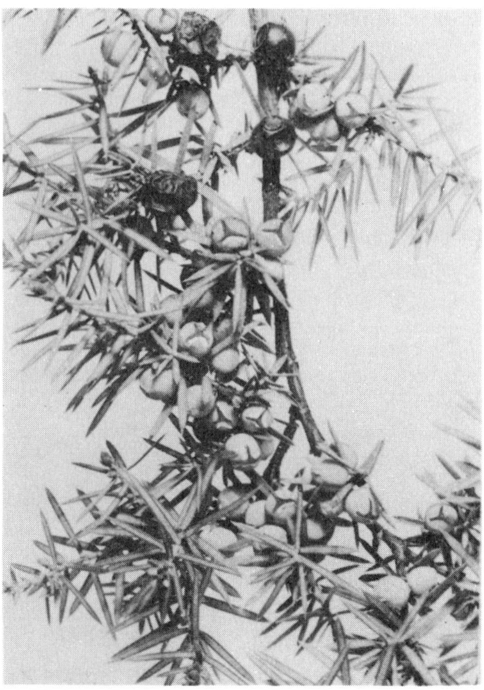

b

Bild 99. Gemeiner Wacholder
a) Jüngere Pflanze (1:10)
b) Zweig mit Beerenfrüchten (1:1)

derbeeren sind Italien, die ČSSR, VR Polen, VR Bulgarien, Ungarische VR, SFR Jugoslawien, SVR Albanien und UdSSR. Die Hauptmengen stammen aus Italien und den Balkanländern. Gemeiner Wacholder steht in der DDR und BRD unter Naturschutz. Nach der Naturschutzverordnung gehört die Pflanze zu den kulturell und volkswirtschaftlich wertvollen Pflanzenarten

Beschreibung der Pflanze (Bild 99)

Wacholder wächst meist als säulenförmiger Strauch, seltener als Baum, von unterschiedlicher Größe. Er ist zweihäusig. Die Zweige sind mit dreizähligen, nadelförmigen, spitzen Blättern besetzt. Die Blätter haben eine hellgrüne Farbe und tragen oberseits eine blaugrüne Rinne. Auf den Zweigen der weiblichen Pflanze bilden sich Blüten in Form ein- bis dreigliedriger Wirtel aus. Der oberste Wirtel besteht aus drei Frucht- oder Deckschuppen und ist fruchtbar. Nach der Bestäubung überwintern die Blüten. Im zweiten Jahr erfolgt die Befruchtung. Danach verdicken sich die Frucht- oder Deckschuppen, wachsen nach oben, treffen aufeinander und verwachsen zu einem grünen Beerenzapfen. Erst im dritten Jahr wird er reif und blau. Die reifen Zapfen sind damit drei Jahre alt

Beschreibung der Ganzdroge (Bild 100)

Kugelige, schwach glänzende, 4...10 mm dicke Beerenzapfen (a), die violett bis schwarzbraun, runzelig und oft bläulichgrau bereift sind. Die Verwachsungsstelle der drei fleischig gewordenen Schuppenblätter hat am Scheitel drei strahlig zusammenlaufende Furchen mit drei zwischenliegenden Hökkern hinterlassen (b). An der gegenüberliegenden Seite, der Basis, finden sich Reste eines kurzen Stiels mit zwei dreizähligen, alternierenden Blattwirteln (c). Das hellbräunliche oder gelblichgrüne Fruchtfleisch ist krümelig und schließt drei harte, dreikantige Samen ein (d). Geruch aromatisch, Geschmack würzig, süß

Wirkstoffkomplex

1...2 % etherisches Öl (s. d.), 30 % Invertzucker, Flavonoide, harzartige Stoffe, Leukoanthocyanidine, Catechingerbstoffe

Wirkung, Anwendung

Wacholderbeeren wirken stark diuretisch, indem die glomeruläre Filtration der Niere angeregt wird. Weiterhin wirkt die Droge stoffwechsel- und verdauungsfördernd, choleretisch und karminativ. Sie ist Bestandteil von Teemischungen, wie Harntreibendem Tee, Stoffwechseltee für Diabetiker, Gicht- und Rheumatee, und wird auch zur Herstellung von Pflanzenauszügen verwendet.
In der Apothekenrezeptur muß die Droge für die Herstellung von Spezies vor dem Mischen mit anderen Drogen zerquetscht werden, damit sich die Wirkstoffe leichter herauslösen lassen.
Bei Nierenentzündung und anderen entzündlichen Nierenerkrankungen darf die Droge nicht verwendet werden, da sie Nierenreizung ggf. mit Hämaturie bzw. Uteruskontraktionen auslösen kann!
Durch Wasserdampfdestillation gewinnt man das etherische Wacholderöl – Oleum Juniperi – (s. d.). Da Wacholderbeeren viel Invertzucker enthalten, der vergoren werden kann, destilliert man Wacholderbranntweine, die unter den Bezeichnungen Steinhäger (DDR, BRD), Borowiczka (ČSSR), Genever (Niederlande), Gin (England), Brinjewec (SFR Jugoslawien) oder Machandel (Norden der DDR und der BRD) bekannt sind.
Geschätzt ist auch der Gebrauch der Wacholderbeeren als Gewürz für zahlreiche Speisen, für Fischmarinaden und als Bestandteil von Fischgewürzen, aber auch anderen Mischgewürzen.

Anwendungsgebiete

Diuretikum, Stomachikum, Cholagogum, Karminativum, Korrigens, Gewürz

Teezubereitung

Aufguß mit heißem Wasser aus den vorher zerquetschten Früchten. Man läßt den Ansatz etwa 15 min ziehen und gießt danach ab

Handelsware

Fructus Juniperi toti zur industriellen Herstellung von Tees und anderen Zubereitungen, im Gewürzhandel ganz und gemahlen

Bemerkungen

Droge des AB–DDR (Anl. 7), DAB 8 (Wacholderbeeren – Juniperi fructus), CM-RGW (Juniperi fructus), ÖAB 9 (Fructus Juniperi – Wacholderbeere).

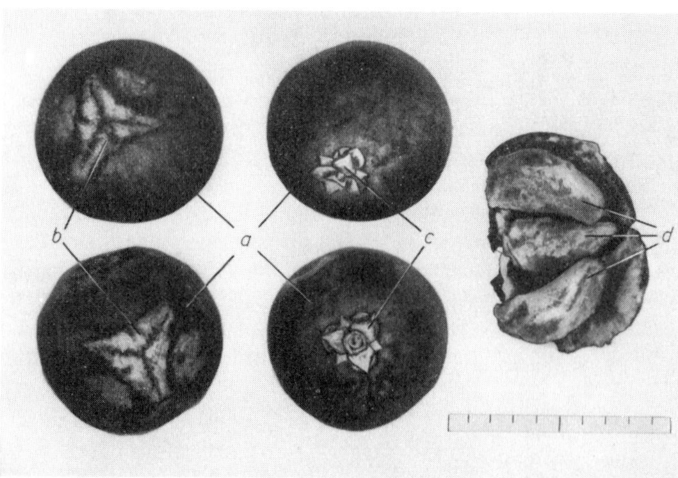

Bild 100. Wacholderbeeren. Ganzdroge

Fructus Momordicae balsaminae recens
Frische Balsamäpfel

Reife, frische Früchte

Stammpflanze, Familie, Vorkommen

Balsamapfel – *Momórdica balsámina* L., Kürbisgewächse – *Cucurbitáceae*
Afrika, Indien, Australien, tropisches Amerika

Wirkstoffe

Carotinoide rote und gelbe Farbstoffe

Anwendung

Industriell zur Herstellung hom. AM.

Fructus Phaseoli sine Semine
Bohnenschalen, auch Cortex-Fructus Phaseoli, Bohnenhülsen

Getrocknete ganze oder zerkleinerte Hülsen

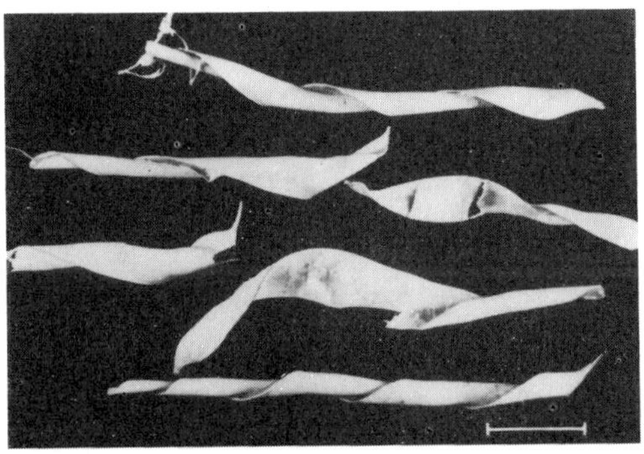

a

Stammpflanze, Familie, Vorkommen

Gartenbohne – *Phaséolus vulgáris* L., als Buschbohne: *var. nánus* (L.) ASCHERS., als Stangenbohne: *var. vulgáris* (gr. phaseolos: länglicher, schmaler Kahn, wegen der Hülsenform, lat. nanus: zwerghaft); Schmetterlingsblütengewächse – *Fabáceae (Papilionáceae)*
Heimat Peru, in vielen Ländern kultiviert, bei uns in Gärten und auf Feldern als Gemüsepflanze und Lieferant der Hülsenfrucht. Aufkommen: Nebenprodukt bei der Bohnenernte

Beschreibung der Ganzdroge (Bild 101a)

Sie setzt sich aus den zwei spiralig gedrehten Teilen des Hülsenperikarps zusammen, die bis zu 15 cm lang, bis zu 2 cm breit und am Ende geschnäbelt sind

Beschreibung der Schnittdroge (Bild 101b)

Flache, etwas eingedrehte, unregelmäßige Stücke des Hülsenperikarps. Die Außenseite (a) ist etwas runzelig, matt, hellgelb, die Innenseite (b) von einem weißlichen, seidig glänzenden Endokarp bedeckt, das sich leicht ablöst. Die Endstücke der Hülse sind kurz geschnäbelt (c). An einigen Stücken hängen Fasern (d), sie liegen auch frei in der

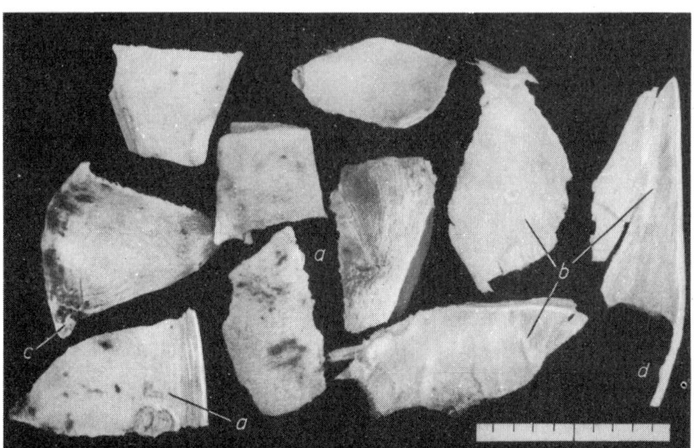

b

Bild 101. Bohnenschalen
a) Ganzdroge
b) Schnittdroge

Droge. Geruchlos, Geschmack schwach schleimig

Wirkstoffkomplex

Aminosäuren Arginin, Asparagin, Tyrosin, Leucin, Lysin und Tryptophan, Toxalbumin Phasin, Triterpensaponine, Glycoside Phaseoloside A bis E. Das Arginin senkt als Guanidinderivat den Blutzuckerspiegel und wird als Glucokinin bezeichnet. Die Wirkung ist zwar experimentell bestätigt, aber noch nicht ausreichend gesichert, daß sie allgemein genutzt werden kann

Wirkung, Anwendung

Wegen der hypoglykämischen Wirkung als Adjuvans bei Diabetes mellitus (s. Hinweise bei Folia Myrtilli), wegen der diuretischen Wirkung gegen Nieren- und Blasenkrankheiten sowie Steinleiden. Bohnenschalen sind in harntreibenden Tees enthalten. Aus der Droge wird industriell der Pflanzenauszug hergestellt.

Anwendungsgebiete

Adjuvans bei Diabetes, Diuretikum, Urologikum

Teezubereitung

Aufguß mit siedendem Wasser, danach 15 min bedeckt stehen lassen, damit das Phasin zerstört wird und die festen Gewebe aufgeschlossen werden

Qualitätsnormen

Reinheitsprüfung: auf verfärbte Bestandteile (höchstens 15,0 %) und unschädliche Beimengungen (höchstens 3,0 %)

Aufbewahrung

Aufbewahrungsfrist für die konfektionierte Droge höchstens 5 Jahre, für die zur Verarbeitung vorgesehene lose Droge 5 Jahre, nach Prüfung Verlängerung möglich, insgesamt höchstens 10 Jahre

Handelsware

Fructus Phaseoli sine Semine toti, concisi industriell als GPM konfektioniert

Bemerkungen

Droge des AB-DDR (Anl. 7).

Fructus Pimentae

Piment, auch Fructus Amomi, Nelkenpfeffer, Gewürzkörner

Unreif (grün) gesammelte und getrocknete Früchte

Stammpflanze, Familie, Vorkommen

Pimentbaum, Nelkenpfeffer – *Piménta dioíca* (L.) MERR. (syn. *Piménta officinális* LINDL.), Myrtengewächse – *Myrtáceae*
Beheimatet in Mittelamerika (Mexiko), auf Jamaika und den Westindischen Inseln

Bestandteile

Etherisches Öl mit Eugenol, Gerbstoff

Anwendung

Ausschließlich als Gewürz für Marinaden, Back- und Wurstwaren, als Bestandteil von Mischgewürzen. Das etherische Öl ist Bestandteil von Liköressenzen und von Duftkombinationen in der Parfümerie.

Fructus Piperis

Pfeffer

Fructus Piperis nigri – Schwarzer Pfeffer – die unreifen getrockneten Früchte
Fructus Piperis albi – Weißer Pfeffer – die reifen, von den äußeren Fruchtschichten befreiten und getrockneten Früchte

Stammpflanze, Familie, Vorkommen

Pfefferstrauch – *Piper nígrum* L., Pfeffergewächse – *Piperáceae*
Beheimatet und kultiviert in Vorderindien (Malabarküste), kultiviert auf Sumatra und auf den Nachbarinseln sowie in der SR Vietnam

Bestandteile

Etherisches Öl, Scharfstoffe, und zwar die Säureamide Piperin sowie die Isomere Chavicin, Isopiperin und Isochavicin

Anwendung

Ausschließlich als Gewürz für Fleisch- und Fischwaren, Wurst, Soßen, Suppen und Salate.

Fructus Sabal serulati

Sabalfrüchte, Sägepalmenfrüchte

Getrocknete ganze oder zerkleinerte Früchte

Stammpflanze, Familie, Vorkommen

Zwergpalme – *Serenóa répens* (BARTR.) SMALL (*syn. Serenóa seruláta* [MICHX.] NICHOLS.), Palmengewächse – *Arecáceae (Pálmae)*
Beheimatet an den Südküsten der USA

Wirkstoffkomplex

Polysaccharide und Glycoproteide von antiphlogistischer Wirkung, ferner glycosidisch gebundenes Sitosterin von östrogenartiger Wirkung gegen Blutstauung, etherisches Öl, fettes Öl, Anthranilsäure, Chlorogen- und Kaffeesäure

Anwendung

Zur Herstellung des Extraktes als Bestandteil von AM gegen Dysurie und Prostatahypertrophie, zur industriellen Herstellung von hom. AM (Sabal serulatum D 2)

Qualitätsnormen

Reinheitsprüfung: auf unschädliche Beimengungen (höchstens 1,0 %)

Bemerkungen

Droge des AB–DDR (Anl. 7).

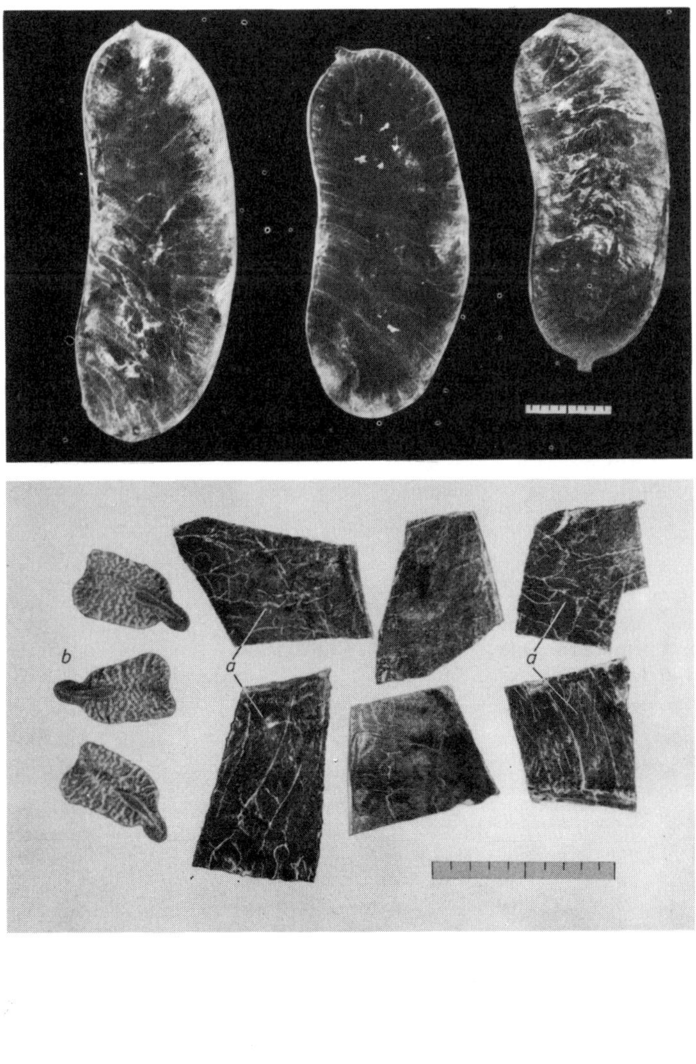

a
b

Bild 102. Sennesfrüchte
a) Ganzdroge
b) Schnittdroge

Fructus Sennae

Sennesfrüchte, auch Sennesschoten, Folliculi Sennae, Sennesbälge

Reife, getrocknete ganze oder zerkleinerte Früchte

Stammpflanze, Familie, Vorkommen s. Folia Sennae

Aufkommen: Importdroge

Beschreibung der Ganz- und der Schnittdroge (Bild 102)

Die ganze Frucht, etwa 3...5 cm lang, 1...2 cm breit, flach und nierenförmig, weist ein pergamentartiges Perikarp auf. Es ist außen dunkelgrünlich oder schwärzlich, am Rande wulstig verdickt, grünlichgelb, innen grünlich oder grauschwärzlich. Die Oberfläche ist etwas wellig, besonders über den Samen, und mit querlaufenden Nerven bedeckt. Die Samen sind gelblichgrün oder gelblich, länglich herzförmig und haben eine feinrunzelige bis warzige Oberfläche. Die Schnittdroge ist durch die pergamentartigen Fragmente mit Nervatur (a) und vereinzelten Samen (b) gekennzeichnet. Geruch schwach, Geschmack erst schleimig und süßlich, dann bitter und kratzend

Wirkstoffe s. Folia Sennae. Zu den Wirkstoffen der Sennesblätter wurde in den Früchten zusätzlich Sennosid A_1 als Isomeres von Sennosid A nachgewiesen

Wirkung, Anwendung

Da die Früchte weniger Aloeemodinglucosid enthalten, ist die Wirkung etwas milder. Sennesfrüchte sind – wie Sennesblätter – in Früchtewürfeln enthalten.

Anwendungsgebiet

Laxans

Teezubereitung

Aufguß mit siedendem Wasser

Qualitätsnormen

Identitätsprüfung: dünnschichtchromatografisch (Testsubstanz 1.8-Dihydroxyanthrachinon-Vergleichssubstanz)
Reinheitsprüfung: auf unschädliche Beimengungen (höchstens 2,0 %), und leucoanthocyanhaltige Cassiaarten (s. bei Folia Sennae)
Gehaltsbestimmung: Das AB läßt fotometrisch den Gehalt an Anthrazenderivaten bestimmen, berechnet auf die bei 105 °C getrocknete Droge als Dihydroxyanthrachinonmonoglucosid (2,3...3,0 %)

Aufbewahrung

Aufbewahrungsfrist höchstens 3 Jahre

Handelsware

Fructus Sennae concisi, Pulvis

Bemerkungen

Droge des AB–DDR (Abgabe nur durch Apotheken), DAB 8/Ph. Eur. (Alexandriner-Sennesfrüchte – Sennae fructus acutifoliae, Tinnevelly-Sennesfrüchte – Sennae fructus angustifoliae), ÖAB 9 (Fructus Sennae – Sennesfrüchte).

Fructus Sorbi

Ebereschenfrüchte, auch süße Vogelbeeren, Edelebereschenfrüchte

Getrocknete Früchte

Stammpflanze, Familie, Vorkommen

Eberesche, Vogelbeere, Süße Vogelbeere – *Sórbus aucupária* L. *var. edúlis* Dieck, Rosengewächse – *Rosáceae*
In Europa verbreitet

Wirkstoffkomplex

Sorbin- und Parasorbinsäure, 10 % D(–)-Sorbitol, Pektin, Gerbstoff, Ascorbinsäure, Zucker

Wirkung, Anwendung

Zur Herstellung des ethanolisch-wäßrigen Extrakts als GPM gegen Darmkatarrh, auch zur Herstellung von Fruchtsäften, Sirupen und Konzentraten für die Gelee- und Süßwarenherstellung. Die vitaminhaltigen, süßlichen Früchte sind als Zusatz zu Haustees sehr geschätzt

Qualitätsnormen

Reinheitsprüfung: auf unschädliche Beimengungen (höchstens 1,0 %) und verfärbte Bestandteile (höchstens 20,0 %)

Bemerkungen

Droge des AB–DDR (Anl. 7).

Fructus Vanillae

Vanillefrüchte

Die unreif gesammelten und fermentierten Früchte

Stammpflanze, Familie, Vorkommen

Echte Vanille – *Vanílla planifólia* Andr. (*syn. Vanilla fragrans* [Salisb.] Ames), Orchideengewächse – *Orchidáceae*
Beheimatet und kultiviert in Mittelamerika (Mexiko), auch in der DR Madagaskar und auf anderen tropischen Inseln

Bestandteile

1,5...3,0 % Vanillin und andere Geruchsstoffe, wie Piperonal, Protocatechualdehyd

Anwendung

Als Gewürz in der Feinbäckerei, für Süßspeisen, Speiseeis, Schokolade und Liköressenzen, zur Herstellung von Vanillezucker (Vanillinzucker enthält synthetisches Vanillin.).

Fucus

Tang, auch Blasentang, Fucus vesiculosus

Getrocknete Thalli

Stammpflanze, Familie, Vorkommen

Blasentang – *Fúcus vesiculósus* L. und Sägetang – *Fúcus serrátus* L. (gr. phyo: ich wachse, da Tange schnell wachsen, lat. vesicula: Bläschen, befinden sich an den submers wachsenden Pflanzen, lat. serrulatus: gesägt, da der Rand der Thalli gesägt ist); Abteilung Algen – *Phycophýta, Klasse Braunalgen – Phaeophýceae (Fucophýceae),* Ordnung *Fucáles,* Familie *Fucáceae*
Die beiden Tangarten kommen an den Küsten des Atlantischen und des Stillen Ozeans, auch an den Küsten Europas, reichlich an den Uferzonen der Ost- und der Nordsee vor. Sie wachsen submers (unter Wasser) auf Felsspalten, Stein oder Holz mittels Haftscheiben. Bei stürmischem Wetter werden die Pflanzen losgerissen und an Land gespült. Aufkommen: geringe Mengen Sammeldroge, der Hauptbedarf wird importiert

Beschreibung der Pflanze (Bild 103)

Die durch Schleimabsonderung ausgezeichnete Braunalge hat olivgrüne lederartige, feste, in trockenem Zustand knorpelige Thalli. Sie wird oft über 1 m lang und einige Zentimeter breit. Die Stücke sind gabelig (dichotom) verzweigt und von einer kräftigen Mittelrippe durchzogen. Auf beiden Seiten liegen luftgefüllte Blasen, wodurch die Pflanze im Wasser aufrechtsteht. Die Thallusenden sind etwas angeschwollen und tragen gelbliche warzige Gebilde, die mit krugartigen Einsenkungen, Konzeptakeln, besetzt sind. Diese enthalten Spermabehälter, Antheridien, mit Spermatozoiden und Oogonien mit Eizellen. Bei der Reife werden beide, die Spermatozoiden und die Oogonien, in das freie Wasser entlassen und kopulieren durch chemische Anlockung (Oogamie)

Beschreibung der Schnittdroge (Bild 104)

Flache, knorpelige, spröde, bandartige braune bis schwarzbraune Stücke (a), von denen manche luftgefüllte Schwimmblasen oder Reste davon aufweisen (b). Innen sind die Blasen uneben bzw. feinbehaart (c) mit weißem Salzanflug, außen glatt (d).
Die Thallusstücke sind am Ende grundsätzlich glatt (Blasentang) bzw. gesägt (Sägetang), manche lassen eine Mittelrippe erkennen. Geruch unangenehm, charakteristisch, fischähnlich, Geschmack unangenehm, salzig

Wirkstoffkomplex

Der pharmakologisch wesentliche Wirkstoff ist Iod, das in der Droge überwiegend als Alkalisalz sowie als Diiodtyrosin (DIT) vor-

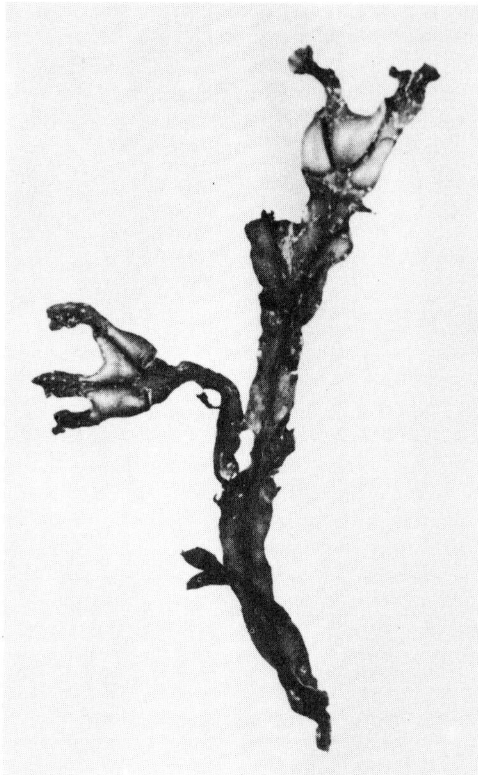

Bild 103. Tang. Ganze Pflanze

Bild 104. Tang. Schnittdroge

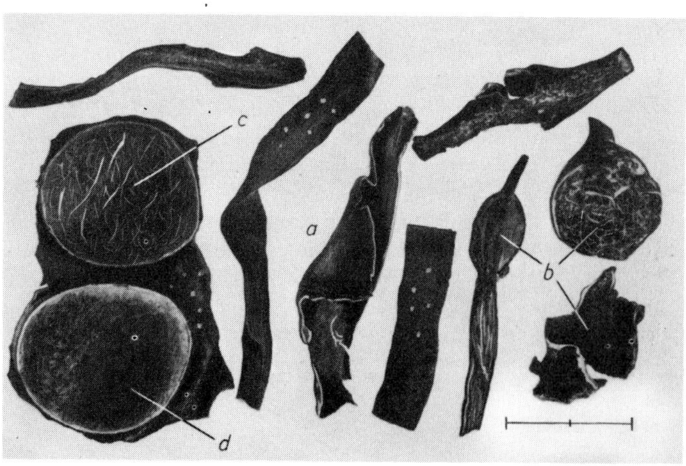

liegt, und zwar zu 0,03...0,1 %. Enthalten sind ferner zu etwa 28 % das Polyuronid Alginsäure (mit einer Molmasse von 12 000 bis 120 000) und Alginate, 20...60 % Polysaccharid Fucoidin, ein löslicher Membranschleim, der bei der Hydrolyse u. a. in L-Fucose zerfällt. Alginsäure, Alginate und Fucoidin bilden mit Wasser viskose Lösungen. Ferner ist das lösliche Polysaccharid Laminarin enthalten, das bei Hydrolyse Glucose und Mannitol abspaltet. Schließlich enthält die Droge Carotin und Carotinoide, besonders Fucoxanthin. Neuerdings wurden die C-21-Polyolefine Heneicosahexaen und Heneicosapentaen nachgewiesen

Wirkung, Anwendung

Tang wirkt als iodhaltige Droge stoffwechselfördernd, indem durch stärkere Iodid- bzw. Iodresorption in der Schilddrüse vermehrt Schilddrüsenhormone gebildet werden. Dadurch erhöht sich der Grundumsatz. Vom Organismus werden Depotfette abgebaut, und das führt zur Gewichtsabnahme. Deshalb werden Tangauszüge und Fertigwaren, um eine Gewichtsabnahme zu erreichen, bei habitueller Fettsucht als Entfettungsmittel verwendet. Die Abführwirkung der Abführtees mit Blasentang als Bestandteil ist auf den Schleimcharakter der übrigen Wirkstoffe zurückzuführen. Offizinelle Zubereitungen aus Tang sind Blasentangextrakt – Extractum Fuci AB–DDR (Anl. 7) – und Blasentangfluidextrakt – Extractum Fuci fluidum AB–DDR (Anl. 7). Tang bzw. die genannten Zubereitungen sind Bestandteil von Abführendem Tee und anderen Abführ-

tees, Entfettungs-, Schlankheits- und Stoffwechseltees sowie Frühstückskräuterperlen.
Die unkontrollierte Einnahme von Iod und Iodpräparaten ist nicht unbedenklich, und es muß vor längerem Gebrauch oder vor Gebrauch größerer Mengen Tang und seiner Zubereitungen gewarnt werden. Da Nebenwirkungen als Folge einer Hyperthyreose auftreten können, sollte bei kurmäßiger Anwendung von Tang oder von tanghaltigen Fertigwaren der Arzt befragt werden. Homöopathisch wird die Dilution D 1 verwendet. Tang dient in großem Maße zur Isolierung des Fucoidins, der Alginsäure und der Alginate. Aus der getrockneten Alge wird Algenmehl hergestellt.

Anwendungsgebiete

Laxans, Adipositatum, pharmazeutischer Wirkstoff, Stabilisator, Lebensmittelzusatzstoff, Industriedroge

Teezubereitung

Selten als Aufguß mit heißem Wasser, da der Auszug unangenehm schmeckt. Geeigneter sind dragierte Fertigwaren

Qualitätsnormen

Identitätsprüfung: Nach Mineralisierung der Droge qualitativer Iodnachweis mit Schwefelsäure, Chloroform und Tosylchloramid-Natrium-Lösung (rotviolette Färbung der Chloroformschicht)
Reinheitsprüfung: auf unschädliche Beimengungen (höchstens 2,0 %) und Asche (höchstens 22,0 %)
Gehaltsbestimmung: Das AB läßt nach Mineralisierung maßanalytisch den Gehalt an Iod bestimmen, berechnet auf die bei 105 °C getrocknete Droge (0,03...0,04 %)

Aufbewahrung

Aufbewahrungsfrist 5 Jahre, nach Prüfung Verlängerung möglich, insgesamt höchstens 10 Jahre

Handelsware

Fucus concisus

Bemerkungen

Droge des AB–DDR, DAB 8 (Tang – Fucus)

Neben Blasen- und Sägetang dienen verschiedene andere Tange und Rotalgen zur Gewinnung der *Alginsäure,* der *Alginate* und des *Laminarans.* Alginsäure und Alginate sind Polymannuronsäuren bzw. -guluronsäuren oder deren Salze. Sie werden als pharmazeutische und technische Hilfs- und Wirkstoffe zur Herstellung viskoser Flüssigkeiten und Hydrogele verwendet, z. B. als Retardkomponente, Spreng- und Bindemittel für Tabletten und zur Herstellung von Gelhämostyptika. Eine andere Fukazee, der Knotentang – *Ascophýllum nodósum* (L.) Le Jolis (*syn. Fucus nodosus* L.) – ist ein wichtiger Rohstoff als Viehfutter oder Zusatzstoff bei der Herstellung von Futtermitteln. Die Bestandteile ähneln denen der anderen Tange. Geringere Mengen werden auch zur Herstellung von Entfettungs- und Schlankheitsmitteln verarbeitet.
Die Jahresernte von *Meeresalgen* beträgt in der Welt gegenwärtig rund 2 Millionen t. Die an den Küsten des Japanischen und des Gelben Meeres der Koreanischen DVR sowie an den Küsten Japans und an denen der USA in großen Anlagen gezüchteten und geernteten meterlangen Braunalgen werden als Lebensmittel verwendet, ebenfalls wie die genannten Algen pharmazeutisch verwertet sowie zur Herstellung von Futter- und Düngemitteln gebraucht. Auch im Schwarzen Meer kommen Algen vor, die u. a. im Rahmen eines Programms des RGW von der VR Bulgarien in einer Experimentalstation für medizinische, kosmetische und landwirtschaftliche Nutzung geerntet werden.

Fungus Laricis

Lärchenschwamm, auch Agaricus albus, Boletus Laricis, Löcherschwamm, Apotheker-Purgierschwamm

Getrockneter Pilz

Stammpflanze, Familie, Vorkommen

Lärchenbaumschwamm – *Fómes officinális* Faull, *Corioláceae (Polyporáceae)*

Verbreitet in der UdSSR (Archangelsk), in der DDR und der BRD nicht nachgewiesen

Wirkstoffe

60...80 % Harz, davon 10...16 % Agaricin oder Agaricinsäure (eine Hydroxytricarbonsäure); war als Wirkstoff früher offizinell

Wirkung, Anwendung

Früher gegen Asthma und als schweißhemmendes Mittel bei Nachtschweiß, in der Spirituosenindustrie als Bittermittel für Bitterschnäpse.

Gallae s. unter Acidum tannicum

Gelee royale
Weiselfuttersaft, auch Bienenköniginnenfuttersaft, Bienenmilch

Drüsensekret der Ammenbienen in lyophilisierter Form

Herkunft

Honigbiene – *Ápis mellífica* L., Bienen – *Ápidae*

Wirkstoffkomplex

Eiweiß, Spurenelemente, Zucker, Aminosäuren, Peptide, Purine, Pyrimidine, Vitamine des B-Komplexes, Vitamine A, C, D, E und K, ferner 10-Hydroxy-2-decensäure mit bakterizider Wirkung

Wirkung, Anwendung

Als Geriatrikum mit stoffwechselanregender und regenerierender Wirkung, vermindert Serumfette, weist anabole Wirkung auf, wird als Aufbaumittel mit stimulierender Wirkung verwendet, Bestandteil stärkender GPM.

Gemmae Populi
Pappelknospen

Getrocknete Knospen

Stammpflanze, Familie, Vorkommen

Pappeln – *Populus balsamífera* L. *var. balsamífera* u. a., Weidengewächse – *Salicáceae*
In der DDR viel angepflanzt

Wirkstoffkomplex

Glycosid Salicin, etherisches Öl, Gerbstoffe

Anwendung

Selten, früher zur Herstellung der Pappelsalbe gegen Hämorrhoiden, noch als Korrigens in der Spirituosen- und der Essenzenindustrie.

Gossypium depuratum
Gereinigte Baumwolle

Samenhaare der Baumwollsamen

Stammpflanze, Familie, Vorkommen

Gossypiumarten, z. B. *Gossýpium arbóreum* L., *G. herbáceum* L., *G. hirsútum* L. *var. hirsútum* u. a., Malvengewächse – *Malváceae*
Kultiviert in Nord- und Westafrika, in der Arabischen Republik Ägypten, im Sozialistischen Äthiopien, im Süden von Nordamerika, in Mexiko, Südamerika, Vorderindien, in der VR China, UdSSR und in Südeuropa

Bestandteile

90 % Cellulose, 10 % Wasser und wenig Eiweiß

Anwendung

Zur Herstellung von Verbandwatte (Augenwatte), Mull und anderen Baumwollerzeugnissen für Verbandzwecke

Bemerkungen

Droge des ÖAB 9 (Gossypium depuratum – Verbandwatte aus Baumwolle.

Die *Baumwollpflanze* enthält in der Wurzel, im Stengel, besonders aber im Samen den biologisch aktiven, in höherer Konzentration toxischen Wirkstoff *Gossypol,* ein dimeres

Sequiterpen vom Cadinentyp. Das ist eine kräftig gelbe Verbindung. In Dosen von 20 mg reduziert Gossypol die Spermien und hemmt die Befruchtung. Es wird in der VR China als Kontrazeptivum für den Mann versucht, greift nicht in den Hormonstoffwechsel ein, sondern inaktiviert die Lactat-Dehydrogenase (LDH), die L(+)-Milchsäure dehydriert. Diese ist aber für den Energiestoffwechsel der Spermien und Testes notwendig. Die Produktion der Spermien wird unter Gossypol reversibel eingestellt. Weitere Untersuchungen über Wirkungssicherheit und möglichen Einsatz sind erforderlich.

Gummi arabicum
Arabisches Gummi

Aus Stämmen und Zweigen von Akazien gewonnenes, getrocknetes Gummi

Stammpflanze, Familie, Vorkommen und Gewinnung

Akazien, *Acaciaarten,* besonders *Acácia sénegal* (L.) Willd. (Acacia: gr. Pflanzenname für einen dornigen Strauch, gr. ake: Stachel); Mimosengewächse – *Mimosáceae*

Die gummiliefernden Sträucher oder Bäume werden etwa 6 m hoch und weisen an den Zweigen nach unten gebogene Stacheln auf. Die Blätter sind doppelt paarig gefiedert. Weiße Blüten in Ähren bilden Hülsen. Der wesentliche Vertreter – *Acacia senegal* – wächst sehr verbreitet zu Hainen und Wäldern aus. Die Pflanze kommt viel im ganzen Gebiet Mittelafrikas vom Osten (Nubien) bis zum Westen (Republik Senegal), in Arabien und Vorderindien vor. Reichliche Vorkommen liegen im Sudan (Kordofan) an den Nilzuflüssen, in Nigeria und in Tansania.

Die Ursache der Gummibildung ist noch nicht aufgeklärt; sie ist pathologisch und erfaßt ganze Teile der Innenrinde, die durch Verschleimung zu Gummi umgebildet werden. An der Umsetzung sind Cellulose und andere Inhaltsstoffe beteiligt. Teilweise bringt man die Gummibildung mit der Tätigkeit von Bakterien und Ameisen in Verbindung, ggf. auch mit Pilzen.

Durch trocknende Winde entstehen in der Rinde Risse und Spalten, aus denen das Gummi ausfließt und erhärtet. Aus Rentabilitätsgründen werden die Bäume auch angeschnitten und verletzt, indem man Rindenstreifen abschält. Das erhärtete Gummi wird eingesammelt, gereinigt und ausgelesen. Aufkommen: Importdroge

Beschreibung der Droge (Bild 105)

Rundliche, kugelige oder halbkugelige Stücke von weißlicher, gelblichweißer, schwach rötlicher oder bräunlichgelber Farbe. Die Oberfläche ist matt, rauh und ris-

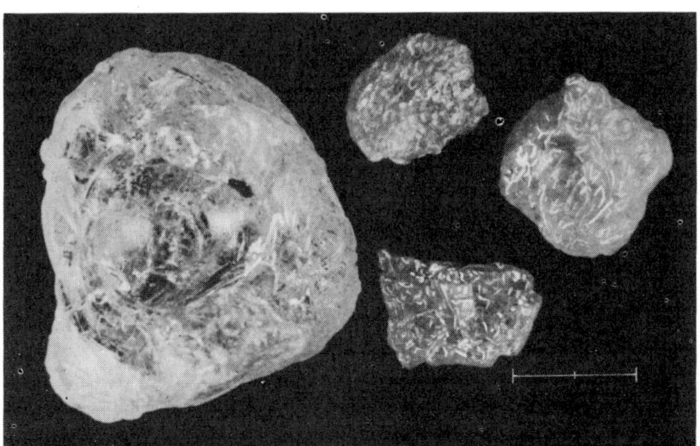

Bild 105. Arabisches Gummi. Ganzdroge

sig. Die Stücke lassen sich nur schwer zerbrechen, Bruchstücke weisen glasartig glänzende Flächen auf. Das Pulver ist weiß bis grauweiß. Arabisches Gummi löst sich langsam in 2 Teilen Wasser zu einem geruchlosen, stark klebenden Schleim

Bestandteile

Calcium-, Magnesium- und Kaliumsalze der Arabinsäure (Arabin). Die Arabinsäure ist ein saures Polysaccharid aus L-Arabinose, L-Rhamnose, D-Galactose, 4-O-Methyl-D-glucuronsäure und D-Glucuronsäure. Daneben sind Oxidasen und Peroxidasen enthalten. Sie müssen durch Erhitzen mit Ethanol inaktiviert werden, wenn die Droge für pharmazeutische und technologische Zwecke vorgesehen ist

Wirkung, Anwendung

Arabisches Gummi ist ein wichtiger pharmazeutischer, kosmetischer und technischer Hilfsstoff, als Stabilisator für Emulsionen, Sprengmittel für Tabletten und Dragees, zur Herstellung kosmetischer Zubereitungen, als Dickungsmittel für Liköre und die Süßwarenherstellung, technisch als Klebemittel für Papier, als Appreturmittel und Bindemittel für Tuschfarben und Tinten.
Durch den Schleimstoffcharakter wirkt die Droge einhüllend, wird dazu aber kaum verwendet.

Anwendungsgebiete

Muzilaginosum, pharmazeutischer, kosmetischer und technischer Hilfsstoff, Stabilisator, Lebensmittelzusatzstoff, Dickungsmittel, Appreturmittel, Klebemittel, Bindemittel

Qualitätsnormen

Identitätsprüfung: Das AB läßt mit vier verschiedenen Reaktionen auf Arabinsäure (Fällung mit Ethanol aus wäßriger Lösung), auf Oxidasen und Peroxidasen (blaugrüne Färbung mit Wasserstoffperoxid und Benzidinlösung), auf Calciumionen (Fällung von Calciumoxalat mit Ammoniumoxalatlösung) und zur Unterscheidung auf Tragant prüfen (weißer Niederschlag mit Bleiacetatlösung)
Reinheitsprüfung: auf unlösliche Verunreinigungen (höchstens 0,50 %), Gerbstoff enthaltende Gummisorten, Stärke, Dextrin, Tragant sowie reduzierende Zucker und Asche (höchstens 4,0 % Rückstand)

Aufbewahrung

Aufbewahrungsfri   für die lose Droge 5 Jahre, nach Prüfung Verlängerung möglich, insgesamt höchstens 10 Jahre. Pulverisiertes arabisches Gummi ist hygroskopisch und ballt leicht zusammen; es muß trocken und gut verschlossen aufbewahrt werden

Handelsware

Gummi arabicum pulverisatum

Bemerkungen

Droge des AB–DDR, DAB 8/Ph.Eur. (Arabisches Gummi – Acaciae Gummi), ÖAB 9 (Gummi arabicum – Arabisches Gummi, Gummi arabicum desenzymatum – Enzymfreies arabisches Gummi)
Aus der *Rinde der Kirsch-, Pflaumen- und Aprikosenbäume* tritt nach Verletzung ein Gummi aus, das an der Luft ebenfalls zu gelben bis braunen Knollen erhärtet. Es heißt *Kirschgummi*, hat aber keine Bedeutung, da es sich nur teilweise löst.

Gummi Karaya s. unter Tragacantha

Guttapercha
Guttapercha

Koagulierter und getrockneter Milchsaft

Stammpflanze, Familie, Vorkommen

Guttaperchabaum – *Paláquium gútta* (Hook.) Baill., Guttaperchagewächse – *Sapotáceae*
Beheimatet und kultiviert in Ostindien, Malaysia, auf den indonesischen Inseln und auf Neuguinea

Bestandteile

50...80 % Gutta, aus Isopren aufgebaute Polyterpenkohlenwasserstoffe, 10...30 % Harze

Anwendung

In der Dentalmedizin als provisorischer Füllstoff zur Wurzelbehandlung, früher zur Herstellung von Guttaperchapapier, für Kitte und Klebstoffe sowie als Isoliermaterial.

Herba Abrotani recens
Frisches Eberrautenkraut

Stammpflanze, Familie, Vorkommen

Eberraute – ***Artemísia abrótanum*** L., Doldengewächse – ***Apiáceae (Umbellíferae)***
Viel in Gärten kultiviert

Wirkstoffkomplex

Etherisches Öl, Bitterstoff, Gerbstoff, Alkaloid Abrotanin, Rutin

Anwendung

Früher wie Wermutkraut als Bittermittel, heute nur noch zur industriellen Herstellung von hom. AM (Abrotanum ∅, D 2)

Qualitätsnormen

Reinheitsprüfung: auf unschädliche Beimengungen (höchstens 2,0 %)

Bemerkungen

Droge des AB–DDR (Anl. 7), HAB 1 (Artemisia Abrotanum, Abrotanum – frische junge Triebe und Blätter).

Herba Absinthii
Wermutkraut

Getrocknete ganze oder zerkleinerte Laubblätter, Blütenköpfchen und Teile des Stengels

Stammpflanze, Familie, Vorkommen

Wermut – *Artemísia absínthium* L. (Artemisia nach der gr. Göttin Artemis, der Schutzgöttin der Gebärenden; gr. a: ohne, gr. psinthos: Lust, Vergnügen, wegen des bitteren Geschmacks.); Korbblütengewächse – *Asteráceae (Compósitae)*
Wermutkraut wächst auf mäßig trockenem kalkhaltigem Boden an Wegrändern und Abhängen. Er kommt in Europa, Nordasien und Nordafrika verbreitet vor. Aufkommen: Sammeldroge von Wildpflanzen und Anbau-

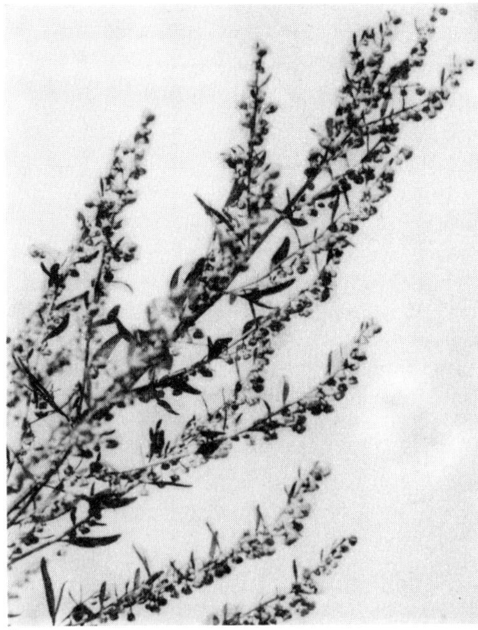

a

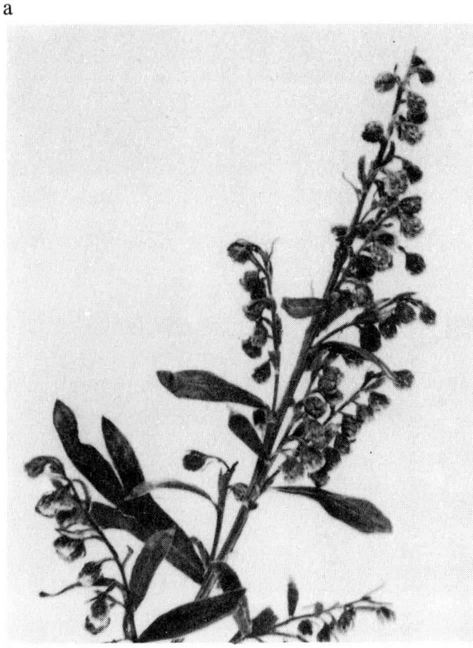

b

Bild 106. Wermut
a) Blühende Pflanze (1:5)
b) Blühender Trieb (1:2)

droge (Bezirk Halle), auch individueller Kleinanbau

Beschreibung der Pflanze (Bild 106)

Wermut ist ein ausdauernder, etwa 0,60...1,20 m hoch werdender Halbstrauch. Er treibt am Grunde langgestielte, dreifach gefiederte Blätter. Am oberen Teil der Pflanze werden die Blattstiele kürzer, die obersten Blätter sitzen ungestielt am Stengel. Die mittleren Blätter sind doppelt–, die oberen nur noch einfach fiederspaltig. Die ganzrandigen Fieder- und Einzelblätter haben eine zungen- bis lanzettförmige Gestalt. Sowohl die Blätter als auch die Stengel sind silbergrau seidenglänzend behaart. Stengel und deren Verzweigungen enden in Blütenrispen. Sie bestehen aus gelben gestielten, länglichen, halbkugelförmigen Blütenkörbchen mit gelben Röhrenblüten

Beschreibung der Schnittdroge (Bild 107)

Zahlreiche kleine lanzettförmige Blätter bzw. Blattzipfel oder Bruchstücke davon mit oberseits grauer, unterseits silbergrauer, seidiger Behaarung (a), längsfurchige Stengelteile (b) mit weißem Mark gefüllt (c). Vereinzelt kommen knospige Blütenkörbchen von etwa 2 mm Größe (d) oder aufgeblüht als 3...4 mm große halbkugelige Körbchen (e) von gelber Farbe vor. Der Blütenstandsboden ist mit bandartigen, zipfeligen Spreuhaaren besetzt (Lupe). Der Hüllkelch setzt sich aus graugrünen Hüllkelchblättern mit häutigem Rand zusammen. Geruch aromatisch, Geschmack stark und anhaltend bitter

Wirkstoffkomplex

Bitterstoffe, besonders die Sesquiterpenlactone Absinthin und isomeres Anabsinthin, in der Frischpflanze Artabsin. Artabsin wie das ebenso enthaltene Matricin sind Proazulene (Azulenbildner) und können in Chamazulen übergehen. Ferner ist zu etwa 0,5 % etherisches Öl enthalten, das sich u. a. aus α- und β-Thujon, α-Thujol, Cadinen und β-Phellandren zusammensetzt. Außerdem ist das Flavonol Artemetin enthalten

Wirkung, Anwendung

Wermutkraut ist eine bitter-aromatische Droge, fördert die Sekretion der Verdauungsdrüsen des Magens und des Darms, wirkt appetitanregend, verdauungsfördernd, blähung- und galletreibend, somit auch günstig gegen Leber- und Gallenerkrankungen. Obwohl die wurmwidrige Wirkung unsicher ist, wird Wermut auch gegen Madenwürmer versucht. Wermutkraut ist Bestandteil von Magentees, Gallen- und Lebertees. Wermutauszüge sind Bestandteil von Magentropfen, Wermutwein, Pflanzensaft, Enzianperlen und Kräuterlikören. Wermuttinktur –

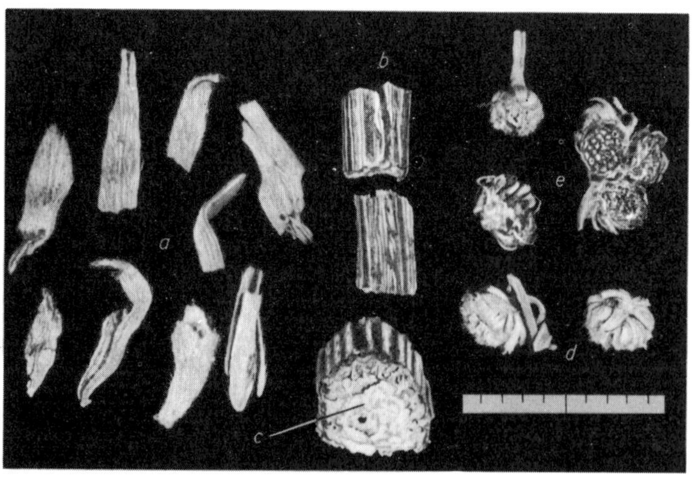

Bild 107. Wermutkraut. Schnittdroge

Tinctura Absinthii – ist offizinell und in Tinctura amara SR enthalten. Wermutkraut wird auch als Gewürz verwendet.

Anwendungsgebiete

Amarum, Aperitivum, Digestivum, Karminativum, Cholagogum, Korrigens, Gewürz

Durch den Gehalt an giftigen Thujonen und α-Thujol ist beim Gebrauch von Wermutkraut sowie -auszügen Vorsicht geboten. Nach hohen Dosen von Wermutwirkstoffen wurden Muskelkrampf, innere Blutungen und Leberschäden beobachtet.
In der Spirituosenindustrie Italiens wird seit langem Süßwein mit dem Kraut des Römischen Wermuts – *Artemísia póntica* L. – aromatisiert und als appetitanregender und verdauungsfördernder Wermutwein produziert. Er enthält im wesentlichen nur die Bitterstoffe.
Destillierte Wermutspirituosen mit hohem Ölgehalt, auch als *Absinth* bezeichnet, sowie aus etherischem Wermutöl bereitete *Wermutliköre* sind in vielen Ländern gesetzlich verboten, da durch Genuß dieser thujonreichen Getränke schwerwiegende Folgen resultieren, wie Degenerationserscheinungen im Zentralnervensystem mit Erblindung, physischer und psychischer Verfall.

Teezubereitung

Aufguß mit siedendem Wasser

Qualitätsnormen

Wertbestimmung: Das AB verlangt aus einer Abkochung (Rückflußkühlung) die Bestimmung des Bitterwertes (s. AB, Band 1, und Monografie).
Identitätsprüfung: mikroskopisch auf typische Haare mit meist aus zwei bis fünf Zellen gebildetem Stiel und einer langen, quergestellten, beiderseits zugespitzten Endzelle (T-Haare)

Verwechslung

Wermut kann bei oberflächlicher Betrachtung mit *Beifuß* verwechselt werden, der ihm im Pflanzen- und im Blattbau ähnelt.
Beifußblätter sind jedoch oberseits grün, nur unterseits flaumig behaart und ohne den stark bitteren Geschmack. Die Stengel des Beifußes sind rötlich, ebenfalls die Blütenkörbchen (s. auch Identitätsprüfung)

Aufbewahrung

Aufbewahrungsfrist sowohl für die konfektionierte als auch für die lose Droge höchstens 18 Monate

Handelsware

Herba Absinthii concisa, auch industriell als GPM konfektioniert

Bemerkungen

Droge des AB–DDR, DAB 8 (Wermutkraut – Absinthii herba), ÖAB 9 (Herba Absinthii – Wermutkraut).

Herba Adonidis vernalis
Adoniskraut

Getrocknete ganze oder zerkleinerte Laubblätter, Blüten und Stengel

Stammpflanze, Familie, Vorkommen

Adonisröschen – *Adónis vernális* L., Hahnenfußgewächse – *Ranunculáceae*
Beheimatet in Südost- und Mitteleuropa. Die Pflanze steht in der DDR und BRD unter Naturschutz. Sie gehört in der DDR zu den kulturell und volkswirtschaftlich wertvollen Pflanzenarten.

Wirkstoffe

Etwa 0,25 % herzwirksame Glycoside Adonitoxin (0,07 %), Acetyladonitoxin und Glycoside des k-Strophanthidins

Wirkung, Anwendung

Siehe Folia Digitalis. Da Adonisglycoside schlecht resorbiert werden, sind sie im Arzneimittelsortiment der DDR bedeutungslos. Das Kraut wird nur noch zur industriellen Herstellung hom. AM verwendet (Adonis D 4)

Qualitätsnormen

Reinheitsprüfung: auf unschädliche Beimengungen (höchstens 2,0 %) und auf Asche (höchstens 10,0 % Rückstand)

Herba Adonidis vernalis
Herba Anserinae
Herba Aristolochiae clematitidis recens
Herba Artemisiae
Herba Asperulae

Bemerkungen

Droge des AB-DDR (Anl. 7), DAB 8 (Adoniskraut - Adonis herba), DAB 8 (Eingestelltes Adoniskraut - Adonis pulvis normatus), HAB 1 (Adonis vernalis, frische Pflanze), ÖAB 9 (Herba Adonidis - Adoniskraut).

Herba Anserinae
Gänsefingerkraut

Getrocknete Laubblätter, Blütenknospen bzw. Blüten

Stammpflanze, Familie, Vorkommen

Gänsefingerkraut - *Potentílla anserína* L., Rosengewächse - *Rosáceae*
Verbreitet auf feuchten Wiesen, an Wegrändern und Teichrändern

Wirkstoffe

4...7 % Gerbstoffe (Gallotannine) und Bitterstoff

Anwendung

Selten als Adstringens gegen Durchfall, Magen- und Darmkatarrh.

Herba Aristolochiae clematitidis recens
Frisches Osterluzeikraut

Zur Blütezeit gesammelte frische oberirdische Teile

Stammpflanze, Familie, Vorkommen

Osterluzei - *Aristolóchia clematítis* L., Osterluzeigewächse - *Aristolochiáceae*
Wild in Weinbergen, an Äckern und Zäunen

Wirkstoffkomplex

0,03 % Aristolochiasäuren, etherisches Öl, Gerbstoffe, Bitterstoff Clematidin

Anwendung

Selten als Wundheilmittel, gegen Fisteln und Furunkulose, die Wirkstoffe steigern wahrscheinlich die Phagozytose, zur industriellen Herstellung von hom. AM (Clematis D 4)

Bemerkungen

Droge des HAB 1 (Aristolochia clematitis, Aristolochia - frische oberirdische Teile).

Herba Arnicae s. unter Flores Arnicae

Herba Artemisiae
Beifußkraut

Zur Blütezeit gesammelte und getrocknete Zweigspitzen

Stammpflanze, Familie, Vorkommen

Beifuß - *Artemísia vulgáris* L., Korbblütengewächse - *Asteráceae (Compósitae)*
Verbreitet auf feuchtem Boden an Ufern, Wegrändern, Zäunen; auch in Gärten kultiviert

Wirkstoffkomplex

Etherisches Öl, Bitterstoff, Gerbstoff, Sesquiterpenalkohol α-Cadinol

Anwendung

Als Küchengewürz, besonders für Gänsebraten, Soßen; als Wurstgewürz, Korrigens in der Essenzen- und Spirituosenindustrie.

Herba Asperulae
Waldmeisterkraut

Zu Beginn der Blütezeit gesammelte und getrocknete oberirdische Teile

Stammpflanze, Familie, Vorkommen

Waldmeister - *Gálium odorátum* (L.) Scop. (*syn. Asperula odorata* L.), Rötegewächse - *Rubiáceae*
Verbreitet in schattigen Buchenwäldern

Bestandteile

Cumaringlycosid, das beim Trocknen Cumarin abspaltet, ferner Glycosid Asperulosid

Anwendung

Früher als Sedativum und Korrigens für Waldmeisterbowle und andere Waldmeistergetränke, Sirupe und Erfrischungsgetränke. Waldmeister, -auszüge und Cumarin dürfen seit 1974 in der DDR und der BRD Lebensmitteln nicht mehr zugesetzt werden, da Cumarin leberschädigend und kanzerogen wirkt. In Frankreich wird Waldmeister als Käsegewürz verwendet.

Herba Avenae sativae recens
Frisches Haferkraut

Frische, zur Blütezeit gesammelte oberirdische Teile

Stammpflanze, Familie, Vorkommen

Hafer – *Avéna satíva* L., Grasgewächse – *Poáceae (Gramíneae)*
In vielen Ländern kultiviert

Wirkstoffkomplex

Vanillinglycoside, Indolalkaloid Gramin, Steroidsaponine Desglucoavenacosid-A und -B sowie Nuatigeninglycoside (wirken hämolytisch und antibiotisch aktiv)

Anwendung

Zur Bereitung der Tinktur als Zusatz zu pflanzlichen Sedativa gegen Einschlafstörungen und nervöse Reizbarkeit, zur Gewinnung des Preßsaftes und zur industriellen Herstellung von hom. AM (Avena sativa ∅)

Qualitätsnormen

Reinheitsprüfung: auf unschädliche Beimengungen (höchstens 2,0 %)

Bemerkungen

Droge des AB–DDR (Anl. 7).

Herba Basilici
Basilienkraut und

Folia Basilici recens
Frische Basilienblätter

Getrocknetes Kraut bzw. frische Laubblätter

Stammpflanze, Familie, Vorkommen

Basilikum – *Ócimum basílicum* L., Lippenblütengewächse – *Lamiáceae (Labiátae)*
Beheimatet in Südostasien, bei uns in Gärten kultiviert

Bestandteile

Etherisches Öl, Gerbstoff

Anwendung

Nur noch selten als verdauungsfördernde Droge, hauptsächlich als Küchengewürz, die frischen Blätter zur industriellen Herstellung hom. AM (Basilicum ∅)

Bemerkungen

Folia Basilici recens – Droge des AB–DDR (Anl. 7).

Herba Belladonnae
Tollkirschenkraut

Getrocknete, gepulverte, ggf. mit Lactose auf vorgeschriebenen Gehalt eingestellte Laubblätter, Blüten, Früchte und Teile des Stengels

Stammpflanze, Familie, Vorkommen

Tollkirsche – *Atrópa bélla-dónna* L. (Atropa nach Atropos, der den Lebensfaden abschneidenden griechischen Schicksalsgöttin; lat. Belladonna: schöne Frau, weil das Hyoscyamin bzw. Atropin die Pupille erweitert); Nachtschattengewächse – *Solanáceae*
Die Tollkirsche ist in Süd- und Mitteleuropa bis Kleinasien verbreitet, wächst besonders auf Lichtungen der Buchenwälder. Aufkommen: Anbaudroge – Werkanbau und zusätzlich Sammeldroge von Wildpflanzen

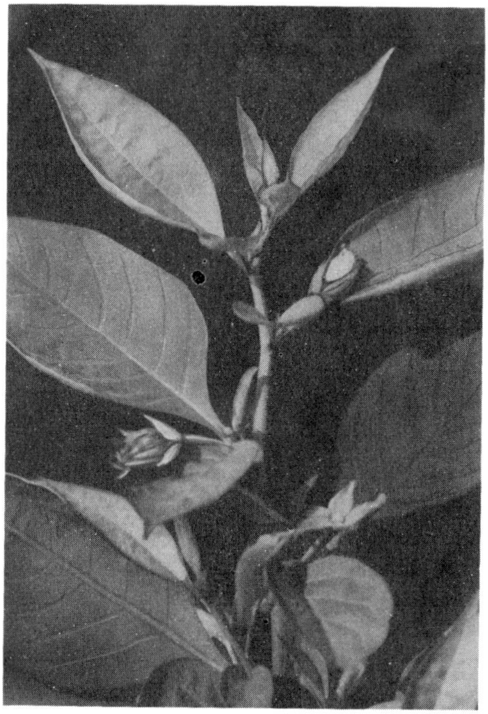

a

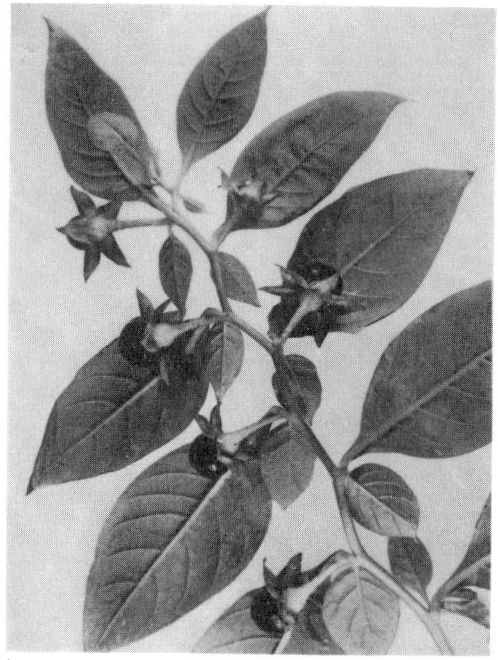

b

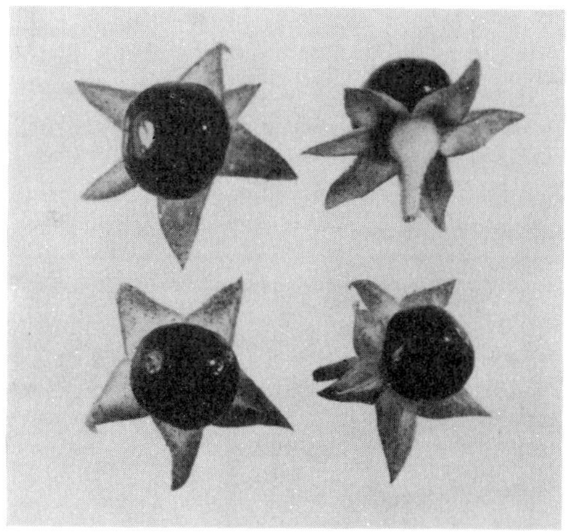

c

Bild 108. Tollkirsche
a) Blühender Trieb (1:2)
b) Trieb mit Früchten (1:2)
c) Reife Tollkirschenfrüchte (1:1)

Beschreibung der Pflanze (Bild 108)

Die Tollkirsche ist ein ausdauerndes verästeltes Kraut, das eine Höhe von 0,50...1,50 m erreichen kann, aber durchschnittlich nur 1 m hoch wird. Im Boden liegt ein bis zu 5 cm dickes Rhizom mit bis zu 2 cm dicken Wurzeln mit glatter hellgraubrauner Oberfläche (s. Radix Belladonnae). Die glockenförmigen blauvioletten oder geäderten grünlichgelben Blüten (von der gelben Varietät *Atrópa bélla-dónna* L. *var. lútea* Döll) tragen einen zipfeligen Kelch. Charakteristisch ist die später reifende kugelige Beere von schwarzvioletter oder bei der *var. lútea* von gelber Farbe. Sie glänzt stark. Mit den Beeren kommen die meisten Vergiftungen vor.

Die oberseits dunkelbraungrünen, unterseits mattgrünen Laubblätter sind bis zu 20 cm lang und bis zu 10 cm breit, auch kleiner, eiförmig zugespitzt bis breitlanzettförmig und ganzrandig. Daneben treten an den Seitensprossen kleine Laubblätter, sog. Vorblätter, auf

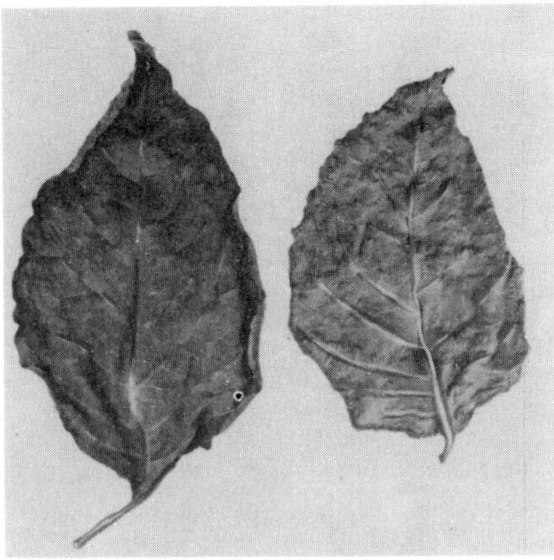

Bild 109. Tollkirschenkraut. Ganze Blätter, links Blattoberseite, rechts Blattunterseite

Beschreibung der ganzen Blätter (Bild 109)

Dünne, leicht zerbrechliche, ganzrandige, eiförmige und zugespitzte Blätter mit etwas geflügeltem Blattstiel, hellgrüner Blattunterseite und dunkelgrüner -oberseite. Der Blattrand ist leicht eingerollt. Geruch schwach wahrnehmbar, Geschmack schwach bitter.
Das offizinelle Pulver aus Tollkirschenkraut ist grün bis braungrün

Wirkstoffkomplex

0,2...0,4 % Alkaloide L-Hyoscyamin bzw. das Racemat Atropin (nach AB 0,28...0,32 %), daneben L-Scopolamin, Apoatropin, Cuskhydrin und andere Alkaloide

Wirkung, Anwendung

Tollkirschenkraut gehört wegen des Gehalts an Hyoscyamin bzw. Atropin pharmakologisch zu den Parasympathikolytika (EMD 0,2 g). Die Droge ist Grundstoff für die Herstellung der offizinellen Tollkirschentinktur – Tinctura Belladonnae – und des Tollkirschenextrakts – Extractum Belladonnae –, die beide in der Apothekenrezeptur verarbeitet werden. Der Auszug aus der Droge ist auch in hom. AM enthalten (Belladonna ∅, D 4). Tinctura Belladonnae ist Bestandteil folgender SR-Zubereitungen: Tinctura antispastica und Guttae antihidroticae.

Anwendungsgebiete

Parasympathikolytikum, Sedativum (Scopolamin), pharmazeutischer Grundstoff, Industriedroge

Qualitätsnormen

Identitätsprüfung: mikroskopisch (Kristallsandzellen im Mesophyll) und dünnschichtchromatografisch (Testsubstanz Atropinsulfat-Vergleichssubstanz)
Reinheitsprüfung: auf Asche (höchstens 15,0 % Rückstand)
Gehaltsbestimmung: Das AB läßt fotometrisch den Gehalt an Alkaloiden bestimmen, berechnet als Hyoscyamin auf die bei 105 °C getrocknete Droge (0,28...0,32 %)

Aufbewahrung

Vorsichtig! Vor Licht geschützt. Aufbewahrungsfrist höchstens 3 Jahre

Handelsware

Herba Belladonnae concisa nur für die industrielle Verarbeitung, Herba Belladonnae pulverisata titrata nur zur pharmazeutischen Verarbeitung in der Apotheke

Bemerkungen

Droge des AB-DDR, DAB 8/Ph. Eur. (Belladonnablätter – Belladonnae folium, Eingestelltes Belladonnapulver – Belladonnae pulvis normatus), HAB 1 (Atropa belladonna – Belladonna – ganze frische Pflanze), ÖAB 9 (Folium Belladonnae – Tollkirschenblatt)

Herba Belladonnae recens AB-DDR (Anl. 7) – Frisches Tollkirschenkraut, ist Grundstoff für die Herstellung der Urtinktur (Belladonna ∅) und verschiedener Fertigwaren. Die Gütevorschrift verlangt die frischen, zum Ende der Blütezeit gesammelten Wurzelstöcke, Wurzeln und oberirdischen Teile ohne die verholzten Stengelteile, und läßt als Reinheitsprüfung auf verholzte Stengelteile (höchstens 2,0 %) und unschädliche Beimengungen (höchstens 1,0 %) untersuchen.

Radix Belladonnae – Tollkirschenwurzel enthält die etwa vierfache Menge an Alkaloiden und ist ebenfalls offizinell (s. d.).

Herba Belladonnae recens
s. unter Herba Belladonnae

Herba Calendulae recens
s. unter Flores Calendulae

Herba Boraginis
Boretschkraut

Getrocknetes, grob zerkleinertes Kraut

Stammpflanze, Familie, Vorkommen

Boretsch, Gurkenkraut – *Borágo officinális* L., Boretschgewächse – *Boragináceae*

Beheimatet im Mittelmeergebiet, viel kultiviert, auch in Gärten

Wirkstoffkomplex

3 % Gerbstoffe, Schleimstoffe, Saponin, Flavonoide

Anwendung

Früher als Muzilaginosum gegen Husten und Magenstörungen, heute noch viel als Gurkengewürz, zum Würzen von Soßen und Salaten, besonders das frische Kraut, zur industriellen Herstellung von Boretsch-Extrakt als Sedativum

Qualitätsnormen

Reinheitsprüfung: auf unschädliche Beimengungen (höchstens 2,0 %) und verfärbte Bestandteile (höchstens 15,0 %)

Bemerkungen

Droge des AB–DDR (Anl. 7).

Herba Callunae
Heidekraut, auch Herba Ericae

Während der Blütezeit gesammelte, getrocknete ganze oder zerkleinerte Blüten, Laubblätter, Sprosse und Zweige

Stammpflanze, Familie, Vorkommen

Heidekraut, Besenheide – *Callúna vulgáris* (L.) HULL (gr. kalynein: fegen, da aus den Pflanzen Besen gefertigt wurden); Heidekrautgewächse – *Ericáceae*
Verbreitet auf lichten Stellen in Kiefern- und Eichenwäldern, auf sandigem Boden, Heiden, Mooren, feuchten Wiesen. Aufkommen: Sammeldroge von Wildpflanzen, auch Großsammlung mit speziellen Erntemaschinen und Gebirgsrasenmähern in den Bezirken Cottbus und Potsdam

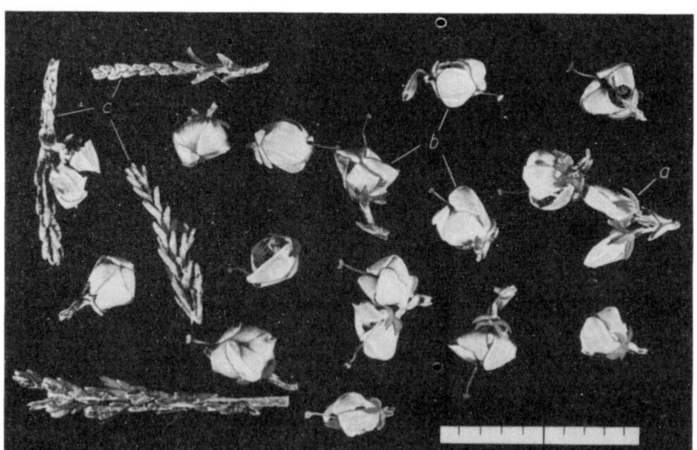

Bild 110. Heidekraut. Schnittdroge

Beschreibung der Schnittdroge (Bild 110)

Die Droge besteht aus charakteristischen Blättern, beblätterten Kurztrieben und vereinzelten Zweigstücken. Besonders auffallend sind die etwa 2...3 mm großen glänzenden glockenförmigen hellvioletten Blüten. Sie sind strohig. Am unteren Teil jeder Blüte sitzt ein grüner vierblättriger Außenkelch (a). Jede Blüte weist vier nach innen eingeschlagene gefärbte »Kelchblätter« auf, die kleine Blütenblätter einschließen (b). Heraus ragt der Griffel mit verdickter Narbe. An den beblätterten Kurztrieben sind die kleinen kantigen Laubblätter in vier Reihen angeordnet (c). Die Zweigstücke sind rundlich, braun bis schwarzbraun und verholzt. Geruch aromatisch, Geschmack herb, etwas bitter

Wirkstoffkomplex

0,5...1,5 % Hydrochinon-β-O-glucoside Arbutin und Methylarbutin, freies Hydrochinon (s. hierzu Hinweis bei Folia Uvae Ursi). Ferner sind neben Gerbstoff die Flavonglycoside Quercitrin, Myricitrin und Mequinol enthalten

Wirkung, Anwendung

Heidekraut wird als harntreibende und stoffwechselfördernde Droge gegen Nieren- und Blasenkrankheiten sowie zur Unterstützung der Rheuma- und Gichtbehandlung verwendet. Es ist Bestandteil von Harntreibendem Tee, Blasen- und Nierentee, Schweißtreibendem Tee, Stoffwechseltee und verschiedenen Haustees.

Anwendungsgebiete

Diuretikum, Urologikum, Harnantiseptikum, Antirheumatikum

Teezubereitung

Aufguß mit siedendem Wasser

Qualitätsnormen

Reinheitsprüfung: auf Stengelteile mit einem Durchmesser über 2 mm (höchstens 5,0 %), auf unschädliche Bestandteile (höchstens 3,0 %) und auf Asche (höchstens 4,0 % Rückstand)

Aufbewahrung

Aufbewahrungsfrist für die zur Verarbeitung vorgesehene lose Droge 5 Jahre, nach Prüfung Verlängerung möglich, insgesamt höchstens 10 Jahre

Handelsware

Herba Callunae concisa zur industriellen Herstellung von Tees

Bemerkungen

Droge des AB–DDR (Anl. 7)

Das Heidekraut ist auch als *Bienenpflanze* geschätzt. Heidehonig schmeckt besonders würzig.

Herba Cannabis sativae recens
Frisches Hanfkraut

Frische, blühende, beblätterte Teile der oberirdischen Abschnitte der männlichen und der weiblichen Pflanzen

Stammpflanze, Familie, Vorkommen

Hanf – *Cánnabis satíva ssp. satíva,* Hanfgewächse – *Cannabáceae (Cannabináceae)*
Verbreitet wild in Südeuropa, in der DDR kultiviert

Wirkstoffkomplex

Harz mit wechselnden Mengen Cannabinoiden, besonders Δ9,10 – Tetrahydrocannabinol (THC), Cannabidiolsäure, Cannabidiol (CBD), Tetrahydrocannabinolsäure, Cannabinol (CBN), Cannabinolsäure, 0,1...0,5 % etherisches Öl

Wirkung, Anwendung

Zur Herstellung der Tinktur als Bestandteil pflanzlicher Sedativa. Sie wirken besonders gegen Schlaflosigkeit und nervöse Störungen. Es wird auch Preßsaft hergestellt und industriell verarbeitet

Bemerkungen

Die THC-reiche *indische Varietät,* der Rauschhanf, Haschisch, Marihuana (*C. sativa* L. *var. indica* oder *narcotica*) und daraus hergestellte Zubereitungen, sind Rauschgifte und gelten nach dem SMG der DDR als Suchtmittel, mit denen der Verkehr verboten ist.

Herba Cardui benedicti
Kardobenediktenkraut, auch Bitterdistel

Getrocknete ganze oder zerkleinerte Laubblätter, Blütenkörbchen und Teile des Stengels

Stammpflanze, Familie, Vorkommen

Bitterdistel, Benediktenkraut – *Cnícus benedíctus* L. (gr. knizein: verletzen, kratzen, weil die Pflanze distelartig ist, lat. benedictus: gesegnet, heilkräftig); Korbblütengewächse – *Asteráceae (Compósitae)*
Beheimatet in Südeuropa, bei uns selten, aber verwildert. Aufkommen: Anbaudroge (Bezirk Halle [Bernburg])

Beschreibung der Schnittdroge (Bild 111)

Sie ist durch die reichlich enthaltenen weißlichen, seidigen Spreuhaare charakterisiert (a). Auffallend sind weiter die grünen oder rötlichen, zum Teil zottig behaarten Stengelstücke (b) und die grünlichen oder gelblichen, auf der Innenseite stark glänzenden Hochblätter der Korbhülle (c). Sie laufen am Ende in einen einfachen oder einen gefiederten Stachel aus. Vereinzelt sind gelbe Röhrenblüten enthalten, borstige Pappusteile, ganze Früchte (d) und abgebrochene Stacheln. Einzelne Blatteile lassen den stachelspitzigen Rand erkennen (e). Sie sind hellgrün, ungleich groß und netznervig. Geruchlos, Geschmack stark bitter

Wirkstoffkomplex

Etwa 0,2 % Bitterstoffe, und zwar die Sesquiterpenlactone Cnicin, Benedictin und Artemisiifolin, 0,3 % etherisches Öl, Gerbstoff, Nicotinsäure und Flavonoide

Wirkung, Anwendung

Kardobenediktenkraut wirkt appetitanregend und verdauungsfördernd, steigert die Magen- und Darmsaftsekretion und wird gegen Verdauungsbeschwerden, Leber- und Gallenkrankheiten verwendet, auch zur Herstellung von Essenzen und Spirituosen (Benediktiner). Die Droge ist Bestandteil von Magen- und Stoffwechseltees und wird zu Magentropfen, Leber- und Gallenmitteln verarbeitet.

Anwendungsgebiete

Digestivum, Aperitivum, Stomachikum, Cholagogum, Korrigens

Teezubereitung

Aufguß mit siedendem Wasser

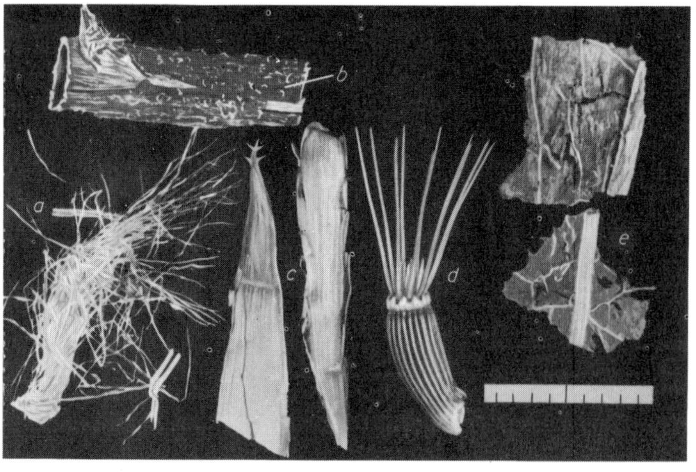

Bild 111. Kardobenediktenkraut. Schnittdroge

Qualitätsnormen

Reinheitsprüfung: auf unschädliche Beimengungen (höchstens 2,0 %)
Wertbestimmung: Die Gütevorschrift läßt aus einer Abkochung (Rückflußkühlung) die Bestimmung des Bitterwerts vornehmen (Ausführung s. AB »Bestimmung des Bitterwerts«)

Aufbewahrung

Aufbewahrungsfrist für die zur Verarbeitung vorgesehene lose Droge höchstens 18 Monate

Handelsware

Herba Cardui benedicti concisa zur industriellen Herstellung von Tees und anderen Zubereitungen

Bemerkungen

Droge des AB–DDR (Anl. 7), ÖAB 9 (Herba Cardui benedicti – Kardobenediktenkraut).

Herba Centaurii

Tausendgüldenkraut, auch Tausendguldenkraut

Während der Blütezeit gesammelte und getrocknete ganze oder zerkleinerte Stengelteile, Laubblätter und Blüten

Stammpflanze, Familie, Vorkommen

Tausendgüldenkraut – *Centáurium erythráea* Rafn (*syn. C. minus* Moench, *C. umbellatum* Gilib.), Enziangewächse – *Gentianáceae*
Verbreitet in Mitteleuropa und Westasien, in der DDR auf trockenem sonnigen Kalkboden, auf Wiesen, an Waldrändern. Wird in der DDR kaum noch gesammelt

Wirkstoffkomplex

Bittere Glycoside Swertiamarin, Amarogentin, Gentiopicrosid, 0,3 % Alkaloid Gentianin, Oleanolsäure, Flavonoide

Anwendung

Nur noch selten als Bittermittel

Bemerkungen

Droge des AB–DDR (Anl. 7), ÖAB 9 (Herba Centaurii – Tausendguldenkraut).

Herba Chamomillae, Herba Chamomillae recens

s. unter Flores Chamomillae

Herba Chelidonii

Schöllkraut

Getrocknete ganze oder zerkleinerte Laubblätter, Blütenstände, Früchte und Teile des Stengels

Stammpflanze, Familie, Vorkommen

Schöllkraut – *Chelidónium május* L. (gr. chelidon: Schwalbe, weil die Pflanze bei der Ankunft der Schwalben blüht und bei ihrem Wegzug welkt); Mohngewächse – *Papaveráceae*
Die Pflanze ist in Europa verbreitet und wächst viel auf Schuttstellen und an Wegrändern. Aufkommen: Sammeldroge von Wildpflanzen

Beschreibung der Pflanze (Bild 112)

Schöllkraut ist ausdauernd und wird 30...70 cm hoch. Es treibt aus einer grundständigen Blattrosette einen oder mehrere Stengel, die an den verdickten Knoten besonders behaart sind. Die Blätter sind unterseits charakteristisch blaugrün, die unteren unpaarig buchtig-fiederteilig, die weiter oben fiederspaltig. Der Blattrand ist buchtig oder gekerbt. Die gelben Blüten sind in Dolden angeordnet; aus ihnen entwickeln sich bis zu 5 cm lange, schotenförmige Kapseln, die sich mit zwei Klappen öffnen. Die ganze Pflanze ist behaart und von Milchsaftröhren durchzogen, die nach Verletzung reichlich gelbroten Milchsaft absondern

Beschreibung der Schnittdroge (Bild 113)

Oberseits grüne bis dunkelgrüne (a), unterseits blau- bis graugrüne (b) stark geschrumpfte, unregelmäßige Blattstücke. An Stücken des Blattrands erkennt man, daß er buchtig oder gekerbt ist. Der Blattstiel ist behaart. Teile des Stengels (c) sind hohl, hellgrün, gelblichbraun oder bräunlichgrün, längsfurchig und flachgedrückt. Außerdem kommen einzelne gelbbraune geschrumpfte Blüten bzw. gelbbraune eiförmige Knospen vor (d). Die Früchte, schotenförmige Kapseln (e), enthalten kleine Samen mit dunkler Oberfläche. Blüten, Knospen und Früchte sind selten enthalten. Geruch schwach, Geschmack schwach bitter und etwas kratzend

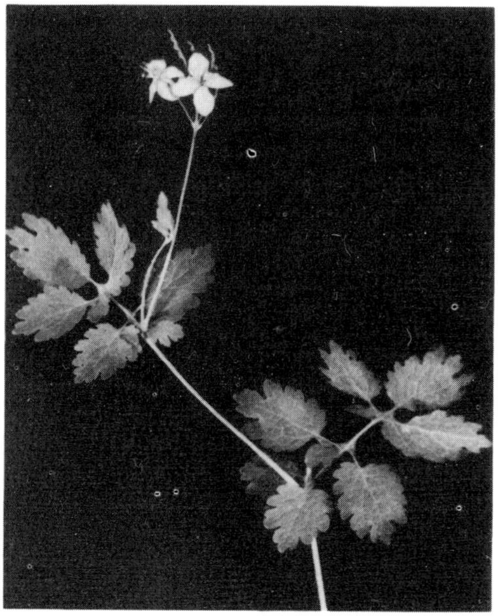

Bild 112. Schöllkraut. Blühende Pflanze (1:3)

Wirkstoffkomplex

Etwa 20 Alkaloide zu etwa 0,2...1 %. Hauptalkaloide sind das für die Wirkung wesentliche, dem Papaverin ähnliche Chelidonin und das Berberin, daneben Chelerythrin, Sanguinarin, Protopin, Katepsin, α- und β-Allokryptopin. Chelidonin hat etwa die halbe Wirksamkeit des Papaverins. Ferner sind ein zytotoxisch wirkendes Alkaloid Chelidimerin, ein Flavonol, ein Diester Diethylchelidonat (wirkt hemmend auf die Lipolyse) und biogene Amine enthalten

Wirkung, Anwendung

Schöllkraut wirkt durch den Gehalt an Chelidonin krampflösend, zentral beruhigend und analgetisch (also schwach morphin- und stark papaverinähnlich). Durch die die glatte Muskelzelle erregende Wirkung des Berberins wirkt die Droge choleretisch und cholekinetisch bei Leber- und Gallenkrankheiten, wie Gallensteinleiden und Gallenblasenentzündung, sowie gegen Spasmen des Magens und des Darms.
Das Alkaloid Sanguinarin ist die Ursache für die leicht abführende Wirkung der Droge. Schöllkraut ist Bestandteil des Galletreibenden Tees und anderer Gallen- und Lebertees, von Fertigwaren gegen Leber- und Gallenkrankheiten und von hom. AM (Chelidonium ∅, Dd 4). Der frische gelbrote Milchsaft wirkt durch das Chelidonin äußerlich gesichert antimitotisch und antimikrobiell.

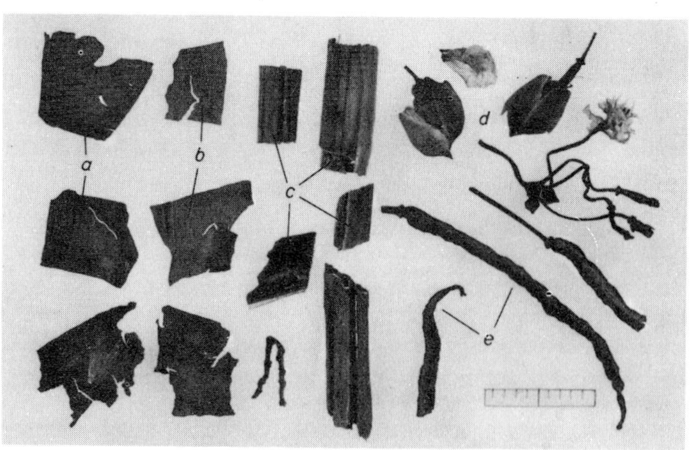

Bild 113. Schöllkraut. Schnittdroge

Er wird deshalb im Volke seit langem als wirksames Warzenmittel geschätzt.

Anwendungsgebiete

Cholagogum, Spasmolytikum, Sedativum

Teezubereitung

Aufguß mit siedendem Wasser

Qualitätsnormen

Identitätsprüfung: dünnschichtchromatografisch (Testsubstanz Papaverinhydrochlorid-Vergleichssubstanz)
Reinheitsprüfung: auf unschädliche Beimengungen (höchstens 4,0 %) und verfärbte Bestandteile (höchstens 10,0 %)
Gehaltsbestimmung: Das AB läßt den Gehalt an Alkaloiden, berechnet auf die bei 105 °C getrocknete Droge als Chelidonin, bestimmen (0,40...0,80 %)

Aufbewahrung

Vorsichtig! Aufbewahrungsfrist höchstens 3 Jahre

Handelsware

Herba Chelidonii concisa zur industriellen Herstellung von Tees und anderen Zubereitungen

Bemerkungen

Droge des AB–DDR, DAB 8 (Schöllkraut – Chelidonii herba)
Herba Chelidonii recens AB–DDR (Anl. 7) – Frisches Schöllkraut – sind die frischen, im Herbst gesammelten oberirdischen Teile, Wurzeln und Wurzelstöcke. Die Gütevorschrift läßt nach der Reinheitsprüfung höchstens 2,0 % unschädliche Beimengungen zu. Die Aufbewahrung hat ebenfalls vorsichtig zu erfolgen. Aus dem frischen Kraut werden die Urtinktur (Chelidonium ∅) und Fertigwaren hergestellt.

Herba Chelidonii recens
s. unter Herba Chelidonii

Herba Clematidis
Waldrebenkraut

Getrocknete ganze oder zerkleinerte Laubblätter, Blüten und Stengel

Stammpflanze, Familie, Vorkommen

Aufrechte Waldrebe – *Clématis récta* L., Hahnenfußgewächse – *Ranunculáceae*
Verbreitet in Wäldern, an Waldrändern und Gebüschen

Wirkstoffkomplex

Protoanemonin, Anemonin, Caulosporin, Clematinol

Anwendung

Industriell zur Herstellung hom. AM (Clematis D 4 dil.)

Qualitätsnormen

Reinheitsprüfung: auf unschädliche Beimengungen (höchstens 2,0 %)

Aufbewahrung

Vorsichtig!

Bemerkungen

Droge des AB–DDR (Anl. 7).

Herba Cochleariae
Löffelkraut

Zur Blütezeit gesammeltes und getrocknetes Kraut

Stammpflanze, Familie, Vorkommen

Löffelkraut – *Cochleária officinális* L., Kreuzblütengewächse – *Brassicáceae (Cruciferae)*
Verbreitet an den Küsten von Nordeuropa und an der Ost- und Nordsee (feuchte Standorte)

Wirkstoffe

Senfölglycosid Glucocochlearin, Vitamin C

Anwendung

Früher als harntreibende und verdauungsfördernde Droge, auch gegen Skorbut. Heute nur noch selten als Gewürz.

Herba Conii recens
Frisches Schierlingskraut

Frische, blühende oberirdische Teile

Stammpflanze, Familie, Vorkommen

Gefleckter Schierling – *Cónium maculátum* L., Doldengewächse – *Apiáceae (Umbelliferae)*
Beheimatet in Asien, verbreitet an feuchten Stellen, an Zäunen, Hecken und Wegrändern

Wirkstoffkomplex

Alkaloide Coniin, γ-Conicein, Conhydrin und Methylconiin

Anwendung

Industriell zur Herstellung hom. AM (Conium ∅, D 4 dil.)

Qualitätsnormen

Reinheitsprüfung: auf unschädliche Beimengungen (höchstens 2,0 %)

Aufbewahrung

Vorsichtig!

Bemerkungen

Droge des AB–DDR (Anl. 7).

Herba Convallariae majalis recens
Frisches Maiglöckchenkraut

Frische, zur Blütezeit gesammelte oberirdische Teile

Stammpflanze, Familie, Vorkommen

Maiglöckchen – *Convallária majális* L., Maiblumengewächse – *Convallariáceae* (bisher *Liliáceae*)
Beheimatet in Europa, Asien und Nordamerika

Wirkstoffkomplex

Etwa 30 herzwirksame Glycoside, zu 0,2...0,6 %, besonders Convallatoxin (40 % der Glycoside), Convallosid, Convallatoxol, Convallatoxolosid und Lokunjosid

Anwendung

Wegen der geringen Resorptionsquote ist Maiglöckchenkraut in der Therapie gegen Herzinsuffizienz bedeutungslos geworden; industriell noch zur Herstellung hom. AM (Convallaria majalis ∅, D 4 dil.)

Qualitätsnormen

Reinheitsprüfung: auf unschädliche Beimengungen (höchstens 1,0 %)

Aufbewahrung

Vorsichtig!

Bemerkungen

Droge des AB–DDR (Anl. 7), DAB 8 (Convallaria herba – getrocknetes Kraut), DAB 8 (Eingestelltes Maiglöckchenpulver – Convallaria pulvis normatus), ÖAB 9 (Herba Convallariae – Maiglöckchenkraut).

Herba Dracocephali s. Folia Dracocephali

Herba Dracunculi
Estragonkraut

Während der Blütezeit gesammelte und getrocknete oberirdische Teile

Stammpflanze, Familie, Vorkommen

Estragon – *Artemísia dracúnculus* L., Korbblütengewächse – *Asteráceae (Compósitae)*
Beheimatet in Amerika und Asien, viel in Gärten kultiviert. Kleinanbau im Bezirk Halle

Wirkstoff

Etherisches Öl 0,2...0,8 %

Anwendung

Als Küchengewürz, zur Bereitung von Gewürzessig.

Herba Droserae
Sonnentaukraut, auch Herba Droserae ramentaceae

Getrocknete ganze oder zerkleinerte oberirdische, aber auch unterirdische Pflanzenteile

Stammpflanze, Familie, Vorkommen

Knospenschuppiger Sonnentau – *Drósera ramentácea* BURCH. ex HARV. et SOND. (gr. droseros: betaut, die Blätter scheiden ein wie Tau glänzendes Sekret aus, lat. ramentaceus: knospenschuppig); Sonnentaugewächse – *Droseráceae*
Der in der DDR offizinelle Sonnentau ist eine importierte Sonnentauart, die die drei einheimischen Sonnentauarten ersetzt. Sie stehen in der DDR und BRD unter Naturschutz und gehören in der DDR nach der Naturschutzverordnung zu den kulturell und volkswirtschaftlich wertvollen Pflanzenarten.
Der Knospenschuppige Sonnentau ist in der DR Madagaskar und in Ostafrika auf felsigem Boden verbreitet und wird dort von wildwachsenden Pflanzen gesammelt. Aufkommen: Importdroge

Beschreibung der Pflanze

Die Pflanze trägt an aufrechten Stengeln wechselständige Blätter. Die Blattunterseite ist behaart, auf der Oberseite stehen Drüsenhaare, Tentakeln, die dem Insektenfang dienen. Im Gegensatz zum einheimischen Sonnentau ist der offizinelle Sonnentau keine Rosettenpflanze. Mehrere Blüten, meist 4 bis 15, sind in Wickeln angeordnet und weisen verkehrt-eiförmige Kronblätter auf

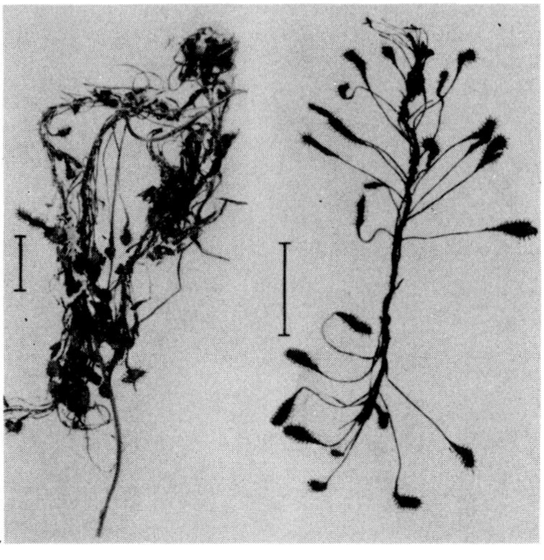

Bild 114. Sonnentaukraut. Ganzdroge, rechts einzelne getrocknete Pflanzen

Beschreibung der Ganzdroge (Bild 114)

Die geschrumpften Pflanzen, rotbraun bis braun oder fast schwarz, sind zu Bündeln vereinigt. Laubblätter und Teile davon haben ebenfalls eine rotbraune bis schwarze Farbe, sind verkehrt-eiförmig, bis zu 15 mm lang und 4 mm breit, meist deformiert. Die roten Tentakeln kann man gut erkennen. Zum Teil kommen gelb- bis rotbraune dünne, häutige Nebenblätter vor. Hohle, kahle Blütenstiele und längsfurchige, dünne, außen schwarzbraune, innen helle Stengel ergänzen das Drogenbild. Selten kommen außen dunkle, innen helle Wurzeln bzw. Teile davon und Blütenteile mit braunen Kronen vor. Geruch schwach, Geschmack etwas adstringierend

Wirkstoffkomplex

0,1...0,2 % 1.4-Naphthochinonderivate. Hauptwirkstoffe: Ramentaceon, 7-Methyljuglon oder 5-Hydroxy-7-methylnaphthochinon-(1.4), daneben Ramenton, 2-Methyl-5.8-dihydroxynaphthochinon-(1.4), außerdem das Flavonoid Plumbagin (5-Hydroxy-2-methylnaphthochinon-(1.4)

Wirkung, Anwendung

Naphthochinone wirken spasmolytisch, hustenreizstillend und antimikrobiell. Wäßrig-ethanolische Auszüge werden als wirksame Hustenmittel gebraucht, besonders gegen Reiz-, Krampf- und Keuchhusten sowie Bronchitis; als Zusatz zu industriell gefertigten Hustentropfen und Hustensäften sowie zur Herstellung von hom. AM (D 4).

Anwendungsgebiete

Hustenmittel – Antitussivum, Antipertussikum –, Phytonzid

Qualitätsnormen

Identitätsprüfung: dünnschichtchromatografisch (Testsubstanz Juglon-Vergleichssubstanz)

Reinheitsprüfung: auf andere Droseraarten (durch Auswertung des Chromatogramms), unschädliche Beimengungen (höchstens 5,0 %) und Asche (höchstens 15,0 % Rückstand)
Gehaltsbestimmung: Das AB läßt fotometrisch den Gehalt an Naphthochinonderivaten bestimmen, berechnet als Juglon auf die bei 105 °C getrocknete Droge (0,14...0,22 %)

Aufbewahrung

Aufbewahrungsfrist für die lose Droge 5 Jahre, nach Prüfung Verlängerung möglich, insgesamt höchstens 10 Jahre

Handelsware

Herba Droserae concisa nur zur industriellen Verarbeitung

Bemerkungen

Droge des AB-DDR.

Herba Dulcamarae recens
Frisches Bittersüßkraut

Frische, vor der Blütezeit gesammelte junge Sprosse

Stammpflanze, Familie, Vorkommen

Bittersüßer Nachtschatten, Bittersüß – *Solánum dulcamára* L., Nachtschattengewächse – *Solanáceae*
Verbreitet an feuchten Bachufern und feuchten Gebüschen, im Schatten wachsend

Wirkstoffkomplex

1 % Glyco- oder Steroidalkaloide Soladulcidin, Solasodin, Tomatidenol, Tomatidin

Anwendung

Industriell zur Herstellung hom. AM (Dulcamara ∅, D 4 dil.)

Qualitätsnormen

Reinheitsprüfung: auf Blüten (dürfen höchstens vereinzelt vorhanden sein), verholzte Stengel, unschädliche Beimengungen (höchstens 3,0 %)

Aufbewahrung

Vorsichtig!

Bemerkungen

Droge des AB-DDR (Anl. 7).

Herba Echinaceae recens
Frisches Kegelblumenkraut

Frische, während der Blütezeit gesammelte oberirdische Teile, Wurzelstöcke und Wurzeln

Stammpflanze, Familie, Vorkommen

Kegelblume – *Echinácea angustifólia* DC. und *Echinácea purpúrea* (L.) MOENCH, Korbblütengewächse – *Asteráceae (Compósitae)*
Beheimatet in Nordamerika, als Zierpflanze kultiviert

Wirkstoffkomplex

Depsid Echinacosid, Properdin (ein Antikörper mit immunstimulierender Wirkung), EN-IN-Verbindungen mit antiviraler und bakteriostatischer Wirkung

Wirkung, Anwendung

In den Heimatgebieten wird das Kraut von der indianischen Bevölkerung gegen vereiterte Wunden und gegen Schlangenbisse verwendet.
Die Droge wirkt antiviral und bakteriostatisch, d.h. adaptogen im Sinne der unspezifischen Reiztherapie, und löst Immunabwehrreaktionen aus (s. auch Radix Ginseng und Herba Visci). Der Extrakt wird prophylaktisch gegen grippale Infekte und wundseptische Prozesse eingesetzt, industriell zur Herstellung hom. AM (Echinacea ∅, D 4 dil.)

Qualitätsnormen

Reinheitsprüfung: auf unschädliche Beimengungen (höchstens 2,0 %)

Bemerkungen

Droge des AB-DDR (Anl. 7), HAB 1 (Echinacea angustifolia – frische blühende Pflanze mit Wurzel).

Herba Epilobii
Weidenröschenkraut, auch Weidenröschentee

Während der Blütezeit gesammelte und getrocknete oberirdische Teile

Stammpflanze, Familie, Vorkommen

Kleinblütiges Weidenröschen – *Epilóbium parviflórum* SCHREB., auch andere kleinblütige *E.-arten,* wie Berg-Weidenröschen – *E. montánum* L., Sumpf-Weidenröschen – *E. palústre* L., Drüsiges Weidenröschen – *E. adenocáulon* HAUSSKN. und Rosenrotes Weidenröschen – *E. róseum* SCHREB., Nachtkerzengewächse – *Onagráceae (Oenotheráceae).* Verbreitet auf feuchten Wiesen, Waldlichtungen, an Bächen, auf Moorboden. Aufkommen: Sammeldroge von Wildpflanzen

Wirkstoffkomplex

Etwa 10 Flavonoide, besonders Glycoside des Quercetins, Kämpferols und Myricetins, Gerbstoffe

Wirkung, Anwendung

Weidenröschenkraut wird gegen Prostatahypertrophie und gegen Störungen des Harnlassens (Miktion) eingesetzt. Die Wirkung ist wahrscheinlich auf die Hemmung der Prostaglandinfreisetzung zurückzuführen. Bei längerem Gebrauch sollte der Arzt zu Rate gezogen werden, da die Droge z. Z. noch rein volkstümlich verwendet wird

Teezubereitung

Aufguß mit siedendem Wasser

Bemerkungen

Das Kraut von *E. angustifólium* L. wird viel verwendet, in der UdSSR als »Koptischer Tee«.

Herba Equiseti
Schachtelhalmkraut, auch Zinnkraut

Getrocknete ganze oder zerkleinerte unfruchtbare Sprosse

Stammpflanze, Familie, Vorkommen

Ackerschachtelhalm – *Equisétum arvénse* L. (lat. equus: Pferd, lat. seta: Borste, starkes

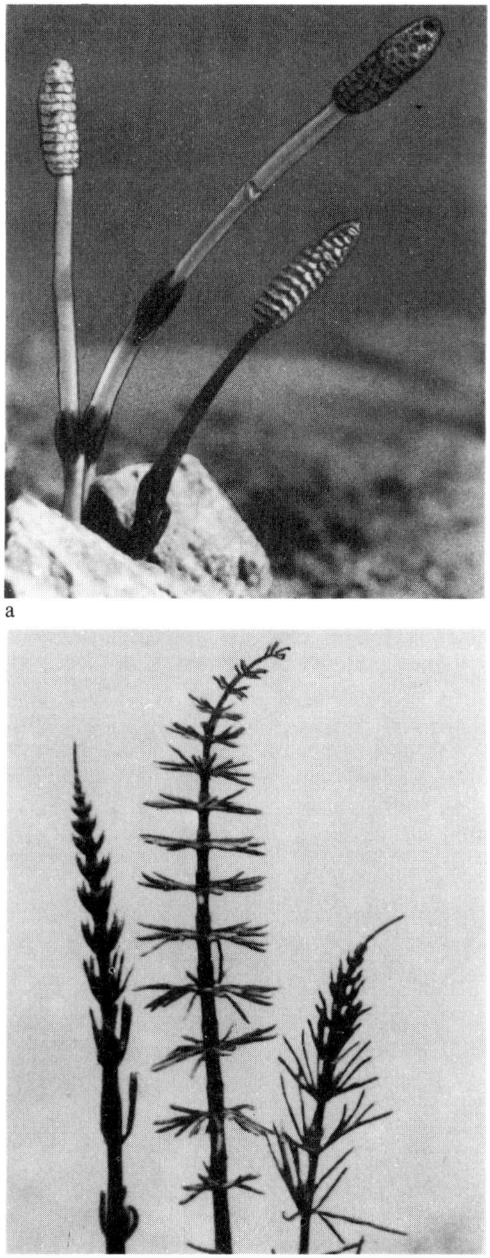

a

b

Bild 115. Ackerschachtelhalm
a) Frühjahrstriebe (1:1)
b) Sommertriebe (1:2)

Haar, weil die Stengel der Pflanze fest sind, lat. arvensis: auf Äckern wachsend); Schachtelhalmgewächse – *Equisetáceae.* Die Pflanze gehört zu den Gefäß-Sporenpflanzen *(Pteridophyta),* Unterabteilung Schachtelhalme – *Shenophýtina,* Klasse Schachtelhalmähnliche – *Spenópsida,* Ordnung Schachtelhalmartige – *Equisetáles*

Ackerschachtelhalm wächst verbreitet auf feuchtem Sand- und Lehmboden, auch auf steinigen Stellen, auf Äckern, an Wegrändern, Schuttstellen und Bahndämmen. Aufkommen: Sammeldroge von Wildpflanzen

Beschreibung der Pflanze (Bild 115)

Im zeitigen Frühjahr entwickeln sich aus einem dünnen Wurzelstock etwa 20 cm hohe braune Stengel, die am Ende walzige Sporophyllstände tragen. Es sind die Frühjahrstriebe. An den kolbenförmigen Gebilden befinden sich Sporangienträger mit Sporen, die der Fortpflanzung dienen.

Nach dem Absterben der Frühjahrstriebe erscheinen 20...40 cm hohe grüne sterile Laubtriebe, die Sommertriebe. Sie sind hohl, kräftig gefurcht, rauh (Verkieselung) und durch ineinandergeschoben angeordnete Stengelstücke gegliedert. Die Glieder sind an den Ansatzstellen knotig verdickt und mit braunen Zähnen besetzt. Die Sei-

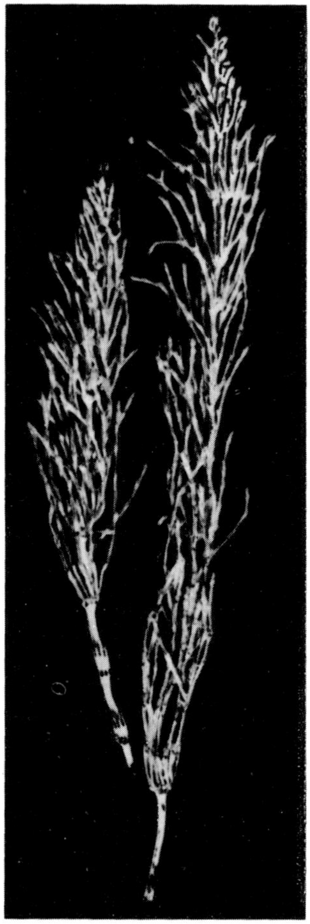

a

Bild 116. Schachtelhalmkraut
a) Ganzdroge
b) Schnittdroge

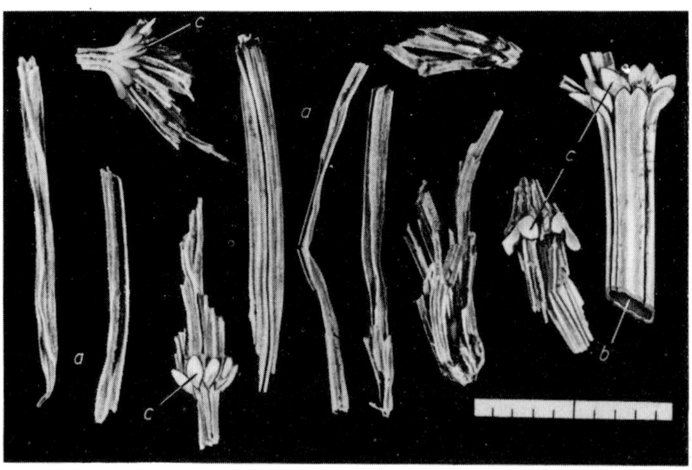

b

tentriebe stehen quirlig am Haupttrieb und verleihen der Pflanze einen nadelbaumähnlichen Habitus

Beschreibung der Schnittdroge (Bild 116b)

Die Schnittdroge setzt sich vorwiegend aus graugrünen, grünen oder bräunlichgrünen dünnen, vierkantigen Seitenachsen zusammen, die steif, flügelartig gerippt und 1...2 cm lang sind (a). Die Stücke fühlen sich durch die verkieselten Oberflächen rauh an. An den vierrippigen Stücken der hohlen Hauptachsen (b) sind Knoten zu erkennen, an denen trockenhäutige Blattscheiden mit braunen Zähnen sitzen (c). Geruch und Geschmack sind schwach wahrnehmbar. Die Droge knirscht beim Kauen

Wirkstoffkomplex

5...8 % Kieselsäure, davon sind etwa 10 % wasserlöslich, 5 % Saponin Equisetonin, Flavonglycoside Isoquercitrin (Quercetin-3-O-glucosid), Galuteolin (Luteolin-5-O-glucosid), Equisetrin (Kämpferol-7-O-diglucosid) und das Aglucon Quercetin, Spuren von Alkaloiden. Daneben wurden zahlreiche wasserlösliche Säuren nachgewiesen, wie Aconitin-, Arabinonin-, Citronen-, Fumar-, Glucon-, Glycerin-, Malon-, Malein-, Phosphor-, China- und Threoninsäure

Wirkung, Anwendung

Schachtelhalmkraut ist eine wichtige diuretisch wirksame Saponin- und Flavonoiddroge als Bestandteil von Drogenmischungen, wie Harntreibender Tee, Blasen- und Nierentees, Stoffwechseltees, Gicht- und Rheumatees sowie Zinnkraut-Pflanzenauszug.
Die Droge wird auch zu Bädern gegen Hautkrankheiten und zu Spülungen bei Entzündung der Mund- und Rachenschleimhaut genutzt. Aus der offizinellen Schachtelhalmtinktur – Tinctura Equiseti AB–DDR (Anl. 7) – werden Fertigwaren hergestellt.
Historisch erwähnenswert ist der frühere Einsatz des Schachtelhalmkrauts als Adjuvans gegen Tuberkulose, da man vermutete, daß die gelöste Kieselsäure auf die Abkapselung von TbK-Herden günstig wirkt (!). Auch der Gebrauch des Krauts zum Putzen von Zinngeschirr, das der Pflanze die Bezeichnung »Zinnkraut« eingebracht hat, ist heute bedeutungslos.

Anwendungsgebiete

Diuretikum, Antirheumatikum, Dermatologikum, Urologikum, Gargarisma

Teezubereitung

Aufguß mit siedendem Wasser

Qualitätsnormen

Identitätsprüfung: durch mikroskopische Untersuchung des Querschnitts der Hauptachse (zentraler Hohlraum und zwei konzentrische Kreise von Hohlräumen, von denen die äußeren, unter den Rippentälern gelegenen größer sind als die inneren und in Lücke zu diesen stehen)
Reinheitsprüfung: auf Sumpfschachtelhalm (dünnschichtchromatografisch) und unschädliche Beimengungen (höchstens 3,0 %)

Verwechslung

Der Lernende verwechselt die Schnittdroge ggf. mit Folia Rosmarini (s. d.). Rosmarinblätter sind am schmalen behaarten Spalt der eingerollten Blattunterseite zu erkennen

Aufbewahrung

Aufbewahrungsfrist für die konfektionierte Droge höchstens 5 Jahre, für die lose Droge 5 Jahre, nach Prüfung Verlängerung möglich, insgesamt höchstens 10 Jahre

Handelsware

Herba Equiseti concisa, auch industriell als GPM konfektioniert

Bemerkungen

Droge des AB–DDR, DAB 8 (Schachtelhalmkraut – Equiseti herba), ÖAB 9 (Herba Equiseti – Schachtelhalmkraut).

Herba Eupatorii recens

Frisches Wasserdostkraut

Frische, zu Beginn der Blütezeit gesammelte oberirdische Teile

Stammpflanze, Familie, Vorkommen

Wasserdost – *Eupatórium perfoliátum* L., Korbblütengewächse – *Asteráceae (Compósitae).* Nordamerika

Wirkstoffkomplex

Zytotoxisch wirkendes Eupatorin, Bitterstoff, Gerbsäure, etherisches Öl

Anwendung

Industriell zur Herstellung hom. AM (Eupatorium ∅, D 4 dil.)

Qualitätsnormen

Reinheitsprüfung: auf unschädliche Beimengungen (höchstens 2,0 %)

Bemerkungen

Droge des AB–DDR (Anl. 7).

Herba Euphrasiae
Augentrostkraut

Getrocknete Laubblätter, Blüten und Stengel

Stammpflanze, Familie, Vorkommen

Augentrost – *Euphrásia officinális* L. *emend.* HAYNE, Braunwurzgewächse – *Scrophulariáceae*
Verbreitet in Mitteleuropa auf trockenen, sonnigen Wiesen und Heiden

Wirkstoffkomplex

Etherisches Öl, Gerbstoff, Bitterstoff, Iridoidglycoside

Anwendung

Gegen Katarrhe der Schleimhäute von Nase, Augen, Magen und Darm, früher der wäßrige Auszug zu Augenspülungen gegen Augenschwäche und Bindehautentzündung

Qualitätsnormen

Reinheitsprüfung: auf unschädliche Beimengungen (höchstens 3,0 %) und Asche (höchstens 10,0 % Rückstand).

Bemerkungen

Droge des AB–DDR (Anl. 7).

Herba Gnaphalii polycephali recens
Frisches Immerschönkraut

Frische, zur Blütezeit gesammelte oberirdische Teile

Stammpflanze, Familie, Vorkommen

Immerschön, Vielköpfiges Ruhrkraut – *Gnaphálium obtusifólium* L. (*syn. Gnaphalium polycephalum* MICHX.), Korbblütengewächse – *Asteráceae (Compósitae).* Nordamerika, Jamaika

Wirkstoffkomplex

Enolether des Tricapentain-en(1) und cis-trans-isomere Fünfringenolether, ferner Flavone Gnaphaliin und Obtusifolin

Anwendung

Zur industriellen Herstellung hom. AM (Gnaphalium ∅, D 4 dil.)

Qualitätsnormen

Reinheitsprüfung: auf unschädliche Beimengungen (höchstens 2,0 %)

Bemerkungen

Droge des AB–DDR (Anl. 7).

Herba Hyoscyami recens
Frisches Bilsenkraut

Frische, zur Blütezeit gesammelte oberirdische Teile und Wurzeln

Stammpflanze, Familie, Vorkommen

Schwarzes Bilsenkraut – *Hyoscýamus níger* L., Nachtschattengewächse – *Solanáceae*
Mitteleuropa, Südasien, auf Schuttstellen und an Wegrändern

Wirkstoffe

0,04...0,17 % L-Hyoscyamin und L-Scopolamin

Anwendung

Industriell zur Herstellung hom. AM (Hyoscyamus ∅, D 4 dil.)

Qualitätsnormen

Reinheitsprüfung: auf unschädliche Beimengungen (höchstens 2,0 %) und Früchte (höchstens 2,0 %)

Aufbewahrung

Vorsichtig!

Bemerkungen

Droge des AB-DDR (Anl. 7), DAB 8/Ph. Eur. (Hyoscyamusblätter – Hyoscyami folium), DAB 8 (Eingestelltes Hyoscyamuspulver – Hyoscyamus pulvis normatus), HAB 1 (Hyoscyamus – frische, blühende Pflanze).

Herba Hyperici
Johanniskraut

Getrocknete ganze oder zerkleinerte Laubblätter, Blüten und Teile des Stengels

Stammpflanze, Familie, Vorkommen

Johanniskraut, Tüpfelhartheu – *Hypéricum perforátum* L. (gr. hyper: über, größer als, gr. ereikon: Heidekraut, da auf der Heide wachsend bzw. größer als das Heidekraut, lat. perforatus: durchlöchert, getüpfelt, bezogen auf die durchsichtigen Sekretbehälter der Blätter); Hartheugewächse – *Hypericáceae*
Verbreitet in Europa auf vorwiegend trockenem Boden, auf Wiesen, an sonnigen Wald- und Wegrändern, an Bahndämmen. Aufkommen: Sammeldroge von Wildpflanzen

Beschreibung der Schnittdroge (Bild 117)

Die Schnittdroge ist durch die vielen gelben bis gelbbraunen Blüten charakterisiert (a). Mit der Lupe erkennt man daran bzw. an einzelnen Kronblättern schwärzliche Punkte, die von sekrethaltigen Drüsen stammen (b). Ebenso fällt an den hell- bis bräunlichgrünen Blättern (c) eine drüsige Punktierung auf. Die Blätter sind oft seitlich eingerollt. Die Droge enthält reichlich gelbliche bis gelbgrüne Stengelteile, an denen man zwei gegenüberliegende Längsleisten erkennen kann (d), ein weiteres typisches Merkmal des Johanniskrauts. Vereinzelt treten gelbbraune Blütenknospen auf (e). Geruch schwach wahrnehmbar, Geschmack zusammenziehend und etwas bitter

Wirkstoffkomplex

Bis zu 10 % Catechingerbstoffe, rote Anthocyane, 0,2 % etherisches Öl, diuretisch wirkendes Flavonglycosid Hyperosid, daneben Quercitrin und Rutin und bis zu 10 % rote Hypericine (Hypericin, Iso- und Protohypericin), chemisch Naphthodianthrone. Diese für die Wirkung wesentlichen Anthrazenderivate ohne laxierende Wirkung gelten als photodynamische Stoffe, wie das Hämatoporphyrin der Chlorellamutanten. Bei Tie-

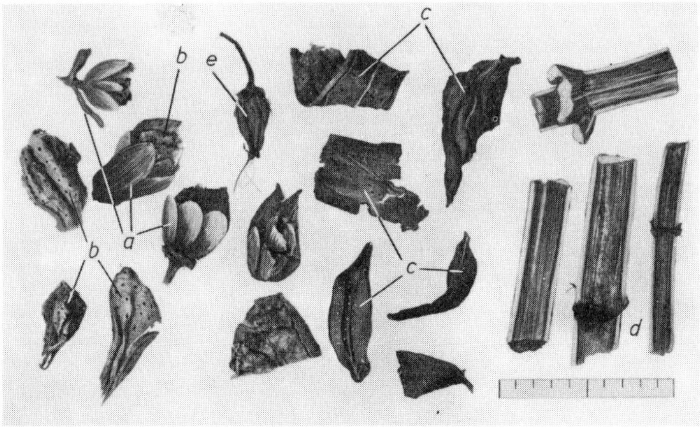

Bild 117. Johanniskraut. Schnittdroge

ren, die Johanniskraut gefressen hatten, zeigten sich nach Lichteinwirkung Vitalitätssteigerung, stärkere Freßlust, Gewichtszunahme, antidepressive euphorisierende Effekte. Die letztgenannten photodynamisch bedingten Effekte sind auch beim Menschen nachgewiesen worden

Wirkung, Anwendung

Johanniskraut wirkt nervenstärkend, euphorisierend gegen psychisch depressive Zustände, gegen Schlaflosigkeit, Neuralgien; außerdem harn- und galletreibend; durch den hohen Gerbstoffgehalt adstringierend gegen entzündliche Erkrankungen des Gastrointestinaltrakts, gegen Durchfälle. Bestandteil von Nerventees. Die offizinelle Zubereitung Tinctura Hyperici AB–DDR (Anl. 7) – Johanniskrauttinktur – wird für die industrielle Herstellung von Fertigwaren benötigt.
Auch Pflanzenauszüge und -säfte sowie Beruhigungsmittel enthalten Johanniskrautwirkstoffe.

Anwendungsgebiete

Nervinum, Antidepressivum, Diuretikum, Cholagogum, Adstringens, Antidiarrhoikum

Teezubereitung

Aufguß mit siedendem Wasser

Qualitätsnormen

Reinheitsprüfung: auf unschädliche Beimengungen (höchstens 2,0 %)

Aufbewahrung

Aufbewahrungsfrist sowohl für die konfektionierte als auch für die zur Verarbeitung vorgesehene lose Droge höchstens 3 Jahre

Handelsware

Herba Hyperici concisa, minutim concisa, industriell als GPM konfektioniert und als Bestandteil von Haustee-Aufgußbeuteln

Bemerkungen

Droge des AB–DDR (Anl. 7).

Herba Hyperici recens AB–DDR (Anl. 7) – Frisches Johanniskraut – besteht aus den frischen, zur Blütezeit gesammelten oberirdischen Teilen von *Hypericum perforatum* L. Die Gütevorschrift läßt als Reinheitsprüfung den Gehalt an unschädlichen Beimengungen bestimmen (höchstens 2,0 %). Aus dem frischen Johanniskraut werden die Urtinktur (Hypericum ∅) und daraus Fertigwaren hergestellt.

Herba Hyperici recens

s. unter Herba Hyperici

Herba Ledi

Sumpfporstkraut

Getrocknete ganze oder zerkleinerte junge Sprosse

Stammpflanze, Familie, Vorkommen

Sumpfporst – *Lédum palústre* L., Heidekrautgewächse – *Ericáceae*
Beheimatet in Nord- und Mitteleuropa, Nordasien und Nordamerika

Wirkstoffe

Etherisches Öl bis zu 2 % und Gerbstoff

Anwendung

Industriell zur Herstellung hom. AM (Ledum D 4 dil.)

Qualitätsnormen

Reinheitsprüfung: auf unschädliche Beimengungen (höchstens 2,0 %)

Bemerkungen

Droge des AB–DDR (Anl. 7).

Herba Lilii tigrini recens

Frisches Tigerlilienkraut

Frische, zur Blütezeit gesammelte oberirdische Teile

Stammpflanze, Familie, Vorkommen

Tigerlilie – *Lílium lancifólium* THUNB. (*syn. Lilium tigrinum* KER–GAWL.), Liliengewächse – *Liliáceae*

Beheimatet in Japan, in der KVDR und im Osten der VR China, viel in Gärten als Zierpflanze kultiviert

Wirkstoffkomplex

Steroidalkaloide, Sapogenine, Glucomannan

Anwendung

Industriell zur Herstellung hom. AM (Lilium tigrinum ∅)

Qualitätsnormen

Reinheitsprüfung: auf unschädliche Beimengungen (höchstens 2,0 %)

Bemerkungen

Droge des AB–DDR (Anl. 7).

Herba Lobeliae
Lobelienkraut

Getrocknete, am Ende der Blütezeit gesammelte Laubblätter, Blüten, Früchte und Stengelteile

Stammpflanze, Familie, Vorkommen

Lobelie – *Lobélia infláta* L., Glockenblumengewächse – *Campanuláceae*
Beheimatet in Nordamerika, kultiviert in der UdSSR und der VR Polen

Wirkstoffe

Etwa 20 Alkaloide, Hauptalkaloid zu 0,3 % (–)-Lobelin

Anwendung

Früher als Atemanaleptikum, heute zur industriellen Herstellung hom. AM (Lobelia inflata D 1 dil.)

Qualitätsnormen

Reinheitsprüfung: auf unschädliche Beimengungen (höchstens 2,0 %)

Aufbewahrung

Vorsichtig!

Bemerkungen

Droge des AB–DDR (Anl. 7).

Herba Lycopi recens
Frisches Wolfstrappkraut

Frische, zur Blütezeit gesammelte oberirdische Teile

Stammpflanze, Familie, Vorkommen

Ufer-Wolfstrapp – *Lycópus europáeus* L., Lippenblütengewächse – *Lamiáceae (Labiátae)*
Beheimatet in Amerika und in Europa, wächst auf feuchtem Boden an Gräben und Ufern

Wirkstoffkomplex

Lithospermsäure, Depside der Dehydrodikaffeesäure mit α-Hydroxydihydroxykaffeesäure, Lycopin, Gerbstoff

Anwendung

Gegen leichte Form der Hyperthyreose und prämenstruelle Brustschmerzen sowie vegetative Dystonie, zur industriellen Herstellung hom. AM (Lycopus ∅). Lycopuswirkstoffe hemmen die Gonadotropine und das Thyreotropin des Hypophysenvorderlappens

Qualitätsnormen

Reinheitsprüfung: auf unschädliche Beimengungen (höchstens 2,0 %)

Bemerkungen

Droge des AB–DDR (Anl. 7).

Herba Majoranae
Majorankraut

Während der Blütezeit von den Stengeln abgestreifte (gerebelte) und getrocknete Blätter und Blüten

Stammpflanze, Familie, Vorkommen

Majoran – *Oríganum majorána* L. (*syn. Majorana hortensis* Moench), Lippenblütengewächse – *Lamiáceae (Labiátae)*

Beheimatet in Südosteuropa, kultiviert in vielen Ländern, auch in Gärten

Wirkstoffkomplex

Etherisches Öl, Gerbstoff und Bitterstoff

Anwendung

Ausschließlich als Gewürz. Früher wurde aus Majorankraut die Majoransalbe gegen Schnupfen der Säuglinge hergestellt.

Herba Meliloti

Steinkleekraut

Getrocknete Laubblätter und blühende Triebe

Stammpflanze, Familie, Vorkommen

Echter Steinklee – *Melilótus officinális* (L.) PALL. und Hoher Steinklee – *Melilótus altíssima* THUILL., Schmetterlingsblütengewächse – *Fabáceae (Papilionáceae)*
Beheimatet in Europa und Asien auf trockenem kalkhaltigen Boden an Bahndämmen, Wegrändern und auf Äckern

Bestandteile

Melilotin (3,4-Dihydroxycumarin), Cumarin, Melilotsäure, Flavonglycoside des Kämpferols und Quercetins

Anwendung

Steinkleekraut darf wie Waldmeisterkraut als Cumarindroge Lebensmitteln in der DDR und der BRD nicht mehr zugesetzt werden (s. auch unter Herba Asperulae).
In Frankreich wird von einer anderen Steinkleeart das Herba Meliloti coerulei als Pulver für Käsegewürze verwendet.

Herba Menthae piperitae

s. unter Folia Menthae piperitae

Herba Millefolii

Schafgarbenkraut

Getrocknete ganze oder zerkleinerte Triebspitzen

Stammpflanze, Familie, Vorkommen

Gemeine Schafgarbe – *Áchillea millefólium* L. (Achillea nach Achilles, Heros des Trojanischen Krieges, der Wunden damit geheilt haben soll; lat. mille: tausend, lat. folium: Blatt, tausendblättrig, wegen der vielen Blattfiedern); Korbblütengewächse – *Asteráceae (Compósitae)*
Die Schafgarbe ist in Europa, Asien und Nordamerika beheimatet und wächst auf Wiesen, an Bahndämmen, Feldwegen, auf trockenem und feuchtem Boden. Sie bildet einen großen Formenkreis. Es ist eine polyploide Sammelart mit verschiedenen Unterarten, bei denen der Gehalt an Proazulenen genetisch bedingt ist. Aufkommen: Sammeldroge von Wildpflanzen und Anbaudroge (Bezirke Leipzig und Gera), auch individueller Kleinanbau

Beschreibung der Pflanze (Bild 118)

Die ausdauernde Pflanze wird 20...80 cm hoch. Der zähe behaarte Stengel trägt wechselständige Blätter und endständige Doldenrispen, die sich aus weißen, rosafarbenen bis karminroten Einzelblüten zusammensetzen. Sie entfalten sich von Juni bis Oktober. Es sind etwa 5 mm lange gewölbte Körbchen mit einem in drei Reihen dachziegelartig angeordneten Hüllkelch. Die lanzettförmigen Blätter sind am unteren Teil des Stengels gestielt, weiter oben sitzend zwei- bis dreifach fiederteilig und zottig behaart

Beschreibung der Schnittdroge (Bild 119)

Die etwa 5 mm langen Blütenkörbchen haben eine Korbhülle aus übereinanderliegenden, trockenhäutigen Hochblättern bzw. Hüllkelchblättern (a). Die enthaltenen Zungenblüten zeigen eine meist weiße oder rosafarbene bis karminrote Blütenkrone mit dreizipfeliger Zunge; die Röhrenblüten sind weiß bis gelblich. Unter den zwei- bis dreifach fiederteiligen Blättern (b) gibt es zahlreiche, verschieden große Abschnitte, die lanzettförmige Zipfel mit weißlicher Spitze aufweisen. Die Stengelstücke (c) sind grünlich, längsrinnig und enthalten ein helles

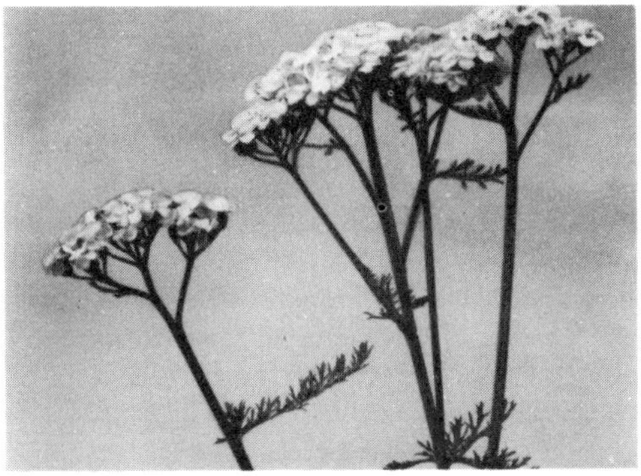

Bild 118. Gemeine Schafgarbe. Blütenstände (1:2)

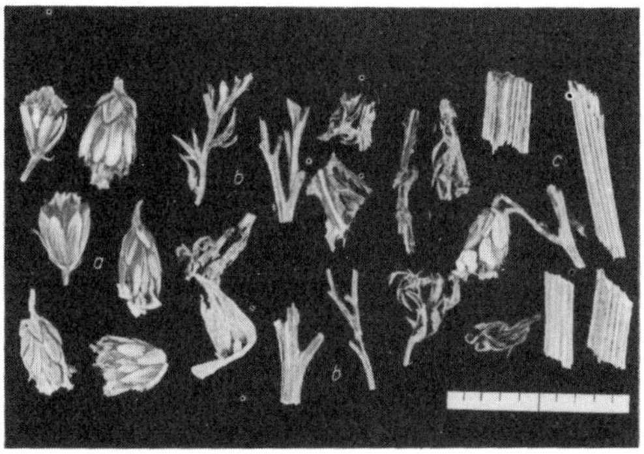

Bild 119. Schafgarbenkraut. Schnittdroge

Mark. Blätter und Stengel fallen durch zottige Behaarung auf. Geruch, besonders beim Zerreiben, aromatisch, Geschmack etwas bitter

Wirkstoffkomplex

0,05...0,25 % etherisches Öl mit Azulen, das sich während der Destillation bzw. Teebereitung über Chamazulencarbonsäure aus Proazulenen bildet, bittere Proazulene Matricin, Desacetylmatricin und Millefolin, hämostyptisch wirkendes Alkaloid Betonicin (Achillein), Polyine, Gerbstoffe, Flavonglycoside Apigetrin (Apigenin-7-glucosid), Luteolin-7-glucosid, spasmolytisch wirkendes Aglucon Apigenin, Kaffeesäure, Artapsinester

Wirkung, Anwendung

Wegen des Gehalts an antiphlogistisch und karminativ wirkenden Proazulenen gilt Schafgarbenkraut zunächst wie Kamillenblüten als brauchbare Droge gegen Magen- und Darmkatarrh. Die spasmolytische Wirkung ist sowohl dem Betonicin als auch den enthaltenen Flavonoiden zuzuschreiben. Die choleretische Wirkung wird bei Leber- und Gallenkrankheiten genutzt. Seit langem ist die leicht blutstillende Wirkung gegen Hämorrhoidalblutungen, gegen übermäßige Blutungen bei Menstruationsbeschwerden und bei schmerzhafter Menstruation als krampfstillendes Mittel bekannt. Schafgarbenkraut wirkt außerdem gesichert diuretisch, appetitanregend, verdauungsfördernd und anregend auf die Darmentleerung. Die Droge ist Bestandteil zahlreicher Tees, des Harntreibenden Tees, Blasen- und Nierentees, Gallen- und Lebertees, Magentees, Stoffwechsel- und Schlankheitstees. Verwendet wird sie auch zur Herstellung von Schafgarbenfluidextrakt – Extractum Millefolii fluidum AB–DDR (Anl. 7) –, von Pflanzenauszügen, Magentropfen und Fertigwaren gegen entzündetes Zahnfleisch. Für homöopathische Zwecke wird die Urtinktur (∅) hergestellt.

Anwendungsgebiete

Antiphlogistikum, Karminativum, Stomachikum, Digestivum, Spasmolytikum, Diuretikum, Cholagogum, Antigastritikum

Teezubereitung

Aufguß mit heißem Wasser

Qualitätsnormen

Identitätsprüfung: durch Nachweis der Alkaloide mit Dimethylaminobenzaldehyd-RL (nach Ausschütteln mit Petrolether dunkelblaue, grünlichblaue oder grüne Färbung der wäßrigen Schicht)

Reinheitsprüfung: auf unschädliche Beimengungen (höchstens 1,0 %) und Stengelteile (höchstens 50 %)

Gehaltsbestimmung: Das AB läßt fotometrisch den Gehalt an Matricin, berechnet als Guajazulen auf die bei 105 °C getrocknete Droge, bestimmen (0,04...0,07 %).

Aufbewahrung

Aufbewahrungsfrist sowohl für die konfektionierte als auch für die lose Droge höchstens 18 Monate

Handelsware

Herba Millefolii concisa, auch industriell als GPM konfektioniert

Bemerkungen

Droge des AB–DDR

Herba Millefolii recens AB–DDR (Anl. 7) – Frisches Schafgarbenkraut – besteht aus den frischen, zur Blütezeit gesammelten oberirdischen Teilen von *Achillea millefolium* L. Die Gütevorschrift läßt auf unschädliche Beimengungen prüfen (höchstens 2,0 %). Aus dem frischen Schafgarbenkraut werden die Urtinktur (Millefolium ∅) und daraus Fertigwaren hergestellt.

Herba Millefolii recens s. unter Herba Millefolii

Herba Myrtilli s. unter Folia Myrtilli

Herba Nasturtii s. unter Herba Rorippae

Herba Passiflorae incarnatae
Passionsblumenkraut

Getrocknete ganze oder zerkleinerte Laubblätter, Früchte, Stengel, ggf. auch Blüten

Stammpflanze, Familie, Vorkommen

Passionsblume – *Passíflora incarnáta* L., Passionsblumengewächse – *Passifloráceae*
Beheimatet im Süden der USA und auf den Bermudas

Wirkstoffkomplex

Spasmolytisch und sedativ wirkende Flavonoide, besonders Vitexin und Isovitexin, 0,05 % Alkaloide (Harman-Struktur), das Alkaloid 3-Methyl-β-carbolin wirkt – wie die Flavonoide – mild sedativ und schlafffördernd. Dagegen sind die Harman- (Harmala-) Alkaloide nicht an der Wirkung beteiligt, wirken nicht anregend und halluzinogen, wie früher angenommen wurde. Ferner sind Cumarin und Umbelliferon enthalten

Anwendung

Zur Herstellung von papaverinähnlich spasmolytisch, sedativ, anxiolytisch und antidepressiv wirkenden Fertigwaren gegen Krampfzustände, Neurasthenie, Einschlafstörungen, Unruhe, gegen neurovegetative Dystonie, auch bei Kindern, ferner zur industriellen Herstellung hom. AM (Passiflora incarnata D 1)

Qualitätsnormen

Reinheitsprüfung: auf unschädliche Beimengungen (höchstens 2,0 %) und Asche (höchstens 15,0 % Rückstand)

Bemerkungen

Droge des AB–DDR (Anl. 7).

Herba Petroselini recens
Frisches Petersilienkraut

Frische, zu Beginn der Blütezeit gesammelte oberirdische Teile und Wurzeln

Stammpflanze, Familie, Vorkommen

Blattpetersilie – *Petroselínum críspum* (MILL.) NYM. *ex* A. W. HILL *ssp. críspum (convar. crispum) (syn. Petroselinum sativum* HOFFM.), Doldengewächse – *Apiáceae (Umbellíferae)*
Beheimatet im östlichen Mittelmeergebiet, in vielen Ländern kultiviert

Wirkstoffkomplex s. Radix Petroselini

Anwendung s. Radix Petroselini, industriell zur Herstellung hom. AM (Petroselinum ∅)

Qualitätsnormen

Reinheitsprüfung: auf unschädliche Beimengungen (höchstens 2,0 %)

Bemerkungen

Droge des AB–DDR (Anl. 7).

Herba Plantaginis lanceolatae
Spitzwegerichkraut

Zur Blütezeit geerntete, getrocknete ganze oder zerkleinerte Laubblätter, Blütenstände und Teile des Stengels

Stammpflanze, Familie, Vorkommen

Spitzwegerich – *Plantágo lanceoláta* L. (lat. planta: Fußsohle, wegen der Ähnlichkeit der Blattformen einiger Wegericharten mit dem Abdruck einer Fußsohle, lat. lanceolatus: lanzettförmig); Wegerichgewächse – *Plantagináceae*
Spitzwegerich wächst überall verbreitet auf Wiesen und an Wegrändern auf trockenem Boden. Aufkommen: Sammeldroge von Wildpflanzen und Anbaudroge (Bezirke Halle, Leipzig und Gera)

Beschreibung der Pflanze (Bild 120)

Die ausdauernde Pflanze wird bis zu 50 cm hoch und treibt gefurchte, kantige Stengel mit etwa 2,5 cm langen, eiförmigen, walzigen Blütenähren. Aus diesen ragen bräunliche Staubgefäße heraus und geben den walzigen Gebilden ein struppiges Aussehen. Mehrere bis zu 30 cm lange, lanzettförmige, spitze Blätter bilden eine grundständige, büschelige Rosette. Die Blätter sind kurz- oder langgestielt, feingezähnt oder ganzrandig, fast kahl oder schwach seidig behaart und von drei bis sieben parallel angeordneten Nerven durchzogen

Beschreibung der Schnittdroge (Bild 121)

Der überwiegende Teil der zerkleinerten Droge setzt sich aus unregelmäßig großen grünen oder graugrünen Blattfragmenten zusammen (a). An einigen können als typisches Merkmal der Droge die unterseits fast parallel verlaufenden Nerven (b) als weißgrüne hervortretende Linien erkannt werden, besonders auffallend an den Basisteilen. Die Blattfragmente sind zwischen den Nerven stark wellig, gefaltet, besonders unterseits etwas behaart. Vereinzelt treten in der Schnittdroge Teile des gelbbraunen walzigen Blütenstands auf. Er ist von häutiger Beschaf-

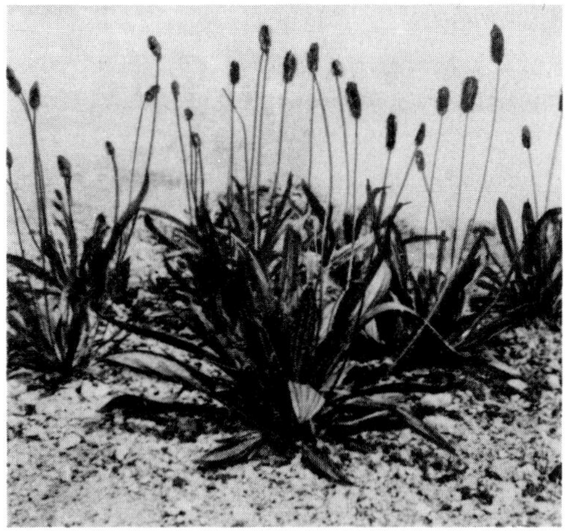

a

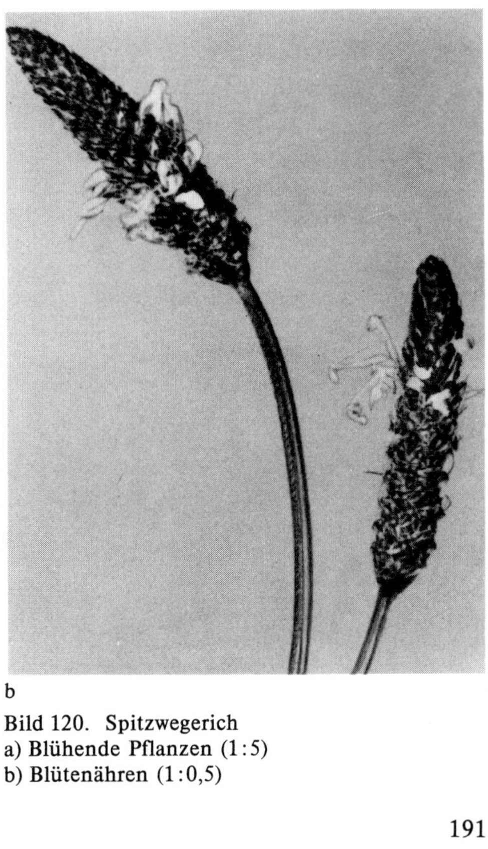

b

Bild 120. Spitzwegerich
a) Blühende Pflanzen (1:5)
b) Blütenähren (1:0,5)

fenheit. Die Stengelteile (c) sind flachgedrückt, gefurcht (d), aber wenig charakteristisch. Geruch schwach, Geschmack etwas herb, bitter und salzig

Wirkstoffkomplex

Etwa 2 % Iridoidglycosid Aucubin, dessen Hydrolyseprodukt (vermutlich das Aglycon Aucubigenin) auf grampositive und gramnegative Bakterien antibakteriell wirkt. Außerdem sind das ähnlich strukturierte Glycosid Katalpol sowie Tannine, Ursolsäure, Chlorogensäure, Flavon Apigenin-7-O-monoglucosid, Nicotinsäure und sehr wenig Schleim enthalten

Wirkung, Anwendung

Spitzwegerichkraut weist durch das Abbauprodukt des Aucubins antimikrobielle Wirkung auf und ist gegen Entzündung des Mund- und Rachenraums, gegen Husten und Bronchitis wirksam, besonders als Bestandteil von Hustentee und anderen Brust- und Hustentees, zur Herstellung von Pflanzenauszügen, Spitzwegerichsirup und -saft. Äußerlich verwendet man den wäßrigen Auszug zu Spülungen, Bädern und Umschlägen bei Hautkrankheiten. Erwähnenswert ist die klinisch bestätigte blutgerinnungsfördernde Wirkung der Droge und des Frischpflanzenauszugs.

Anwendungsgebiete

Hustenmittel – Broncholytikum –, Antiphlogistikum, Gargarisma, Balneotherapeutikum, Dermatologikum

Teezubereitung

Aufguß mit siedendem Wasser

Qualitätsnormen

Identitätsprüfung: dünnschichtchromatografisch (Testsubstanz Aucubin-Vergleichssubstanz)
Reinheitsprüfung: auf verfärbte Bestandteile (höchstens 15,0 %) und unschädliche Beimengungen (höchstens 1,0 %)
Gehaltsbestimmung: Das AB läßt fotometrisch den Gehalt an Aucubin, berechnet als Aucubin auf die bei 105 °C getrocknete Droge, bestimmen (1,9...2,4 %)

Aufbewahrung

Aufbewahrungsfrist für die lose Droge 5 Jahre, nach Prüfung Verlängerung möglich, insgesamt höchstens 10 Jahre

Handelsware

Herba Plantaginis lanceolatae concisa

Bemerkungen

Droge des AB–DDR, ÖAB 9 (Folium Plantaginis – Spitzwegerichblatt)

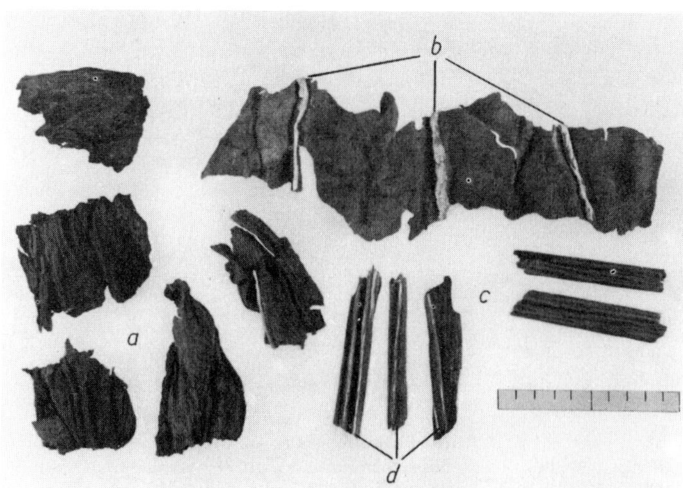

Bild 121. Spitzwegerichkraut. Schnittdroge

Herba Plantaginis majoris recens AB–DDR (Anl. 7) – Frisches Breitwegerichkraut – besteht aus den frischen, zur Blütezeit gesammelten oberirdischen Teilen, Wurzelstöcken und Wurzeln von *Pantágo májor* L. Die Gütevorschrift läßt auf unschädliche Beimengungen prüfen (höchstens 2,0 %). Aus dem frischen Breitwegerichkraut werden die Urtinktur (Plantago major ∅) und daraus Fertigwaren hergestellt.

Herba Plantaginis majoris recens
s. unter Herba Plantaginis lanceolatae

Herba Pulsatillae
Küchenschellenkraut, auch Kuhschellenkraut

Zur Blütezeit gesammelte und getrocknete ganze oder zerkleinerte oberirdische Teile

Stammpflanze, Familie, Vorkommen

Wiesen-Küchenschelle – *Pulsatílla praténsis* (L.) MILL. (*syn. Anemone pratensis* L.) und Gemeine Küchenschelle – *Pulsatílla vulgáris* MILL. (*syn. Anemone pulsatilla* L.), Hahnenfußgewächse – *Ranunculáceae*
Beheimatet in Mittel- und Westeuropa auf kalkhaltigem Boden. Die Küchenschellen stehen in der DDR unter Naturschutz

Wirkstoff

Protoanemonin. Es ist beim Trocknen sehr zersetzlich

Anwendung

Industriell zur Herstellung hom. AM (Pulsatilla D 1, D 4 dil.)

Qualitätsnormen

Reinheitsprüfung: auf unschädliche Beimengungen (höchstens 2,0 %) und Asche (höchstens 12,0 % Rückstand)

Aufbewahrung

Vorsichtig!

Bemerkungen

Droge des AB–DDR (Anl. 7).

Herba Rhododendri
Alpenrosenkraut

Getrocknete ganze oder zerkleinerte beblätterte Zweige oder getrocknete Laubblätter

Stammpflanze, Familie, Vorkommen

Goldgelbe Alpenrose – *Rhododéndron chrysánthemum* PALL., Heidekrautgewächse – *Ericáceae*. Südwestchina, Tibet

Wirkstoffkomplex

Diterpen Andromedotoxin, Rhododendrol, Rhododendrin

Anwendung

Industriell zur Herstellung hom. AM (Rhododendron D 1 dil.)

Qualitätsnormen

Reinheitsprüfung: auf unschädliche Beimengungen (höchstens 2,0 %)

Bemerkungen

Droge des AB–DDR (Anl. 7).

Herba Rorippae
Brunnenkressenkraut

Zur Blütezeit gesammeltes, getrocknetes, grob zerkleinertes Kraut

Stammpflanze, Familie, Vorkommen

Brunnenkresse – *Nastúrtium officinále* R. BR (*syn. Rorippa nasturtium-aquaticum* [L.] HAYEK), Kreuzblütengewächse – *Brassicáceae (Crucíferae)*
Verbreitet an Bächen und Flüssen, auch kultiviert

Wirkstoff

Gluconasturtiin, ein Phenylethylsenfölglucosid

Wirkung, Anwendung

Stoffwechselfördernd und harntreibend, zur Herstellung des Pflanzenextrakts als GPM

Qualitätsnormen

Reinheitsprüfung: auf verfärbte Bestandteile (höchstens 20,0 %) und unschädliche Beimengungen (höchstens 2,0 %)

Bemerkungen

Droge des AB–DDR (Anl. 7).

Herba Rubi fruticosi
Brombeerkraut

Getrocknete ganze oder zerkleinerte Laubblätter und Zweigspitzen

Stammpflanze, Familie, Vorkommen

Sammelart Brombeere – *Rúbus fruticósus* L. (lat. ruber: rot, Farbe der unreifen Früchte, lat. fruticosus: buschig); Rosengewächse – *Rosáceae*
Verbreitet in Asien und Europa, viel in Wäldern sowohl auf trockenem als auch auf feuchtem Boden. Aufkommen: Sammeldroge von Wildpflanzen. Schnitt und Einsammlung erfolgen mit Grasmähern besonders in der Dahlener Heide und in der Dübener Heide

Beschreibung der Schnittdroge (Bild 122)

Weiche, oberseits grüne bis dunkelgrüne, unterseits hellgrüne Blattstücke. Die Nervatur ist eingesenkt und tritt dadurch unterseits stark hervor (a). An den Hauptnerven der Blattunterseite sitzen gelbliche Stacheln, ein charakteristisches Merkmal (b). Die Blattstücke sind an der Unterseite verschieden dick, oft filzig-weißbehaart, zum Teil auch weniger behaart (da sich die Sammelart Brombeere aus Vertretern mit dichter und aus solchen mit weniger dichter Behaarung zusammensetzt). Die enthaltenen Blattstiel-, Stengel- und Zweigteile sind mit feinen oder kräftigeren hakenartigen Stacheln versehen (c). Geruch nicht wahrnehmbar, Geschmack herb, zusammenziehend

Wirkstoffe

Etwa 10 % Gallotannine (Gerbstoffe)

Wirkung, Anwendung

Auszüge aus Brombeerblättern wirken adstringierend und können gegen Schleimhautentzündungen in Mundhöhle, Magen, Darm, aber auch gegen Durchfälle verwendet werden. Brombeerkraut ist Bestandteil vieler Tees und wesentlicher Bestandteil von Haustees. Es wird auch doppelt fermentiert und geröstet sowie in Mischung mit schwarzem Tee verwendet. Das Infus aus den fermentierten Brombeerblättern schmeckt teeähnlich.

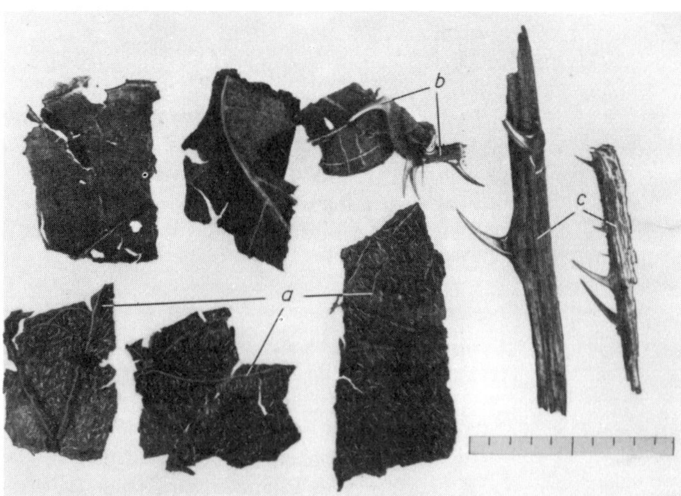

Bild 122. Brombeerkraut. Schnittdroge

Anwendungsgebiete

Adstringens, Gargarisma, Hausteedroge

Teezubereitung

Aufguß mit siedendem Wasser

Qualitätsnormen

Reinheitsprüfung: auf Anteile der Zweige (höchstens 40,0 %), Stengelteile mit einem Durchmesser von über 1 mm (höchstens 10,0 %), unschädliche Beimengungen (höchstens 2,0 %) und Asche (höchstens 8,0 % Rückstand)

Aufbewahrung

Aufbewahrungsfrist für die zur Verarbeitung vorgesehene lose Droge 5 Jahre, nach Prüfung Verlängerung möglich, insgesamt höchstens 10 Jahre

Handelsware

Herba Rubi fruticosi concisa zur industriellen Herstellung von Tees; für Haustees auch die Brombeertriebe (s. unter Bemerkungen)

Bemerkungen
Droge des AB–DDR (Anl. 7).

Die Verwechslung ist mit *Herba Rubi idaei* möglich (s. d.). Nicht offizinelle blattreiche, unverholzte Ranken, sog. Brombeertriebe, werden ausschließlich industriell verarbeitet. Folgende Haustees mit Brombeerkraut sind als Lebensmittel registriert: Brombeertee mit schwarzem Tee und Brombeertee, fermentiert und geröstet.

Herba Rubi idaei
Himbeerkraut

Getrocknete ganze oder zerkleinerte Laubblätter

Stammpflanze, Familie, Vorkommen

Himbeere – *Rúbus idáeus* L. (lat. ruber: rot, wegen der reifen Früchte, lat. idaeus: vom Ida-Gebirge auf der Insel Kreta stammend), Rosengewächse – *Rosáceae*
Verbreitet in Mittel- und Nordeuropa, bei uns viel in feuchten Wäldern, an Wegrändern und auf Kahlschlägen. Aufkommen: Sammeldroge von Wildpflanzen

Beschreibung der Schnittdroge (Bild 123)

Dunkel- bis bräunlichgrüne Blattstücke mit etwas eingesenkter, schwach sichtbarer Nervatur (a). Sie tritt auf der silbergrau filzigbehaarten Blattunterseite hervor (b). Durch die starke Behaarung haften die Stücke klumpig zusammen (c). Die vereinzelt an grünlich bis rötlich angelaufenen Blattstiel- und Stengelstücken sitzenden Stacheln sind sehr klein und kaum zu erkennen (im Gegensatz zu Herba Rubi fruticosi). Geruch aromatisch, Geschmack herb und bitter

Wirkstoffe s. Herba Rubi fruticosi

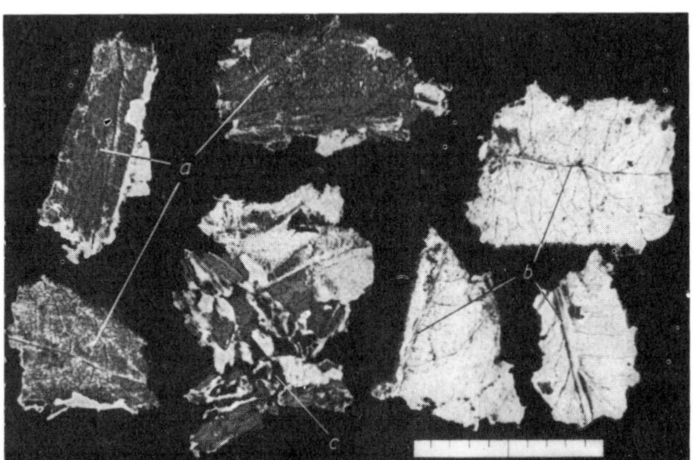

Bild 123. Himbeerkraut. Schnittdroge

Herba Rubi idaei
Herba Rutae recens
Herba Sabinae recens
Herba Saturejae

Wirkung, Anwendung s. Herba Rubi fruticosi

Teezubereitung

Aufguß mit siedendem Wasser

Qualitätsnormen

Reinheitsprüfung: auf unschädliche Beimengungen (höchstens 5,0 %)

Verwechslung

Mit Herba Rubi fruticosi und Folia Farfarae möglich (s. d.)

Aufbewahrung s. Herba Rubi fruticosi

Handelsware

Herba Rubi idaei concisa zur industriellen Herstellung von Tees und Haustees

Bemerkungen

Droge des AB–DDR (Anl. 7).

Die nicht offizinellen blattreichen, unverholzten Triebe, die sog. Himbeertriebe, werden ausschließlich zur Herstellung von Haustee verwendet.

Herba Rutae recens
Frisches Weinrautenkraut

Frische, vor Beginn der Blüte gesammelte oberirdische Teile

Stammpflanze, Familie, Vorkommen

Wein-Raute – *Rúta gravéolens* L. *var. vulgáris* Willk. (*syn. Ruta hortensis* Mill.), Rautengewächse – *Rutáceae*
Verbreitet an Mauern, auf Schuttstellen

Wirkstoff

Rutin

Anwendung

Industriell zur Herstellung hom. AM (Ruta ∅)

Qualitätsnormen

Reinheitsprüfung: auf Blüten (sie dürfen höchstens vereinzelt vorhanden sein) und unschädliche Beimengungen (höchstens 2,0 %)

Bemerkungen

Droge des AB–DDR (Anl. 7).

Herba Sabinae recens
Frisches Sadebaumkraut

Stammpflanze, Familie, Vorkommen

Sadebaum – *Juníperus sabína* L., Zypressengewächse – *Cupressáceae*
Selten in den Alpen, viel als Zierpflanze kultiviert

Wirkstoff

Etherisches Öl mit Terpenalkohol Sabinol, Gerbstoff

Anwendung

Industriell zur Herstellung hom. AM (Sabina ∅)

Qualitätsnormen

Reinheitsprüfung: auf unschädliche Beimengungen (höchstens 1,0 %)

Aufbewahrung

Vorsichtig!

Bemerkungen

Droge des AB–DDR (Anl. 7).

Herba Salviae s. unter Folia Salviae

Herba Saturejae
Bohnenkraut, auch Pfeffer-Küchenkraut

Während der Blütezeit gesammelte und getrocknete oberirdische Teile

Stammpflanze, Familie, Vorkommen

Bohnenkraut, Pfefferkraut – *Saturéja horténsis* L., Lippenblütengewächse – *Lamiáceae (Labiátae)*
Kultiviert in Gärten

Bestandteile

Etherisches Öl, Gerbstoff

Anwendung

Ausschließlich als Küchengewürz, besonders für Bohnen.

Herba Selenicerei recens
Frisches Kraut der Königin der Nacht, frisches Selenicereuskraut

Frische, junge Stengel und Blüten

Stammpflanze, Familie, Vorkommen

Königin der Nacht – *Selenicéreus grandiflórus* (L.) BRITT. et ROSE (*syn. Cereus grandiflorus* [L.] MILL.), Kakteengewächse – *Cactáceae*
Verbreitet von Südtexas über Ostmexiko, Mittelamerika, Westindien bis Nordküste von Südamerika, auch kultiviert

Wirkstoffkomplex

Alkaloid Cactin, Flavonolglycoside, Isorhamnetinglycoside

Anwendung

Industriell zur Herstellung der Selenicereustinktur – Tinctura Selenicerei AB–DDR (Anl. 7) – und von hom. AM

Qualitätsnormen

Reinheitsprüfung: auf unschädliche Beimengungen (höchstens 1,0 %)

Bemerkungen

Droge des AB–DDR (Anl. 7).

Herba Senecionis aurei
Goldkreuzkraut

Zur Blütezeit gesammelte und getrocknete oberirdische Teile

Stammpflanze, Familie, Vorkommen

Goldkreuzkraut – *Senécio áureus* L., Korbblütengewächse – *Asteráceae (Compósitae)*
Östliches Nordamerika

Wirkstoffe

Alkaloide Senecifolin, Senecin u. a.

Anwendung

Industriell zur Herstellung hom. AM (Senecio aureus D 1 dil.)

Qualitätsnormen

Reinheitsprüfung: auf unschädliche Beimengungen (höchstens 2,0 %)

Bemerkungen

Droge des AB–DDR (Anl. 7).

Herba Serpylli
Quendel, auch Feldthymiankraut oder Wilder Thymian

Zur Blütezeit gesammelte, getrocknete ganze oder zerkleinerte Laubblätter, Blüten und Teile des Stengels

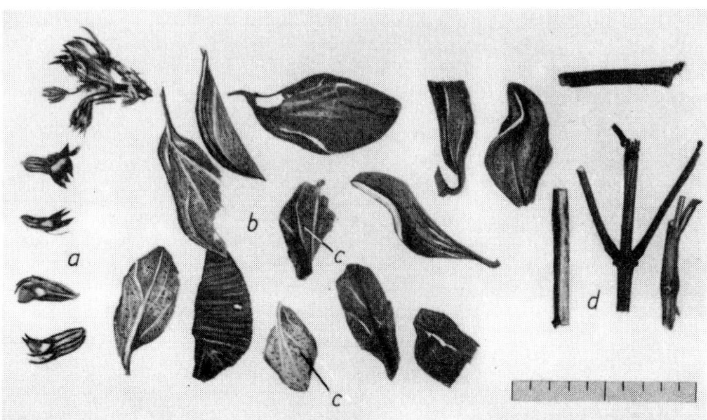

Bild 124. Quendel. Schnittdroge

Stammpflanze, Familie, Vorkommen

Sandthymian, Quendel oder Feldkümmel – Sammelart *Thýmus pulegioídes* L. (*Thýmus serpýllum* L. ist eine Kleinart); (gr. thyo: opfern, das Kraut wurde im Opferfeuer verbrannt, gr. herpein, lat. serpere: kriechen); Lippenblütengewächse – *Lamiáceae (Labiátae)*
Quendel oder Sandthymian wächst in Europa, Mittel- und Nordasien auf trockenen, sandigen Stellen, an Wegrändern, Abhängen, auf Wiesen und Waldlichtungen. Aufkommen: Sammeldroge von Wildpflanzen und Importdroge

Beschreibung der Schnittdroge (Bild 124)

Kleine braungrüne, oft violett gefärbte, fünfzähnige, längsgerippte Kelche (a). Die Kronen sind stark geschrumpft, meist aber ausgefallen bzw. unscheinbar. Charakteristisch sind noch die rundlichen, eiförmigen, ganzrandigen Blätter (b) mit Wimpernhaaren an der Basis. Da der Rand nicht oder nur sehr wenig zurückgerollt ist, kann man Quendel von Thymianblättern sicher unterscheiden. Die Blattspreite erscheint durch eingesenkte Drüsenschuppen punktiert (c). Die Teile des Stengels (d) sind schwach vierkantig oder mehr zylindrisch, fast kahl und oft rötlich überlaufen. Geruch und Geschmack stark würzig, thymol- und zitronenartig, besonders beim Zerreiben

Wirkstoffkomplex

0,5...1 % etherisches Öl wechselnder Zusammensetzung. Es enthält p-Cymen, p-Cymol, Thymol, Carvacrol, Citral, Limonen, Linalool, Linalyacetat, Geraniol. Außerdem sind Flavonoide, Bitterstoff und Gerbstoff enthalten

Wirkung, Anwendung

Ähnlich wie Thymianblätter, jedoch schwächer (s. d.), seltener verwendet, mehr zu nervenstärkenden Bädern, als Bestandteil verschiedener Tees und zur Verarbeitung in der Spirituosenindustrie

Anwendungsgebiete

Hustenmittel – Expektorans –, Korrigens

Teezubereitung

Aufguß mit siedendem Wasser

Qualitätsnormen

Reinheitsprüfung: auf unschädliche Beimengungen (höchstens 5,0 %)

Aufbewahrung

Aufbewahrungsfrist für die zur Verarbeitung vorgesehene lose Droge höchstens 18 Monate

Handelsware

Herba Serpylli concisa zur industriellen Herstellung von Tees

Bemerkungen

Droge des AB–DDR (Anl. 7).

Verwechslung der Schnittdroge mit Folia Thymi ist möglich. Thymianblätter sind aber zweiseitig nach unten eingerollt und erscheinen dadurch schmallanzettförmig (s. d.).

Herba Solidaginis virgaureae recens

Frisches Goldrutenkraut

Frische, zur Blütezeit gesammelte oberirdische Teile

Stammpflanze, Familie, Vorkommen

Gemeine Goldrute – *Solidágo virgáurea* L. *ssp. virgáurea*, Korbblütengewächse – *Asteráceae (Compósitae)*
Überall verbreitet, viel an Bahndämmen

Wirkstoffkomplex

1 % Flavonoide Quercetin, Rutin, Isoquercitrin und Astragalin, 10 % Gerbstoffe und Saponine

Anwendung

Industriell zur Herstellung hom. AM (Solidago virga aurea ∅). Die Saponine wirken wie Äscin antiexsudativ (s. Semen Hippocastani) gegen Venenerkrankungen. Das getrocknete Kraut ist obsolet

Qualitätsnormen

Reinheitsprüfung: auf unschädliche Beimengungen (höchstens 2,0 %)

Bemerkungen

Droge des AB–DDR (Anl. 7).

Herba Spartii
Besenginsterkraut,
auch Herba Sarothamni scoparii

Getrocknete oberirdische Teile

Stammpflanze, Familie, Vorkommen

Besenginster – *Cýtisus scopárius* (L.) LINK (*syn. Sarothamnus scoparius* [L.] WIMM ex. W. D. J. KOCH), Schmetterlingsblütengewächse – *Fabáceae (Papilionáceae)*
Verbreitet auf Heiden, an Gebüschen

Wirkstoff

Alkaloid (−)-Spartein

Wirkung, Anwendung

Spartein wirkt auf die Reizbildung und Reizleitung am Herzen hemmend (Antiarrhythmikum) und erweitert die Koronarien; zur industriellen Herstellung von Fertigwaren.

Herba Spigeliae
Spigelienkraut

Zur Blütezeit gesammelte, getrocknete ganze oder zerkleinerte oberirdische Teile

Stammpflanze, Familie, Vorkommen

Spigelienkraut – *Spigélia anthélmia* L., Strychnosgewächse – *Loganiáceae.* Guatemala bis Brasilien

Wirkstoff

Alkaloid Spigelin

Anwendung

Industriell zur Herstellung hom. AM (Spigelia D 4 dil.)

Qualitätsnormen

Reinheitsprüfung: auf unschädliche Beimengungen (höchstens 2,0 %)

Aufbewahrung

Vorsichtig!

Bemerkungen

Droge des AB–DDR (Anl. 7).

Herba Stramonii
Stechapfelkraut

Getrocknete ganze oder zerkleinerte Laubblätter, Blüten und Teile des Stengels

Stammpflanze, Familie, Vorkommen

Weißer Stechapfel – *Datúra stramónium* L. (Datura abgeleitet aus dem ind. Hindi: dhatura, Herkunft von stramonium unklar.); Nachtschattengewächse – *Solanáceae*
Verbreitet auf Schuttstellen, an Wegrändern und Äckern. Aufkommen: Sammeldroge von Wildpflanzen

Beschreibung der Pflanze (Bild 125)

Die einjährige Pflanze wird bis zu 1,20 m hoch und hat kahle, aufrechte, gabelästige Stengel. Die Blätter sind langgestielt, breiteiförmig, zugespitzt und am Rande ungleich buchtig gezähnt (s. Bild 125a); ihre Spreite wird sehr lang, bis zu 25 cm, und bis zu 15 cm breit. Der Blütenkelch hat eine Länge von 4,5 cm, ist fünfkantig und fünfzähnig. Er umgibt die etwa 7,5 cm lange, trichterförmige fünfzipfelige Krone von weißlicher oder gelblicher Farbe. Charakteristisch ist die 5 cm lange, eiförmige, erst grüne, später braune kahle Kapselfrucht, die außen mit kräftigen Stacheln besetzt ist (Stechapfel). Bei der Reife springt sie vierklappig auf und verstreut braunschwarze, 3 mm breite, flache, netzig-grubig punktierte Samen

Beschreibung der Ganzdroge (Bild 126)

Die gewellte Spreite ist kahl, dunkelgrün bis braungrün. Gelbgrüne bis bräunliche Nerven treten etwas hervor, besonders der Mittelnerv. Der Blattrand ist ungleich buchtig gezähnt. Geruch schwach, Geschmack salzig und bitter

Wirkstoffkomplex

0,2...0,6 % Alkaloide L-Hyoscyamin bzw. das Racemat Atropin, nach AB mindestens 0,25 %, berechnet als Hyoscyamin. Daneben enthält die Droge noch L-Scopolamin

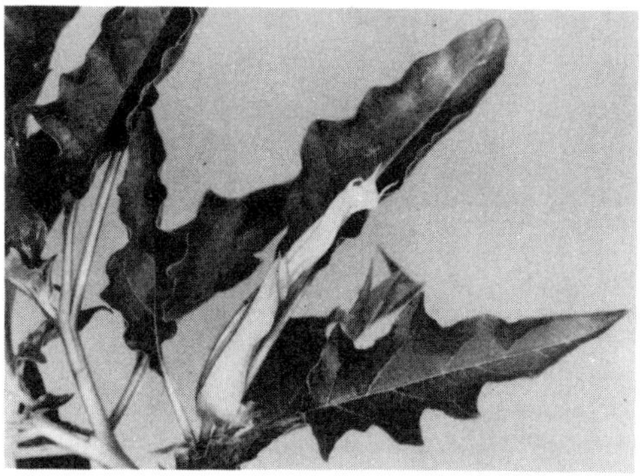

a

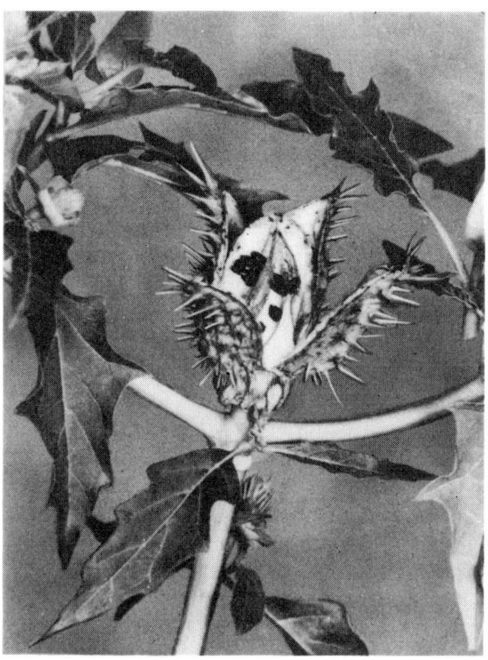

b

Bild 125. Weißer Stechapfel
a) Blühender Trieb (1:2)
b) Reife Frucht (1:1)

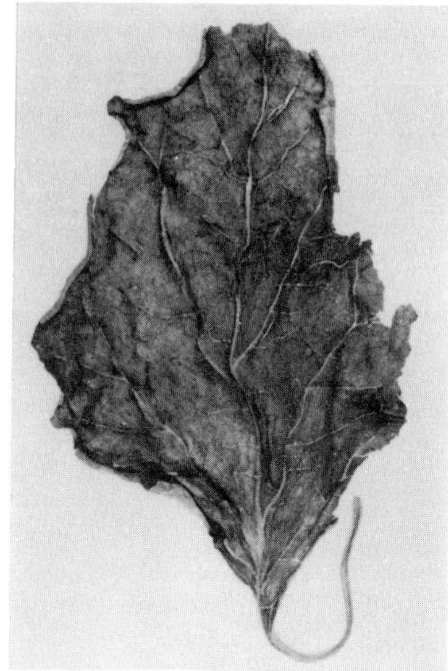

Bild 126. Stechapfelkraut. Ganzdroge (Blatt)

Wirkung, Anwendung

Die Wirkung ist den vorhandenen Alkaloiden zuzuschreiben und ähnelt der Droge *Herba Belladonnae* (s. d.). Stechapfelkraut ist neben Benzoe und Menthol Bestandteil von Asthmazigaretten. Beim Verglimmen werden die Alkaloide bzw. deren Abbauprodukte in den Rauch überführt, danach beim Inhalieren resorbiert, lösen sie Bronchialspasmen, auch im Anfall. Die Droge dient auch zur Herstellung anderer Zubereitungen gegen Asthma.

Anwendungsgebiet

Antiasthmatikum

Qualitätsnormen

Identitätsprüfung: mikroskopisch (In der an die einreihigen Palisaden der Laubblätter angrenzenden Zellschicht befinden sich Oxalatdrusen.) und dünnschichtchromatografisch (Testsubstanz Atropin-Vergleichssubstanz)
Reinheitsprüfung: auf unschädliche Beimengungen (höchstens 2,0 %), verfärbte Bestand-

teile (höchstens 15,0 %) und Asche (höchstens 20,0 % Rückstand)
Gehaltsbestimmung: Das AB läßt fotometrisch den Gehalt an Alkaloiden, berechnet als Hyoscyamin auf die bei 105 °C getrocknete Droge, bestimmen (mindestens 0,25 %)

Aufbewahrung

Vorsichtig! Vor Licht geschützt! Aufbewahrungsfrist höchstens 3 Jahre

Handelsware

Herba Stramonii concisa, Pulvis nur zur industriellen Verarbeitung

Bemerkungen

Droge des AB–DDR, DAB 8/Ph. Eur. (Stramoniumblätter – Stramonii folium), DAB 8/Ph. Eur. (Eingestelltes Stramoniumpulver – Stramonii pulvis normatus)

Herba Stramonii recens AB–DDR (Anl. 7) – Frisches Stechapfelkraut – sind die frischen, zur Blütezeit gesammelten oberirdischen Teile. Sie sind vorsichtig aufzubewahren. Die Gütevorschrift läßt höchstens 2,0 % unschädliche Beimengungen zu. Aus dem frischen Kraut werden die Urtinktur (Stramonium ∅) und Fertigwaren hergestellt.

Herba Stramonii recens s. unter Herba Stramonii

Herba Thujae recens
Frisches Lebensbaumkraut

Frische, zu Beginn der Blütezeit gesammelte beblätterte Zweige

Stammpflanze, Familie, Vorkommen

Abendländischer Lebensbaum – *Thúja occidentális* L., Zypressengewächse – *Cupressáceae*
Als Zierpflanze kultiviert

Wirkstoffkomplex

Etherisches Öl, Glycoside Thujin und Pinicrin, Gerbstoff

Anwendung

Industriell zur Herstellung hom. AM (Thuja ∅, D 4 dil.)

Qualitätsnormen

Reinheitsprüfung: auf unschädliche Beimengungen (höchstens 1,0 %), Prüfung auf *Biota orientalis* (L.) Endl. (Beiderseits gleichfarbige Laubblätter mit rinnenförmiger Öldrüse dürfen nicht vorhanden sein.)

Bemerkungen

Droge des AB–DDR (Anl. 7).

Herba Urticae
Brennesselkraut

Während der Blütezeit gesammelte, getrocknete ganze oder zerkleinerte Laubblätter, Blüten und Stengel

Stammpflanze, Familie, Vorkommen

Große Brennessel – *Urtíca dioíca* L. – und Kleine Brennessel – *Urtíca úrens* L. (Urtica und urens v. lat. urere: brennen, lat. diiocus: zweihäusig); Brennesselgewächse – *Urticáceae*
Beide Arten sind fast über die ganze Erde verbreitet, wachsen als Halbschattenpflanzen an Wegrändern, Zäunen und auf Schuttstellen. Aufkommen: Sammeldroge von Wildpflanzen

Beschreibung der Schnittdroge (Bild 127)

Schwarzgrüne, stark faltige, oft zu mehreren zusammenhängende Blattstücke (a) und hellgrüne bis bräunliche gefurchte, innen weißmarkige, breitgedrückte Stengelstücke (b) mit faserigem Bruch. An den Blattstükken kann man bereits ohne Lupe kräftige, steife Brennhaare (c) erkennen. Außerdem stehen an den Blättern viele kurze Borstenhaare (d). Teile von den lockeren grünlichen Blütenrispen vervollständigen das Drogenbild, sind aber seltener anzutreffen. Geruchlos, Geschmack schwach bitter

Wirkstoffkomplex

Ameisen-, Essig- und Kieselsäure, Histamin, Serotonin, ein harzsäureartiger Stoff, Glucokinine (s. unter Folia Myrtilli und Fructus Phaseoli sine Semine)

Wirkung, Anwendung

Die Droge wirkt harntreibend und stoffwechselfördernd, wird gegen Nieren- und Blasenkrankheiten, Nieren- und Steinleiden, Rheumatismus und Gicht verwendet, auch als Adjuvans bei Diabetes mellitus (s. Hinweise bei Folia Myrtilli).
Der offizinelle ethanolisch-wäßrige Auszug, die Brennesseltinktur – Tinctura Urticae AB–DDR (Anl. 7) – wird dem Brennesselhaarwasser zugesetzt. Es ist seit langem in Gebrauch und kann gegen Schuppen und Haarausfall versucht werden.
Die Brennesselpflanze enthält viel Chlorophyll, das aus der Pflanze gewonnen werden kann. Brennesselkraut ist Bestandteil des Harntreibenden Tees und anderer Nieren- und Blasentees, Gicht- und Rheumatees, Stoffwechseltees und Stoffwechseltees für Diabetiker. Aus Brennesselkraut hergestellte Fertigwaren sind Pflanzenauszüge und Adjuvanzien gegen Prostatabeschwerden, gegen Blutstauung und Beschwerden beim Harnlassen im Anfangsstadium.

Anwendungsgebiete

Diuretikum, Urologikum, Adjuvans bei Diabetes und Prostataleiden

Teezubereitung

Aufguß mit siedendem Wasser

Qualitätsnormen

Reinheitsprüfung: auf unschädliche Beimengungen (höchstens 4,0 %) und Stengelteile mit einem Durchmesser von über 3 mm (höchstens 5,0 %)

Aufbewahrung

Aufbewahrungsfrist für die konfektionierte Droge höchstens 5 Jahre, für die zur Verarbeitung vorgesehene lose Droge 5 Jahre, nach Prüfung Verlängerung möglich, insgesamt höchstens 10 Jahre

Handelsware

Herba Urticae concisa industriell als GPM konfektioniert

Bemerkungen

Droge des AB–DDR (Anl. 7).

Die in den Stengeln der Brennesseln enthaltenen Bastfasern werden als *Nesselfasern* für Textilien verarbeitet.

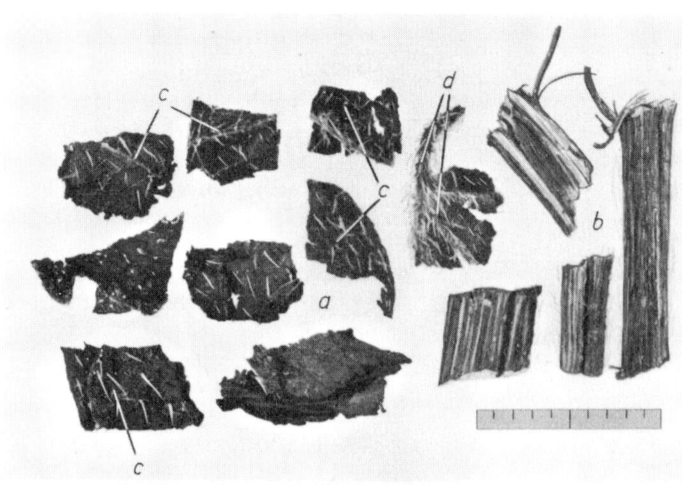

Bild 127. Brennesselkraut. Schnittdroge

Herba Verbasci recens
s. unter Flores Verbasci

Herba Violae tricoloris
Feldstiefmütterchen, auch Stiefmütterchenkraut

Getrocknete ganze oder zerkleinerte Laubblätter, Blüten und Teile des Stengels

Stammpflanze, Familie, Vorkommen

Wildes Stiefmütterchen – *Víola trícolor* L. (gr. iolon: Verkl. von gr. ion: Veilchen, lat. tres, tria: drei, lat. color: Farbe), Veilchengewächse – *Violáceae*
Verbreitet in Nord- und Mitteleuropa auf Äckern, Wiesen, an Wegrändern, auf feuchtem und auf trockenem Boden, kalkmeidend. Die Pflanze tritt in vielen Formen auf.
Aufkommen: Sammeldroge von Wildpflanzen

Beschreibung der Schnittdroge (Bild 128)

Stark geschrumpfte Blätter oder Blattstücke (a). Geschrumpfte Blüten oder Blütenteile (b) von blauer, blaßvioletter oder gelber Farbe. Diese Teile fallen besonders auf. Manche Blüten lassen nach dem Aufweichen eine feine Zeichnung (c) erkennen. Typisch für die Droge sind kahnförmige Teile der im ganzen dreiteiligen blaßgelben Kapselfrucht (d) mit zahlreichen, oft ausgefallenen kleinen, länglichen gelblichen oder bräunlichen Samen. Stengelstücke (e) sind gelbgrün, flachgedrückt, meist sehr dünn und hohl, von strohiger Beschaffenheit. Geruchlos, Geschmack schleimig, süß

Wirkstoffkomplex

Flavonglycoside, u. a. Rutin, Alkaloid Violin, Glycoside Gaultherin und Violanin, Saponine

Wirkung, Anwendung

Auszüge aus der Droge wirken diuretisch und stoffwechselfördernd gegen Erkrankung der Harnorgane und Hautkrankheiten. Sie können zu Bädern, Umschlägen und Spülungen verwendet werden. Feldstiefmütterchenkraut ist Bestandteil von Stoffwechseltees.

Anwendungsgebiete

Diuretikum, Balneotherapeutikum, Dermatologikum

Teezubereitung

Aufguß mit siedendem Wasser

Qualitätsnormen

Reinheitsprüfung: auf unschädliche Beimengungen (höchstens 5,0 %) und Asche (höchstens 5,0 % Rückstand)

Aufbewahrung

Die Aufbewahrungsfrist beträgt sowohl für die konfektionierte als auch für die zur Verarbeitung vorgesehene lose Droge höchstens 3 Jahre

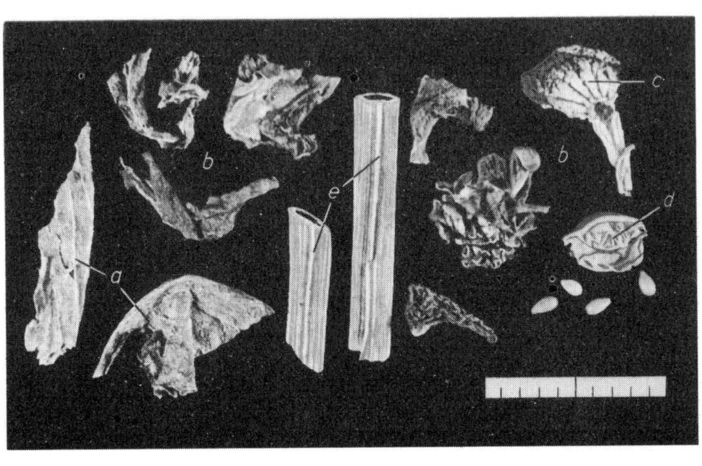

Bild 128. Feldstiefmütterchen. Schnittdroge

Handelsware

Herba Violae tricoloris concisa industriell als GPM konfektioniert

Bemerkungen

Droge des AB–DDR (Anl. 7), ÖAB 9 (Herba Violae tricoloris – Stiefmütterchenkraut).

Herba Visci albi
Mistelkraut, auch Stipites Visci albi, Viscum quercinum

Getrocknete ganze oder zerkleinerte jüngere Laubblätter, Teile des Stengels, Blüten und Früchte

Stammpflanze, Familie, Vorkommen

Laubholzmistel – *Víscum álbum* L. *ssp. álbum* (lat. viscum: Vogelleim, wurde früher aus den weißen Beeren hergestellt, lat. albus: weiß); Mistelgewächse – *Viscáceae (Lorantháceae)* Verbreitet in Europa und Asien, wächst als immergrüner Halbschmarotzer auf Weichlaubhölzern. Mistel ist beschwerlich zu ernten, da die Bäume mit Steigeisen erklettert werden müssen. Aufkommen: Sammeldroge von Wildpflanzen

Beschreibung der Schnittdroge (Bild 129)

Steife, lederartige grüne bis gelblichgrüne Blattstücke (a), deren Oberfläche stark runzelig und mit bogig verlaufender, etwas hervortretender Nervatur (a) besetzt ist. Daneben kommen runde, stark längsgeschrumpfte Stengelstücke vor (b). Auf dem Querschnitt des Stengels erkennt man eine hellgrüne poröse Rinde und einen weißen strahligen Holzteil (c). An einigen Stengeln sind gelbliche oder grünliche zipfelartige Reste der unscheinbaren Blüten (d) zu erkennen. Vereinzelt findet man auch stark geschrumpfte gelbliche Früchte. Geruch eigenartig, Geschmack bitter

Wirkstoffkomplex

Triterpensapogenin Oleanolsäure, Harzalkohole, sog. Viscole, ein nur parenteral herzwirksames und blutdrucksenkendes nekrotisierendes und toxisches Polypeptid Viscotoxin. Es wurden die drei Komponenten Viscotoxin A_2, A_3 und B aufgeklärt, und zwar handelt es sich um toxische Peptide mit 46 Aminosäuren. Daneben sind drei Lectine nachgewiesen worden, zuckerhaltige Proteine, sog. Glycoproteine, mit spezifischer antikörperartiger Aktivität. Ferner sind die ebenfalls oral unwirksamen Verbindungen Histamin, Acetylcholin und Cholin enthalten. Neuerdings wurden zwei Glycoside isoliert, von denen das eine antihypertonisch wirkt. Dennoch sind die Wirkungen nach

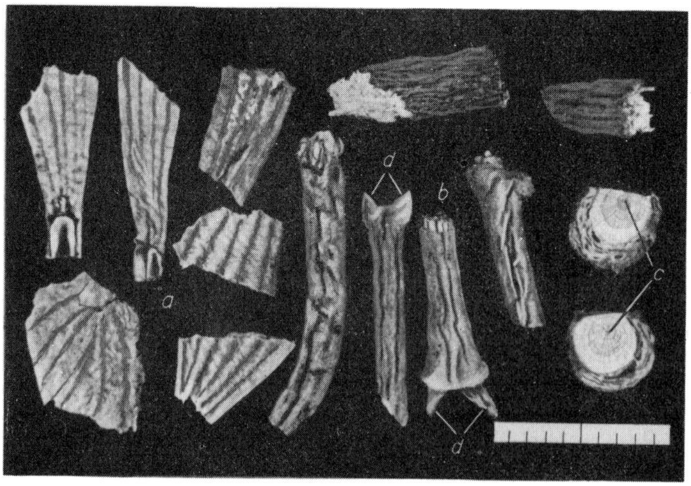

Bild 129. Mistelkraut. Schnittdroge

oraler Applikation z. Z. wissenschaftlich noch nicht bestätigt

Wirkung, Anwendung

Mistelauszüge werden seit langem als Adjuvans gegen Hypertonie und Arteriosklerose versucht, auch gegen Altersbeschwerden. Mistelkraut ist in Herz- und Kreislauftees, Nerventees und Tees gegen Altersbeschwerden enthalten. Fertigwaren aus dem Kraut sind Mistelextrakt, Misteltropfen, Mistelsaft und Mistelperlen. Tierexperimentell bestätigt wurde die zytotoxische und kanzerotoxische Wirkung des Viscotoxins und anderer basischer Polypeptide des wäßrigen Extrakts auf die Proteinbiosynthese und die genetische Grundlage des Tumorwachstums. Auf diese Erkenntnis stützen sich der noch nicht wissenschaftlich genügend gesicherte parenterale Einsatz von Mistelextrakt sowie die daraus hergestellten Fertigwaren zur Behandlung von Tumoren und chronischen Arthrosen. (Neural- und Segmenttherapie besonders gegen Arthrosen des Kniegelenks, hierzu werden durch Injektionen Quaddeln gesetzt.) Durch die parenterale Applikation kann Mistelextrakt die Immunabwehr über die unspezifische Reiztherapie auslösen bzw. verbessern. Man bezeichnet diesen Vorgang als Paraimmunisierung. Mistelwirkstoffe gelten deshalb als immunaktiv wirkende Induktionsstoffe oder Induktoren wie auch parenteral bzw. lokal appliziertes Bienen- und Schlangengift oder als Bestandteil von Salben.

Anwendungsgebiete

Adjuvans gegen Hypertonie, Geroprophylaktikum

Teezubereitung

Aufguß mit siedendem Wasser

Qualitätsnormen

Reinheitsprüfung: auf Stengelstücke mit einem Durchmesser von über 5 mm (höchstens 5,0 %)

Aufbewahrung

Aufbewahrungsfrist für die konfektionierte Droge höchstens 5 Jahre, für die zur Verarbeitung vorgesehene lose Droge 5 Jahre, nach Prüfung Verlängerung möglich, insgesamt höchstens 10 Jahre

Handelsware

Herba Visci albi concisa industriell als GPM konfektioniert

Bemerkungen

Droge des AB–DDR (Anl. 7).

Die Verwechslung mit Teilen der Nadelholzmistel – *Viscum laxum* Boiss. et Reuter – ist möglich, mehr noch mit Blättern und Zweigstücken der nur auf Eichen wachsenden Eichenmistel oder Riemenblume – *Loranthus europaeus* Jacq. Sie sind schwarzgrau bis schwarzbraun, die Blätter dünn und dunkelgrün. (Siehe auch Bild 11.)

Herba Visci recens AB–DDR (Anl. 7) – Frisches Mistelkraut – besteht aus den frischen Laubblättern, Früchten und unverholzten Teilen des Stengels der Laubholzmistel – *Viscum album* L. Nach der Gütevorschrift erfolgt die Reinheitsprüfung auf unschädliche Beimengungen (höchstens 2,0 %). Frisches Mistelkraut wird industriell zu Fertigwaren verarbeitet, außerdem stellt man daraus die Urtinktur (Viscum album ∅) her.

Herba Visci albi recens

s. unter Herba Visci albi

Hirudo

Blutegel

Lebender, blutsaugender Ringelwurm

Herkunft

Medizinischer Blutegel – *Hirúdo medicinális* L., *Hirudínidae.* Der Blutegel ist das einzige lebende Tier, das heute noch als Droge verwendet wird. Er kommt in Europa vor, und zwar lebt er in Teichen, Mooren, besonders in Flachmooren, und kann sowohl frei im Wasser schwimmen als sich auch auf festem Boden durch Zusammenziehen und Entspannen fortbewegen. Gezüchtet werden Blutegel vorrangig in der Ungarischen VR.

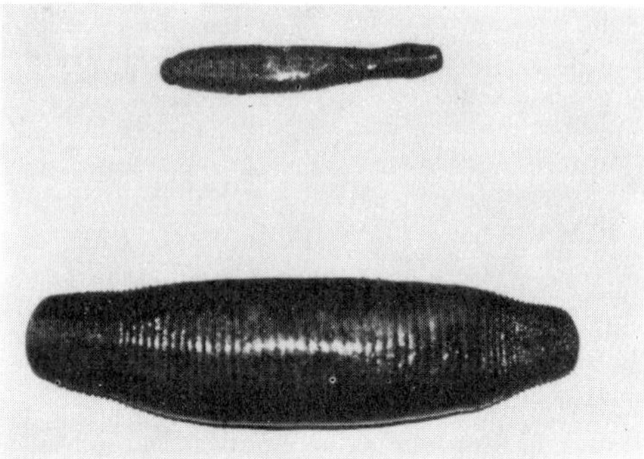

Bild 130. Medizinischer Blutegel (1:2)
Oben: vor dem Saugen
Unten: nach dem Saugen

Aufkommen: Unser Bedarf wird von Sammlern eingefangen, zum Teil werden Blutegel auch aus der UdSSR importiert

Beschreibung des Tieres (Bild 130)

Blutegel sind etwa 4...15 cm lang und etwa 0,5...2 cm breit. Der vordere Teil des Körpers ist durch den Mundsaugnapf, das Ende durch eine Saugscheibe begrenzt. Die Rükkenseite ist dunkelgrünlich mit sechs rotgelben oder braunen Längsbändern versehen, die Bauchseite ist hell gelbgrünlich. Mit dem Mundsaugnapf saugt sich das Tier an der Haut fest, und ein dreistrahliger Kiefer mit etwa 100 spitzen Zähnen sägt sich durch Drehen des Kopfes in die Haut. Dadurch entsteht eine Wunde bis zu den Kapillaren des Koriums, aus denen das Blut entnommen wird. Aus den Speicheldrüsen des Blutegels wird mit dem Speichel Hirudin abgesondert, das die Blutgerinnung verhindert. Ein histaminartiger Stoff erweitert außerdem die Kapillaren. Nach dem Saugen fällt das Tier von selbst ab. Es entnimmt 10...15 ml Blut. Die Wunde blutet nach dem Saugen noch etwa 30 min, nach 8...10 h noch einmal und gibt bei der Nachblutung etwa 10 ml Blut ab. Die Nachblutung ist auf den histaminartigen Stoff zurückzuführen.

Vielfach werden bei einer Behandlung 5 bis 10 Tiere an einer Körperstelle angesetzt.

Das AB verlangt eine Körpermasse von mindestens 2,4 g und höchstens 5,0 g, denn erst von einer bestimmten Körpermasse an saugen die Tiere ausreichend, bei einer Masse von über 5,0 g läßt die Saugfreudigkeit nach

Wirkstoffe

Polypeptid Hirudin; es fließt mit dem Speichel des Egels dem gesaugten Blut zu und verhindert die Gerinnung. Außerdem wird während des Saugens ein histaminartiger Stoff ausgeschieden, der die Kapillaren des Wirtes erweitert

Wirkung, Anwendung

Hirudin ist ein Thrombininhibitor. Es bildet mit dem im Blut vorhandenen proteolytischen Enzym Thrombin einen inaktiven Komplex. Dadurch wird die Überführung des Fibrinogens zu Fibrin und damit die Blutgerinnung aufgehoben. Blutegel können bei entzündlichen Prozessen an den Extremitäten, z. B. bei Venenentzündung, Thrombosen und Krampfadern, angesetzt werden. Da die Behandlung die Ausbreitung einer Entzündung auf Nachbarvenen verhindern kann, werden Stauungen beseitigt. Das aus den Speicheldrüsen des Blutegels isolierte Hirudin wird in der Gerinnungsdiagnostik beim Hirudin-Test zur Überprüfung des Prothrombinblutspiegels verwendet.

Anwendungsgebiete

Blutegel als Antithrombotikum und als Industriedroge zur Isolierung des Hirudins

Prüfung

Beim Überstreichen eines Blutegels mit leichtem Fingerdruck muß er sich zusammenrollen und darf kein Blut abgeben. Wird ein Wattebausch, getränkt mit einer Mischung aus 10,0 ml 2 *n* Essigsäure und 90,0 ml Wasser, an den Mundsaugnapf gehalten, darf der Blutegel ebenfalls kein Blut abgeben

Aufbewahrung

In einem Gefäß mit Trinkwasser, einigen Steinen sowie etwas Watte oder Torf. Das Gefäß muß mit Mull oder in anderer Weise so abgedeckt werden, daß die Tiere nicht entweichen können. Das Wasser soll eine Temperatur von 10...20 °C und einen *p*H-Wert im Bereich von 6,0...7,5 aufweisen. Es muß in Abständen von acht Tagen gewechselt werden. Verwendbarkeit der Blutegel höchstens drei Monate. Aus hygienischen Gründen werden Blutegel meist nur einmal verwendet und dann abgetötet, am besten mit Ether

Handelsware

Hirudo medicinalis (lebend)

Bemerkungen

Droge des AB–DDR. Blutegel werden nur durch die Apotheke abgegeben.

Katgut
Catgut[1]

Gereinigte, in der Längsachse gespaltene und zu Fäden zusammengedrehte Teile der Tela submucosa[2] des Dünndarms gesunder Schafe

Herkunft

Schaf – *Óvis áries* L., Rinderartige – *Bovídae*

Beschreibung

Fäden von gleichmäßiger Oberfläche, bestimmter Länge und bestimmtem Durchmesser

Anwendung

Als resorbierbares chirurgisches Näh- und Unterbindungsmaterial

Qualitätsnormen

Prüfung auf Fadenlänge, Durchmesser, Reißfestigkeit im Knoten, Haftfestigkeit des Fadens in der öhrlosen Nadel bei atraumatischem chirurgischen Nähmaterial, Chromat-Ionen und Sterilität (s. Monografie des AB–DDR »Chirurgisches resorbierbares Näh- und Unterbindungsmaterial«)

[1] catgut (engl.): Katzendarm, ursprünglich verwendet
[2] Tela submusosa oder Submucosa: Unterschleimhaut, zwischen Schleimhautschicht oder Mucosa (Tunica mucosa) und Muskelschicht (Tunica muscularis) liegendes kollagenes Bindegewebe

Aufbewahrung

In Behältnissen mit Garantieverschlüssen, vor Licht geschützt, kühl. Verwendbarkeitsfrist höchstens 3 Jahre

Handelsware

Sterilkatgut (Tela submucosa des Schafdarms oder Tunica serosa des Rinderdarms[1] als »Knäuelpackung« in Polypropylenflasche mit Aufbewahrungsflüssigkeit und »Doppelfolientaschen«, ethanolfeucht, verschiedene Fadendicken und Längen

Bemerkungen

Katgut ist Bestandteil des *»Chirurgischen resorbierbaren Näh- und Unterbindungsmaterials«*. Daneben sind nach der Monografie des AB–DDR »andere geeignete, zu Fäden verarbeitete tierische Gewebe, die vom menschlichen und tierischen Organismus in verhältnismäßig kurzer Zeit fermentativ abgebaut werden, zugelassen, wie die Tunica serosa des Rinderdarms. Zur Verlängerung der Resorptionszeit kann chirurgisches resorbierbares Näh- und Unterbindungsmaterial während der Fertigung mit gerbenden Stoffen verschiedener Konzentrationen behandelt werden. Gerben und Färben des Materials sowie die chemische Behandlung während der Fertigung und die Sterilisation erfolgen unter Anwendung staatlich dafür zugelassener Stoffe und Methoden.
Die Fäden müssen steril und frei sein von makroskopisch erkennbaren mechanischen Verunreinigungen sowie von chemischen Stoffen, die auf das Gewebe des Organismus schädigend wirken können (AB–DDR).

Kopal s. Copal

Lacca s. Resina Lacca

[1] Tunica serosa: unter der Muskelschicht (Tunica muscularis) liegende Gewebeschicht

Lachesis
Schlangengift der Buschmeister

Frisches Gift

Herkunft

Der Buschmeister – *Lachésis múta* L., Grubenottern – *Crotálidae.* Es ist die gefährlichste Giftschlange im nördlichen Südamerika, sie legt Eier und hat 2,5 cm lange Giftzähne

Anwendung

Industriell zur Herstellung hom. AM (Lachesis D 8, D 10 dil.)

Qualitätsnormen

Reinheitsprüfung: auf Reaktion der Lösung (Lösung reagiert sauer)

Aufbewahrung

Sehr vorsichtig!

Bemerkungen

Droge des AB–DDR (Anl. 7).

Lichen islandicus
Isländisches Moos, auch Isländisch Moos

Getrockneter ganzer oder zerkleinerter Thallus

Stammpflanze, Familie, Vorkommen

Das sog. Isländische Moos, eine botanisch falsche Bezeichnung, stammt von den Flechten *Cetrária islándica* (L.) Ach. und von *Cetrária ericetórum* Opiz (*syn. Cetrária tenuifólia* [Retz.] Howe) (lat. cedra: Lederschild, wegen des festen Thallus oder wegen der Form der Apothezien, lat. islandicus: isländisch). Die Flechten gehören zu den *Lichenophyta,* Klasse *Ascomycetes,* Familie Schüsselflechten – *Parmeliáceae.*
Eine Flechte weist einen Thallus auf, der aus einem Verband von Pilzfäden und Algen besteht, die sich zu einer morphologischen und physiologischen Einheit verbunden haben (Symbiose). Der Pilzpartner (Mycobiont) sorgt für Wasser und Salze, während der Algenpartner (Phycobiont) die Kohlenstoffassimilation bestreitet. Obwohl, wie der Name sagt, in Island anzutreffen, ist für uns das verbreitete Vorkommen z. B. im Vogtland, Harz und in Thüringen bedeutungsvoll. Es wachsen immer mehrere Pflanzen zusammen auf Waldboden zwischen Moosen und Gräsern, auch auf kahlem, felsigem Boden. Aufkommen: Importdroge

Beschreibung der Stammpflanzen

Die Flechten sind laubartig, bis zu 15 cm lang und bis zu 0,5 mm dick. Sie bilden einen rasenartigen Thallus, verzweigen sich gabelig (dichotom) und haben krause Zipfel. Diese sind bei C. islandica 0,5...3 cm, bei C. tenuifolia nur 0,1...0,5 cm breit. Beim Trocknen rollen sich die Ränder nach oben um. Der Thallus ist auf der Oberseite olivgrün bis braun, auf der Unterseite weißlichgrau und weißgefleckt, auf beiden Seiten kahl. Der Rand ist durch kleine gewölbte, krugförmige Behälter, Pyknidien, gefranst. Die Pflanzen haben manchmal rundliche, schüsselförmige Körper, Apothezien, in denen sich die Sporen bilden. Der Thallus wird vor dem Trocknen durch Auslesen von Moosen und anderen Bestandteilen befreit

Beschreibung der Schnittdroge (Bild 131)

Die Schnittdroge besteht aus den oberseits olivgrünen oder braunen, unterseits weißlichgrauen bis bräunlichen Thallusstücken. Auf der Unterseite (a) erkennt man vertiefte weißliche Flecke. Die Stücke sind kahl, steif, brüchig, etwa 0,5 mm dick und unregelmäßig gabelig (dichotom) verzweigt. Der Rand ist steif bewimpert bzw. gefranst (b). Geruch schwach, moosartig, Geschmack schwach bitter und schleimig

Wirkstoffkomplex

Etwa 50...70 % wasserlösliche Polysaccharide (Glucane) Lichenin und Isolichenin. Lichenin ist eine celluloseähnliche Verbindung und nur in heißem Wasser löslich, Isolichenin hat eine stärkeähnliche Struktur und löst sich bereits in kaltem Wasser unter Bildung schleimiger viskoser Lösungen. Ferner sind etwa 2...3 % bittere Flechtensäuren oder Depsidone Fumarprotocetrarsäure (nativ), Protocetrarsäure, Cetrar- und Fumarsäure sowie Usninsäure enthalten. Einige der Säuren entstehen wahrscheinlich erst bei der Lagerung der Droge. Die noch enthaltenen Protolichesterinsäuren wirken antimikrobiell und experimentell gesichert tuberkulostatisch, was die frühere Verwendung der Droge als Adjuvans gegen Tuberkulose verständlich macht. Die pharmakologisch wichtigsten Wirkstoffe sind die Schleimstoffe

Wirkung, Anwendung

Durch den Gehalt an Polysacchariden und Depsidonen ist Isländisches Moos eine Schleimstoff- und zugleich Bitterstoffdroge. Wegen des hohen Schleimstoffgehalts und der hustenreizstillenden Wirkung wird sie vorrangig gegen Katarrhe der Atemwege sowie gegen Gastritis und Darmschleimhautentzündung verwendet; die Bitterstoffe begründen die appetitanregende und verdauungsfördernde Wirkung und die Anwendung gegen Magen- und Verdauungsstörungen, die Protolichesterinsäuren den Gebrauch gegen Keuchhusten. Isländisches Moos ist Bestandteil von Hustentees.

Anwendungsgebiete

Hustenmittel – Muzilaginosum, Antipertussikum –, Stomachikum, Amarum, Phytonzid

Teezubereitung

Aufguß mit heißem Wasser. Man kann auch den bitter schmeckenden ersten Auszug verwerfen, dann mit heißem Wasser aufgießen und etwas länger stehen lassen, ggf. kurz aufkochen

Qualitätsnormen

Identitätsprüfung: dünnschichtchromatografisch auf Depsidone (Testsubstanz 2-Aminobenzoesäure)
Reinheitsprüfung: auf unschädliche Beimengungen (höchstens 5,0 %), verfärbte Bestandteile (höchstens 10,0 %); andere Flechtenarten dürfen nicht vorhanden sein (Auswertung des Chromatogramms); ferner Prüfung auf Asche (höchstens 4,0 % Rückstand)
Wertbestimmung: Das AB läßt aus einem Auszug (Rückflußkühlung) die Viskosität unter Verwendung eines Kapillarviskosimeters bestimmen

Aufbewahrung

Aufbewahrungsfrist 5 Jahre, nach Prüfung Verlängerung möglich, insgesamt höchstens 10 Jahre

Handelsware

Lichen islandicus concisus

Bemerkungen

Droge des AB–DDR, ÖAB 9 (Lichen islandicus – Isländische Flechte).

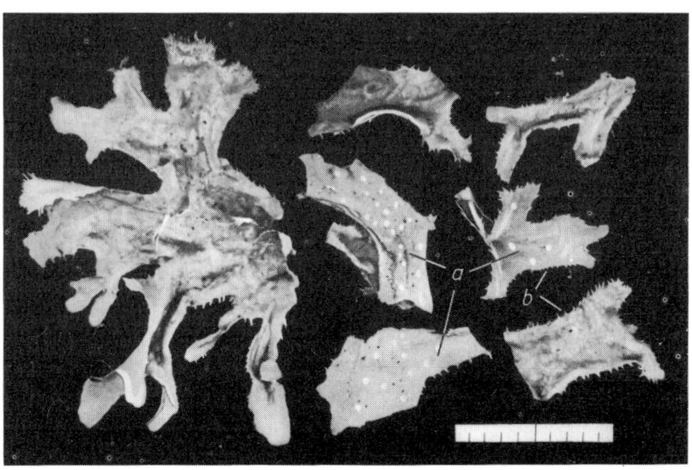

Bild 131. Isländisches Moos. Schnittdroge

Lignum Guajaci
Guaiakholz

Getrocknetes Holz

Stammpflanze, Familie, Vorkommen

Guaiakbäume – *Guaiácum officinále* L. und *Guaiácum sánctum* L., Jochblattgewächse – *Zygophylláceae*
Beheimatet an der Nordküste von Südamerika, auf den Westindischen Inseln

Wirkstoffkomplex

Etherisches Öl, Guaiakharz mit Triterpensaponinen (Aglycon Oleanolsäure)

Anwendung

Früher als stoffwechselanregende Droge, z. B. gegen chronische Hautkrankheiten. Guaiakharz wirkt als Antioxidans und dient als Bestandteil eines Reagens auf Oxidasen und Peroxidasen. In der Essenzen- und Spirituosenindustrie wird es als Korrigens verarbeitet.

Lignum Limousini s. unter Cortex Quercus

Lignum Quassiae
Quassiaholz, auch Bitterholz

Getrocknetes Holz der Stämme und Äste

Stammpflanze, Familie, Vorkommen

Bitterholzbaum – *Picrásma excélsa* (SW). PLANCH., *Quássia amára* L., Bitterholzgewächse – *Simaroubáceae*
Beheimatet auf Jamaika, in Südamerika

Wirkstoffe

Triterpenbitterstoffe Quassiin, Neoquassiin und 18-Hydroxy-Quassiin

Anwendung

Früher als Bittermittel, heute nur noch zur industriellen Herstellung hom. AM (Quassia D 1 dil.)

Qualitätsnormen

Reinheitsprüfung: auf unschädliche Beimengungen (höchstens 1,0 %)

Bemerkungen

Droge des AB–DDR (Anl. 7).

Lignum Santali rubrum
Rotes Sandelholz

Vom hellen Splint befreites und getrocknetes Holz

Stammpflanze, Familie, Vorkommen

Sandelholzbaum – *Pterocárpus santalínus* L. f., Schmetterlingsblütengewächse – *Fabáceae (Papilionáceae)*
Vorderindien, Philippinen, Australien

Bestandteil

Roter Farbstoff Santalin

Anwendung

Früher als stoffwechselfördernde Droge und als Färbemittel für Kosmetika und in der Textilindustrie, heute selten als Schmuckdroge für Tees und als Zusatz zu Gewürzmischungen.

Lignum Sassafras
Sassafrasholz, auch Fenchelholz

Getrocknetes Wurzelholz

Stammpflanze, Familie, Vorkommen

Sassafras – *Sássafras álbidum* (NUTT.) NEES *var. mólle* (RAF.) FERN., Lorbeergewächse – *Lauráceae*
Beheimatet in Nordamerika und in Südamerika (Brasilien)

Wirkstoff

Etherisches Öl mit Safrol

Anwendung

Früher als Diuretikum, das etherische Öl als Seifenparfüm.

Luffa
Luffa, auch Luffaschwämme, Loffah

Getrocknetes Gefäßbündelnetz einer kürbisartigen Frucht

Stammpflanze, Familie, Vorkommen

Schwammgurke – *Lúffa aegyptiaca* MILL. (*syn. Luffa cylindrica* M. J. ROEM.), Kürbisgewächse – *Cucurbitáceae*
Beheimatet im tropischen Afrika
Die reifen Früchte läßt man an der Sonne liegen, wäscht das Gefäßbündelnetz aus, bleicht und trocknet es an der Sonne

Anwendung

Als Frottiermittel, zur Herstellung von Waschlappen, als Badeschwamm, zur Herstellung von Einlegesohlen.

Lycopodium
Bärlappsporen, auch fälschlich Semen Lycopodii

Reife Sporen

Stammpflanze, Familie, Vorkommen

Bärlapparten, besonders Keulenbärlapp – *Lycopódium clavátum* L., Bärlappgewächse – *Lycopodiáceae*
Wächst wild auf trockenem Waldboden, reichlich in der UdSSR. Der Keulenbärlapp – *Lycopódium clavátum* L. und der Sprossende Bärlapp – *Lycopódium annótinum* L. stehen in der DDR und der BRD unter Naturschutz. Nach der Naturschutzverordnung der DDR gehören sie zu den kulturell und volkswirtschaftlich wertvollen Pflanzenarten

Bestandteile

50 % fettes Öl, Protein, Säuren

Anwendung

Früher als Streupulver für Pillen, in der Bühnentechnik als Blitzpulver, zur Erkennung von Fingerabdrücken, als Streumittel für Metallgußformen in der Leichtmetallgießerei, auch für Kunstguß, beim Musikinstrumentenbau zur Verbesserung des Klangs. Aus der Droge werden hom. Dilutionen D 1 und D 4 hergestellt

Bemerkungen

Droge des ÖAB 9 (Lycopodium – Bärlappspore).

Macis s. unter Semen Myristicae

Mastix
Mastix, auch Resina Mastix

Harz aus der Rinde des Mastixstrauchs

Stammpflanze, Familie, Vorkommen

Mastixstrauch – *Pistácia lentíscus* L. *var. lentiscus*, Sumachgewächse – *Anacardiáceae*
Kultiviert auf der griechischen Insel Chios und an der Nordküste Afrikas

Bestandteile

Harzsäuren, etherisches Öl

Anwendung

Für Zahnkitt, in Lösung als Klebemittel in der Maskenbildnerei und der Theaterpraxis, im Orient als Kaumittel, zur Herstellung von Künstlerfarben, in Schleifereien zum Ankleben an den Schleifkörper, in Restaurationswerkstätten, für den Linoldruck

Bemerkungen

Droge des ÖAB 9 (Mastix – Mastix).

Mel
Honig, auch Bienenhonig

Von den Bienen aus Blüten und anderen Pflanzenteilen aufgesaugter und unter Zusatz körpereigener Stoffe in den Waben abgelagerter süßer Stoff

Herkunft

Honigbiene – *Ápis mellífica* L., *Ápidae* – Bienen

Bestandteile

70 % Invertzucker, eine Mischung aus Glucose und Fructose, ferner Saccharose, Säuren, Eiweiß und Pollen

Anwendung

Zu Genußzwecken, zur Herstellung von Fenchelhonig gegen Husten, als Süßungsmittel.

Moschus

Getrockneter Inhalt einer Drüse des Moschusbocks

Herkunft

Moschustier – *Móschus moschíferus* L., Moschustiere – *Móschidae*
Hochgebirge Zentralasiens und Ostasiens, Tibet, VR China, UdSSR (Baikalsee), Koreanische DVR, VDR Laos

Bestandteile

Flüchtige Riechstoffe mit etwa 1,5 % Keton Muscon

Anwendung

Als Fixiermittel für die Parfümerie und die Kosmetik.

Myrrha

Myrrhe

Gummiharz von Commiphoraarten

Stammpflanze, Familie, Vorkommen

Myrrhensträucher – *Commiphoraarten* (Myrrhe von arab. murr: bitter, Commiphora nach kommi: Gummi und gr. phorein: tragen); Balsambaumgewächse – *Burseráceae*
Es sind kleine Bäume oder Sträucher, die in Nordostafrika (DR Somalia, VDRJ), Süd- und Südwestafrika wild wachsen und ganze Wälder bilden. Aufkommen: Importdroge

Gewinnung

Aus der Rinde fließt aus natürlichen Rissen oder aus künstlich angebrachten Schnitten ein helles Sekret, das sich beim Erstarren dunkel färbt. Das eingetrocknete Gummiharz wird eingesammelt, wenn die Bäume ihr Laub verloren haben

Beschreibung der Ganzdroge (Bild 132)

Rötliche, braune oder graubräunliche brökkelige Stücke bzw. unregelmäßige Klumpen, außen matt, bestäubt. Der Bruch ist wachsartig, glänzend und körnig. Geruch würzig, Geschmack bitter, würzig, kratzend. Beim Erhitzen bläht sich Myrrhe auf und verbrennt unter Verbreitung eines angenehmen, balsamartigen Geruchs

Wirkstoffkomplex

2...10 % etherisches Öl, etwa 30 % Harze und etwa 50 % Schleimstoffe

Wirkung, Anwendung

Hauptsächlich als adstringierendes, desinfizierendes und desodorierendes Mittel in Form der Myrrhentinktur – Tinctura Myrrhae – als Zusatz zu Gurgel- und Spülflüssigkeit, zum Betupfen und Pinseln entzündeter Mundschleimhaut und entzündeten Zahnfleisches, gegen Zahnfleischblutungen, Entzündung der Rachenhöhle und der Mandeln. Myrrhentinktur ist Bestandteil des Adstringens Ratanhiae SR und von Fertigwaren, wie Mundwässern und Zahnpasten. Pulverisierte Myrrhe ist Bestandteil der Räucherkerzen und anderer Räuchermittel.

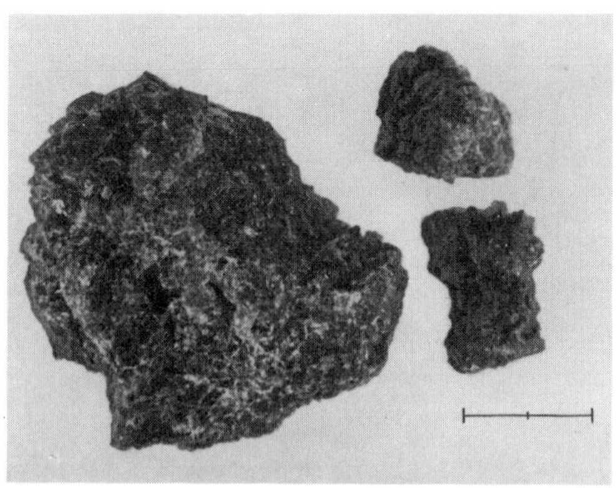

Bild 132. Myrrhe. Ganzdroge

Anwendungsgebiete

Adstringens, Desinfizienz, pharmazeutischer und kosmetischer Wirkstoff, Desodorans, Räuchermittel

Qualitätsnormen

Identitätsprüfung: dünnschichtchromatografisch (Testsubstanz Dipenten-Vergleichssubstanz)
Reinheitsprüfung: auf ethanolunlösliche Bestandteile (höchstens 66,0 % Rückstand), unschädliche Beimengungen (höchstens 2,0 %), verfärbte Bestandteile (höchstens 5,0 %), andere Harze (durch Auswertung des Chromatogramms) und Asche (höchstens 10,0 % Rückstand)

Aufbewahrung

Aufbewahrungsfrist 5 Jahre, nach Prüfung Verlängerung möglich, insgesamt höchstens 10 Jahre

Handelsware

Myrrha electa gemahlen nur zur industriellen Verarbeitung

Bemerkungen

Droge des AB–DDR, DAB 8 (Myrrhe – Myrrha), ÖAB 9 (Myrrha – Myrrhe).

Oleum Anisi
Anisöl

Etherisches Öl aus den Sternanisfrüchten (Bild 133)

Herkunft

Sternanis – *Illícium vérum* (Hook. f.) (lat. illicere: anlocken, die Früchte werden als Lockmittel für Tauben verwendet); Sternanisgewächse – *Illiciáceae*
Der Baum ist in Südostasien beheimatet und kommt u. a. in der VR China und in der SR Vietnam vor. Aufkommen: Importdroge

Gewinnung

Durch Wasserdampfdestillation aus den frisch geernteten Früchten

Beschreibung

Farblose oder schwach gelbe, klare, stark lichtbrechende Flüssigkeit. Sie erstarrt bei mindestens 14 °C zu einer weißen Kristallmasse. Dichte 0,976...0,990 g/ml. Geruch nach Anethol, Geschmack süß, aromatisch

Bestandteile

80...95 % trans-Anethol, Methylchavicol, Anisaldehyd, Anisketon, α-Pinen, Phellandren, p-Cymen, D-Limonen, Terpineol

Anwendung

Infolge der guten antiseptischen, desinfizierenden, broncholytischen, karminativen und spasmolytischen Wirkung wird Anisöl als

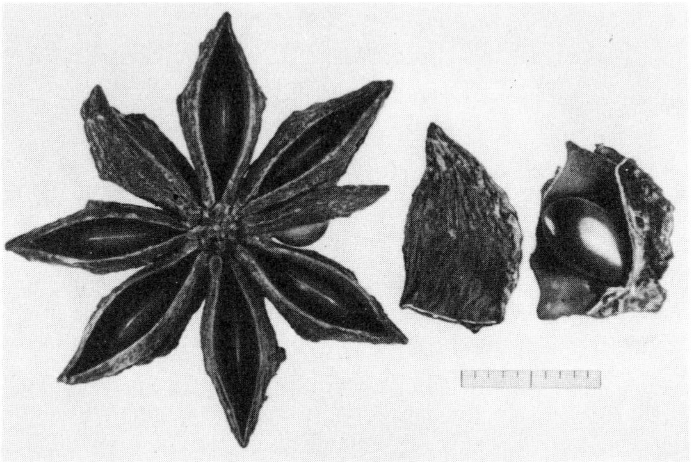

Bild 133. Sternanisfrucht. Ganzdroge
Rechts: Teil der Sammelfrucht mit Samen

Expektorans, Karminativum und Stomachikum verwendet. Es ist Bestandteil des Spiritus Anisi compositus, enthalten in weiteren SR: Mixtura pectoralis, Mixtura Ipecacuanhae, Mixtura contra tussim. Anisöl ist auch in Husten- und Nasentropfen, Husteneinreibungen, Essenzen und Spirituosen enthalten und dient ferner als Lockmittel für Tauben und Fische.

Anwendungsgebiete

Hustenmittel – Expektorans –, Antiseptikum, Karminativum, Stomachikum, Spasmolytikum, pharmazeutischer Wirkstoff, Korrigens, Lockmittel für Tiere

Qualitätsnormen

Identitätsprüfung: dünnschichtchromatografisch (Testsubstanz trans-Anethol-Standard)
Reinheitsprüfung: auf Brechungsindex (1,552 bis 1,559), Dichte (0,976...0,990 g/ml), Erstarrungstemperatur (mindestens 14 °C), optische Drehung (−2,0...1,0°), Fenchon (durch Auswertung des Chromatogramms)
Gehaltsbestimmung: Das AB läßt gaschromatografisch den Gehalt an trans-Anethol bestimmen (80,0...95,0 %)

Aufbewahrung

In vollständig gefüllten Gefäßen, vor Licht geschützt. Völlig erstarrtes oder teilweise erstarrtes Öl ist vor der Verwendung durch mäßiges Erwärmen zu verflüssigen und zu schütteln. Aufbewahrungsfrist höchstens 2 Jahre. Gefahrenklasse A II

Handelsware

Oleum Anisi rectificatum

Bemerkungen

Droge des AB–DDR, DAB 8 (Anisöl – Anisi aetheroleum).

Oleum Arachidis
Erdnußöl

Raffiniertes, fettes Öl aus den reifen, von der Samenschale befreiten Samen

Herkunft

Die Erdnuß – *Árachis hypogáea* L. (gr. arakos: Name einer Hülsenfrucht, gr. hypo: unter, gr. ge: Erde, da die Hülsen unterirdisch reifen) ist ein krautiges Gewächs mit kleinen gelben Blüten. Nach der Befruchtung senken sich die Blütenstiele mit den Blüten in den Boden und entwickeln unter der Erdoberfläche (geotrop) strohige längliche Hülsenfrüchte (Bild 134), die je zwei Samen enthalten. Die Erdnuß gehört zu den Schmetterlingsblütengewächsen – *Fabáceae (Papilionaceae).*
Sie ist in Brasilien beheimatet, kultiviert besonders in Westafrika (Republik Senegal), Indien, den USA, der VR China, Südeuropa (Südfrankreich, Südspanien). Aufkommen: Importdroge

Gewinnung

Die von der Samenschale befreiten Samen werden zerkleinert und kalt oder heiß gepreßt. Die Preßkuchen enthalten noch bis zu 20 % fettes Öl, das mit Lösungsmittel extra-

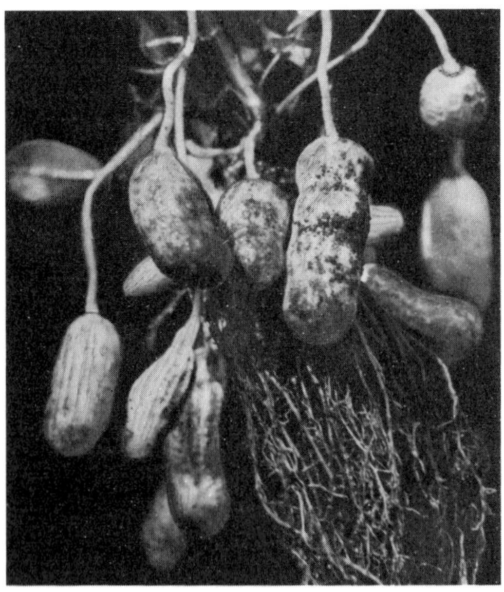

Bild 134. Erdnuß. Ausgegrabene unterirdische Pflanzenteile mit reifen Früchten und Wurzeln

hiert werden kann. Die Rohöle werden raffiniert, wobei Schleime, Säuren und andere Bestandteile entfernt werden

Beschreibung

Erdnußöl ist klar, farblos oder schwach gelblich und erstarrt bei etwa 0...3 °C zu einer weißen körnigen Masse. Dichte 0,912...0,917 g/ml. Es ist mit Ether und Chloroform mischbar. Geruch und Geschmack schwach, nußartig

Bestandteile

Glycerolester der Öl-, Linol-, Palmitin-, Stearin-, Arachin-, Behen- und Lignocerinsäure, Tocopherole (Vitamin E)

Anwendung

Erdnußöl ist pharmazeutischer Grundstoff für zahlreiche offizinelle Arzneiöle und Salben, Pasten und Linimente, wie Oleum Acidi salicylici 5 % SR, Oleum Dithranoli 0,25 % SR, Oleum Zinci oxidati SR, Pasta Zinci oxidati mollis SR, und Arzneiträger für ölige Augentropfen und ölige Injektionszubereitungen. Auch kosmetische Erzeugnisse, wie Hautkrems, Haut- und Haaröle, enthalten Erdnußöl. Es ist auch ein geschätztes Speiseöl und kann gehärtet zur Herstellung von Margarine verwendet werden.

Anwendungsgebiete

Pharmazeutischer und kosmetischer Grundstoff, Speiseöl, Salbengrundlage, Lebensmittel

Qualitätsnormen

Identitätsprüfung: durch Überprüfung des Schmelzbereichs des Fettsäuregemisches von 70...75,3 °C, erhalten nach Verseifung des Öls, Freisetzung und Abtrennung der Fettsäuren (s. AB)
Kennzahlen: Alkalifarbzahl (höchstens 6), Benzidinzahl (höchstens 10), Iodzahl (83 bis 100), Peroxidzahl (höchstens 8), Säurezahl (höchstens 0,3), Verseifungszahl (184 bis 193), unverseifbarer Anteil (höchstens 1,5 %)
Reinheitsprüfung: auf Brechungsindex (1,468 bis 1,472), Dichte (0,912...0,917 g/ml), Farbe (Farbvergleich s. AB), Baumwollsamen- und Kapoköl, Sesamöl und andere fremde Öle

Aufbewahrung

In vollständig gefüllten Gefäßen, vor Licht geschützt, kühl. Temperaturbedingte Abscheidungen sind vor der Verwendung durch mäßiges Erwärmen zu beseitigen. Aufbewahrungsfrist: Erdnußöl ist mindestens in Abständen von 2 Jahren zu prüfen und ggf. auszusondern, spätestens nach 10 Jahren

Handelsware

Oleum Arachidis raffinatum

Bemerkungen

Droge des AB–DDR (nur noch für Parenteralia und ölige Augentropfen), DAB 8 (Erdnußöl – Arachis oleum), ÖAB 9 (Oleum Arachidis – Erdnußöl, Oleum Acharidis hydrogenatum – Gehärtetes Erdnußöl).
Wird zur Herstellung von Arzneizubereitungen sterilisiertes Erdnußöl lt. AB–DDR vorgeschrieben, so ist es in vollständig gefüllten und verschlossenen Behältnissen nach Vorschrift des AB–DDR zu sterilisieren (s. AB–DDR)

Oleum Aurantii dulce
Süßes Pomeranzenschalenöl, auch Apfelsinenschalen- oder Orangenöl

Etherisches Öl aus den Schalen der süßen Orange

Stammpflanze, Familie, Vorkommen

Apfelsine, Orange – *Citrus sinénsis* (L.) PERS. (*syn. Citrus aurantium ssp. sinensis* [L.] ENGL.); Rautengewächse – *Rutaceae*
Kultiviert in Spanien, Italien (Sizilien, Kalabrien), Israel, Guinea, Nordamerika und Südamerika

Bestandteil und *Anwendung* s. Oleum Aurantii Pericarpii.

Oleum Aurantii Pericarpii

Pomeranzenschalenöl, auch Oleum Aurantii

Etherisches Öl aus den frischen Schalen der Pomeranzenfrucht

Stammpflanze, Familie, Vorkommen

Pomeranze – *Cítrus aurántium* L. *ssp. aurántium* (*syn. C. aurantium ssp. amara* Engl.), Rautengewächse – *Rutáceae*
Vorkommen s. Oleum Aurantii dulce

Bestandteile

Etwa 70 % D-Limonen, Aurapten, Citral, α- und β-Pinen, Citronellal, α-Terpineol

Anwendung

Als Riechstoff in der Parfümerie, zur Herstellung von Kölnischwasser und Essenzen für Süßwaren und Liköre.

Oleum Bergamottae

Bergamottöl

Etherisches Öl aus den frischen Schalen der Bergamottfrucht

Stammpflanze, Familie, Vorkommen

Bergamotte – *Cítrus aurántium* L. *ssp. bergámia* (Risso et Poit.) Engl., Rautengewächse – *Rutáceae*
Die Hauptkulturen liegen in Italien (Südkalabrien)

Bestandteile

Linalylacetat, Linalool, D-Limonen, Citral, Bergapten, Citropten

Anwendung

Als Riechstoff in der Parfümerie, besonders zur Herstellung von Kölnischwasser, auch für Likoressenzen

Bemerkungen

Das zu 0,2...0,4 % enthaltene Fucocumarin *Bergapten,* chemisch 5-Methoxypsoralen, wirkt als Hautsensibilisator im Sonnenlicht. Vorsicht vor Sonnenbestrahlung nach Anwendung von Kölnischwasser!

Oleum Calami

Kalmusöl

Etherisches Öl aus den getrockneten Wurzelstöcken
Herkunft s. Rhizoma Calami. Aufkommen: Importdroge

Beschreibung

Klare gelbe oder bräunlichgelbe Flüssigkeit. Dichte 0,954...0,970 g/ml. Geruch kräftig würzig, Geschmack würzig, bitter, etwas brennend, scharf

Bestandteile

5...10 % flüssige Asarone, besonders cis-β-Asaron (cis-Isoasaron), cis-2,4,5-Trimetoxypropenylbenzen, weniger trans-α-Asaron, i-Eugenolmethylether, bitteres Sequiterpen Acoron. Die Asarone wirken sedativ und tranquillierend (s. hierzu auch unter Rhizoma Calami)

Anwendung

Wegen der hautreizenden Wirkung ist Kalmusöl sowohl im Kalmusbad als auch im Kalmus-Fußbad enthalten.

Anwendungsgebiete

Rubefazienz, Balneotherapeutikum, pharmazeutischer und kosmetischer Wirkstoff

Qualitätsnormen

Identitätsprüfung: dünnschichtchromatografisch (Testsubstanz Sudanrot)
Reinheitsprüfung: auf Brechungsindex (1,501 bis 1,510), Dichte (0,954...0,970 g/ml), optische Drehung (+ 5,0...28,0°)

Aufbewahrung

In vollständig gefüllten Gefäßen, vor Licht geschützt. Aufbewahrungsfrist höchstens 2 Jahre

Handelsware s. Drogenbezeichnung

Bemerkungen

Droge des AB-DDR.
Kalmusöl ist in der DDR als Bestandteil von Nahrungs- und Genußmitteln verboten

(Hinweise zu β-Asaron s. unter Rhizoma Calami).
In den USA wurde nachgewiesen, daß cis-β-Asaron als umweltfreundliches Schädlingsbekämpfungsmittel gegen die Insektengonaden des Rüsselkäfers eingesetzt werden kann. Es unterbindet die Reifung der Insekteneier. Rüsselkäfer vernichten jährlich einen hohen Anteil der Reis- und Getreideernte. Die Untersuchungen über die Möglichkeiten des Einsatzes sind noch nicht abgeschlossen.

Oleum Camphorae
s. Oleum Cinnamomi camphorae

Oleum Carvi
Kümmelöl

Das etherische Öl aus den reifen Früchten

Stammpflanze, Familie, Vorkommen s. Fructus Carvi. Aufkommen: Importdroge

Gewinnung

Durch Wasserdampfdestillation. Ausbeute 4...6 %

Beschreibung

Klare farblose oder gelbliche Flüssigkeit. Dichte 0,903...0,915 g/ml. Geruch stark kümmelartig, Geschmack aromatisch und bitter

Bestandteile

45...60 % D(+)-Carvon, 30 % D(+)-Limonen, Dihydrocarvon, i-Dihydrocarvon, trans-Carveol, isomere Dihydrocarveole, ferner wenig (+)-Perillalkohol

Wirkung, Anwendung

Kümmelöl wirkt wie Kümmel, besonders karminativ, magenstärkend und verdauungsfördernd. Es ist Bestandteil von Magentropfen und Einreibungsmitteln. Die Hauptmengen benötigen die Spirituosen- und Likörindustrie zum Aromatisieren von Likören und Branntwein, Allasch, Kümmellikör, Berliner Kümmel und anderen Spirituosen.

Anwendungsgebiete

Karminativum, Spasmolytikum, Digestivum, Stomachikum, Korrigens, pharmazeutischer Wirkstoff

Qualitätsnormen

Identitätsprüfung: dünnschichtchromatografisch (Testsubstanz Carvon-Standard)
Reinheitsprüfung: auf Brechungsindex (1,484 bis 1,490), Dichte (0,903...0,915 g/ml), optische Drehung (+ 70,0...81,0°)
Gehaltsbestimmung: Das AB läßt gaschromatografisch den Gehalt an Carvon bestimmen (45,0...60,0 %)

Aufbewahrung

In vollständig gefüllten Gefäßen, vor Licht geschützt. Aufbewahrungsfrist höchstens 1 Jahr

Handelsware s. Drogenbezeichnung

Bemerkungen

Droge des AB-DDR, DAB 8 (Kümmelöl – Carvi aetheroleum), ÖAB 9 (Aetheroleum Carvi – Kümmelöl.

Oleum Caryophylli
Nelkenstielöl

Etherisches Öl aus den Stielen der Blütenknospen

Herkunft

Gewürznelkenbaum – *Syzýgium aromáticum* (L.) MERR. et L. M. PERRY (syn. *Caryophyllus aromaticus* L.); (gr. syzygos: vereint, weil Staub- und Fruchtblätter in der Blütenknospe vereint sind, lat. aromaticus: aromatisch, wohlriechend); Myrtengewächse – *Myrtáceae.*
Der Nelkenbaum ist in Ostindien auf den Maluku beheimatet, besonders auf Ambon (Amboina), und wird auf den zur Vereinigten Republik Tansania gehörenden ostafrikanischen »Gewürzinseln« Pemba und Zanzibar, ferner in der DR Madagaskar,

kultiviert. Die genannten Inseln decken den Weltbedarf an Nelken und Nelkenöl. Aufkommen: Importdroge

Gewinnung

Durch Wasserdampfdestillation aus den Stielen der Blütenknospen

Beschreibung

Klare farblose oder gelbe bis braune Flüssigkeit, stark lichtbrechend. Dichte 1,040...1,058 g/ml. Geruch stark nach Gewürznelken, Geschmack anhaltend brennend, bitter

Bestandteile

80...95 % Eugenol (4-Allyl-2-methoxyphenol), 10...15 % Aceteugenol, 5...12 % α- und β-Caryophyllen

Anwendung

Wegen seiner antiseptischen, anästhesierenden und desinfizierenden Wirkung in der Stomatologie als Zusatz zu Zahnfüllungen, zur Wurzelbehandlung und zum Töten des Zahnnervs, auch Bestandteil von Zahnwässern, Mundwässern und Zahnpasten, als Riechstoff für Seifen und Parfümkompositionen, als Korrigens in der Genußmittelindustrie. Das aus dem etherischen Öl isolierte Eugenol wird wie das etherische Öl verwendet, es ist außerdem Ausgangsstoff für die Vanillinsynthese.

Anwendungsgebiete

Antiseptikum, Desinfizienz, pharmazeutischer und kosmetischer Wirkstoff, Korrigens, zahnärztliches Arzneimittel

Qualitätsnormen

Identitätsprüfung: dünnschichtchromatografisch (Testsubstanz Eugenol)
Reinheitsprüfung: auf Brechungsindex (1,528 bis 1,538) und Dichte (1,040...1,058 g/ml)
Gehaltsbestimmung: Das AB läßt gaschromatografisch den Gehalt an Eugenol bestimmen (80,0...95,0 %)

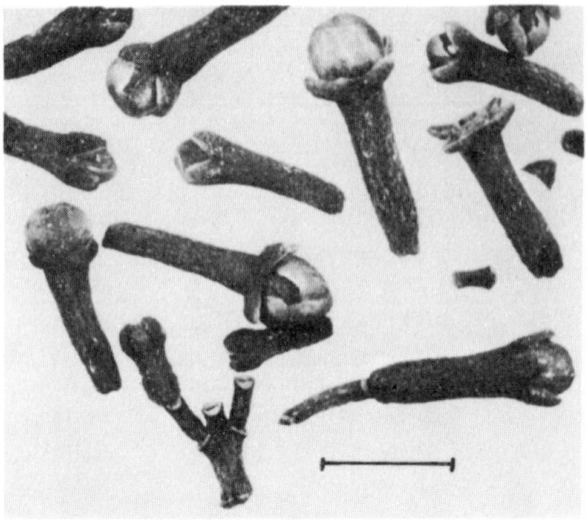

Bild 135. Nelken und Nelkenstiele. Ganzdroge

Aufbewahrung

In vollständig gefüllten Gefäßen, vor Licht geschützt. Aufbewahrungsfrist höchstens 2 Jahre

Handelsware s. Drogenbezeichnung

Bemerkungen

Droge des AB-DDR, DAB 8 (Nelkenöl – Caryophylli aetheroleum), ÖAB 9 (Aetheroleum Caryophylli – Nelkenöl)

Aus den Blütenknospen des Nelkenbaumes, den Nelken, gewinnt man das qualitativ hochwertige *Nelkenöl* (Bild 135). *Nelkenblätteröl* wird für die Parfümerie besonders in der DR Madagaskar aus Blättern destilliert.

Oleum Cinnamomi camphorae

Campferbaumöl

Cineolreiche Fraktion des etherischen Campferöls

Herkunft

Der Campferbaum – *Cinnamómum cámphora* (L.) J. S. PRESL (Bild 136) (arab. kofour: Campferbaum) kommt in verschiedenen Varietäten vor. Er gehört zu den Lorbeergewächsen – *Lauráceae.*
Die Campferbäume sind besonders im Süden der VR China, auf Hainan und in Japan verbreitet. Aufkommen: Importdroge

Gewinnung

Bäume mit einem Alter von mindestens 60 Jahren werden gefällt, und das Holz wird zerkleinert. Man unterwirft es der Wasserdampfdestillation, wobei ein breiiges Destillationsprodukt entsteht, aus dem der Campfer auskristallisiert und abgepreßt werden kann. Aus dem verbleibenden Campferrohöl gewinnt man als Fraktion Campferbaumöl oder Campferöl

Beschreibung

Klare farblose oder gelbliche Flüssigkeit. Dichte 0,905...0,925 g/ml. Geruch terpentin- bis eukalyptusähnlich, Geschmack brennend, würzig

Bestandteile

Etwa 70 % 1.8-Cineol, α- und β-Pinen, D-Limonen, Borneol, Bornylacetat

Anwendung

Pharmazeutisch wie Eukalyptusöl (s. d.) und anstelle desselben. Technisch ist es Lösungsmittel, Reingungsmittel und Ersatz für Terpentinöl sowie wichtiger Grundstoff für die Cineolgewinnung (s. auch unter Oleum Eucalypti).
Campferbaumöl ist wegen der antibakteriellen Wirkung des 1.8-Cineols Bestandteil verschiedener SR: Emulsio nasalis, Inhalatio bronchialis oleosa. Auch Fertigwaren gegen Katarrhe der Mund- und Rachenhöhle, wie Hustenbonbons, -dragees, Gelatinetten, Husteneinreibungen, Urologika, Badepräparate gegen Husten, enthalten Campferbaumöl.

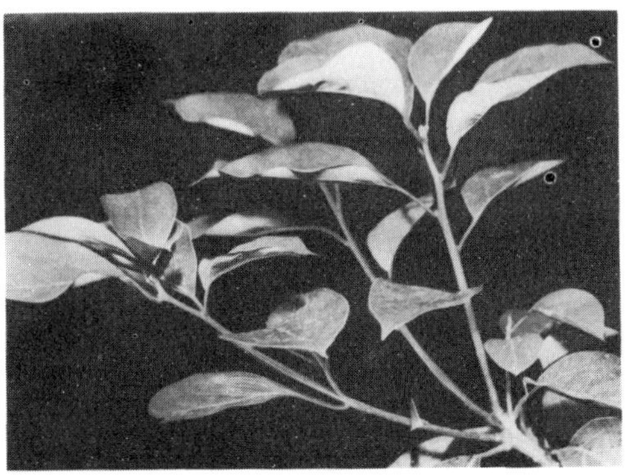

Bild 136. Campferbaum. Beblätterte Triebe (1:2)

Anwendungsgebiete

Hustenmittel – Expektorans –, pharmazeutischer und kosmetischer Wirkstoff, Korrigens, technischer Hilfsstoff, Lösungsmittel

Qualitätsnormen

Identitätsprüfung: dünnschichtchromatografisch (Testsubstanz 1.8-Cineol-Standard)
Reinheitsprüfung: auf Brechungsindex (1,457 bis 1,470), Dichte (0,905...0,925 g/ml), optische Drehung (− 5,0... + 5,0°)
Gehaltsbestimmung: Das AB läßt gaschromatografisch den Gehalt an 1.8-Cineol bestimmen (mindestens 70,0 %)

Aufbewahrung

In vollständig gefüllten Gefäßen, vor Licht geschützt. Aufbewahrungsfrist höchstens 2 Jahre

Handelsware s. Drogenbezeichnung

Bemerkungen

Droge des AB-DDR.

Oleum Cinnamomi Cassiae
Chinesisches Zimtöl,
auch Oleum Cinnamomi aromatici

Etherisches Öl aus Blättern und Zweigen des Chinesischen Zimtbaumes

Herkunft

Chinesischer Zimtbaum, Zimtkassia – *Cinnamómum aromáticum* NEES (gr. kinamomon cassia: zusammengerolltes, tadelloses Gewürz, lat. aromaticus: aromatisch, wohlriechend); Lorbeergewächse – *Lauráceae*
Beheimatet und kultiviert in der VR China, SR Vietnam und in Indonesien. Aufkommen: Importdroge

Gewinnung

Für die Gewinnung der Rinde zieht man sechsjährige Bäume heran, schneidet mit Hornmessern die Rinde auf und schält sie ab. Die getrocknete Rinde liefert das Gewürz

(Bild 137). Aus der Rinde wird durch Wasserdampfdestillation das Chinesische Zimtöl gewonnen

Beschreibung

Klare gelbe oder bräunliche Flüssigkeit, stark lichtbrechend. Dichte 1,049...1,064 g/ml. Geruch stark nach Zimt, Geschmack süß, dann brennend, ohne kratzenden Nachgeschmack. Das etherische Zimtöl erstarrt unter 0 °C zu einer festen Masse. Es ist fast unlöslich in Wasser, mischbar mit Ethanol

Bestandteile

80...90 % Zimtaldehyd, Cinnamylacetat, Phenylpropylacetat, Zimtsäure, Benzoesäure, Benzaldehyd

Anwendung

Korrigens für pharmazeutische Zubereitungen, Back- und Zuckerwaren. Zimtöl weist eine gesicherte antimikrobielle Wirkung auf, die ggf. für die Konservierung von Lebensmitteln genutzt werden kann. Zimtöl dient ferner als Riechstoff bei der Herstellung von Parfümkompositionen und wird auch in der Spirituosen-, der Essenzen- und der Getränkeindustrie verwendet.

Anwendungsgebiete

Pharmazeutischer Hilfsstoff, Korrigens, Riechstoff

Qualitätsnormen

Prüfung auf Brechungsindex (1,600 bis 1,614), Dichte (1,049...1,064 g/ml) und optische Drehung (− 1...+ 6°)
Kennzahlen: Säurezahl (höchstens 7)
Gehaltsbestimmung: Die Gütevorschrift läßt maßanalytisch den Gehalt an Zimtaldehyd bestimmen (mindestens 80,0 %)

Aufbewahrung

In vollständig gefüllten Gefäßen, vor Licht geschützt. Aufbewahrungsfrist höchstens 5 Jahre, nach Prüfung Verlängerung möglich, insgesamt höchstens 10 Jahre

Handelsware s. Drogenbezeichnung

Bemerkungen

Droge des AB-DDR (Anl. 7).

Oleum Cinnamomi, auch *Oleum Cinnamomi zeylanici – Zimtöl* – wird aus der Rinde von *Cinnamómum vérum* I. S. PRESL (*syn. Cinnamómum zeylánicum* BLUME) destilliert (s. auch Bild 137) und stammt aus Sri Lanka. Ceylonzimtöl ist qualitativ wertvoller als Chinesisches Zimtöl, aber nicht mehr im

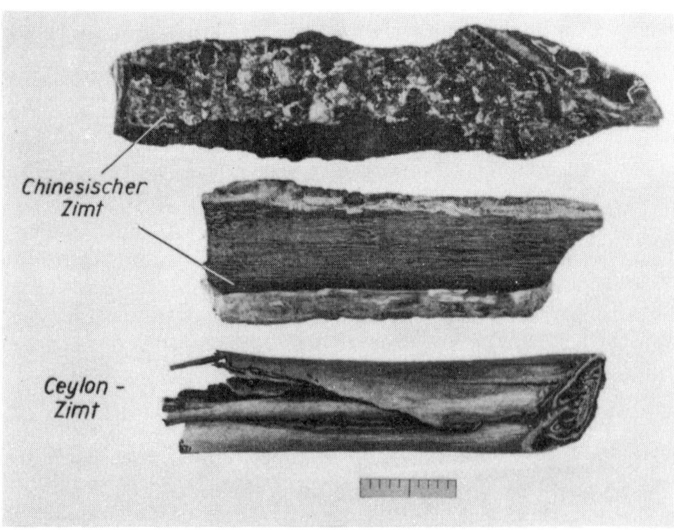

Bild 137. Zimtrinden

AB-DDR offizinell. Es wird wie Chinesisches Zimtöl verwendet

Bemerkungen

Droge des ÖAB 9 (Aetherolum Cinnamomi – Zimtöl).

Oleum Cinnamomi
s. unter Oleum Cinnamomi Cassiae

Oleum Citri
Citronenöl

Aus der frischen Zitronenschale ausgepreßtes etherisches Öl

Herkunft

Zitronenbaum – *Citrus límon* (L.) BURM. fil. (lat. citrus: Zitrone); Rautengewächse – *Rutáceae.* Der Zitronenbaum (Bild 138), im Iran beheimatet, wird in vielen Ländern kultiviert, so in Italien (Sizilien, Kalabrien), Südfrankreich, Portugal, Spanien, Israel, den USA (Kalifornien, Florida), auch in verschiedenen Gebieten der UdSSR. Aufkommen: Importdroge

Gewinnung

Die Fruchtschalen werden abgeschält und maschinell gepreßt. Die Ernte in Sizilien und in Kalabrien ergibt jährlich etwa 400 000 t Zitronen. Bis zu 5 % der Früchte werden exportiert. Aus dem Rest gewinnt man jährlich etwa 200 t Citronenöl

Beschreibung

Klare hellgelbe oder grünlichgelbe Flüssigkeit. Dichte 0,850...0,856 g/ml. Geruch kräftig zitronenartig, Geschmack erfrischend, etwas bitter

Bestandteile

3...5 % Citral A (Geranial) und Citral B (Neral), beide Stoffe sind die Geruchsträger. Ferner sind 90 % D(+)-Limonen, wenig Citronellal, α-Terpineol, Linaly- und Geranylacetat enthalten

Anwendung

Pharmazeutisch und kosmetisch als Korrigens bzw. Riechstoff für Salben, Seifen und Einreibungen bei Husten, zur Herstellung von Kölnischwasser und Blumendüften,

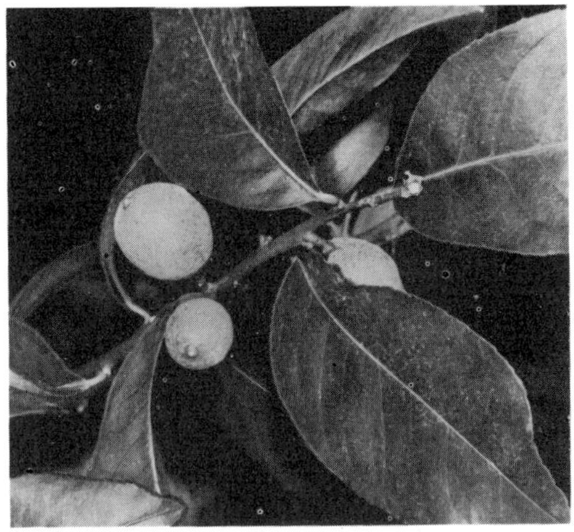

Bild 138. Zitronenbaum. Zweig mit Früchten (1:2)

auch als Korrigens in der Lebensmittelindustrie für Backwaren, Essenzen, Limonaden und Liköre.

Anwendungsgebiete

Riechstoff, Korrigens, pharmazeutischer und kosmetischer Hilfsstoff

Qualitätsnormen

Identitätsprüfung: dünnschichtchromatografisch (Testsubstanz Citral-Vergleichssubstanz)
Reinheitsprüfung: auf Brechungsindex (1,474 bis 1,476), Dichte (0,850...0,856 g/ml), optische Drehung (+ 57,0... + 70,0°), Verdampfungsrückstand (nicht weniger als 1,6 % und nicht mehr als 4,0 % Rückstand)
Gehaltsbestimmung: Das AB läßt maßanalytisch den Gehalt an Geranial und Neral bestimmen (2,8...5,0 %)

Aufbewahrung

In vollständig gefüllten Gefäßen, vor Licht geschützt, kühl. Aufbewahrungsfrist höchstens 6 Monate. Citronenöl verharzt bei unsachgemäßer und zu langer Aufbewahrung sehr leicht und riecht dann streng terpentinartig

Handelsware s. Drogenbezeichnung

Bemerkungen

Droge des AB-DDR, DAB 8 (Citri aetheroleum), ÖAB 9 (Aetheroleum Citri – Zitronenöl)

Im Versuchsgarten des Forschungsinstituts für Berggartenbau und Blumenzucht in Sotschi (UdSSR) reifen auf einem Stamm einer wilden Limone 40 Sorten aller auf der Erde vorkommenden Zitrusfrüchte. Sie wurden dem Wildling aufgepfropft. So reifen im einzelnen japanische Mandarinen, italienische Zitronen, amerikanische Grapefruits, große Ojafrüchte und winzige Kumquat. Der Baum erhielt die Bezeichnung »Baum der Freundschaft«.

Oleum Citronellae
Citronellöl, auch Jawa-Citronellöl

Etherisches Öl aus den oberirdischen Teilen des Zitronellgrases

Herkunft

Jawa-Zitronellgras – *Cymbopógon winteránus* JOWITT, Grasgewächse – *Poáceae (Gramineae)*

Wildwachsend und kultiviert in der VR China, in der SR Vietnam, auf Jawa, DSR Sri Lanka, in Guatemala. Aufkommen: Importdroge

Gewinnung

Das Gras wird zerkleinert und der Wasserdampfdestillation unterworfen. Die jährliche Welterzeugung beträgt mehr als 5 000 t

Beschreibung

Klare farblose bis blaßgelbliche oder bräunlichgelbe Flüssigkeit, stark lichtbrechend. Dichte 0,878...0,895 g/ml
Citronellöl riecht durch den Gehalt an Citronellal melissen- und zitronenähnlich, der Geschmack ist brennend, bitter

Bestandteile

15...25 % Geraniol, 35...50 % (+)-Citronellal, 15 % Citronellol, Citral und L-Limonen

Anwendung

Pharmazeutisch anstelle von Melissenöl in Beruhigungs- und Magenmitteln, Melissen- und Karmelitergeist, extern als Zusatz zu Einreibungsmitteln wegen der hautreizenden Wirkung. Große Mengen werden zum Parfümieren von Seifen, zur Herstellung von Blumendüften und als Riechstoff für Salben und Krems verwendet, weil Citronellöl Fremdgerüche gut überdeckt. Citronellöl ist wichtiger Grundstoff für die Gewinnung und Synthese von Riechstoffen und Korrigenzien, wie Menthol, Geraniol, Citronellal, Citronellol u. a. Manche Insektenabwehrmittel enthalten Citronellöl.
In tropischen Ländern wird Citronellöl therapeutisch gegen Lepra verwendet.

Anwendungsgebiete

Pharmazeutischer, kosmetischer und technischer Hilfsstoff, Riechstoff, Rubefazienz, Korrigens

Qualitätsnormen

Identitätsprüfung: dünnschichtchromatografisch (Testsubstanz Citronellal-Vergleichssubstanz)
Reinheitsprüfung: auf Brechungsindex (1,466 bis 1,473), Dichte (0,878...0,895 g/ml), optische Drehung (0...5,0°)
Gehaltsbestimmung: Das AB läßt nach Acetylierung maßanalytisch auf primäre Alkohole (Geraniol, Citronellol) prüfen (mindestens 35,0 %), berechnet als Geraniol, ferner nach Aldoximbildung maßanalytisch auf Carbonylverbindungen (mindestens 35,0 %), berechnet als Citronellal

Aufbewahrung

In vollständig gefüllten Gefäßen, vor Licht geschützt, Aufbewahrungsfrist höchstens 1 Jahr

Handelsware

Oleum Citronellae Jawa

Bemerkungen

Droge des AB-DDR, ÖAB 9 (Aetheroleum Citronellae – Citronellöl)
Aus dem Ceylon-Citronellgras – *Cymbopogon nardus* (L.) RENDLE, wird auf Sri Lanka viel *Ceylon-Citronellöl* gewonnen. Es ist etwas dunkler und weist eine etwas andere Zusammensetzung auf, erreicht aber nicht die Qualität des offizinellen Öls. Man verwendet es ähnlich, besonders zum Parfümieren von Seifen; aber nicht für pharmazeutische Zwecke.

Oleum Eucalypti
Eucalyptusöl

Etherisches Öl aus den Blättern

Herkunft

Eukalyptusbäume – *Eucalýptusarten* (gr. eu: gut, gr. kalyptein: bedecken, die Blütenknospe ist von den Kelchblättern deckelartig umhüllt); Myrtengewächse – *Myrtáceae*
Der Eukalyptusbaum (Bild 139a) wird bis zu 100 m hoch und gehört damit zu den größten Bäumen. Typisch sind die Folgeblätter geformt (Bild 139b). Eukalyptus ist in Australien beheimatet. Da Eukalyptusbäume schnell wachsen, etwa 3 m im Jahr, und dadurch viel Wasser verbrauchen, täglich bis zu 200 l, baut man sie auch zur Trockenlegung von Malariasümpfen sowie als Schutzgürtel gegen Dürre an. Für Produktion und Export von Eucalyptusöl sind folgende Länder führend: VR China, Spanien und Portugal. Die Produktion in Australien ist rückläufig. Aufkommen: Importdroge

Gewinnung

Durch Wasserdampfdestillation aus den Blättern

Beschreibung

Klare farblose bis hellgelbe, zuweilen grünliche Flüssigkeit, lichtbrechend. Dichte 0,905...0,925 g/ml. Geruch erfrischend, campferähnlich (1.8-Cineol), Geschmack brennend und kühlend

Bestandteile

70...90 % 1.8-Cineol, α-Pinen und andere Terpene, Terpenalkohole und -ketone

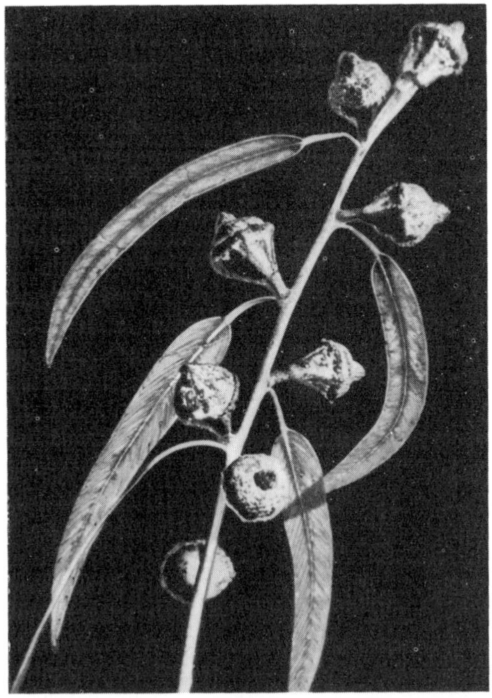

a

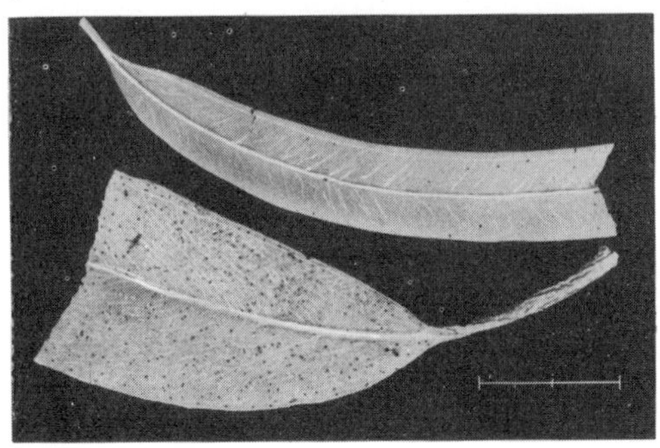

b

Bild 139. Eukalyptusbaum
a) Zweig mit Blättern und deckelartig umhüllten Blütenknospen (1:2)
b) Blattbruchstücke

Anwendung

Als Expektorans mit sekretionsvermindernder Wirkung gegen Erkrankung der Atmungsorgane, Husten, Heiserkeit, Schnup-

fen, Bronchialkatarrh und Asthma, als Bestandteil von Inhalierölen, Hustentropfen, Hustenbonbons, zu Inhalationen und Dampfbädern, sowie für Husten- und Rheumaeinreibungen, auch als Bestandteil kosmetischer Zubereitungen
Technische Eucalyptusöle mit Gehalt an α- und β-Phellandren sind Lösungsmittel, Desinfektionsmittel und Seifenparfüm. Anstelle von Eucalyptusöl wird pharmazeutisch Campferbaumöl verwendet (s. d.).

Anwendungsgebiete

Hustenmittel – Expektorans –, pharmazeutischer und kosmetischer Wirkstoff, Korrigens, technischer Hilfsstoff, Lösungsmittel

Qualitätsnormen

Identitätsprüfung: dünnschichtchromatografisch (Testsubstanz 1.8-Cineol-Standard)
Reinheitsprüfung: auf Brechungsindex (1,457 bis 1,470), Dichte (0,905...0,925 g/ml), optische Drehung (0...+ 10,0°), Aldehyde und Phellandren
Gehaltsbestimmung: Das AB läßt gaschromatografisch den Gehalt an 1.8-Cineol bestimmen (70,0...90,0 %)

Aufbewahrung

In vollständig gefüllten Gefäßen, vor Licht geschützt. Aufbewahrungsfrist höchstens 2 Jahre

Handelsware s. Drogenbezeichnung (im AMR gelöscht, dafür Oleum Cinnamomi camphorae, s. d.)

Bemerkungen

Droge des AB-DDR, DAB 8/Ph. Eur. (Eucalyptusöl – Eucalypti aetheroleum), ÖAB 9 (Aetheroleum Eucalypti – Eucalyptusöl)

Durch fraktionierte Destillation und Umkristallisieren in der Kälte kann der Hauptbestandteil der Eucalyptusöle, das *1.8-Cineol*, gewonnen werden. Es ist eine farblose Flüssigkeit, die bei 0...1 °C erstarrt und campferartig riecht. Cineol wird wie Eucalyptus- und Campferbaumöl verwendet.

Oleum Foeniculi
Fenchelöl

Etherisches Öl aus reifen Früchten

Herkunft s. Fructus Foeniculi

Gewinnung

Durch Wasserdampfdestillation aus den reifen, getrockneten und zerkleinerten Früchten. Ausbeute 2...6 %. Haupterzeugungsländer sind Frankreich und Spanien. Aufkommen: Importdroge

Beschreibung

Klare farblose oder schwach gelbe Flüssigkeit, die beim Abkühlen zwischen 5 °C und 10 °C kristallin erstarrt. Dichte 0,960...0,970 g/ml. Geruch kräftig fenchelartig, Geschmack süß, campferartig, dann bitter (Fenchon)

Bestandteile

50...75 % süß schmeckendes trans-Anethol, 5...20 % bitter und scharf schmeckendes (+)-Fenchon, als wertbestimmender, für den Geschmack typischer Bestandteil, ferner Terpineol, Limonen, Methylchavicol, Safrol, α-Pinen, Anisketon, Anisaldehyd, Foeniculin, Camphen

Anwendung

Als expektorierend, spasmolytisch und karminativ wirkender Bestandteil des Fenchelsirups und -honigs, der Hustenbonbons und der Hingfong-Essenz. Bestandteil von Pulvis stomachicus SR. Die spasmolytische Wirkung des Fenchelöls wird auch für Arzneimittel gegen Nierensteine genutzt. Fenchelöl ist auch Korrigens für Liköressenzen.

Anwendungsgebiete

Stomachikum, Aperitivum, Spasmolytikum, Karminativum, Galaktagogum, Hustenmittel – Expektorans, Bronchosekretolytikum –, Korrigens

Qualitätsnormen

Identitätsprüfung: dünnschichtchromatografisch (Testsubstanz Fenchon-Standard)
Reinheitsprüfung: auf Brechungsindex (1,528 bis 1,539), Dichte (0,960...0,970 g/ml), optische Drehung (+ 11,0...24,0°)

Gehaltsbestimmung: Das AB läßt gaschromatografisch den Gehalt an trans-Anethol (50,0...75,0 %) und Fenchon (5,0...15,0 %) bestimmen

Aufbewahrung

In vollständig gefüllten Gefäßen, vor Licht geschützt. Aufbewahrungsfrist höchstens 2 Jahre. Völlig oder teilweise erstarrtes Öl ist vor der Verwendung durch mäßiges Erwärmen zu verflüssigen und zu schütteln

Handelsware s. Drogenbezeichnung

Bemerkungen

Droge des AB-DDR, DAB 8 (Fenchelöl – Foeniculi aetheroleum), ÖAB 9 (Aetheroleum Foeniculi – Fenchelöl).

Oleum Gossypii
Baumwollsamenöl, auch Cottonöl, Kottonöl

Aus reifen Samen gewonnenes und raffiniertes fettes Öl

Stammpflanze, Familie, Vorkommen s. unter Gossypium

Bestandteile

Glycerolester der Öl-, Linol- und Palmitinsäure, der Arachin- und Myristinsäure

Anwendung

Als Speiseöl, zur Herstellung kosmetischer und pharmazeutischer Zubereitungen, z. B. von Diätetika

Qualitätsnormen

Kennzahlen: Iodzahl (101 bis 117), Peroxidzahl (höchstens 4), Säurezahl (höchstens 1), Verseifungszahl (190 bis 198), unverseifbare Anteile (höchstens 3,0 %)
Reinheitsprüfung: auf Brechungsindex (1,471...1,477), Sesamöl und Trichlorethylen (dürfen nicht enthalten sein)

Aufbewahrung

In vollständig gefüllten Gefäßen, vor Licht geschützt, kühl. Baumwollsamenöl ist in Abständen von 2 Jahren zu prüfen

Bemerkungen

Droge des AB-DDR (Anl. 7). Temperaturbedingte Abscheidungen sind vor der Verwendung durch mäßiges Erwärmen zu beseitigen.
Baumwollsamen enthalten das gelbe toxische dimere Sesquiterpen *Gossypol,* das bei der Raffination des fetten Öls entfernt werden muß. Es ist eine biologisch aktive Substanz und kann auch aus den Preßkuchen gewonnen werden (s. dazu unter Gossypium).

Oleum Helianthi
Sonnenblumenöl

Raffiniertes und von den Wachsanteilen befreites fettes Öl aus den reifen Samen

Herkunft

Sonnenblume (Bild 140) – *Heliánthus ánnus* L. (gr. helios: Sonne, gr. anthos: Blume, lat. annuus: Jahr, die Sonnenblume ist einjährig); Korbblütengewächse – *Asteráceae (Compósitae)*
Es gibt 200 verschiedene Sonnenblumenarten. Sie sind in Nordamerika und in den nördlichen Anden beheimatet. Die Sonnenblume ist eine wirtschaftlich bedeutungsvolle Öl-, Futter- und Zierpflanze. Wichtige Kulturen liegen im Süden der UdSSR (etwa 4 Mill. Hektar), in Argentinien, in der SR Rumänien und in der Ungarischen VR. Aufkommen: Importdroge

Gewinnung

Die reifen Samen werden kalt gepreßt. Heiß gepreßte Sorten sind dunkler. Das Öl wird nach dem Pressen gereinigt und nach dem Abkühlen von den sich abscheidenden Wachsanteilen befreit

Beschreibung

Klare farblose oder gelbliche Flüssigkeit. Dichte 0,915...0,925 g/ml. Mit Ether und Chloroform mischbar. Geruch und Geschmack schwach. An der Luft trocknet Son-

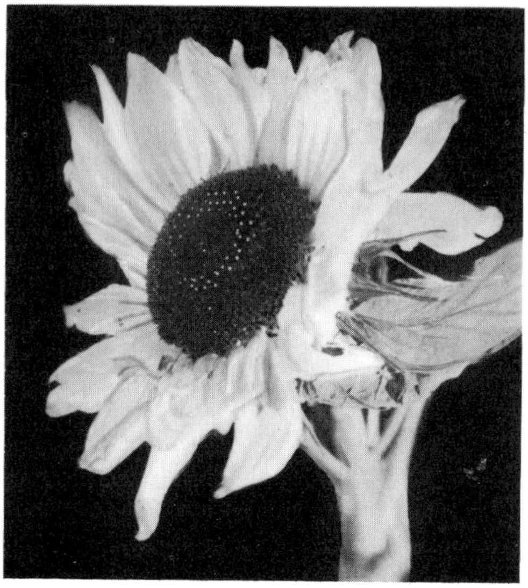

Bild 140. Sonnenblume. Blütenstand (1:3)

nenblumenöl sehr langsam in etwa 3 Wochen und gehört deshalb zu den trocknenden Ölen

Bestandteil

Glycerolester der Ölsäure, der α- und β-Linolsäure

Anwendung

Als pharmazeutischer und kosmetischer Grundstoff für Salben, Krems, Pasten und Linimente, zur Herstellung öliger Injektionszubereitungen für veterinärmedizinische Zwecke. Zahlreiche kosmetische Zubereitungen, wie Kinderöle, Haaröle und Hautöle, enthalten Sonnenblumenöl. Es ist auch ein geschätztes Speiseöl und wird, durch Hydrierung gehärtet, zur Herstellung von Margarine verwendet. Dunkle und technische Sorten sind Grundstoff für die Öllack-, Firnis- und Seifenherstellung.

Anwendungsgebiete

Pharmazeutischer und kosmetischer Grundstoff, Speiseöl, Farben- und Seifengrundstoff

Qualitätsnormen

Kennzahlen: Iodzahl (118 bis 144), Peroxidzahl (höchstens 8), Säurezahl (höchstens 0,5), Verseifungszahl (185 bis 194)
Reinheitsprüfung: auf Brechungsindex (1,470 bis 1,474), Dichte (0,915...0,925 g/ml), Farbe (nach Farbvergleich, s. AB), Baumwollsamen-, Kapok-, Sesamöl, fremde und auch verdorbene Öle

Aufbewahrung

In vollständig gefüllten Gefäßen, vor Licht geschützt, kühl. Aufbewahrungsfrist: Sonnenblumenöl ist mindestens in Abständen von einem Jahr zu prüfen und ggf. auszusondern, spätestens nach 10 Jahren

Handelsware

Oleum Helianthi raffinatum

Bemerkungen

Droge des AB-DDR und des CM-RGW.

Oleum Jecoris

Lebertran, auch *Oleum Jecoris Aselli*, Medizinallebertran

Das fette Öl aus den Lebern von Kabeljau und anderen Fischen aus der Familie der Schellfische, das unter 0 °C abgekühlt und von den leicht erstarrenden Anteilen befreit wurde

Herkunft

Besonders die Lebern von Kabeljau – *Gádus mórrhua* L. – bzw. Dorsch (kleinere Ostseeformen und Jungfische des Kabeljaus) – und die der Schellfische – *Melanográmmus aeglefínus* (L.) – enthalten reichlich fettes Öl, den Lebertran. Von den genannten Fischen ist der Kabeljau der größte, er wird bis zu 1,50 m lang und erreicht eine Masse von etwa 50 kg. Sämtliche Arten kommen in den nördlichen Teilen des Atlantischen und des Stillen Ozeans sowie den daran angrenzenden Meeren vor. Zur Zeit des Laichens ziehen die Fische in großen Zügen an die Küsten Norwegens (Lofoten), Islands, Neufundlands, Schottlands und Nordamerikas (Labrador). Aufkommen: Eigengewinnung

Gewinnung

Früher wurde Lebertran bei der Gewinnung von sog. Stock- und Klippfisch (an Stöcken aufgehängt bzw. auf den Klippen zum Trocknen ausgelegt) nur als Nebenprodukt gewonnen, da man den großen Wert des Lebertrans noch nicht kannte. So waren auch die Gewinnungsverfahren entsprechend einfach und anspruchslos. Man ließ die Lebern – meist in Bottichen übereinandergeschichtet – einige Zeit liegen, wobei durch den Eigendruck ein Teil des Öls von selbst ausfloß. Das Öl war nach Dauer des Prozesses hell und roch schwach. Meist hatte es aber eine dunkle Farbe. Geruch und Geschmack waren unangenehm fischartig. Seitdem der Lebertran als wertvolles Vitamin-A- und Cholecalciferol-Präparat gilt, werden beachtliche Mengen davon nach modernen Verfahren gewonnen.
Gefrierverfahren: Die Lebern werden bei etwa -10 °C eingefroren, wobei das Gewebe zerfällt und der Lebertran ausfließt. Das Verfahren ist sehr vitaminschonend, der erzeugte Lebertran aber nicht sehr haltbar, da die fettspaltenden Enzyme nicht genügend inaktiviert werden.

Dampfverfahren: Mit Vakuumapparaten und Dampf von höchstens 60...80 °C werden die Lebern vom Tran befreit. Vor der Behandlung, die etwa 1 h dauert, sind die Gallenblasen von den Lebern zu entfernen. Dann werden die Lebern gewaschen und zerkleinert.
Das AB verlangt Dampftran, der auch unter der Bezeichnung *Medizinallebertran* im Handel ist.
Aus Leberabfällen und -rückständen erhält man nach längerem Kochen einen dunklen, unangenehm riechenden und schmeckenden technischen Tran. Er wird unter der Bezeichnung *Gerbertran* in der Gerberei verwendet

Beschreibung

Lebertran ist eine klare blaßgelbe Flüssigkeit, in Ethanol schwer löslich, mischbar mit Ether und Chloroform. Lebertran gehört zu den halbtrocknenden Ölen, denn beim Aufstreichen auf eine Unterlage dickt er an der Luft ein und hinterläßt einen klebrigen Film. Lebertran wird leicht ranzig, Geruch und Geschmack sind charakteristisch, er darf aber nicht ranzig oder widerlich riechen und nicht fischartig und kratzend schmekken

Bestandteile

Hauptbestandteile sind Glycerolester der ungesättigten Ölsäure, der Linol-, Palmitolein- und Gadolinsäure, ferner sind Ester anderer Fettsäuren enthalten, wie solche der Stearin-, Palmitin-, Essig-, Baldrian-, Butter- und Caprinsäure, außerdem etwa 0,5% Cholesterol, iod- und bromhaltige organische Verbindungen. Wesentlich ist der Gehalt an Vitaminen A (Retinol) und D_3 (Cholecalciferol, antirachitisches Vitamin)

Anwendung

Lebertran ist ein leichtverdauliches Nähr- und Kräftigungsmittel und durch den hohen Vitamingehalt zusätzlich ein wertvolles Vitamin-Arzneimittel. Er wird in der Kinderpraxis prophylaktisch gegen Rachitis verwendet, aber auch als Roborans für schwächliche Kinder. Da der Gebrauch des Lebertrans wegen des Geschmacks oft abgelehnt wird, zieht man dem reinen Lebertran Emulsionen mit geschmacksverbessernden Zusätzen vor. Daneben gilt Lebertran sowohl in der Human- als auch in der Veterinärmedizin als reizlose Salbengrundlage für Lebertransalben. Sie wirken granulationsfördernd und epithelisierend, günstig bei Ekzemen und Verbrennungen. Zur Gewährleistung der Dosierungsgenauigkeit der im Lebertran enthaltenen Vitamine wird dem Lebertran für Prophylaxe und Therapie von Rachitis, Osteomalazie und rachitischer Tetanie eine ergocalciferolhaltige AFW (z. B. Dekristol) vorgezogen.
Dunkle Trane werden technisch in der Seifenindustrie, als Lederöle, in der Gerberei zur Herstellung von Sämischleder verwendet, neuerdings sogar als Treibstoff für Dieselmotore erprobt.

Anwendungsgebiete

Antirachitikum, Roborans, pharmazeutischer Grundstoff, Salbengrundlage, technischer Grund- und Hilfsstoff, Seifengrundstoff

Anwendungsform

Für Kinder täglich 2 bis 3 Teelöffel voll, für Erwachsene 2 bis 3 Eßlöffel voll

Qualitätsnormen

Identitätsprüfung: Brechungsindex (1,477 bis 1,484), Prüfung einer Lösung von Chloroform unter Zusatz von Antimon(III)-chlorid-RL auf Vitamin A (s. AB) unter Blaufärbung
Reinheitsprüfung: auf Farbe (Farbvergleich, s. AB) und leicht erstarrende Anteile
Gehaltsbestimmung: Das AB läßt fotometrisch den Gehalt an Retinol (mindestens 600 I. E.) und antirachitischem Vitamin (mindestens 60 I. E.) bestimmen

Aufbewahrung

In vollständig gefüllten Gefäßen, die mit einem indifferenten Gas gefüllt sind, vor Licht geschützt, kühl. Aufbewahrungsfrist: Lebertran ist mindestens in Abständen von einem Jahr auf die Säurezahl und den Gehalt an Retinol zu prüfen und ggf. auszusondern, spätestens nach 10 Jahren

Handelsware

Oleum Jecoris album Vapore paratum (Dampftran)

Bemerkungen

Droge des DAB 8 (Heilbuttleberöl – Hippoglossi oleum – aus Heilbuttlebern), ÖAB 9 (Oleum Jecoris Hippoglossi – Heilbuttleberöl)

Heilbuttlebertran ist im DAB 8 und ÖAB 9 offizinell und stammt aus den Lebern des Heilbutts – Hippoglóssum hippoglóssum L.; Schollen – Pleuronéctidae. Er ist besonders vitaminreich.

Unter *Fisch-* oder *Waltran* versteht man den Tran aus dem Speck verschiedener Walarten. Diese werden mit Walfängern im nördlichen und im südlichen Eismeer gefangen und meist gleich auf den Schiffen verarbeitet. Durch besondere Reinigungsprozesse und Härten gewinnt man aus den Tranen auch Speisefette, stellt aber auch Seifen daraus her und gewinnt durch Fettspaltung die Fettsäuren. Weitere Produkte aus Tranen sind Lederfette und Schmiermittel.

Oleum Juniperi
Wacholderbeeröl

Etherisches Öl aus reifen Beerenzapfen

Herkunft s. Fructus Juniperi. Aufkommen: Importdroge

Gewinnung

Durch Wasserdampfdestillation aus den reifen, getrockneten, zerquetschten Beerenzapfen

Beschreibung

Klare farblose oder gelbliche bis grünlichgelbe Flüssigkeit. Dichte 0,856...0,876 g/ml. Geruch und Geschmack charakteristisch, harzartig und terpentinähnlich

Bestandteile

Mono- und Sesquiterpene, u. a. α-Pinen, Camphen, α- und β-Cadinen, Terpenalkohole, diuretisch wirkendes Terpineol-(4)

Anwendung

Wie Fructus Juniperi (s. d.), besonders genutzt werden die diuretische, karminative und choleretische Wirkung des etherischen Öls. Wacholderbeeröl ist in pharmazeutischen Zubereitungen, in der Hingfong-Essenz und in Husteneinreibungen enthalten. Wichtig ist auch die Verwendung in der Spirituosenindustrie.

Anwendungsgebiete

Diuretikum, Karminativum, Cholagogum, pharmazeutischer Wirkstoff, Korrigens

Qualitätsnormen

Identitätsprüfung: dünnschichtchromatografisch (Testsubstanz Sudanrot)
Reinheitsprüfung: auf Brechungsindex (1,472 bis 1,484), Dichte (0,856...0,876 g/ml), optische Drehung (– 1,0...15,0°)

Aufbewahrung

In vollständig gefüllten Gefäßen, vor Licht geschützt. Aufbewahrungsfrist höchstens 2 Jahre

Handelsware s. Drogenbezeichnung

Bemerkungen

Droge des AB-DDR, ÖAB 9 (Aetheroleum Juniperi – Wacholderöl).

Oleum Lauri
Lorbeeröl

Aus Fett, etherischem Öl und Chlorophyll bestehende, aus frischen Lorbeerfrüchten warm gepreßte oder durch Auskochen gewonnene Mischung

Herkunft

Lorbeerbaum (Bild 141a) – *Laúrus nóbilis* L. (Laurus: altröm. Name; lat. nobilis: edel), Lorbeergewächse – *Lauráceae*
Beheimatet und kultiviert im Mittelmeergebiet (SVR Albanien, Italien), bei uns als Zierpflanze. Aus kleinen weißen Blüten entwickeln sich eiförmige braun- bis blauschwarze Früchte (Bild 141b). Aufkommen: Importdroge

Gewinnung

Man preßt die frisch zerkleinerten Früchte in beheizten Pressen oder kocht die Früchte mit Wasser aus

Beschreibung

Dunkelgrüne oder bräunlichgrüne salbenartige Masse von körniger Beschaffenheit, seltener dickliche Flüssigkeit aus festen und flüssigen Anteilen. Geruch stark würzig, Geschmack würzig, bitter

Bestandteile

2...3 % etherisches Öl, das im wesentlichen 1.8-Cineol enthält; der Fettanteil setzt sich aus Glycerolestern der Laurin-, Öl-, Linol- und Palmitinsäure zusammen, außerdem sind Chlorophyll, Kohlenwasserstoffe, Sterine und Laurinalkohol enthalten

Anwendung

Als hautreizendes Einreibungsmittel gegen Hautkrankheiten, aber nur für veterinärme-

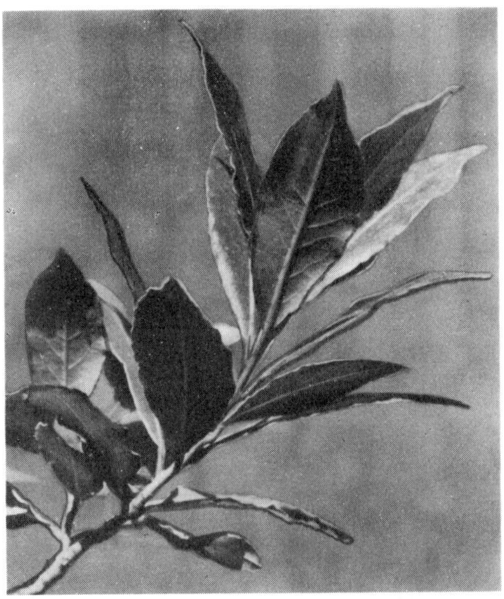

a

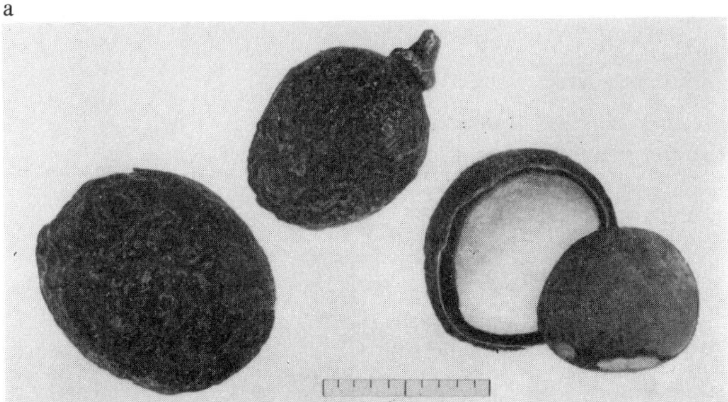

b

Bild 141. Lorbeerbaum
a) Beblätterter Zweig (1:2)
b) Früchte

dizinische Zwecke, auch als Eutersalbe und als Insektenabwehrmittel sowie zur Herstellung von Lorbeersalbe.

Anwendungsgebiete

Pharmazeutischer Wirkstoff, Rubefazienz in der Veterinärmedizin

Qualitätsnormen

Kennzahlen: Iodzahl (49 bis 81), Säurezahl (höchstens 12), Verseifungszahl (197 bis 210)
Reinheitsprüfung: auf Kupferionen und fremde Farbstoffe

Aufbewahrung

Vor Licht geschützt. Aufbewahrungsfrist höchstens 5 Jahre, nach Prüfung Verlängerung möglich, insgesamt höchstens 10 Jahre

Handelsware

Oleum Lauri italicum (Gardasee) pro usu externo, nur zur pharmazeutischen Verarbeitung

Bemerkungen

Droge des AB-DDR. Lorbeeröl ist in der DDR nur für veterinärmedizinische Zwecke bestimmt, ferner Droge des ÖAB 9 (Oleum Lauri – Lorbeeröl).

Lavandinöl s. unter Oleum Lavandulae

Oleum Lavandulae
Lavendelöl

Etherisches Öl aus frischen Blüten oder Blütenständen

Herkunft

Echter Lavendel (Bild 142a) – *Lavándula angustifólia* Mill. (lat. lavere: waschen, das aromatische Lavendelkraut setzte man früher dem Waschwasser zu, lat. angustifolius: schmalblättrig); Lippenblütengewächse – *Lamiáceae (Labiátae).*
Der Echte Lavendel ist als Halbstrauch im westlichen Mittelmeergebiet beheimatet und wächst auf trockenem kalkhaltigem Boden. Beachtliche Kulturen liegen in Südfrankreich (Provence), der VR Bulgarien, SFR Jugoslawien, in Griechenland, der Ungarischen VR (Tihany) und der UdSSR (Küsten des Schwarzen Meers, Krim, Kaukasus).
Aufkommen: Importdroge

Gewinnung

Durch Wasserdampfdestillation aus den Blüten (Bild 142b)

Beschreibung

Klare farblose bis schwach gelbe Flüssigkeit, lichtbrechend. Dichte 0,874...0,890 g/ml. Geruch stark aromatisch, Geschmack aromatisch, schwach bitter. Lavendelöl nimmt nach längerem Aufbewahren einen ölartigen Geruch an (s. Aufbewahrungsfrist)

Bestandteile

34...55 % Linalylacetat, 24...37 % (−)-Linalool, Borneol, 1.8-Cineol, cis-Ocimen, Campfer, Ethyl-n-pentylketon, α- und β-Pinen, Lavandulylacetat, Terpineol-(4)

Anwendung

Als Riechstoff für pharmazeutische und kosmetische Zubereitungen, Salben, Krems, Hautöle, Einreibungsmittel, Rasierwässer, Lavendelwasser, Duftkompositionen, Seifenparfüm. Lavendelöl wirkt auch sedativ, schwach antiseptisch und hautreizend.

Anwendungsgebiete

Pharmazeutischer und kosmetischer Wirkstoff, Riechstoff

Qualitätsnormen

Identitätsprüfung: dünnschichtchromatografisch (Testsubstanz Linalylacetat-Standard)
Reinheitsprüfung: auf Brechungsindex (1,457 bis 1,466), Dichte (0,874...0,890 g/ml) und optische Drehung (− 4,0... − 11,0°)
Gehaltsbestimmung: Das AB läßt maßanalytisch den Gehalt an Linalylacetat bestimmen (35,0...55,0 %)

Aufbewahrung

In vollständig gefüllten Gefäßen, vor Licht geschützt. Aufbewahrungsfrist höchstens 1 Jahr

Handelsware s. Drogenbezeichnung

Bemerkungen

Droge des AB-DDR, DAB 8 (Lavendelöl – Lavandulae aetheroleum), ÖAB 9 (Aetheroleum Lavandulae – Lavendelöl).

Neben Lavendelöl sind *Spiköl* und *Lavandinöl* bedeutungsvoll.

Spiköl ist das durch Wasser- oder Wasserdampfdestillation aus dem blühenden Kraut des wildwachsenden Spiklavendels – *Lavándula latifólia* MEDIK. gewonnene etherische Öl. Hauptproduzenten sind Spanien, Italien und Frankreich. Es wird als Seifenparfüm und technisch als Lösungsmittel, besonders in der Porzellanmalerei, verwendet. (Beispielsweise wird Goldstaub mit Spiköl verrieben und auf das Porzellan aufgetragen. Beim Brennen schlägt sich das Gold auf dem Porzellan unlöslich nieder, das Öl verbrennt ohne Rückstand.)

Lavandinöl ist das etherische Öl aus dem blühenden Kraut des Lavandinlavendels – *Lavándula hybrída* REVERCHON, einem Bastard aus dem Großen Speik – *Lavándula latifólia* (Spiklavendel) MEDIK. × *Lavándula angustifólia* MILL. Es werden die Varietät »Super« und »Abriali« kultiviert. Lavandin wird seit über einem halben Jahrhundert in Südfrankreich angebaut, wo 90 % der Weltproduktion Lavandinöl durch Wasser- oder Wasserdampfdestillation gewonnen werden. Lavandinöl wird wie Lavendelöl in der Parfümerie und als Seifenparfüm verarbeitet. Außerdem stellt man daraus wertvolle Riechstoffe, wie Linalool, Linalylacetat u. a.,

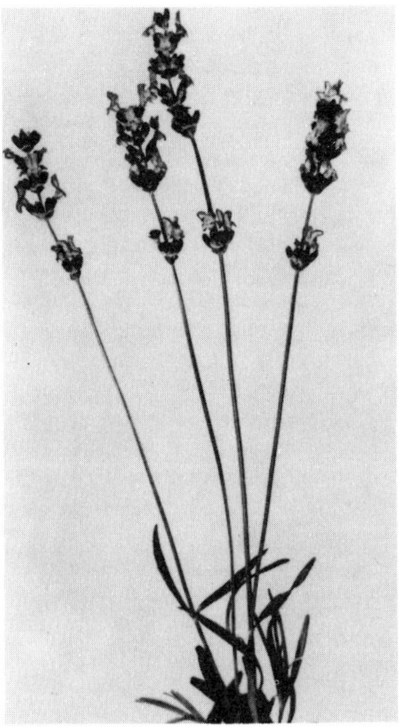

a

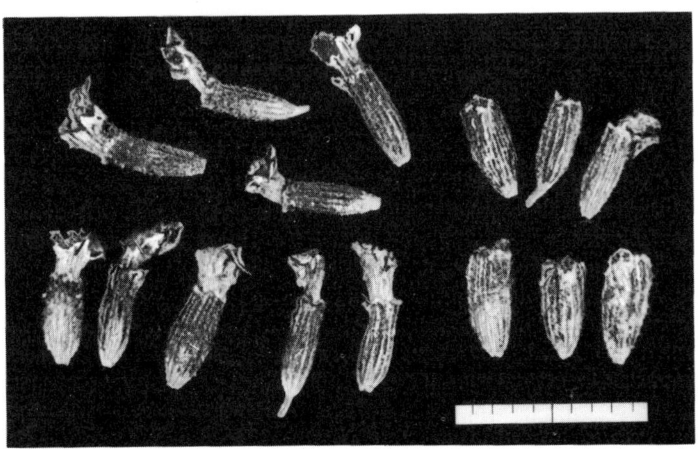

b

Bild 142. Echter Lavendel
a) Blühende Triebe (1:2)
b) Blüten

her. Lavandinöl enthält im Vergleich zu Lavendelöl weniger Linalylacetat und Linalool und riecht deshalb auch nicht so angenehm wie das offizinelle Öl.

Oleum Lini
Leinöl

Kalt gepreßtes fettes Öl

Herkunft s. Semen Lini

Gewinnung

Die Leinsamen werden grob gemahlen und kalt gepreßt (kalt geschlagen), wodurch man das pharmazeutisch zugelassene und für Speisezwecke geeignete Öl erhält. Danach wird warm gepreßt und ggf. noch mit Benzin extrahiert. Die warm gepreßten und extrahierten Leinöle sind dunkler und nur für technische Zwecke geeignet. Durch kaltes Pressen beträgt die Ausbeute etwa 20 %, durch warmes Pressen etwa 26 % und durch Extraktion 30 %. Gepreßte Öle weisen einen hohen Schleimanteil auf, außerdem sind Säuren, Farb- und Geruchsstoffe enthalten. Es wird raffiniert. Aufkommen: Eigenproduktion aus importiertem Leinsamen

Beschreibung

Klare gelbliche Flüssigkeit. Dichte 0,926...0,936 g/ml. Geruch und Geschmack eigenartig, aber nicht unangenehm, nicht ranzig und bitter. Nach einer längeren Lagerung ist der Geruch unangenehm, ranzig; der Geschmack wird unangenehm ölig und bitter. Leinöl bleibt bei −16 °C noch flüssig. In dünner Schicht aufgestrichen, bildet es einen festen, zähen Film, der aus oxidierten und polymerisierten Glyceriden besteht. Leinöl ist das wichtigste trocknende fette Öl. Die Trockenzeit beträgt acht Tage, für Leinölfirnis durch den Zusatz an Sikkativ etwas weniger

Bestandteile

Hauptbestandteile sind Glycerolester der Linolen – (35 %), der Linol – (40 %) und der Isolinolensäure, ferner solche der Ölsäure. Auch feste Ester der Palmitin-, Stearin- und Myristinsäure sind enthalten

Anwendung

Pharmazeutisch zur Herstellung von Arzneiölen, Kaliseife – Sapo kalinus – als Bestandteil von Pasta exsiccans SR, wegen des Gehalts an essentiellen Fettsäuren extern gegen Hautkrankheiten in Form von öl- und salbenförmigen Fertigwaren. Die essentiellen Fettsäuren gehören zu den Hauptnährstoffen. Mehrfach ungesättigte Fettsäuren (Polyenfettsäuren) wirken im Nahrungsanteil neben anderen Faktoren der Ausbildung einer Arteriosklerose gesichert entgegen. Aus Leinöl isoliert, werden sie auch zur Herstellung von W/O-Emulgatoren verwendet. Leinöl hat wegen der genannten Gründe Bedeutung als Speiseöl. Früher wurde Leinöl viel zur Herstellung von Kalkliniment oder Brandliniment – Linimentum Calcariae –, einer Mischung aus Leinöl und Kalkwasser, zur Behandlung von Verbrennungen verwendet. Die Mischung hat noch veterinärmedizinische Bedeutung. Dunkle technische Sorten Leinöl sind Grundstoff für die Herstellung von Firnissen und Lacken, Standöl, Linoleum, Seifen und Bindemittel für Buchdruckerschwärze.

Anwendungsgebiete

Pharmazeutischer und kosmetischer Grundstoff, Salbengrundlage, Dermatologikum, Speiseöl, technischer Grundstoff für Farben und Seifen

Qualitätsnormen

Identitätsprüfung: durch Herstellung einer beständigen W/O-Emulsion aus Calciumhydroxid-RL und Leinöl (gebildete Calciumseifen wirken als Emulgator) und durch die sog. *Bellier*sche Reaktion mit konzentrierter Salpetersäure und Resorcin-RL (rot- oder blauviolette Färbung, Ausführung s. AB).
Kennzahlen: Iodzahl (168 bis 200), Peroxidzahl (höchstens 12), Säurezahl (höchstens 4), Verseifungszahl (184 bis 195), unverseifbarer Anteil (höchstens 2,5 %)
Reinheitsprüfung: auf Brechungsindex (1,480 bis 1,484), Dichte (0,0926...0,936 g/ml), sauer reagierende Verunreinigungen, Baumwollsamen-, Kapok-, Erdnuß-, Soja-,

Brassicazeenöl sowie Harze, Mineralöl und verdorbenes Öl

Aufbewahrung

In vollständig gefüllten Gefäßen, vor Licht geschützt, kühl. Aufbewahrungsfrist: Leinöl ist mindestens in Abständen von einem Jahr zu prüfen und ggf. auszusondern, spätestens nach 10 Jahren

Handelsware s. Drogenbezeichnung

Bemerkungen

Droge des AB-DDR, ÖAB 9 (Oleum Lini – Leinöl).

Oleum Maidis embryonis
s. unter Amylum Tritici

Oleum Menthae crispae
s. unter Oleum Menthae piperitae

Oleum Menthae piperitae
Pfefferminzöl

Etherisches Öl aus den Blättern und blühenden Zweigspitzen

Herkunft s. Folia Menthae piperitae

Gewinnung

Durch Wasserdampfdestillation aus frischem, stark welkem oder getrocknetem Pflanzenmaterial. Das erhaltene Rohöl wird erneut destilliert und dabei von Farbstoffen, Harzen und anderen störenden Bestandteilen befreit. Hauptproduzenten: USA, UdSSR (Ukrainische SSR, Tadshikische SSR), VR China, VR Bulgarien, Ungarische VR, SR Rumänien, Italien (Kalabrien), England, VR Polen, Frankreich und Brasilien. Aufkommen: Importdroge.
An der Spitze der Welterzeugung stehen Brasilien, Japan und die VR China, allerdings bei der Gewinnung des etherischen Öls aus Unterarten von *Mentha arvensis*. Das in diesen Ländern gewonnene Öl wird hauptsächlich auf Menthol verarbeitet. In der VR China wird *Mentha arvensis* L. *ssp. haplocalyx* Briqu. *var. glabrata* Holmes kultiviert und verarbeitet

Beschreibung

Farblose, blaßgelbe oder grünlichgelbe klare Flüssigkeit, stark lichtbrechend. Pfefferminzöl wird während längerer Lagerung dicker und dunkler (s. Aufbewahrung). Dichte 0,895...0,915 g/ml. Geruch kräftig erfrischend nach Menthol, Geschmack brennend, dann anhaltend kühlend, anästhesierend

Bestandteile

40...50 % D(−)-Menthol und andere isomere Menthole, 10 % (−)-Menthylacetat, 20...25 % (+)- bzw. (−)-Menthon, 5 % (+)-Menthofuran. Menthofuran riecht unangenehm und ist als unerwünschter Bestandteil anzusehen. Ferner sind enthalten: 1...3 % α- und β-Pinen, 1...2 % Limonen, 5...7 % 1.8-Cineol, 1...2 % trans-Sabinenhydrat, 1...2 % Pulegon, 1...4 % Piperiton, ferner 0,1 % Jasmon, das u. a. den Geruch bestimmt. Bisher wurden etwa 125 Bestandteile nachgewiesen

Anwendung

Wie Pfefferminzblätter als Stomachikum, Karminativum und Choleretikum gegen Krampfzustände des Magens und des Darms, gegen Gallen- und Darmkoliken, als Bestandteil von Magen- und Gallentropfen, Inhalierölen, Brusteinreibungen gegen Husten, Karmelitergeist, Hingfong-Essenz, Erfrischungsmitteln zum Einreiben und zur Massage. Die Hauptmengen werden in der kosmetischen Industrie und der Genußmittelindustrie verarbeitet. Pfefferminzöl zeichnet sich durch seine erfrischende, desinfizierende und geschmacksverbessernde Eigenschaft aus. Man verwendet es z. B. zum Aromatisieren von Zahnpasten, Mundwässern, Mundpastillen und -dragees und als Zusatz zu Kopfwässern und Nasenölen, ferner als Korrigens für Pfefferminzzuckerwaren, Kaugummi und Liköre. Pfefferminzöl ist Bestandteil des Pfefferminzspiritus – Spiritus Menthae piperitae; er ist in Tinctura antispastica SR und als Korrigens in anderen SR enthalten. Auch bestimmte Fertigwaren gegen Nieren-, Gallen- und Uretersteine enthalten Pfefferminzöl.

Anwendungsgebiete

Stomachikum, Aperitivum, Karminativum, Cholagogum, Spasmolytikum, Nervinum, Korrigens, pharmazeutischer und kosmetischer Wirkstoff, Lebensmittelzusatzstoff

Qualitätsnormen

Identitätsprüfung: dünnschichtchromatografisch (Testsubstanz Menthol)
Reinheitsprüfung: auf Brechungsindex (1,459 bis 1,470), Dichte (0,895...0,915 g/ml), optische Drehung (−0,16...−32,0°), Menthon und Menthofuran (höchstens 35,0 %)
Gehaltsbestimmung: Das AB läßt gaschromatografisch den Gehalt an Menthol bzw. Menthon (35,0...45,0 %) und Menthofuran bzw. Menthylacetat (3,0...20,0 %) bestimmen.

Aufbewahrung

In vollständig gefüllten Gefäßen, vor Licht geschützt. Aufbewahrungszeit höchstens 2 Jahre

Handelsware s. Drogenbezeichnung

Bemerkungen

Droge des AB-DDR, DAB 8 (Minzöl – Menthae arvensis aetheroleum), DAB 8/Ph. Eur. (Pfefferminzöl – Menthae piperitae aetheroleum), ÖAB 9 (Aetheroleum Menthae – Pfefferminzöl)

Neben Pfefferminzöl ist auch im AB-DDR *Oleum Menthae* – Minzenöl – offizinell. Es besteht aus einer Mischung der etherischen Öle aus den Blättern und blühenden Zweigspitzen von *Mentha arvensis* L. *var. piperascens* HOLMES und *Mentha piperita* L. neben anderen Bestandteilen. Es gelten die gleichen Bestimmungen für Identitätsprüfung, Reinheitsprüfung, Gehaltsbestimmung und Aufbewahrung wie für Pfefferminzöl. Minzenöl ähnelt dem reinen Pfefferminzöl und wird wie dieses vielseitig verwendet.

Oleum Menthae crispae – *Krauseminzöl* – war früher offizinell, hat aber an Bedeutung verloren, da es viel Carvon enthält, das kümmelartig schmeckt (s. auch Oleum Carvi). Es wird noch zum Aromatisieren von Kaugummi und Zahnpasten besonders in den USA verwendet. Die USA führten 1974 fast 1 Mill. lbs aus.

Oleum Olivarum
Olivenöl

Kalt gepreßtes fettes Öl aus den Olivenfrüchten

Herkunft

Ölbaum, Olivenbaum – *Ólea europáea* L. *ssp. europáea* (lat. oleum: Öl, lat. europaeus: europäisch); Ölbaumgewächse – *Oleáceae*
Beheimatet und kultiviert im gesamten Mittelmeergebiet, ferner in Südafrika, Australien, den USA (Kalifornien), Mexiko, Chile, Peru, der UdSSR (Gruzinskaja [Georgische SSR] bei Batumi). Wichtige Kulturen befinden sich in Südfrankreich, Marokko, Italien, Spanien, der SFR Jugoslawien, Griechenland und Portugal. Die feinsten Öle kommen aus Frankreich und Italien. Aufkommen: Importdroge

Gewinnung

Von November bis Januar erntet man die pflaumenartigen, blauschwarzen Steinfrüchte. Sie enthalten im Fruchtfleisch etwa 50 % und in den Samen etwa 15 % fettes Öl. Letztgenanntes wird als Olivenkernöl bezeichnet. Zur Gewinnung des feinsten Olivenöls, das auch vom AB vorgeschrieben ist, entkernt und schält man die Früchte, zerkleinert sie und preßt sie zunächst unter mäßigem Druck. Dabei entsteht sog. *»Jungfernöl«* (franz. Huile de vierge extra). Durch stärkeres Pressen gewinnt man ebenfalls noch gute, aber mehr gelbe Sorten, die als Speiseöle Verwendung finden. Die durch starkes Pressen erhaltenen Öle müssen durch Absetzenlassen geklärt werden.
Beste Sorten werden als *»Provenceröle«* gehandelt, obwohl sie auch aus anderen Ge-

winnungszentren stammen, aus Italien und Spanien. Andere Sorten gewinnt man noch durch Pressen der zerkleinerten Frucht mit den Samen. Aus Rückständen wird das Öl mit Wasser ausgekocht. Solche Öle sind dunkel und haben einen eigenartigen, strengen Geruch und Geschmack. Unter der Bezeichnung »Baumöl« sind sie nur technisch zu verwenden. Die aus den Preßrückständen mit Lösungsmittel extrahierten Öle riechen unangenehm und werden als »Sulfuröle« bezeichnet

Beschreibung

Klare gelbe oder grünlichgelbe Flüssigkeit. Sie trübt sich bei 10 °C durch ausscheidende feste Glyceride und erstarrt bei 0 °C zu einer salbenartigen Masse. Dichte 0,911...0,914 g/ml. Olivenöl ist mit Ether und Chloroform mischbar

Bestandteile

Bis zu 85 % Glycerolester der Ölsäure, geringere Mengen Glycerolester der Linol- und Palmitinsäure, weniger solche der Stearin-, Arachin- und Myristinsäure

Anwendung

Als Grundstoff für pharmazeutische und kosmetische Zubereitungen, wie Salben, Krems und Haaröle. Früher wurde Olivenöl als Cholagogum zum Abtreiben kleiner Gallensteine und als Laxans benutzt. Olivenöl ist ein wertvolles Speiseöl; am meisten wird es in den Mittelmeerländern verwendet.

Anwendungsgebiete

Pharmazeutischer und kosmetischer Grundstoff, Speiseöl

Qualitätsnormen

Reinheitsprüfung: auf Brechungsindex (1,468 bis 1,471), Dichte (0,911...0,914 g/ml), sauer reagierende Verunreinigungen, Baumwollsamen-, Kapok-, Erdnuß- und Sesamöl sowie auf trocknende Öle

Aufbewahrung

In vollständig gefüllten Gefäßen, vor Licht geschützt. Aufbewahrungsfrist: Olivenöl ist in Abständen von mindestens 2 Jahren zu prüfen und ggf. auszusondern, spätestens nach 10 Jahren

Handelsware

Oleum Olivarum, auch in verlöteten Weißblechbehältern (Estagnons)

Bemerkungen

Droge des AB-DDR, DAB 8 (Olivae oleum), ÖAB 9 (Oleum Olivae – Olivenöl).

Oleum Origani
Dostenöl, auch Spanischhopfenöl, Kretischhopfenöl – Oleum Origani cretici, Weißes Thymianöl, Origanumöl

Etherisches Öl aus dem Kraut von Origanumarten

Herkunft und Gewinnung

Die für uns wichtigsten *Origanumarten* sind der Majoran – *Oríganum majorána* L. (s. auch unter Herba Majoranae) und der Gemeine Dost – *Oríganum vulgáre* L., Lippenblütengewächse – *Lamiáceae (Labiátae).*
Der Gemeine Dost ist in Südeuropa beheimatet und wächst in der DDR verbreitet wild auf trockenem kalkreichem Boden an sonnigen Berghängen, auf Wiesen und in Wäldern.
Die Gewinnung des etherischen Öls erfolgt in Südeuropa (besonders Frankreich und Spanien) aus den dort wildwachsenden *Origanumarten* mittels Wasserdampfdestillation, und zwar speziell aus dem Spanischen Hopfen oder dem Kretischen Dost – *Oríganum onites* L. (*syn. Majorana onites* [L.] BENTH.), Lippenblütengewächse – *Lamiáceae (Labiátae).* Aufkommen: Importdroge

Beschreibung

Klare farblose oder gelbe bis schwach braune Flüssigkeit. Dichte 0,900...0,945 g/ml. Geruch und Geschmack würzig nach Thymol und Carvacrol. Dostenöl ähnelt dem Thymianöl

Bestandteile

35...50% Thymol und Carvacrol, Linalool, α-Pinen, β-Pinen, Limonen, Caryophyllen, 10% p-Cymol

Anwendung

Anstelle von Thymianöl und Thymol als Bestandteil von Arznei- und Gesundheitspflegemitteln, wie Hustentropfen, Brust- und Rheumaeinreibungen, Badezubereitungen, in der Parfümerie, der Essenzen- und Spirituosenindustrie. Dostenöl wirkt wie Thymianöl antibakteriell.

Anwendungsgebiete

Expektorans, Balneotherapeutikum, Riechstoff, Korrigens, pharmazeutischer und kosmetischer Wirkstoff, Gewürz

Qualitätsnormen

Identitätsprüfung: auf Brechungsindex (1,490 bis 1,510), Dichte (0,900...0,935 g/ml), optische Drehung (−4,0...+0,5°)
Gehaltsbestimmung: Das AB läßt gaschromatografisch den Gehalt an Thymol bzw. Carvacrol bestimmen (35,0...50,0 %)

Aufbewahrung

In vollständig gefüllten Gefäßen, vor Licht geschützt. Aufbewahrungsfrist höchstens 2 Jahre

Handelsware s. Drogenbezeichnung

Bemerkungen

Droge des AB-DDR, ÖAB 9 (Aetheroleum Thymi – Thymianöl)

Oleum Pedum Tauri

Rinderfußöl, fälschlich Klauen- oder Knochenöl

Raffiniertes fettes Öl aus den Fettpolstern der Klauen und dem Mark der Mittelfußknochen des Rinds

Herkunft

Hausrind und seine Kulturrassen – *Bós táurus* L., Rinderartige – *Bovídae.* Aufkommen: Eigengewinnung

Gewinnung

Zunächst wird aus den Fettpolstern der Klauen und der Mittelfußknochen in Autoklaven mit gespanntem Wasserdampf bzw. durch Kochen in Kesseln mit Wasser das Fett entzogen. Aus dem Rohöl werden die festen Fettanteile entfernt. Durch verschiedene Raffinationsverfahren mit nachfolgendem Abkühlen unter 0 °C erhält man ein fast farbloses Rinderfußöl

Beschreibung

Klare farblose oder gelbliche Flüssigkeit. Geruch und Geschmack schwach eigenartig. Rinderfußöl weist von allen Ölen die tiefste Erstarrungstemperatur von −15 °C auf. Es ist mit Ether und Chloroform mischbar

Bestandteile

Glycerolester der Öl-, Palmitin-, Linol- und Palmitoleinsäure

Anwendung

Als Salbengrundlage für pharmazeutische Salben, wie Unguentum Zinci Lexer SR, kosmetische Krems und Salben, zur Herstellung von öligen Injektionslösungen und zur Injektion bestimmter öliger Suspensionen. Technisch wird Rinderfußöl als Schmiermittel für feinmechanische Zwecke und als Uhrenöl verwendet.

Anwendungsgebiete

Pharmazeutischer und kosmetischer Grund- und Hilfsstoff, Salbengrundlage, Arzneiträger, Schmiermittel

Qualitätsnormen

Identitätsprüfung: auf Brechungsindex (1,465 bis 1,470)
Reinheitsprüfung: auf Farbe (nach Farbvergleich, s. AB)
Kennzahlen: Iodzahl (70 bis 82), Säurezahl (höchstens 1), Verseifungszahl (192 bis 198), unverseifbarer Anteil (höchstens 1,0 %)

Aufbewahrung

In vollständig gefüllten Gefäßen, vor Licht geschützt, kühl. Aufbewahrungsfrist: Rinderfußöl ist mindestens in Abständen von 2 Jahren zu prüfen und ggf. auszusondern, spätestens nach 10 Jahren

Handelsware s. Drogenbezeichnung

Bemerkungen

Droge des AB-DDR.

Oleum Petroselini
Petersilienöl

Etherisches Öl aus den Petersilienfrüchten (Bild 143)

Herkunft

Petersilie – *Petroselínum críspum* (MILL.) NYM. ex A. W. HILL (*syn. Petroselinum sativum* HOFFM.); (lat. petra: Fels, gr. selinon: Sellerie, lat. crispum: kraus); Doldengewächse – *Apiáceae (Umbellíferae)*
Beheimatet im Mittelmeergebiet, angebaut und verwildert in ganz Europa, bei uns viel in Gärten als Gewürzpflanze kultiviert, eine besondere Varietät für die Gewinnung der Wurzel auch in Feldkultur (s. Radix Petroselini). Ein wesentliches Gebiet für die Gewinnung von Petersilienöl ist Frankreich. Aufkommen: Importdroge

Gewinnung

Durch Wasserdampfdestillation aus den Früchten mit einer Ausbeute von 2...6 %

Beschreibung

Klare, schwach grünliche oder gelbliche bis braune Flüssigkeit. Dichte 1,040...1,100 g/ml. Geruch ähnlich wie Petersilienkraut, Geschmack würzig und bitter

Bestandteile

30...55% Myristicin, 3...37% Apiol, 5...33% 1-Allyl-2,3,4,5-tetramethoxibenzen. Die Zusammensetzung des etherischen Öls ist rassenspezifisch (s. Apiolgehalt lt. AB).

Anwendung

Als Diuretikum und Emmenagogum gegen Dysmenorrhoe und Menstruationsbeschwerden. Früher war das aus dem etherischen Öl hergestellte Petersilienwasser offizinell. Petersilienöl ist auch Bestandteil von Gewürzessenzen.
Durch die uteruserregende Wirkung des Apiols und Myristicins ist die Verwendung des etherischen Öls nicht ungefährlich! Abgabe und Verwendung haben mit Vorsicht

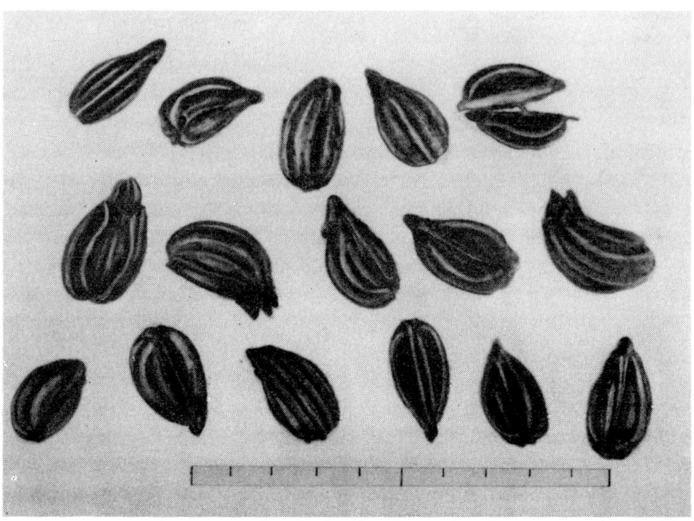

Bild 143. Petersilienfrüchte

zu erfolgen, auch deshalb, weil es abortiv wirken kann.

Anwendungsgebiete

Diuretikum, Spasmolytikum, Emmenagogum

Qualitätsnormen

Identitätsprüfung: dünnschichtchromatografisch (Testsubstanz Sudanrot G)
Reinheitsprüfung: auf Brechungsindex (1,510 bis 1,520), Dichte (1,040...1,100 g/ml) und optische Drehung (− 4,0... − 11,0°)
Gehaltsbestimmung: Das AB läßt gaschromatografisch den Gehalt an Apiol bestimmen (mindestens 30,0 %)

Aufbewahrung

In vollständig gefüllten Gefäßen, vor Licht geschützt. Aufbewahrungsfrist höchstens 2 Jahre.

Oleum Rapae

Rapsöl, besser Oleum Napi, auch Rüböl

Raffiniertes fettes Öl aus den reifen Samen des Rapses oder des Rübsens

Herkunft

Raps, Ölraps (Bild 144) – *Brássica nápus* L. *emend.* METZGER *var. nápus,* Rübsen – *Brássica rápa* L. *emend.* METZGER *var. silvestris* (LAM.) BRIGGS (lat. brassica: Kohl, lat. rapa: Rübe, lat. napus: Raps); Kreuzblütengewächse – *Brassicáceae (Cruciferae)*
Beheimatet in Südeuropa. Hauptkulturländer: UdSSR, Argentinien, VR China, DDR und BRD. Aufkommen: Eigengewinnung

Gewinnung

Die zerkleinerten Samen werden gepreßt, das erhaltene dunkle Öl wird von Schleimanteilen befreit und nach verschiedenen Verfahren raffiniert, damit man ein helles Öl erhält

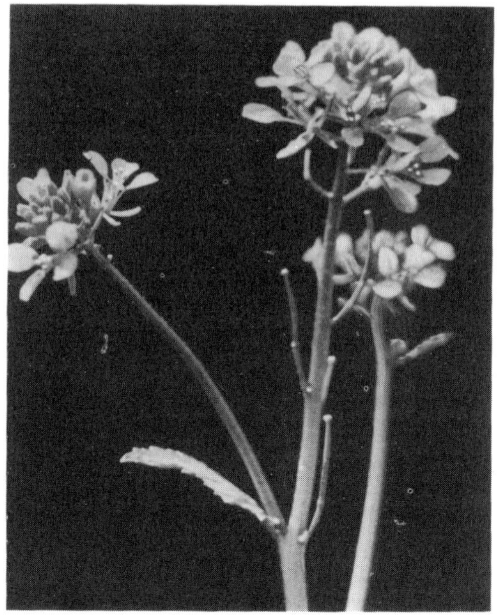

Bild 144. Raps. Blühende Triebe (1:1)

Beschreibung

Klare, schwach gelbe Flüssigkeit. Rapsöl dickt im Laufe der Zeit an der Luft ein und gehört zu den halbtrocknenden Ölen. Erstarrungspunkt etwa 6 °C. Dichte 0,906...0,913 g/ml. Rapsöl ist mit Ether und Chloroform mischbar. Geruch schwach, Geschmack schwach kratzend

Bestandteile

Glycerolester der Öl-, Linol- und Linolensäure. Charakteristischer Bestandteil ist bis zu 50 % Glycerolester der Erucasäure, eine 13,14-Docosensäure

Anwendung

Pharmazeutisch gebraucht man Rapsöl zu Linimenten und zur Herstellung von Seifenspiritus – Spiritus saponatus. Das Öl ist auch Bestandteil von Fertigwaren gegen Nieren-, Gallen- und Uretersteine und wird auch als Choleretikum gebraucht. Rapsöl ist ein wichtiges Speiseöl, große Mengen davon werden gehärtet zu Margarine verarbeitet. Ernährungsbedingt ist dabei der Gehalt an Polyenfettsäuren wichtig. Technische, dunkle Sorten werden als Brenn- und Schmieröl sowie als Lederöl und -fett verwendet, auch in der Seifenindustrie. Früher diente Rapsöl fast ausschließlich als Brennöl, besonders für Grubenlampen.

Anwendungsgebiete

Pharmazeutischer Grund- und Hilfsstoff, Cholagogum, Urologikum, Speiseöl, Brenn- und Schmieröl, Lederöl, Seifengrundstoff

Qualitätsnormen

Kennzahlen: Iodzahl (94 bis 106), Peroxidzahl (höchstens 8), Säurezahl (höchstens 0,3), Verseifungszahl (168 bis 179), unverseifbarer Anteil (höchstens 1,5 %)
Reinheitsprüfung: auf Brechungsindex (1,472 bis 1,476), Dichte (0,906...0,913 g/ml), ungereinigtes Rapsöl, Harze und Mineralöl

Aufbewahrung

In vollständig gefüllten Gefäßen, vor Licht geschützt, kühl. Aufbewahrungsfrist: Rapsöl ist in Abständen von mindestens 2 Jahren zu prüfen und ggf. auszusondern, spätestens nach 10 Jahren

Handelsware s. Drogenbezeichnung

Bemerkungen

Droge des AB-DDR.

Oleum Ricini
Rizinusöl

Kalt gepreßtes und mit Wasser ausgekochtes fettes Öl aus den reifen, von der Samenschale befreiten Samen (Semen Ricini s. unter »Bemerkungen«)

Herkunft

Rizinus (Bild 145) – *Rícinus commúnis* L. (Ricinus: altröm. Name); Wolfsmilchgewächse – *Euphorbiáceae*
Beheimatet in Indien, kultiviert in Indien, Brasilien, Argentinien, der VR China, UdSSR. Während Rizinus in tropischen Gebieten eine Höhe bis zu 15 m erreicht, wird er in Mitteleuropa höchstens 2 m hoch, bleibt strauchartig und einjährig. Aufkommen: Importdroge

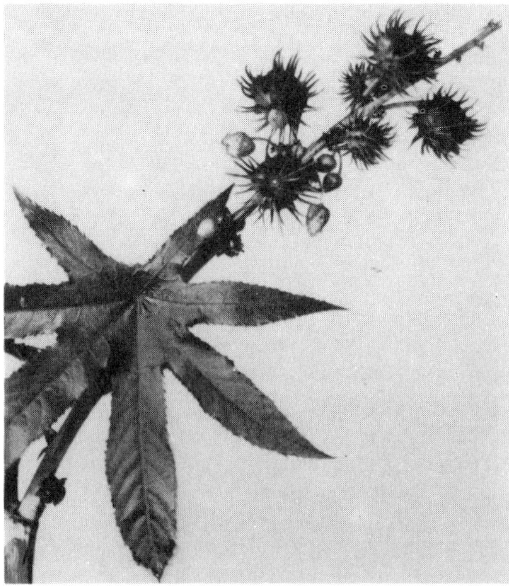

Bild 145. Rizinus. Blühender und fruchtender Trieb (1:2)

Gewinnung

Die Rizinussamen werden geschält, zerkleinert und kalt gepreßt. Da die Samen das Toxalbumin Ricin enthalten, das in das fette Öl gelangt, muß das gepreßte Rizinusöl mehrmals mit Wasser ausgekocht werden. Dadurch wird das Ricin zerstört (nähere Angaben zu Ricin s. unter »Bemerkungen«, S. 241).
Für technische Zwecke kann man nach dem kalten Pressen heiß pressen sowie mit Lösungsmittel das restliche in den Preßkuchen enthaltene Öl extrahieren. Es ist dunkelgelb bis braun.
Die anfallenden Preßkuchen sind giftig und können nicht als Viehfutter verwendet werden. Man gebraucht sie als Düngemittel bzw. isoliert daraus enthaltene fettspaltende Enzyme (Lipasen)

Beschreibung

Klare farblose bis blaßgelbe Flüssigkeit, die ziemlich zäh und dickflüssig ist, besonders

beim Abkühlen. Bei 0 °C scheiden sich Flocken ab, danach wird Rizinusöl salbenartig. Es ist mit wasserfreiem Ethanol, mit Ether und Chloroform mischbar, nicht mit Benzin und flüssigem Paraffin.
Geruch und Geschmack schwach wahrnehmbar. Dichte 0,946...0,966 g/ml. Rizinusöl läßt sich mit Alkalilauge kalt verseifen

Bestandteile

85...95 % Glycerolester der Ricinolsäure (12-Hydroxy-9-octadecensäure oder 12-Hydroxyölsäure). Im Duodenum wird infolge alkalischer Reaktion des Darmsaftes unter Mitwirkung der Bestandteile der Galle und der Lipasen des Bauchspeichels das Rizinusöl verseift. Die gebildeten Ricinolsäureseifen reizen die Darmschleimhaut des Dünndarms mit mild laxierendem Effekt. Daneben wirken Anteile des Rizinusöls als öliges Gleitmittel und unterstützen die laxierende Wirkung. Außerdem regt Ricinolsäure die Bildung von Prostaglandinen an, deren Wirkungsmechanismus den Reizeffekt auf den Darm zu einem Teil verständlich macht.
Rizinusöl enthält noch kleinere Mengen Glycerolester der Öl-, Linol-, Palmitin-, Stearin- und Dihydrostearinsäure sowie Proteine.

Anwendung

Rizinusöl ist ein bewährtes wirksames und relativ harmloses Laxans für Kinder und Erwachsene gegen akute Verstopfung. Die Darmentleerung erfolgt nach Einnahme innerhalb von 2...4 h. Da Rizinusöl überwiegend dünndarmwirksam ist, verweilt der Speisebrei kürzere Zeit im Dünndarm an der Oberfläche der Darmschleimhaut, und es kann dadurch zu Resorptionsstörungen für wichtige Bestandteile der Nahrung kommen. Diese Eigenart des Rizinusöls kann bei oralen Intoxikationen zur raschen Ausscheidung des Giftstoffes genutzt werden. Rizinusöl ist Bestandteil verschiedener SR: Emulsio nasalis, Oculentum Acidi salicylici, Oleum Acidi salicylici 5 %, Oleum Dithranoli 0,25 %; auch der SR-Augenöle: Oculoguttae Chloramphenicoli oleosae, Oculoguttae Prednisoloni oleosae und Oculoguttae Prednisoloni oleosae compositae.
Als Weichmacher ist Rizinusöl Bestandteil des Hühneraugenkollodiums und des Collodium Acidi salicylici SR. Gehärtetes Rizinusöl wirkt wie eine Retardkomponente für die Tablettierung und gewährleistet protrahierte Wirkstoffabgabe.
Kosmetisch wird Rizinusöl zu Brillantinen und Haarölen verarbeitet und ist fettender Bestandteil von Haarwässern, z. B. von Spiritus crinalis cum Sulfure SR.
Technisch wird die hohe Viskosität des Rizinusöls als Schmiermittel für schnellaufende Motoren der Rennmaschinen und Flugzeuge genutzt.

Anwendungsgebiete

Laxans, pharmazeutischer und kosmetischer Hilfsstoff, Schmiermittel

Anwendungsform

Als Laxans gibt man das Rizinusöl am besten in heißer Milch oder heißem Kaffee; dadurch werden die Viskosität verringert und der Geschmack überdeckt. Für Erwachsene soll die Dosis zur schnellen Darmentleerung 15...30 g betragen, bei akuter Verstopfung genügen 5...10 g (1 Teelöffel voll), Kindern gibt man ½ bis 1 Teelöffel voll. Die Einnahmemenge muß zur schnellen Darmentleerung deshalb etwas reichlicher gewählt werden, damit die stark reizende Ricinolsäureseife restlos aus dem Darm entfernt wird

Qualitätsnormen

Identitätsprüfung: optische Drehung (+ 3,5... + 6,0°); bei 0 °C wird Rizinusöl salbenartig (s. S. 239). Ferner überprüft man die begrenzte Mischbarkeit mit Petrolether. Bei der durchzuführenden sog. *Bellier*schen *Reaktion* mit konzentrierter Salpetersäure und Resorcin-RL färbt sich die Mischung rot oder blauviolett.
Reinheitsprüfung: auf Brechungsindex (1,477 bis 1,481), Dichte (0,946...0,966 g/ml), unlösliche Verunreinigungen, sauer reagierende Verunreinigungen, heiß gepreßtes Rizinusöl, fremde Öle

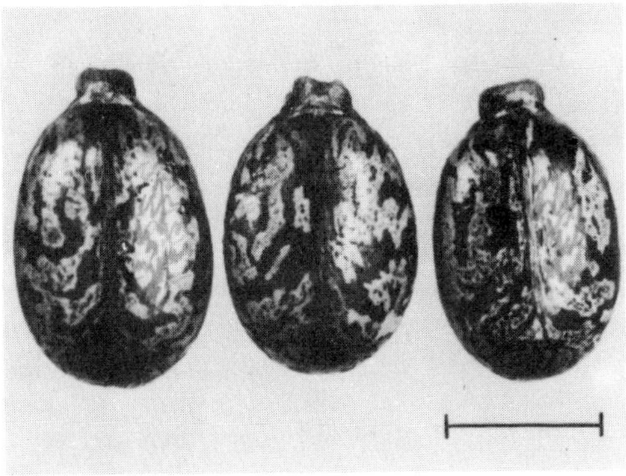

Bild 146. Rizinussamen

Aufbewahrung

In vollständig gefüllten Gefäßen, vor Licht geschützt, kühl. Aufbewahrungsfrist: Rizinusöl ist in Abständen von mindestens 2 Jahren zu prüfen und ggf. auszusondern, spätestens nach 10 Jahren. Temperaturbedingte Abscheidungen sind vor der Verwendung oder vor der Abgabe durch mäßiges Erwärmen zu beseitigen

Handelsware

Oleum Ricini medicinale albissimum

Bemerkungen

Droge des AB–DDR, DAB 8/Ph. Eur. (Rizinusöl – Ricini oleum), DAB 8 (Raffiniertes Rizinusöl – Ricini oleum raffinatum), ÖAB 9 (Oleum Ricini – Rizinusöl)

Semen Ricini – Rizinussamen sind oval und hell- bzw. braungesprenkelt (Bild 146). Das enthaltene Ricin ist der giftigste pflanzliche Naturstoff und gehört zu den α-Phytalbumosen (Molmasse 65 000). Die starke Toxizität ist darauf zurückzuführen, daß Ricin gegen Verdauungssekrete sehr beständig ist und im Magen-Darm-Kanal resorbiert wird. 250 µg wirken für einen Erwachsenen tödlich, dem entsprechen etwa 10 Samen; 5 Samen sind bereits für Kinder letal. Die MLD für Mäuse beträgt 6 µg/kg. Schon sehr geringe Dosen Ricin führen beim Menschen zu kolikartigen Durchfällen. Ricin schädigt die Ribosomen und wirkt blutagglutinierend.
Neben Ricin sind in den Rizinussamen noch zu 0,2 % toxisches Purinalkaloid Ricinin und fettspaltende Enzyme (Lipasen) enthalten (vgl. unter »Gewinnung« s. S. 239).

Oleum Rosmarini
Rosmarinöl

Etherisches Öl aus den Blättern und den Teilen der Zweige

Stammpflanze, Familie, Vorkommen s. Folia Rosmarini. Aufkommen: Importdroge

Gewinnung

Durch Wasserdampfdestillation

Beschreibung

Klare farblose oder schwach gelbliche Flüssigkeit. Dichte 0,891...0,918 g/ml. Geruch würzig, campferartig, Geschmack brennend, würzig, campferartig und kühlend, anästhesierend

Bestandteile

35...50% 1.8-Cineol, (−)-Fenchon und (+)-Borneol, Bornylen, Bornylacetat, α-Thujen, β-Thujen, α-Fenchen, β-Fenchen, Linalool

Anwendung

Wegen der choleretischen und karminativen Wirkung als Bestandteil von Hingfong-Essenz, durch die hautreizende und durchblutungsfördernde Wirkung als Bestandteil von Krems, Nervensalben, Hautölen, Brustbalsamen gegen Husten, Badezubereitungen, Einreibungsmitteln gegen Gliederschmerzen, Sonnenöl, Sonnenmilch und -emulsion, in der Parfümerie für Blumendüfte, Kölnischwasser, Lavendelwasser und als Seifenparfüm.
Da Rosmarinöl, innerlich unkritisch angewendet, gefährlich wirken kann, sollte die Abgabe mit Vorsicht erfolgen!

Anwendungsgebiete

Cholagogum, Karminativum, Rubefazienz, Riechstoff, Seifenparfüm, pharmazeutischer und kosmetischer Wirkstoff

Qualitätsnormen

Kennzahlen: Esterzahl (2 bis 20), Esterzahl nach der Acetylierung (30 bis 76), Säurezahl (höchstens 1)
Identitätsprüfung: dünnschichtchromatografisch (Testsubstanz 1.8-Cineol-Standard)
Reinheitsprüfung: auf Brechungsindex (1,467 bis 1,474), Dichte (0,891...0,918 g/ml), optische Drehung (−4,0...+16°)
Gehaltsbestimmung: Das AB läßt gaschromatografisch den Gehalt an 1.8-Cineol (35,0...50,0 %) und Campfer (höchstens 15,0 %) bestimmen

Aufbewahrung

In vollständig gefüllten Gefäßen, vor Licht geschützt. Aufbewahrungsfrist höchstens 2 Jahre

Handelsware s. Drogenbezeichnung

Bemerkungen

Droge des AB–DDR, DAB 8 (Rosmarinöl – Rosmarini aetheroleum), ÖAB 9 (Aetheroleum Rosmarini – Rosmarinöl).

Oleum Salviae
Salbeiöl

Etherisches Öl aus dem getrockneten Kraut

Herkunft s. Folia Salviae. Aufkommen: Importdroge

Gewinnung

Durch Wasserdampfdestillation aus dem Kraut. Die Hauptgewinnung erfolgt in der SFR Jugoslawien (Dalmatien), ferner in Südfrankreich und Spanien

Beschreibung

Gelbliche bis grünlichgelbe klare Flüssigkeit. Dichte 0,909...0,924 g/ml. Geruch und Geschmack würzig, campferartig

Bestandteile

Bis zu 50 % α- und β-Thujon, bis zu 15 % 1.8-Cineol, (+)-Campfer, ferner u. a. (+)-Camphen, α- und β-Pinen, Borneol, Bornylacetat, Caryophyllen u. a.

Anwendung

Als bakterizid und hautreizend wirkender Bestandteil von Mundwässern, Gurgelmitteln, Badezubereitungen, Brusteinreibungen gegen Husten, für die Herstellung von Parfümkompositionen und Gewürzessenzen. Durch den Gehalt an Thujon, einem zentralen Krampfgift, muß vor einer innerlichen Anwendung der reinen Substanz gewarnt werden.

Anwendungsgebiete

Pharmazeutischer und kosmetischer Wirkstoff, Desinfizienz, Rubefazienz, Korrigens, Riechstoff

Qualitätsnormen

Identitätsprüfung: dünnschichtchromatografisch (Testsubstanz 1.8-Chineol-Standard)
Reinheitsprüfung: auf Brechungsindex (1,457 bis 1,470), Dichte (0,909...0,924 g/ml), optische Drehung (+2...+25,0°)
Gehaltsbestimmung: Das AB läßt gaschromatografisch den Gehalt an Thujon bestimmen (mindestens 20,0 %)

Aufbewahrung

In vollständig gefüllten Gefäßen, vor Licht geschützt. Aufbewahrungsfrist höchstens 2 Jahre

Handelsware

Oleum Salviae dalmatinum, gallicum, hispanicum

Bemerkungen

Droge des AB–DDR.

Oleum Sinapis
Senföl, auch Allylsenföl, Allylisothiocyanat

Etherisches Öl aus den Samen des Schwarzen Senfs

Stammpflanze, Familie, Vorkommen

Schwarzer Senf – *Brássica nígra* (L.) W. D. J. Koch, Kreuzblütengewächse – *Brassicáceae (Cruciferae)*
Beheimatet in Südeuropa, kultiviert in vielen Ländern: UdSSR, SR Rumänien, Italien und andere Länder. Aufkommen: Importdroge

Bestandteil

Allylisothiocyanat (s. unter Semen Sinapis)

Anwendung

Als Rubefazienz zur lokalen Hyperämisierung in Einreibungsmitteln gegen Rheumatismus (Rheumasalben). Vgl. auch Hinweise unter »Herba Visci« und »Radix Ginseng« über die unspezifische Reiztherapie.
Senföl wird heute überwiegend synthetisch hergestellt.

Oleum Sojae
Sojaöl

Fettes Öl aus den Samen der Sojapflanze (Sojabohne)

Stammpflanze, Familie, Vorkommen

Sojabohne – *Glycíne max* (L.) Merr., Schmetterlingsblütengewächse – *Fabáceae (Papilionáceae)*
Beheimatet und kultiviert in der VR China, in Japan und Nordamerika. Aufkommen: Importdroge

Bestandteile

Glyceride der Linolsäure, Linolen- und Ölsäure, Palmitin- und Stearinsäure

Anwendung

Als Speiseöl, zur Herstellung von Kosmetika und pharmazeutischen Zubereitungen

Das aus den Samen hergestellte Vollsojamehl ist Stoff des AB–DDR (Anl. 7).

Oleum Terebinthinae
Terpentinöl

Gereinigtes etherisches Öl aus dem Kiefernrohbalsam (Terpentin) von *Pinusarten*

Herkunft und Gewinnung

Der Kiefernrohbalsam oder Terpentinbalsam wird in unseren Kiefernwäldern gewonnen (s. auch unter »Colophonium«). Er liefert bei der Destillation mit Wasser oder Wasserdampf Terpentinöl und als Rückstand Kolophonium. Das vom Wasser getrennte etherische Öl muß für pharmazeutische Zwecke rektifiziert werden. Der wichtigste Lieferant ist für uns die Gemeine Kiefer – *Pínus sylvéstris* L. In anderen Ländern werden auch verschiedene andere Kiefernarten genutzt, z. B. in den USA die Sumpfkiefer – *Pínus palústris* Mill., in Frankreich, Spanien und Portugal die Strandkiefer – *Pínus pináster* Ait.
Die wichtigsten Gewinnungsländer sind die USA, Frankreich, die UdSSR, Portugal, Spanien und Schweden. Aufkommen: Eigenproduktion und Import

Beschreibung

Klare farblose oder fast farblose Flüssigkeit. Dichte 0,855...0,870 g/ml. Geruch harzartig, würzig, Geschmack bitter und brennend. Durch Luft-(Sauerstoff-)einwirkung verharzt Terpentinöl sehr leicht, wird dabei dickflüssig und dunkel. Es entstehen Peroxide, die leicht zerfallen und Sauerstoff abgeben. Dadurch werden der Korkstopfen des Aufbewahrungsgefäßes gebleicht und die Entzündbarkeit der Dämpfe erhöht

Bestandteile

α- und β-Pinen, Limonen, Δ^3-Caren, Cadinen, p-Cymen, Campfer

Anwendung

Wegen der hautreizenden Wirkung als Bestandteil von Salben und Linimenten für veterinärmedizinische Zwecke.
Die Hauptmengen Terpentinöl werden technisch als Lösemittel für Harze, Lacke und Wachse und als Verdünnungsmittel in der Farben- und Lackindustrie verwendet. Ferner benötigt man Terpentinöl zur Herstellung von Bohnerwachs, Schuhkrem, Beizen, Polituren und Pflegemitteln, als Reinigungs- und Fleckentfernungsmittel.

Aus Terpentinöl können Pinen, Campfer, Terpin und Terpineol gewonnen werden. Eingedicktes Terpentinöl ist Bindemittel in der Porzellanmalerei.

Anwendungsgebiete

Rubefazienz, Veterinärpharmakon, technischer Grund- und Hilfsstoff, Löse- und Verdünnungsmittel, Reinigungs- und Fleckentfernungsmittel

Qualitätsnormen

Kennzahlen: Peroxidzahl (höchstens 90), Säurezahl (höchstens 1)
Reinheitsprüfung: auf Brechungsindex (1,465 bis 1,475), Dichte (0,855...0,870 g/ml), Siedebereich (Unterhalb 152 °C darf höchstens 1 Tropfen Flüssigkeit, im Bereich von 152...180 °C müssen mindestens 48,0 ml Flüssigkeit übergehen.)

Aufbewahrung

In vollständig gefüllten Gefäßen, vor Licht geschützt. Aufbewahrungsfrist 5 Jahre, nach Prüfung Verlängerung möglich, insgesamt höchstens 10 Jahre

Handelsware

Oleum Terebinthinae pro usu veterinario

Bemerkungen

Droge des AB-DDR (in der DDR nur für veterinärmedizinische Zwecke), DAB 8 (Gereinigtes Terpentinöl – Terebinthinae aetheroleum rectificatum), ÖAB 9 (Aetheroleum Terebinthinae rectificatum)

Technische Terpentinöle gewinnt man durch Wasserdampfdestillation von Kiefernholz, besonders Ästen und Stubben. Das Öl wird auch als Holzterpentinöl oder Kiefernwurzelöl bezeichnet.
Vorsicht! Terpentinöldämpfe erzeugen bei längerem Einatmen Schwindel, Bewußtlosigkeit und Nierenschäden. Die Räume, in denen mit Terpentinöl gearbeitet wird, müssen deshalb gut gelüftet werden. Da die Dämpfe, mit Luft gemischt, explosiv sind (Terpentinöl gehört zur Gefahrenklasse A II), muß der Brandschutz beachtet werden!
Bei hautempfindlichen Personen kann durch Δ^3-Carenperoxide ein langwieriges Ekzem entstehen, die sog. Terpentinflechte.

Oleum Thymi s. Oleum Origani

Oleum Tritici embryonis s. unter Amylum Tritici

Olibanum
Weihrauch

Gummiharz aus kleinen Bäumen, Boswelliaarten

Stammpflanze, Familie, Vorkommen

Weihrauchbäume – *Boswélliaarten*, z. B. *Boswéllia sácra* FLÜCKIGER, Balsambaumgewächse – *Burseráceae*
Ostafrika, Südarabien. Aufkommen: Importdroge

Bestandteile

Harz, Gummi, etherisches Öl, Bitterstoff

Anwendung

Als Bestandteil von Räuchermitteln und als Zusatzstoff für die Parfümerie

Opium
Opium

An der Luft getrockneter Milchsaft aus den unreifen Kapseln des Schlafmohns

Herkunft

Verschiedene Varietäten des Schlafmohns – *Papáver somníferum* L. (Papaver: altröm. Name, lat. somnus: Schlaf, wegen der hypnotisch wirkenden Alkaloide); Mohngewächse – *Papaveráceae*
Der Schlafmohn wird in vielen Ländern als Öl- und Zierpflanze kultiviert. Zur Opiumgewinnung liegen die Kulturen besonders in der UdSSR, in Indien, in der Türkei, VR China, SR Rumänien, SFR Jugoslawien (Makedonija), VR Bulgarien. Aufkommen:

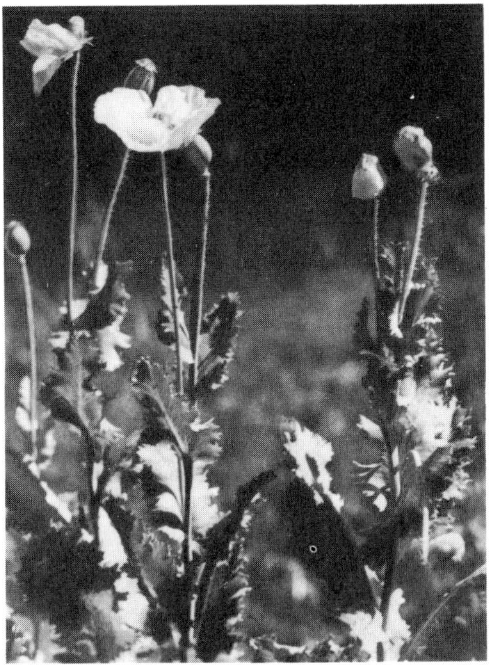

a

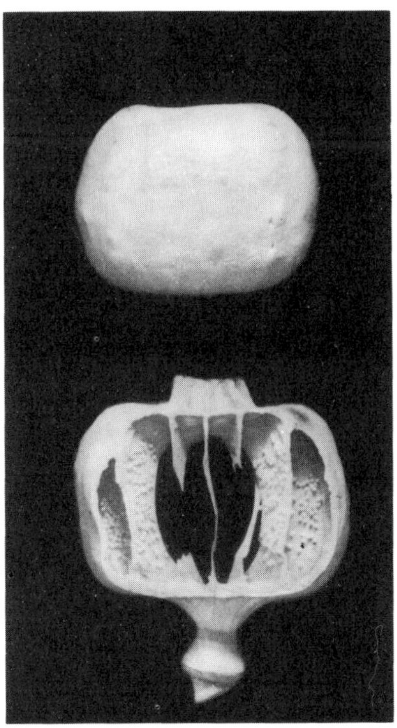

b

Bild 147. Schlafmohn
a) Blühende und fruchtende Pflanze (1:5)
b) Mohnkapsel. Längsschnitt (1:1)

Importdroge. Zur Gewinnung der frischen, noch unreifen Mohnfrüchte wird der Schlafmohn in den Kreisen Halberstadt und Wernigerode kultiviert (s. unter »Bemerkungen«).

Gewinnung

Einige Tage nach dem Abfallen der Blütenblätter werden die unreifen, grünen Kapseln mit Messern (runde Klinge) horizontal, schräg oder senkrecht angeritzt. Es tritt ein weißer Milchsaft aus, der rasch antrocknet und nachdunkelt. Er wird abgeschabt und zu Klumpen verknetet. Diese trocknen nach und nach aus, wodurch aus der vorher plastischen Masse eine trockene, spröde braune Substanz entsteht. Eine Kapsel liefert 0,02 g Opium

Beschreibung der Pflanze (Bild 147)

Der Schlafmohn ist eine 1,5 m hohe einjährige Pflanze mit blaugrün-bereiften Stengeln. Von den buchtig gelappten Blättern sind die oberen stengelumfassend, die unteren sitzend angeordnet. Ihr Blattrand ist eingeschnitten, gesägt bis gezähnt. Von Juni bis August entfalten sich die Blüten mit vier weißen, violettgefleckten Blütenblättern. Aus den reifen Fruchtknoten entwickeln sich Kapseln (s. Bild 147b) von kugeliger, birnen- oder tonnenförmiger Gestalt. Sie enthalten graublaue Samen

Beschreibung der Droge (Bild 148)

Rohopium bildet braune Klumpen, Kuchen oder Brote bzw. Stangen, die oft von Blättern umhüllt sind. Die Stücke haben eine Masse von 0,3...3 kg. Daraus wird das braune Opiumpulver hergestellt. Es riecht eigenartig, charakteristisch und schmeckt stark bitter. Fermentiertes Rohopium, sog. Chandu oder Tschandu, ist Rauschgift und wird als Rauchopium mißbraucht

Wirkstoffe

Opium enthält etwa 45 Alkaloide, die wichtigsten sind Morphin (6,8...21%), Noscapin (Narcotin [1,4...12,8%]), Codein

(0,3...6,6 %), Papaverin (0,1...4,5 %) und Thebain (0,5...7,4 %). Die übrigen Alkaloide kommen zusammen unter 1 % vor. Alle Alkaloide liegen in der Droge als Salze organischer und anorganischer Säuren vor; eine charakteristische organische Säure ist die Meconsäure. Nach dem AB–DDR beträgt der Gehalt an wasserfreiem Morphin der bei 55...60 °C getrockneten Droge mindestens 12,0 %

Wirkung, Anwendung

Für die Wirkung des Opiums ist im wesentlichen das zentral analgetisch wirkende Morphin bestimmend, obwohl Opium heute als Analgetikum keine Bedeutung mehr hat. Durch die Begleitalkaloide modifiziert sich die Wirkung auf die glatte Muskulatur des Darms, und Opium wird zur Spasmolyse bei Koliken und als peristaltikdämpfendes Mittel bei schmerzhaftem Stuhldrang mit krampfartigen Begleiterscheinungen verwendet. Dazu dienen die Arzneibuchzubereitungen aus dem Rohopium Opiumpulver – Opium pulveratum (s. w. u.) – und besonders Opiumtinktur – Tinctura Opii. Opiumextrakt ist nicht mehr offizinell und wird nicht mehr verwendet. Aus Opium kann Morphin isoliert werden, allerdings ist heute das billige und reichlich anfallende Abfallprodukt Mohnstroh für die Morphingewinnung wichtiger. Es enthält 0,05...0,2 % Morphin. Opiumpulver – Opium pulveratum – ist das mit Lactose auf einen Gehalt an wasserfreiem Morphin von 10 % eingestellte Opium. Wird Opium als Bestandteil einer Arznei verordnet, ist Opiumpulver zu verwenden. Auch die Opiumtinktur – Tinctura Opii – wird aus Rohopium hergestellt

Anwendungsgebiete

Analgetikum, Spasmolytikum, Industriedroge

Qualitätsnormen

Identitätsprüfung: Sie erfolgt mikroskopisch (fünf- bis sechseckige, derbwandige Zellen der Epidermis und vereinzelt Gefäßbruchstücke der Mohnkapsel) und dünnschichtchromatografisch (Testsubstanz Codeinphosphat-Vergleichssubstanz)

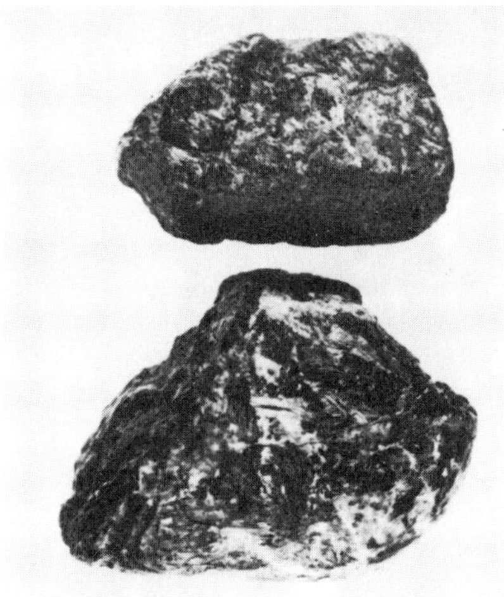

a

b

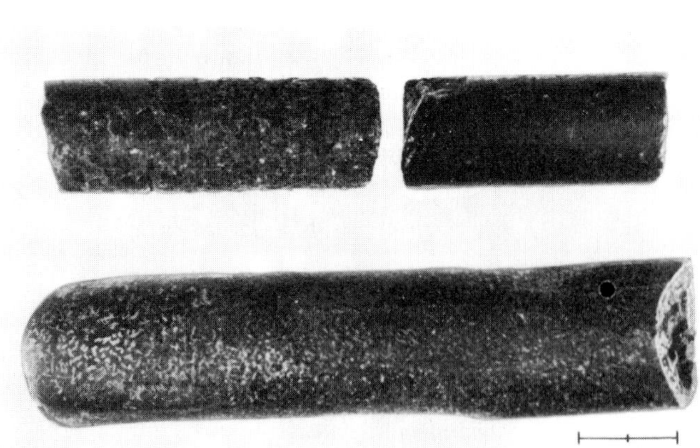

Bild 148. Opium
a) Ganzdroge. Klumpen
b) Ganzdroge.
Stangen (Chandu), Rauchopium

Reinheitsprüfung: auf Asche (höchstens 6,0 % Rückstand)
Gehaltsbestimmung: Das AB läßt gravimetrisch das Morphin als Morphindinitrophenylether bestimmen (wasserfreies Morphin mindestens 12,0 %)

Aufbewahrung

Vorsichtig! Vor Licht geschützt. Aufbewahrungsfrist höchstens 5 Jahre, nach Prüfung Verlängerung möglich, insgesamt höchstens 10 Jahre

Handelsware

Opium, nur zur industriellen pharmazeutischen Verarbeitung

Bemerkungen

Droge des AB–DDR, DAB 8 (Opium–Opium), DAB 8 (Eingestelltes Opium – Opium titratum), ÖAB 9 (Opium – Rohopium, Opium titratum – Eingestelltes Opium)

Opium und die daraus hergestellten Zubereitungen sind Suchtmittel und unterstehen dem Suchtmittelgesetz der DDR.

Aus den *Frischen unreifen Mohnfrüchten* – *Fructus Papaveris immaturi recens* – wird der Preßsaft zur Herstellung des Ysates, eines wichtigen Spasmolytikums, verwendet. Zur Gewinnung der unreifen Mohnfrüchte wird dazu Mohn im Bezirk Magdeburg kultiviert.
Früher wurden unreife und reife Kapseln auch getrocknet und lieferten die Drogen *Fructus Papaveris immaturi* und *Fructus Papaveris maturi*; sie sind heute absolet.

Pericarpium Aurantii
Pomeranzenschale, auch Cortex Aurantii Fructus, Bittere Orangenschale
Getrocknete Fruchtschale der Pomeranzenfrucht

Herkunft

Bitterer Orangenbaum, Pomeranze (Bild 149) – *Cítrus aurántium* L. *ssp. aurántium* (lat. citrus: Zitronen- und Orangenbaum, lat. aurantius: orangegelb); Rautengewächse – *Rutáceae*
Beheimatet in Ostindien, kultiviert im Mittelmeergebiet, besonders in Sizilien, Kalabrien, Südfrankreich und Spanien, auch in der Arabischen Republik Ägypten, in Israel, Tansania, Nordamerika (Florida, Kalifornien, Texas, Arizona), Südamerika (Paraguay) und auf Jamaika. Aufkommen: Importdroge

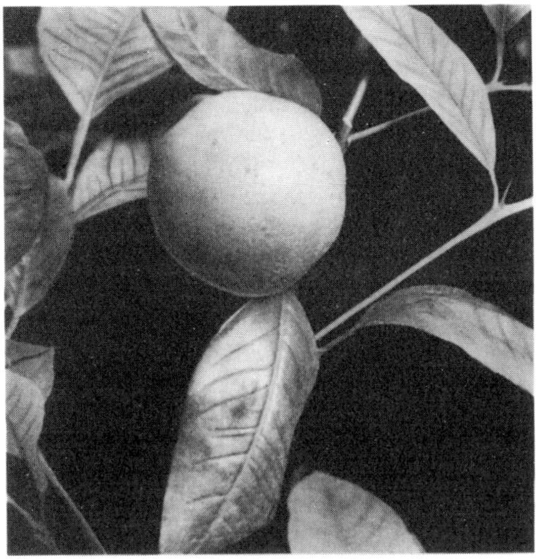

Bild 149. Pomeranze. Zweig mit Frucht (1:2)

Beschreibung der Ganzdroge (Bild 150a)

Die in Längsvierteln abgezogene Fruchtschale ist elliptisch, 5...8 cm lang, 3...4 cm breit und etwa 2...10 mm dick, an beiden Seiten etwas zugespitzt und mehr oder weniger verbogen. Die Außenseite (das Flavedo) ist grobhöckerig, gelblichrot oder gelblichbraun. In ihr liegen grubig vertiefte zahlreiche Exkretbehälter. Die Innenseite (das Albedo) ist grau-, gelblich- oder bräunlichweiß und von schwammiger Beschaffenheit

Beschreibung der Schnittdroge (Bild 150b)

Die Schnittdroge besteht aus meist rechteckig geschnittenen Stücken mit einer Dicke von etwa 2...5 mm. An glatten Querschnitten können abgegrenzt die beiden Gewebeschichten (s.o.) erkannt werden. Geruch charakteristisch, apfelsinenartig, Geschmack aromatisch, bitter

Wirkstoffkomplex

2,5...4 % etherisches Öl mit bis zu 90 % Limonen, bittere Flavonglycoside Eriocitrin (Eriodictyol-7-rutinosid) und Rutin (Quercetin-7-rutinosid), Hesperidin (Hesperetin-7-rutinosid), Neohesperidin (Hesperetin-7-neohesperidosid) und Naringin (Naringenin-7-neohesperidosid), bitteres Triterpen Limonin (entsteht erst aus einem nicht bitteren Limoninsäurelacton)

Wirkung, Anwendung

Aus Pomeranzenschale wird die in der Apothekenrezeptur benötigte Pomeranzentinktur – Tinctura Aurantii – hergestellt, ein Korrigens, das durch den Bitterstoffgehalt zusätzlich appetitanregend und verdauungsfördernd wirkt. Sie ist Bestandteil folgender SR: Tinctura amara, Mixtura Pepsini, Sirupus litholyticus. Auch Pomeranzensirup – Sirupus Aurantii – und verschiedene Magentropfen werden aus der Tinktur hergestellt.

Anwendungsgebiete

Pharmazeutischer Grundstoff, Digestivum, Aperitivum, Industriedroge

Qualitätsnormen

Identitätsprüfung: Der Querschnitt der Droge färbt sich beim Betupfen mit Kaliumchromatlösung braun.
Reinheitsprüfung: auf unschädliche Beimengungen (höchstens 1,0 %) und braun verfärbte Bestandteile (höchstens 5,0 %)
Gehalts- und Wertbestimmung: Das AB läßt den Gehalt an etherischem Öl, berechnet auf 100 g wasserfreie Droge (3,0...5,0 ml) sowie den Bitterwert, bestimmen (s. AB)

Aufbewahrung

Vor Licht geschützt. Aufbewahrungsfrist höchstens 18 Monate, für die gepulverte Droge höchstens 24 h

Handelsware

Pericarpium Aurantii concisum, nur zur industriellen Verarbeitung

Bemerkungen

Droge des AB–DDR, DAB 8 (Pomeranzenschale – Aurantii pericarpium), ÖAB 9 (Pericarpium Aurantii amari – Bitterorangeschale)

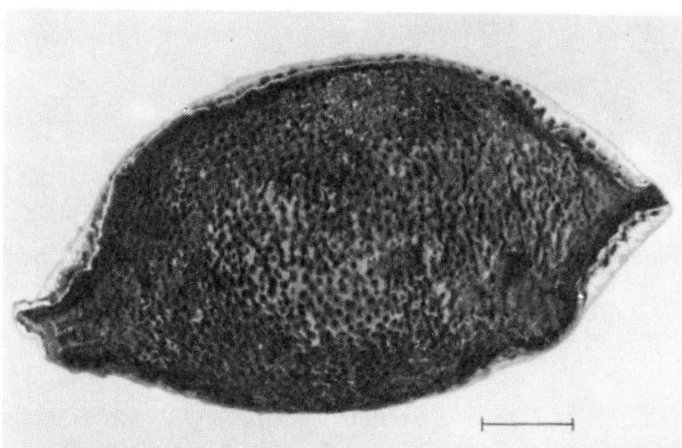

a

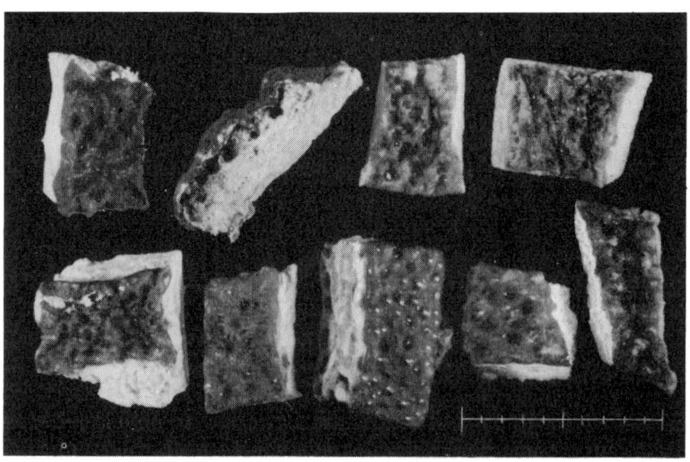

b

Bild 150. Pomeranzenschalen
a) Ganzdroge im Längsviertel
b) Schnittdroge

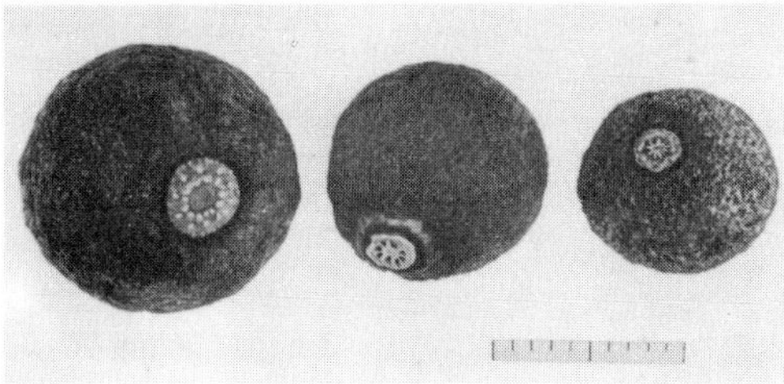

Bild 151. Unreife Pomeranzenfrüchte

Die großen Kulturen der Pomeranze werden im wesentlichen zur Gewinnung der frischen Schalen angelegt, aus denen das etherische Öl *Oleum Aurantii Pericarpii* – *Pomeranzenschalenöl* – gepreßt wird (s. d.). Es ist in beachtlichen Mengen für die Parfümerie zur Herstellung von Kölnischwasser und anderen Duftkompositionen erforderlich.

Für die Parfüm-, Essenzen- und Likörindustrie sind noch *Fructus Aurantii immaturi* – *Unreife Pomeranzenfrüchte* (Bild 151) – und

Pericarpium Aurantii Curaçao – *Curaçao-Pomeranzenschale* – bedeutungsvoll. Ihre Bestandteile ähneln denen der Pomeranzenschale.
Pericarpium Aurantii dulce – *Apfelsinenschale* – und das daraus gepreßte etherische Öl – *Oleum Aurantii dulce* – werden ebenfalls verwendet (s. d.).

Pericarpium Aurantii Curaçao s. unter Pericarpium Aurantii

Pericarpium Aurantii dulce
Orangenschale, auch Apfelsinenschale
Getrocknete Fruchtschale der Orange

Stammpflanze, Familie, Vorkommen s. unter Oleum Aurantii dulce

Bestandteile

Etherisches Öl und Fruchtsäuren

Anwendung

Die frischen Schalen zur Gewinnung des etherischen Öls und mit Zucker eingekocht zur Herstellung von Orangeat (kandierte Schale). Die getrocknete Schale dient als Korrigens für Backwaren.

Pericarpium Citri
Zitronenfruchtschale

Getrocknete Fruchtschale der Zitrone

Stammpflanze, Familie, Vorkommen s. unter Oleum Citri

Bestandteil

Etherisches Öl

Anwendung s. Pericarpium Aurantii dulce, hauptsächlich für Backwaren.

Piper cayennense s. unter Fructus Capsici

Podophyllinum s. unter Rhizoma Podophylli

Propolis s. unter Cera flava

Pulpa Tamarindorum
Tamarindenmus

Rohes, von den Verunreinigungen befreites Fruchtmus der Tamarindenfrucht

Stammpflanze, Familie, Vorkommen

Tamarinde – *Tamarindus indica* L., Johannisbrotgewächse – *Caesalpiniáceae*
Beheimatet im tropischen Afrika, kultiviert in den gesamten Tropengebieten. Aufkommen: Importdroge

Bestandteile

25...30 % Invertzucker, 12 % Fruchtsäuren, besonders Weinsäure, weniger Äpfelsäure, Kaliumhydrogentartrat, Pektine

Anwendung

Als mildes Laxans und als Bestandteil von Abführmitteln. Tamarindenmus kann ohne

Schaden längere Zeit als Laxans verwendet werden. Heute wird Tamarindenmus überwiegend in der Lebensmittelindustrie zur Herstellung von Würzsaucen gebraucht.

Radix Alkannae
Alkannawurzel

Getrocknete Wurzel

Stammpflanze, Familie, Vorkommen

Alkannastrauch – *Alkánna tinctória* (L.) TAUSCH, Borretschgewächse – *Boragináceae*
Beheimatet und kultiviert in Südeuropa und Nordafrika. Aufkommen: Importdroge

Bestandteile

Rote Naphthochinone

Anwendung
Zur Herstellung des Alkannaextrakts – Extractum Alcannae – für Holzbeizen, Möbelpolituren (Mahagoni) und zum Färben kosmetischer Zubereitungen.

Bemerkungen

Droge des AB–DDR (Anl. 7).

Radix Althaeae
Eibischwurzel

Getrocknete ganze oder grob zerkleinerte Wurzeln und Wurzelstöcke

Stammpflanze, Familie, Vorkommen

Echter Eibisch – *Altháea officinális* L. (gr. althos oder althaia: Heilmittel, lat. officinalis: in Apotheken verwendet); Malvengewächse – *Malváceae*
Beheimatet in Mitteleuropa bis Südsibirien, kultiviert in den Balkanstaaten, in der Ungarischen VR, UdSSR (Kaspisches Meer und Schwarzes Meer), in Belgien, Norditalien, Nordfrankreich, Österreich, der BRD (Franken). Aufkommen: Anbaudroge (Halle).

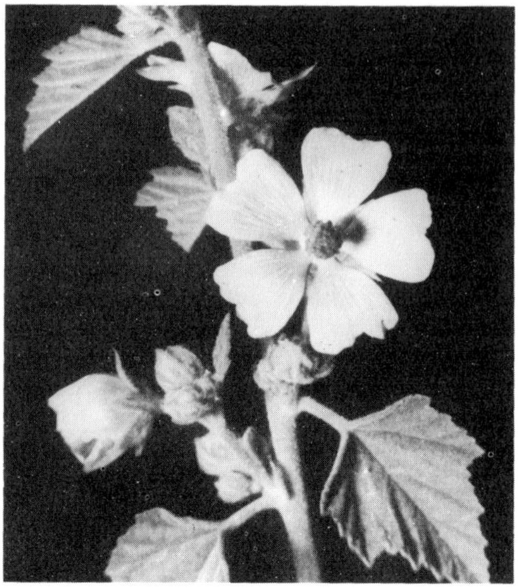

Bild 152. Echter Eibisch. Blühender Trieb (1:1)

Beschreibung der Pflanze (Bild 152)

Bis zu 1,50 m hohe Staude mit gestielten, am unteren Pflanzenteil breitherzförmigen, weiter oben eiförmigen, zugespitzten, gelappten und grobgesägten Blättern. Diese und die Stengel sind gleichmäßig stark samtartig befilzt. Im Juni/Juli entfalten sich in den Blattachseln zartrosa bis weißlichgefärbte malvenähnlich gebaute Blüten. Die Wurzel ist auf dem Querschnitt weißlich oder gelblich und mit einer grauen oder graubraunen Rinde besetzt, längsgefurcht, mit faserigen Anteilen, bis zu 30 cm lang und 3 cm dick. Die Wurzelstöcke sind bis zu etwa 4 cm dick. Beim Brechen stäuben die getrockneten Stücke, da sie viel Stärke enthalten. Früher wurden dickere Wurzeln und Wurzelstöcke frisch geschält, erhielten ein besseres Aussehen und trockneten schneller. Da das Schälen arbeitsaufwendig ist und die geschälte Droge weder im Schleimgehalt noch im Geschmack Vorteile aufweist, wird vom AB die ungeschälte, naturelle Ware zugelassen und verwendet.

Beschreibung der Schnittdroge (Bild 153)

Außen gefurchte, zum Teil verkorkte, graue bis graubraune, geschält weiß, innen weiße bis gelblichweiße unregelmäßige Stücke (d);

gute Qualität war früher würfelförmig geschnitten (Kubusschnitt). Die Stücke sind fest, lassen sich aber etwas eindrücken. An quer geschnittenen Stücken kann die nahe am Rand verlaufende hellbraune Kambiumzone (a) gut erkannt werden, manchmal auch eine radiale Streifung des Holzkörpers. Die Außenseite zeigt an geschälten Stücken gelegentlich kleine braune Wurzelnarben (b). An zahlreichen Flächen hängen losgerissene Faserbündel (c) des Sklerenchyms, sog. Sklerenchymfasern. Die Schnittdroge kommt selten geschält vor (s. Bild 153b.).

Geruch schwach, eigenartig, Geschmack schwach süß und stark schleimig. Durch den hohen Schleimstoffgehalt wird die Droge beim Befeuchten mit Wasser schnell schlüpfrig

Wirkstoffkomplex

Bis zu 15 % kaltwasserlösliche Schleimstoffe, die sich aus Glucanen, Galacturonrhamnanen und Arabinoglactanen zusammensetzen; bisher wurden sieben Polysaccharide nachgewiesen. Sie ergeben bei der Hydrolyse Glucose, Galactose, Rhamnose und Arabinose sowie Glucuron- und Galacturonsäure.

Weitere Inhaltsstoffe sind Stärke, Saccharose und Eiweißstoffe

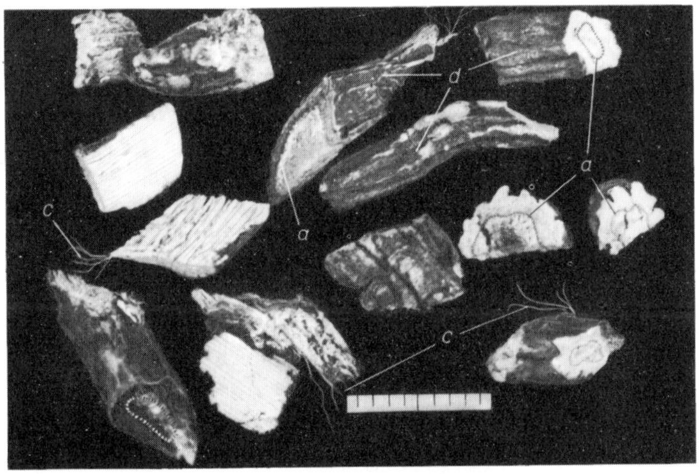

a

b

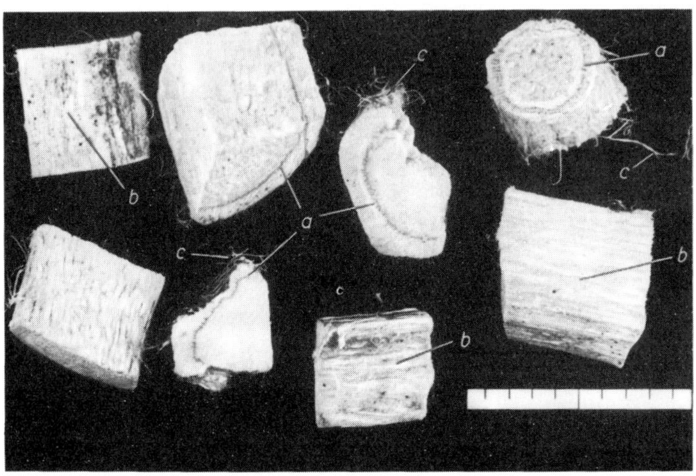

Bild 153. Eibischwurzel
a) Schnittdroge nach AB-DDR aus ungeschälter Wurzel
b) Schnittdroge aus geschälter Wurzel

Wirkung, Anwendung

Auszüge wirken reizmildernd, schleimhauteinhüllend, verwendet gegen Verschleimung, Husten, Rachen-, Kehlkopf- und Halskatarrh, zur Bereitung von Gurgelwasser, auch gegen Magen- und Darmkatarrh. Die Schleimstoffe schützen entzündete Schleimhäute vor reizenden Einflüssen. Eibischwurzel ist Bestandteil von Hustentee und anderen Brust- und Hustentees. Für Rezepturzwecke wird aus der Droge durch Auszug mit Wasser und unter Zusatz von Saccharose Eibischsirup – Sirupus Althaeae – hergestellt. Er ist Bestandteil folgender SR: Mixtura pectoralis, Mixtura Ipecacuanhae, Mixtura Aminophyllini und Sirupus Chlorali hydrati.

Anwendungsgebiete

Hustenmittel – Muzilaginosum, Emolliens –, pharmazeutischer Grundstoff

Teezubereitung

Kalter Auszug oder Aufguß mit siedendem Wasser. Bei längerem Ausziehen wird der Tee durch die kolloidal in Lösung gehende Stärke viskoser.

Qualitätsnormen

Identitätsprüfung: mikroskopisch. 1. Die Droge zeigt in der Rinde und im Holzkörper zahlreiche Sklerenchymfasern. Die der Rinde sind zu Bündeln vereinigt. 2. Die Droge enthält im Parenchym einzelne mit Schleim gefüllte Zellen. Weiterhin sind Zellen vorhanden, die 20...35 µm große Drüsen und zahlreiche, meist ovale oder nierenförmige, etwa 10...20 µm große Stärkekörner enthalten.
Reinheitsprüfung: auf unschädliche Beimengungen (höchstens 1,0 %) und Asche (höchstens 9,0 % Rückstand)
Wertbestimmung: Das AB läßt von einem aus der gepulverten Droge und aus Wasser hergestellten und zentrifugierten Auszug unter Verwendung eines Kapillarviskosimeters die Viskosität bestimmen (s. AB).

Aufbewahrung

Eibischwurzel ist hygroskopisch, schimmelt leicht und sollte deshalb trocken, am besten in gut schließenden Blechgefäßen aufbewahrt werden. Aufbewahrungsfrist höchstens 18 Monate

Handelsware

Radix Althaeae concisa

Bemerkungen

Droge des AB–DDR, DAB 8 (Eibischwurzel – Althaeae radix), ÖAB 9 (Radix Althaeae – Eibischwurzel).

Radix Angelicae
Angelikawurzel, auch Engelwurzel

Getrocknete ganze oder grob zerkleinerte Wurzeln und Wurzelstöcke

Stammpflanze, Familie, Vorkommen

Echte Engelwurz, Angelika – *Angélica archangélica* L. var. *angélica* (lat. angelus: Engel, lat. archangelus: Erzengel. Nach einer Sage wurde die Pflanze dem Menschen von einem Engel gezeigt.); Doldengewächse – *Apiáceae (Umbellíferae)*
Die Pflanze wächst in den mitteleuropäischen Gebirgen auf feuchten Böden, an Flußufern und auf feuchten Wiesen. Da die Pflanze seltener wild anzutreffen ist, wird sie in zahlreichen Ländern ausschließlich kultiviert, und zwar feldmäßig. Bei der Ernte akkert man die Furchen auf. Der Wurzelstock

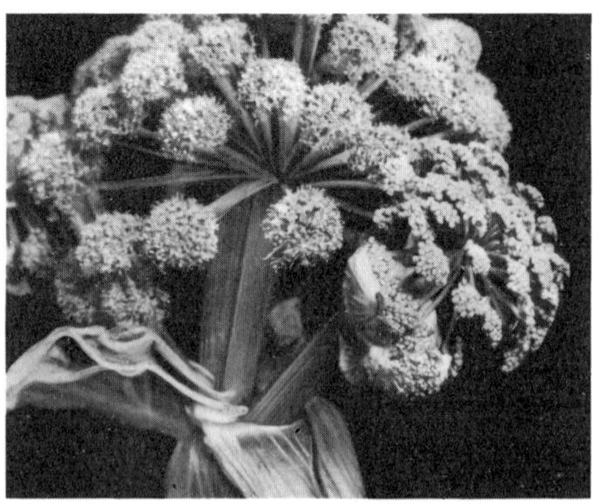

Bild 154. Echte Engelwurz. Blütenstand (1:3)

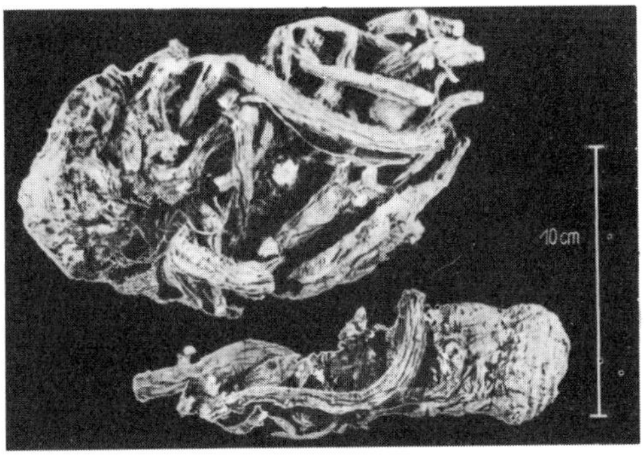

a

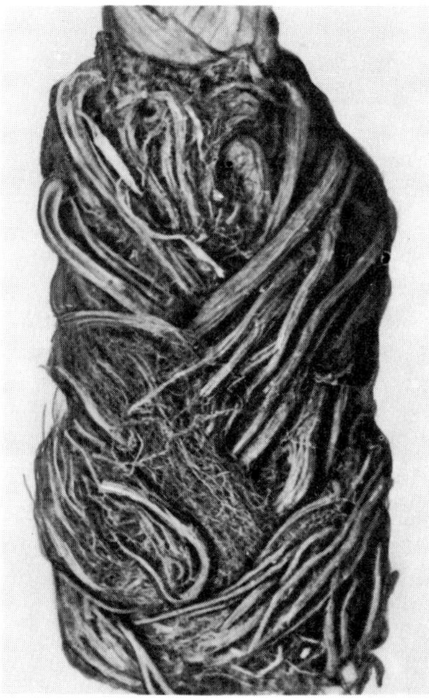

b

wird gelockert, langsam aus dem Boden gezogen und anschließend gewaschen. Aufkommen: Anbaudroge – Bezirke Karl-Marx-Stadt (Bockau im Kreis Aue) und Erfurt (Sömmerda). Besonders Bockau ist durch den Angelikaanbau seit altersher bekannt. Angelikawurzel wird auch exportiert. In der BRD wird Angelika besonders in Oberbayern und Unterfranken kultiviert.
Vereinzelt werden die Nebenwurzeln in frischem Zustand zu Zöpfen verflochten (s. Bild 155b). Angelikazöpfe sind als Exportdroge begehrt

Beschreibung der Pflanze (Bild 154)

Die Echte Engelwurz wird 1...2,5 m hoch und ist eine zwei- bis vierjährige Staude. Sie treibt stielrunde, gerillte, kräftige, verzweigte rötliche Stengel, die in stattlichen, halbkugeligen Doppeldolden mit grünlichgelben Blüten enden. Die doppelt- oder dreifachgefiederten Blätter sitzen auf bauchig aufgeblasenen, häutigen Blattscheiden. Die Blätter werden bis zu 90 cm lang, die Blütenstände erreichen einen Durchmesser von 10...30 cm

Beschreibung der Ganzdroge (Bild 155)

Das Rhizom ist kurz, bis zu 6 cm dick und stark geringelt, die Wurzeln sind 10...30 cm

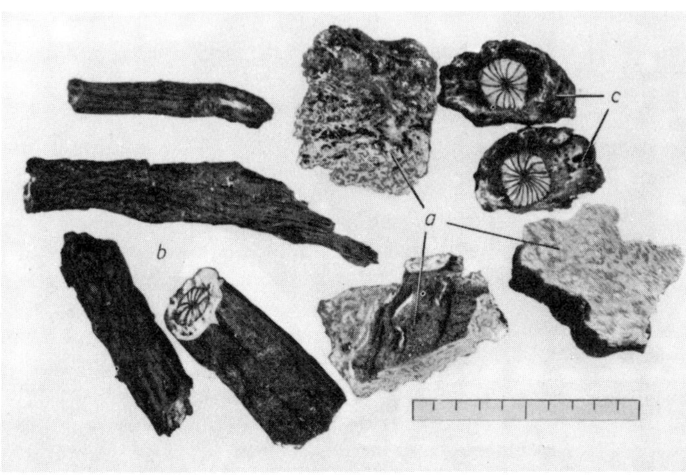

c

Bild 155. Angelikawurzel
a) Ganzdroge
b) Angelikazopf (1:1)
c) Schnittdroge

lang, bis zu 1 cm dick und gefurcht. Sie haben außen eine graubraune, graugelbliche oder bräunliche Rinde. Die frischen Nebenwurzeln werden manchmal zu einem Zopf verflochten (s. auch »Aufkommen«, S. 253).

Beschreibung der Schnittdroge (s. Bild 155c)

Außen graubraune bis schwach rötlichbraune unregelmäßige, meist längsgefurchte Wurzelstücke (a) sowie zylindrische, dünne Stücke der Nebenwurzeln (b). Der Querschnitt ist uneben und läßt eine weißliche bis bräunliche Rindenzone mit braunen Punkten (Sekreträume) und vereinzelten Hohlräumen sowie einen weißlichen strahligen Holzteil (c) erkennen. Durch die Hohlräume bedingt, haben manche Stücke eine etwas schwammige Beschaffenheit und lassen sich leicht eindrücken. Rhizomstücke sind dicker und runzelig bis geringelt. Geruch aromatisch, sellerieartig, Geschmack scharf, aromatisch und bitter

Wirkstoffkomplex

0,3...1,5 % etherisches Öl, zahlreiche Cumarine und 15 bittere Furocumarine, wie Imperatorin, Umbelliferon, Osthenol, Angelicin, Archangelicin (Cvannin), Xanthotoxin und Umbelliprenin, ferner Harze und Säuren

Wirkung, Anwendung

Angelikawurzel wirkt verdauungsfördernd, appetitanregend, krampflösend und blähungtreibend, fördert die Magensaftsekretion und wirkt gegen Dyspepsie, Gastritis, Koliken und Darmkatarrh. Angelikaextrakt – Extractum Angelicae – ist offizinell. Weitere Zubereitungen aus der Wurzel sind Angelika-Pflanzenauszug, Magentropfen, Magenperlen, Kräuter- und Magenliköre, wie Boonekamp, Angelikalikör und Chartreuse. Andere Anwendungsgebiete sind durch die stärkende und hautreizende Wirkung das Bad, das auch günstig bei starkem Husten mit Verschleimung wirkt, und auch zusätzlich der wäßrige Auszug als Tee. Schneeberger Schnupftabak enthält etwas Angelikawurzel als Bestandteil.

Anwendungsgebiete

Stomachikum, Aperitivum, Digestivum, Karminativum, Spasmolytikum, Hustenmittel, Balneotherapeutikum, Korrigens

Teezubereitung

Kalter Auszug oder Aufguß mit heißem Wasser

Qualitätsnormen

Identitätsprüfung: dünnschichtchromatografisch (Testsubstanz Cumarin/Methanol)
Reinheitsprüfung: auf unschädliche Beimengungen (höchstens 1,0 %), Liebstöckelwurzel (durch Auswertung des Chromatogramms, s. AB), Asche (höchstens 14,0 % Rückstand)
Gehaltsbestimmung: Das AB läßt den Gehalt an etherischem Öl, berechnet auf die bei 105 °C getrocknete Droge, bestimmen (0,30...0,60 ml/100 g Droge)

Verwechslung, Verfälschung

Mit Radix Levistici (s. d.)

Aufbewahrung

Angelikawurzel ist hygroskopisch und dem Insektenfraß stark ausgesetzt, besonders dem Brotbohrer. Die Wurzel soll trocken in gut verschlossenen Blechgefäßen aufbewahrt werden. Aufbewahrungsfrist höchstens 18 Monate, für die gepulverte Droge höchstens 24 h, deshalb erst kurz vor Bedarf pulverisieren.

Handelsware

Radix Angelicae tota, concisa

Bemerkungen

Droge des AB–DDR, ÖAB 9 (Radix Angelicae – Angelikawurzel).

Radix Belladonnae

Tollkirschenwurzel, auch Belladonnawurzel

Getrocknete ganze oder zerkleinerte Wurzeln und Wurzelstöcke

Stammpflanze, Familie, Vorkommen, Beschreibung der Pflanze und *Wirkstoffe* s. Herba Belladonnae

Aufkommen: Importdroge

Beschreibung der Ganz- und der Schnittdroge (Bild 156)

Die Wurzeln sind außen graubraun und furchig, innen grauweiß, zylindrisch, 1...2 cm dick, während die Wurzelstöcke kräftiger sind, ein- oder mehrköpfig und 2...5 cm dick.
Die selten vorkommende Schnittdroge setzt sich aus grauweißen, außen graubraunen runzeligen Stücken zusammen (a). Der Querschnitt läßt die Kambiallinie (b) und eine schwache radiale Streifung im Holzkörper (c) erkennen. Das Innere der Stücke ist von pulveriger Beschaffenheit, da die Droge Stärke enthält

Wirkung, Anwendung s. Herba Belladonnae

Die Wurzel enthält 0,3...0,7 % Gesamtalkaloide und wird industriell zur Herstellung von Arzneifertigwaren gegen Parkinsonismus und zur Isolierung der Alkaloide verwendet. Die Alkaloide sind Bestandteil von Arzneifertigwaren gegen Spasmen und neurovegetative Regulationsstörungen

Qualitätsnormen

Identitätsprüfung: mikroskopisch (Kristallsandzellen im Parenchym von Rinde und Holzkörper) und dünnschichtchromatografisch (Testsubstanz Atropin-Vergleichssubstanz)
Reinheitsprüfung: auf unschädliche Beimengungen (höchstens 1,0 %), zersetzte Droge (Auswertung des Chromatogramms) und Asche (höchstens 8,0 % Rückstand)
Gehaltsbestimmung: Das AB läßt fotometrisch den Gehalt an Alkaloiden, berechnet als Hyoscyamin auf die bei 105 °C getrocknete Droge, bestimmen (mindestens 0,50 %)

Aufbewahrung

Vorsichtig! Aufbewahrungsfrist höchstens 3 Jahre

Handelsware

Radix Belladonnae concisa nur zur industriellen Verarbeitung

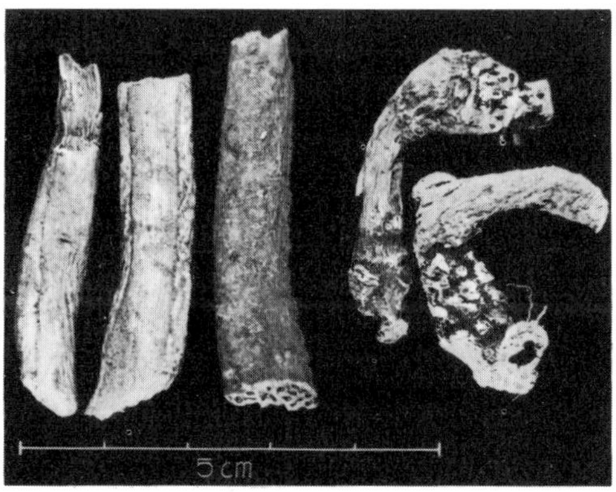

a

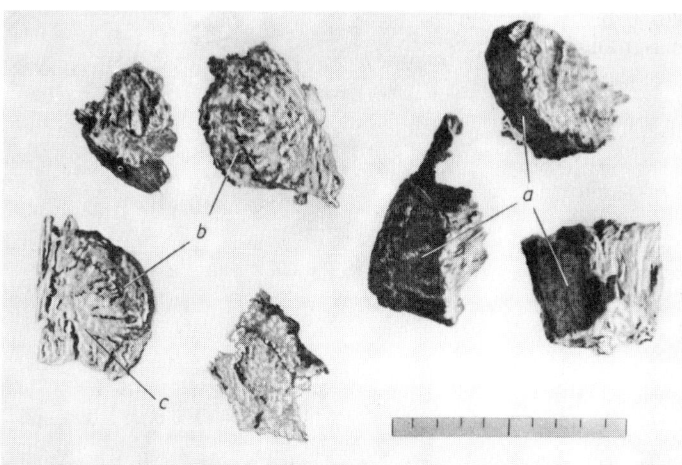

b

Bild 156. Tollkirschenwurzel
a) Ganzdroge
b) Schnittdroge

Bemerkungen

Droge des AB–DDR, ÖAB 9 (Radix Belladonnae – Tollkirschenwurzel)

Der Extrakt aus der Tollkirschenwurzel wurde erstmals in Bulgarien symptomatisch gegen Parkinsonismus, und zwar für die *»Bulgarische Kur«*, benutzt. Heute gebraucht man in zahlreichen Ländern Wurzelauszüge gegen Parkinsonismus.

Radix Bryoniae recens
Frische Zaunrübenwurzel

Frische, vor der Blütezeit gegrabene Wurzel

Stammpflanze, Familie, Vorkommen

Weiße Zaunrübe – *Bryónia álba* L. und Rote Zaunrübe – *Bryónia crética* L. *ssp. dioíca* (Jacq.) Tutin (*syn. Bryonia dioica* Jacq.); Kürbisgewächse – *Cucurbitáceae*
Wild an Gebüschen, Zäunen und Flußufern

Wirkstoffkomplex

Bitteres Triterpenglucosidgemisch Cucurbitacine E, B, I, D, J, K, L, ihre von E und B stammenden Dihydroderivate und von E das Tetrahydroderivat

Anwendung

Industriell zur Herstellung hom. AM (Bryonia ∅, D 4 dil.)

Qualitätsnormen

Reinheitsprüfung: auf unschädliche Beimengungen (höchstens 1,0 %)

Aufbewahrung

Vorsichtig!

Bemerkungen

Droge des AB–DDR (Anl. 7).

Radix Chamaelirii
Heloniaswurzel, auch Teufelsbißwurzel, Radix Heloniadis dioicae

Getrocknete Wurzelstöcke und Wurzeln

Stammpflanze, Familie, Vorkommen

Falsches Einkorn – *Chamaelírium lutéum* (L.) Willd., Liliengewächse – *Liliáceae*
Beheimatet in Kanada und im atlantischen Nordamerika

Wirkstoffkomplex

Saponinartiges Glycosid Chamaelirin, Glycosid Helonin, Sapogenin Diosgenin

Anwendung

Industriell zur Herstellung hom. AM.

Radix Gentianae
Enzianwurzel

Getrocknete ganze oder grob zerkleinerte Wurzeln und Wurzelstöcke

Stammpflanze, Familie, Vorkommen

Gelber Enzian – *Gentiána lútea* L. ist der bekannteste Drogenlieferant, daneben sind folgende Enzianarten wichtig:
Ungarn-Enzian – *Gentiána pannónica* Scop., Purpur-Enzian – *Gentiána purpúrea* L., Tüpfel-Enzian – *Gentiána punctáta* L. und Schwalbenwurz-Enzian – *Gentiána asclepiádea* L. (Gentiana nach König Gentius von Illyrien, der Enzianwurzel gegen Pest empfahl (!), lat. luteus: gelb, lat. pannonicus: aus Ungarn stammend, lat. purpureus: purpurrot, lat. punctatus: getüpfelt, punktiert, lat. asclepiadeus: schwalbenwurzähnlich); Enziangewächse – *Gentianáceae*

Die Pflanzen sind Gebirgspflanzen. Der Gelbe Enzian kommt auf kalkhaltigen Gebirgswiesen der mittleren Gebirgshöhen Mittel- und Südeuropas, besonders in den Alpen, im Schwarzwald und auf der Schwäbischen Alp vor, vereinzelte Exemplare findet man auch noch in den südlichen Bezirken der DDR (Suhl und Gera). Die übrigen Enzianarten sind kalkmeidend. Die oben genannten Arten stehen in der BRD unter Naturschutz, d. h., die Pflanzenteile dürfen weder abgerissen noch die unterirdischen Teile ausgegraben werden. Enzianwurzeln werden nur in solchen Ländern gesammelt, in denen das gesetzlich möglich ist, so in der Schweiz, in Österreich, den Balkanländern, in Frankreich und Spanien. Aufkommen: Importdroge

Beschreibung des Gelben Enzians (Bild 157)

Der Gelbe Enzian, die wichtigste und bekannteste Enzianart, ist eine bis zu 1,50 m hoch werdende Staude mit rundem, aufrechtem, unverzweigtem Stengel. Daran stehen kurzgestielt weiter oben sitzend kreuzgegenständig angeordnete, große elliptische, löffelartig nach innen gewölbte Blätter. Die Nervatur ist bogig und tritt unterseits deutlich hervor. Aus den Blattachseln entspringen gelbblütige büschelige Zymen. Da der Gelbe Enzian sehr langsam wächst, blüht er erst vom zehnten Jahre an und wird bis zu etwa 60 Jahre alt. Die mehrköpfige Pfahlwurzel ist 0,60...1 m lang und wird mehrere Kilogramm schwer. Enzianwurzeln sollen möglichst schnell getrocknet werden, da einsetzende Fermentationsprozesse den Wert beeinflussen, sie bleiben dann hellbraun, während dunklere, mehr rotbraune Wurzeln wirkstoffärmer sind

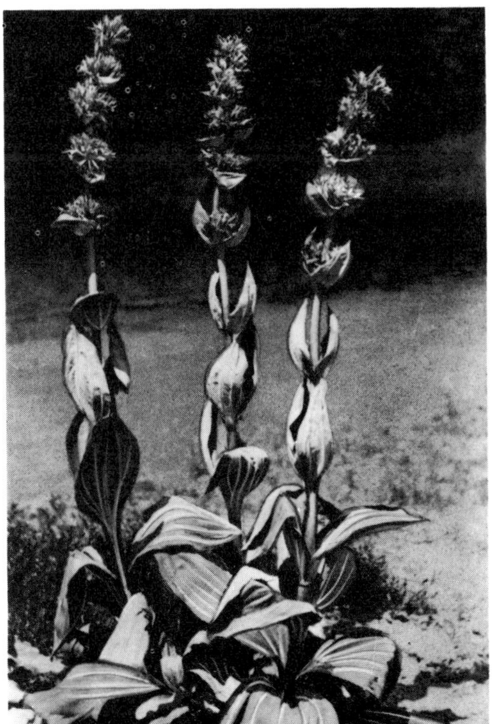

Bild 157. Gelber Enzian. Blühende Pflanzen (1:10)

Beschreibung der Ganzdroge (Bild 158a)

Wurzeln und Wurzelstöcke des Gelben Enzians sind 20...60 cm lang und bis zu 5 cm dick, die der anderen Arten kürzer und dünner. Die Wurzel- und die Rhizomstücke sind längsgefurcht, Rhizomstücke zusätzlich quergeringelt, außen und innen gelblich bis dunkelgraubraun; die Farbe ist von der Dauer der Trocknung abhängig (s. o.)

Beschreibung der Schnittdroge (Bild 158b)

Außen gelblichbraune bis dunkelgraubraune, harte, unregelmäßige Stücke (a). Sie sind mit grobrunzeligem, derbem Kork besetzt, solche von Wurzeln sind längsfurchig, die von Rhizomen quergeringelt, stark eingetrocknet. Der Querbruch ist uneben, an glatten Schnittstücken erkennt man eine dunkelbraune Kambiumzone (b) und einen helleren Holzteil (c) mit meist undeutlich strahligem Bau. Der Bruch ist körnig, nicht faserig. In Wasser eingelegt, quillt die Wurzel stark auf, bis auf das Drei- bis Vierfache des Trockenvolumens, und wird biegsam. Geruch schwach wahrnehmbar, ähnlich wie getrocknete Feigen, Geschmack erst süß, dann stark und anhaltend bitter

Wirkstoffe

Vier wichtige secoiridoide Bitterstoffglycoside, und zwar 2...4 % Gentiopicrosid (früher als Gentiopicrin bezeichnet), es ist das Hauptglucosid, im Bitterwert den anderen aber deutlich unterlegen, 0,05...0,3 % Amarogentin mit einem sehr hohen Bitterwert von 58 000 000. Es ist der z. Z. bekannte bitterste Naturstoff und der für die Droge wesentliche Wirkstoff, daneben 0,05...0,2 % Amaropanin und 0,03...0,1 % Amaroswerin. Die beiden letztgenannten Wirkstoffe haben einen ähnlich hohen Bitterwert wie Amarogentin. *Gentiana pannonica* enthält noch das bittere Gentiosid und Gentioflavosid.

In allen Enzianarten sind ferner die gelben Xanthone Gentisin, Isogentisin und Gentisein mit ihren Glycosiden enthalten neben einigen Alkaloiden, z. B. dem secoiridoiden Alkaloid Gentianin. Weiterhin kommen verschiedene Zucker vor: das bitter schmekkende Trisaccharid Gentianose und das Disaccharid Gentiobiose, das durch enzymatischen Abbau aus Gentianose entsteht. Da beide Zucker vergärbar sind, ist das für die Herstellung der Enzianspirituosen wichtig (s. S. 259)

Wirkung, Anwendung

Enzianwurzel ist ein geschätztes Bittermittel und wird als appetitanregende, magenstärkende, magensaftsekretionsfördernde, choleretisch wirkende und verdauungsfördernde Droge verwendet, wobei den Enzianbitterstoffen eine günstige Wirkung bei Gärungsdyspepsien und gestörter Leberfunktion zukommt. Die offizinelle Enziantinktur – Tinctura Gentianae – ist Bestandteil der Tinctura amara SR. Tinktur, und andere Auszüge sind auch in Fertigwaren, wie Enzianperlen und Magentropfen, enthalten. Enzianwurzel kommt in Mischung mit anderen Drogen in Magentees vor. Die Droge ist

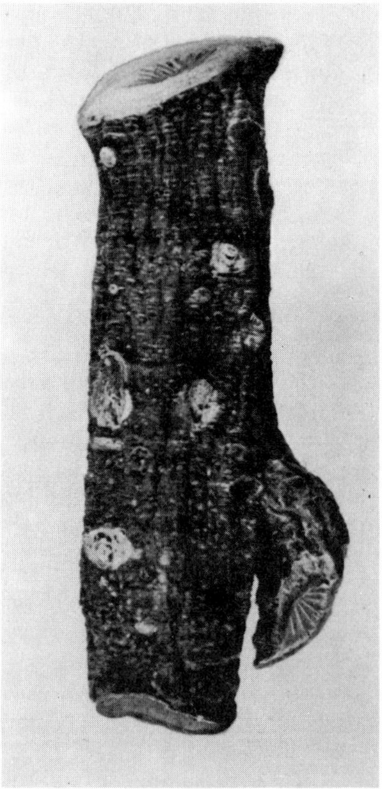

a

b

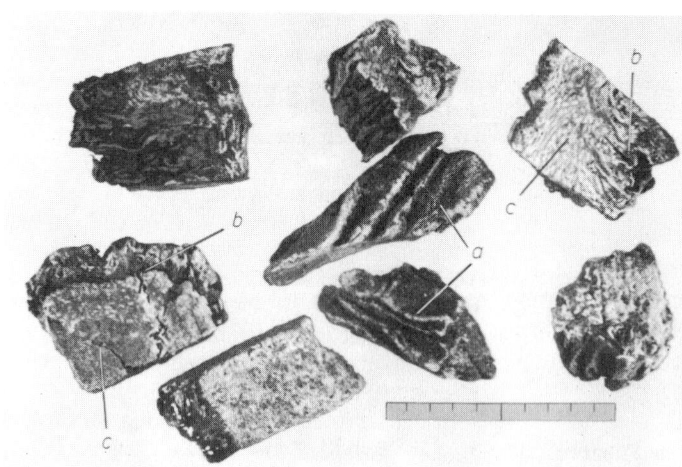

Bild 158. Enzianwurzel
a) Ganzdroge (1:1)
b) Schnittdroge

auch für die Essenzen- und Spirituosenindustrie wichtig. So läßt man in den Alpenländern zur Bereitung des Enzianbranntweins oder -schnapses den von Natur aus zuckerhaltigen Wurzelauszug (s. Wirkstoffe) gären und destilliert das entstandene Ethanol ab. Echter Enzian ist 50 %ig und ein geschätzter Branntwein; er schmeckt nicht bitter! Aber auch bitter schmeckende Trinkbranntweine mit Auszügen aus der Wurzel werden hergestellt, berühmt war der »Alte Schwede«.

Anwendungsgebiete

Amarum, Aperitivum, Digestivum, Stomachikum, Karminativum, Cholagogum, Antidyspeptikum, pharmazeutischer Grundstoff, Industriedroge, Korrigens

Teezubereitung

Abkochung

Qualitätsnormen

Identitätsprüfung: mikroskopisch (Parenchymzellen enthalten Einzelkristalle als kleine Nadeln, Tafeln, Prismen oder Oktaeder sowie Tröpfchen von fettem Öl.) und dünnschichtchromatografisch (Testsubstanz Papaverinhydrochlorid-Vergleichssubstanz in Ammoniak/Methanol)
Reinheitsprüfung: auf unschädliche Beimengungen (höchstens 2,0 %) und Asche (höchstens 6,0 % Rückstand)
Wertbestimmung: Das AB verlangt aus einer Abkochung aus der gepulverten Droge (Rückflußkühlung) die »Bestimmung des Bitterwertes« (s. AB, Bd. 1 und Monografie)

Aufbewahrung

Aufbewahrungsfrist höchstens 18 Monate, für die gepulverte Droge höchstens 24 h; da sich die Bitterstoffe schnell zersetzen, Droge erst kurz vor Bedarf pulverisieren

Handelsware

Radix Gentianae concisa

Bemerkungen

Droge des AB–DDR, DAB 8/Ph. Eur. (Enzianwurzel – Gentianae radix), ÖAB 9 (Radix Gentianae – Enzianwurzel).

Radix Ginseng

Ginsengwurzel, auch Shen-Shen-Wurzel, Radix Schinseng, Menschenwurzel

Getrocknete ganze oder zerkleinerte Wurzel

Stammpflanze, Familie, Vorkommen

Ginseng – *Pánax pseudogínseng* WALL. (*syn. Pánax gínseng* C. A. MEYER, *Pánax schínseng* Th. NEES) (gr. pas: alles, gr. akos: Heilmittel, evtl. auch v. chin. abgeleitet jen-chen = jen: Mensch, chen: Dreiheit); Efeugewächse – *Araliáceae*
Ginseng ist eine Schattenpflanze und wächst an den Nordhängen der tiefen Bergtäler Ostasiens wild. Sie wird aus ökonomischen Gründen heute kultiviert, da der Bedarf weltweit zunimmt, und zwar in der KDVR, VR China, in Japan und der UdSSR. Die wichtigsten Erzeugerländer sind die KDVR (Kesong) und Südkorea. In diesen Ländern wird die Pflanze im großen kultiviert. Aufkommen: Importdroge

Beschreibung der Pflanze

Die Ginsengpflanze ähnelt der Waldanemone, bildet etwa 30...50 cm hohe dünne Stengel und vier- bis fünfzählige, handförmig geteilte, langgestielte Blätter. Kleine weiße bis grünliche Blüten stehen in Dolden und entwickeln hellrote Beeren. Erntereife Wurzeln müssen 5 bis 8 Jahre alt sein

Beschreibung der Ganzdroge (Bild 159)

Die Wurzeln werden 5...12 cm, seltener bis zu 20 cm lang und bis zu 2 cm dick. Ihre Masse beträgt 3...100 g. Getrocknet sind sie weiß bis gelblich. Werden sie zur Zerstörung der Enzyme mit heißem Wasser behandelt und danach getrocknet, nehmen sie eine rotbraune Farbe und eine hornartige Beschaffenheit an (weiße und rote Ginsengsorten). Je älter die Pflanzen sind, umso kräftiger entwickeln sich die Wurzeln. Wildwachsend erreichen die Pflanzen ein Alter bis zu 40 Jahren. Die Wurzeln sind geruchlos bis schwach aromatisch, der Geschmack ist schwach bitter, süß und würzig.

Da die Wurzeln manchmal der menschlichen Gestalt ähneln, hat das in früherer Zeit zu verschiedener mystischer Deutung veranlaßt und leider auch der Droge einen zweifelhaften Ruf als »Allheilmittel« (!) eingebracht. Solche Anschauungen schaden jedoch der Bedeutung der Droge, seit sie wissenschaftlich immer mehr untersucht wird und ihre Wirkstoffe größtenteils aufgeklärt sind.

Wirkstoffkomplex

Hauptwirkstoffe sind die zu 2...3 % enthaltenen etwa 12 Triterpensaponine, die Ginsenoside, früher als Panaxoside bezeichnet. Die Aglycone heißen 20-S-Protopanaxadiol und 20-S-Protopanaxatriol, als Zuckerkomponente sind Glucose, Arabinose und Rhamnose sowie Glucuronsäure enthalten. Außerdem fand man zu 0,25 % ein etherisches Öl, das Panacen, daneben Panaxsäure, das vermutlich wirksame Glucosid Panaquilon (Panakilon) sowie die Vitamine B_1, B_2, B_{12}, C, Folsäure, Nicotinsäureamid und Pantothensäure

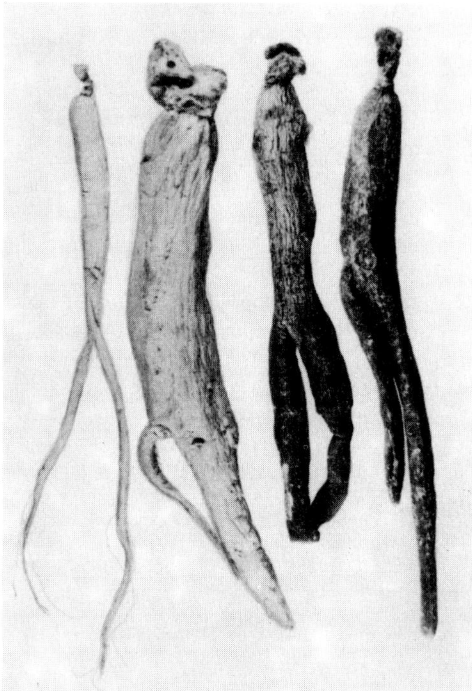

a

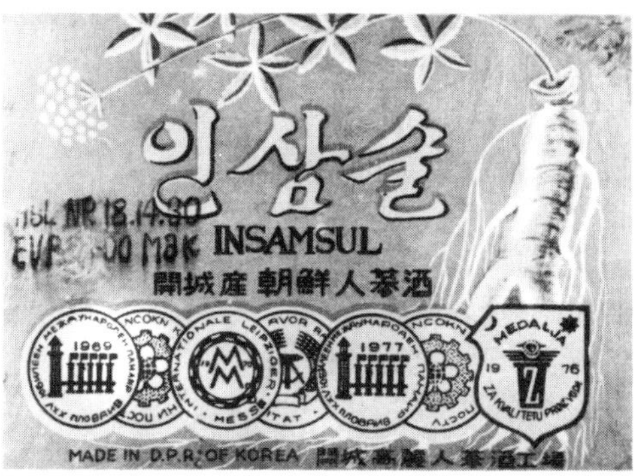

b

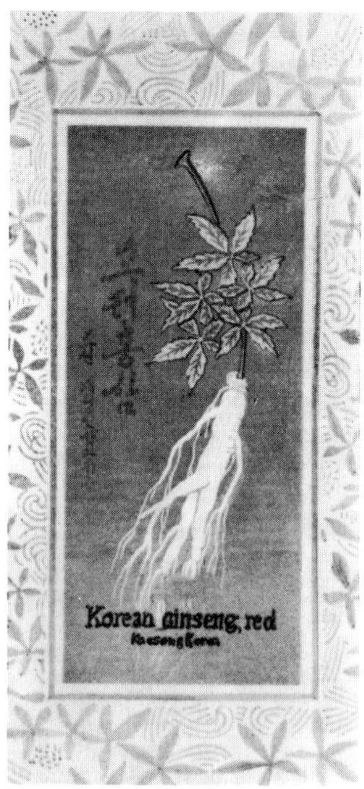

c

Bild 159. Koreanische Ginsengwurzel
a) Ganzdroge
Links: jüngere und ältere weiße Wurzeln
Rechts: rote Wurzeln (1:1)
b) Etikett einer Ginsengspirituose
c) Originalschachtel mit in Watte verpackten roten Ginsengwurzeln aus der Koreanischen DVR (Kesong)

Wirkung, Anwendung

Nach zahlreichen neueren japanischen und sowjetischen Tests und Großversuchen wurde festgestellt, daß Ginsengauszüge allgemein und zentral stimulierend wirken und sowohl die psychische als auch die physische Leistungsfähigkeit erhöht wird, im einzelnen durch verbesserte Hirnaktivität und Merkfähigkeit sowie gesteigertes Konzentrationsvermögen mit verbessertem Langzeitgedächtnis. Folgende Effekte erweitern das Wirkungsbild:
antihypertensive, appetitanregende und gonadotrope Wirkung, Tonuserhöhung auf die glatte Muskulatur, Verbesserung des Herzminutenvolumens, Reduktion des Blutglucose- und Cholesterolspiegels, gesteigerte RNS-Synthese und Proteinsynthese, Antistreßwirkung. Oral applizierter Ginsengextrakt löst wie ein Streßfaktor im Sinne der unspezifischen Reiztherapie bzw. wie ein Anpassungsstoff oder adaptogener Stoff folgende Reaktion aus: Das Hypophysen-Hypothalamus-System veranlaßt Synthese und Absonderung von Nebennierenrindenhormonen (NNR-Hormonen), die letztlich die Immunabwehr verbessern. Tierversuche mit Ratten bestätigten, daß durch die freigesetzten NNR-Hormone die Erschöpfung der Tiere im Streß hinausgezögert wird.
Zahlreiche der bisher festgestellten Wirkungen müssen pharmakologisch weiter überprüft und gesichert werden. Insgesamt gilt die Wirkung der Ginsengpräparate als anregendes Stärkungsmittel bei Schwäche und Erschöpfungszuständen, besonders im Alter, als erwiesen. Zum Sortiment der Fertigwaren der DDR gehört ein ethanolisch-wäßriger Extrakt aus der Ginsengwurzel. Im Lebensmittelhandel gibt es Ginseng-Spirituosen mit einer eingelegten Ginsengwurzel (s. Bild 159b).

Anwendungsgebiete

Roborans, Geroprophylaktikum

Teezubereitung

Selten Abkochung aus der zerkleinerten Wurzel. Einnahme des Auszugs vor dem Essen

Qualitätsnormen

Reinheitsprüfung: Die Gütevorschrift läßt auf unschädliche Beimengungen (höchstens 1,0 %) und Asche (höchstens 5,0 % Rückstand) prüfen

Handelsware

Radix Ginseng alba tota, rubra tota, concisa, nur zur industriellen Verarbeitung

Bemerkungen

Droge des AB–DDR (Anl. 7)

In Ostasien wird die *Taigawurzel – Radix Eleutherococci* von *Eleuterocóccus senticósus* (Rupr. et Maxim. ex Maxim.) Maxim. (*syn. Acanthópanax senticósus* [Rupr. et Maxim. ex Maxim.] Harms), verwendet. Die Pflanze ist ein Araliengewächs – *Araliáceae*. Zur Ernte der dem Ginseng ähnlichen Wurzeln können große Bestände genutzt werden. Sie enthalten die gleichen Wirkstoffe wie Ginsengwurzel.

In den USA wird auch die Wurzel des *Amerikanischen Ginsengs – Pánax quinquefólius* L., Araliengewächse – *Araliáceae*, verwendet und dort Ginseng Root und Five Fingers Root bezeichnet.

Radix Harpagophyti
Teufelskrallenwurzel

Getrocknete knollige Speicherwurzeln

Stammpflanze, Familie, Vorkommen

Teufelskralle – *Harpagóphytum procúmbens* (Burch.) DC., Sesamgewächse – *Pedaliáceae*
Verbreitet im tropischen Südafrika

Wirkstoffkomplex

Bittere Iridoidglycoside Harpagosid (Aglucon Harpagogenin) und Harpagid sowie Procumbid, Gummiharz, wenig etherisches Öl

Anwendung

Gegen rheumatische Erkrankungen, Leber-, Gallen-, Nieren- und Blasenerkrankungen. Die Droge wirkt antiphlogistisch und corticoidähnlich.

Radix Helenii s. Rhizoma Helenii

Radix Hydrastis
Hydrastiswurzel, auch Rhizoma Hydrastis

Getrocknete ganze oder zerkleinerte Wurzelstöcke und Wurzeln

Stammpflanze, Familie, Vorkommen

Orangenwurzel – *Hydrástis canadénsis* L., Hahnenfußgewächse – *Ranunculáceae*
Beheimatet in Ostkanada und den USA

Wirkstoffe

Bis zu 6 % Alkaloide Berberin, L-Canadin (Tetrahydroberberin) und Hydrastin

Anwendung

Als uterines Hämostyptikum und zur Herstellung hom. AM (Hydrastis D 4)

Qualitätsnormen

Reinheitsprüfung: auf unschädliche Beimengungen (höchstens 2,0 %) und Asche (höchstens 6,0 % Rückstand)
Gehaltsbestimmung: maßanalytisch (mindestens 2,5 % Alkaloide, berechnet als Hydrastin)

Aufbewahrung

Vorsichtig!

Bemerkungen

Droge des AB–DDR (Anl. 7).

Radix Ipecacuanhae
Brechwurzel

Getrocknete, mittelfein gepulverte, ggf. mit Lactose auf vorgeschriebenen Gehalt eingestellte Wurzeln und Wurzelstöcke

Stammpflanze, Familie, Vorkommen

Brechwurzel – *Cephaélis ipecacuánha* (BROT.) A. RICH. und *Cephaélis acumináta* KARSTEN (gr. kephale: Kopf, gr. eilo: ich dränge zusammen, weil die Blüten in Köpfchen zusammenstehen; ipecacuanha ist ein Wort der indian. Sprache: »brecherregendes Kraut am Wege«, lat. acuminatus: lang zugespitzt); Krappgewächse – *Rubiáceae*

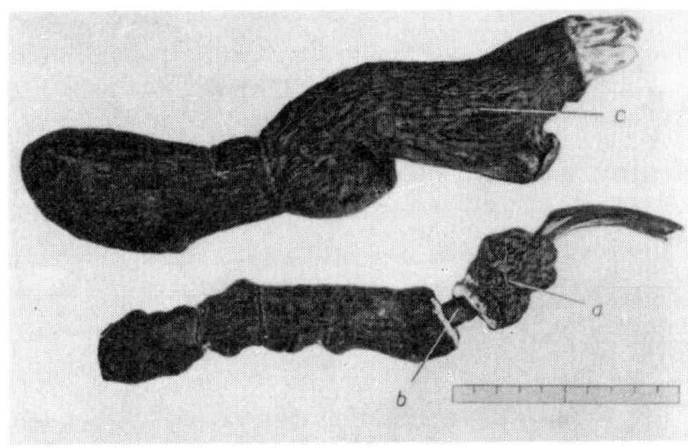

a

b

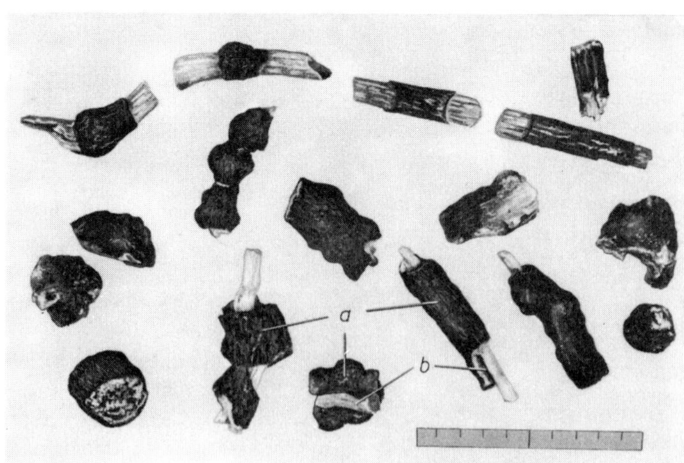

Bild 160. Brechwurzel
a) Ganzdroge
Oben: Cartagena-Ipecacuanha
Unten: Rio-Ipecacuanha
b) Schnittdroge

Cephaelis ipecacuanha ist in den Wäldern des tropischen Brasiliens beheimatet, besonders in Mato Grosso und Minas Gerais, kultiviert in Indien, Hinterindien und auf dem Malaiischen Archipel, Hauptlieferant ist Brasilien. *C. acuminata* stammt aus Kolumbien, Kostarica, Panama, Nikaragua und kommt über Cartagena (Spanien) in den Handel, wird deshalb als Cartagena-Ipecacuanha bezeichnet. Aufkommen: Importdroge

Beschreibung der Ganzdroge (Bild 160a)

Etwa 20 cm lange, unverzweigte Wurzeln mit einer Dicke von 5 cm. Sie sind wurmartig gekrümmt mit Wülsten auf der Rinde, die Ringe bilden und die Rinde mehr oder weniger umgeben (a). Vom Holzkörper löst sich die Rinde zum Teil ab (b). Diese Droge wird als Rio-Ipecacuanha bezeichnet. Anders ist es bei den Wurzeln von C. acuminata, der Cartagena-Ipecacuanha. Die Stücke dieser Sorte sind etwa 7 mm dick, außen graubraun und haben weniger stark ausgebildete Wülste (c). Beide Wurzelarten sind gleichwertig, obwohl Cartagena-Ipecacuanha früher als Verfälschung galt, da sie vorrangig Cephaëlin enthält

Beschreibung der Schnittdroge (Bild 160b)

Außen graubraune, wurmförmig gekrümmte Wurzelstücke. Um einen dünnen, kreisrunden gelben bis weißlichen Holzkörper liegt die mit Querwülsten versehene Rinde (a). Sie ist von hornartiger, brüchiger Beschaffenheit. Die Stücke sind 3...5 mm breit. Die Rinde löst sich leicht vom Holzkörper (b), wodurch er an manchen Stellen sichtbar wird. Geruch etwas dumpf, Geschmack etwas scharf und dann stark bitter

Beschreibung der Pulverdroge

Hellgraues, graubraunes oder gelblichbraunes Pulver

Wirkstoffkomplex

2...6 % Alkaloide Emetin, Cephaëlin, Psychotrin und O-Methylpsychotrin, daneben Emetamin und Protoemetin. Außerdem sind Saponine, Chelidonsäure und Gerbstoffe enthalten

Wirkung, Anwendung

Brechwurzel fördert in geringen Dosen die Speichel- und Bronchialsekretion und wirkt auswurffördernd bei Bronchitis, Pertussis und Asthma. Höhere Dosen reizen die Magenschleimhaut. Diese Wirkung hat der Droge die Bezeichnung eingebracht. Sirupus Ipecacuanhae SR ist ein Brechmittel gegen bestimmte orale Intoxikationen.
Zur Auslösung der sekretolytischen und expektorierenden Wirkung genügt ein Zehntel der emetisch wirksamen Dosis (von der Droge 0,05 g mehrmals täglich, von der Tinktur 0,5 g).
Die Wirkung der Alkaloide erfolgt indirekt reflektorisch, indem die Bronchialsekretion nerval über Magenschleimhaut und Brechzentrum ausgelöst wird.
Die offizinelle Brechwurzeltinktur – Tinctura Ipecacuanhae – ist Bestandteil der SR: Sirupus Ipecacuanhae und Mixtura Ipecacuanhae. Industriell werden hom. Dilutionen D 1 und D 4 hergestellt.
In tropischen Ländern hat die chemotherapeutische Wirkung der Droge gegen Amöbenruhr Bedeutung, weil durch Emetin die Teilung der vegetativen Formen der Amöbe *Entamoeba histolytica* unterbleibt.

Anwendungsgebiete

Hustenmittel – Expektorans, Bronchosekretolytikum, Antipertussikum –, Emetikum, Antasthmatikum, Chemotherapeutikum

Qualitätsnormen

Identitätsprüfung: mikroskopisch (parallelliegende und einzelne Kristallnadeln) und dünnschichtchromatografisch (Testsubstanz Emetinhydrochlorid-Vergleichssubstanz) mit Ammoniak/Methanol
Reinheitsprüfung: auf Asche (höchstens 4,5 % Rückstand)
Gehaltbestimmung: Das AB läßt fotometrisch den Gehalt an Alkaloiden, berechnet als Emetin auf die bei 105 °C getrocknete Droge, bestimmen (1,10...2,10 %)

Aufbewahrung

Vorsichtig! Vor Licht geschützt. Aufbewahrungsfrist höchstens 3 Jahre

Handelsware

Radix Ipecacuanhae concisa, pulverisata titrata, nur zur pharmazeutischen Verarbeitung

Bemerkungen

Droge des AB–DDR, DAB 8/Ph. Eur. (Eingestelltes Ipecacuanhapulver – Ipecacuanhae pulvis normatus), DAB 8 (Ipecacuanhawurzel – Ipecacuanhae radix), HAB 1 (Cephaelis ipecacuanha, Ipecacuanha, unterirdische Organe), ÖAB 9 (Radix Ipecacuanhae – Brechwurzel, Radix Ipecacuanhae titrata – Eingestellte Brechwurzel)

Das Pulverisieren der Droge in der Rezeptur muß vorsichtig erfolgen, denn der Wurzelstaub löst allergische Reaktionen auf der Haut und auf Schleimhäuten aus, besonders auf der Augen- und Nasenschleimhaut. Folgen sind Bindehautentzündung und juckende Dermatosen.

Radix Leptandrae recens
Frische Leptandrawurzel

Frische, zweijährige Wurzelstöcke und Wurzeln

Stammpflanze, Familie, Vorkommen

Virginischer Ehrenpreis – *Verónica virgínica* L. (syn. *Leptandra virginica* (L.) NUTT.), Braunwurzgewächse – *Scrophulariáceae*. Nordamerika

Wirkstoffe

Leptandrin, etherisches Öl, Gerbstoff, Säuren

Anwendung

Industriell zur Herstellung hom. AM (Leptandra ∅)

Qualitätsnormen

Reinheitsprüfung: auf unschädliche Beimengungen (höchstens 1,0 %)

Bemerkungen

Droge des AB–DDR (Anl. 7).

Radix Levistici
Liebstöckelwurzel

Getrocknete ganze oder grob zerkleinerte Wurzeln und Wurzelstöcke

Stammpflanze, Familie, Vorkommen

Gartenliebstöckel – *Levísticum officinále* W. D. J. KOCH (gr. libistikon: Pflanzenname); Doldengewächse – *Apiáceae (Umbellíferae)*
Beheimatet in Südwestasien, kultiviert in vielen Ländern, in Gärten als Gewürzpflanze (sog. Maggikraut für Suppen), in der DDR und BRD (Franken) in Feldkultur. Aufkommen: Anbaudroge – Bezirk Erfurt (Kölleda)

Beschreibung der Pflanze (Bild 161)

Etwa 1...2 m hohe Pflanze mit kahlem stielrundem Stengel, der oberseits verästelt ist und gelbblütige Doppeldolden trägt. Die Blätter glänzen und sind unpaarig doppeltgefiedert. Die ganze Pflanze riecht stark aromatisch, sellerieartig

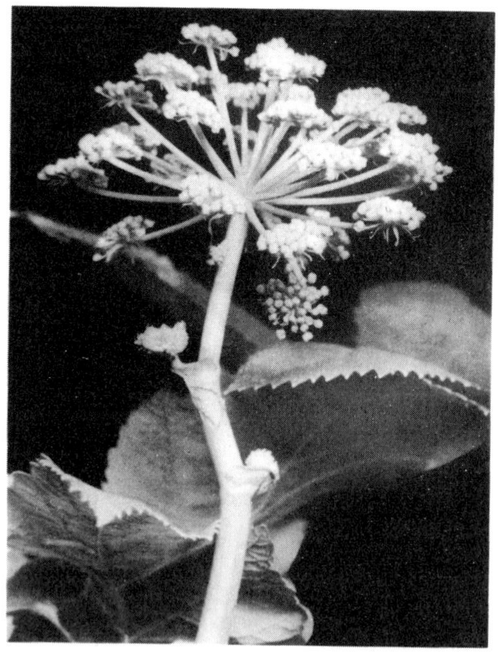

Bild 161. Gartenliebstöckel. Blütenstand (1:2)

Beschreibung der Ganzdroge (Bild 162a)

Die Wurzel ist etwa 4 cm dick und bildet am oberen Ende ein 4...6 cm dickes Rhizom mit bis zu 1 cm dicken und bis zu 40 cm langen Seitenwurzeln. Sie sind außen gelblich- bis graubraun, geringelt, innen gelblich und schwammig mit Sekretzellen

Beschreibung der Schnittdroge (Bild 162b)

Außen gelblich- bis graubraune längsrunzelige, querhöckerige, unregelmäßige Stücke (a). Der Querschnitt der Wurzeln zeigt die außen weißliche bis hellbraune, dann gelbliche gestreifte, poröse Rinde (b) mit zahlreichen rötlichbraunen punktförmigen Sekretgängen und einem gelben streifigen und porösen Holzteil (c). Die Stücke sind meist weich bis schwammig und lassen sich etwas zusammendrücken. Geruch stark würzig, aromatisch und sellerieartig, Geschmack scharf, würzig und bitter

Wirkstoffkomplex

0,5...1,0 % etherisches Öl (mit bis zu 70 % Alkylphthaleiden), Cumarin, Psoralen, Bergapten und Umbelliferon, Harze, Säuren. Neuerdings wurde ein antibakterieller Wirkstoff, das toxische (+)-Falcarindol, entdeckt. Der würzige Wirkstoff der Wurzel heißt (Z)-Ligustilid

Wirkung, Anwendung

Liebstöckelwurzel wirkt harntreibend und hat Bedeutung als Bestandteil des harntreibenden Tees und des Blasen- und Nierentees. Weitere Wirkungen werden genutzt gegen Magenschwäche, Verdauungsbeschwerden und Blähungen. Die Droge wird auch in der Likör- und der Essenzenindustrie verarbeitet. Liebstöckelwurzel sollte wegen des genannten toxischen Wirkstoffs nicht bedenkenlos verwendet werden.

Anwendungsgebiete

Diuretikum, Aperitivum, Karminativum, Stomachikum, Korrigens

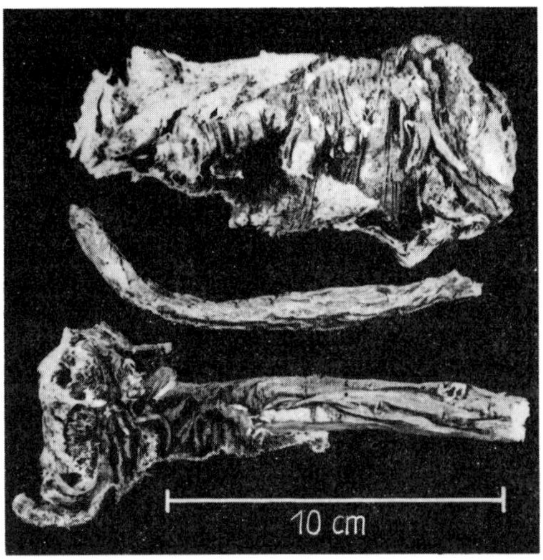

a

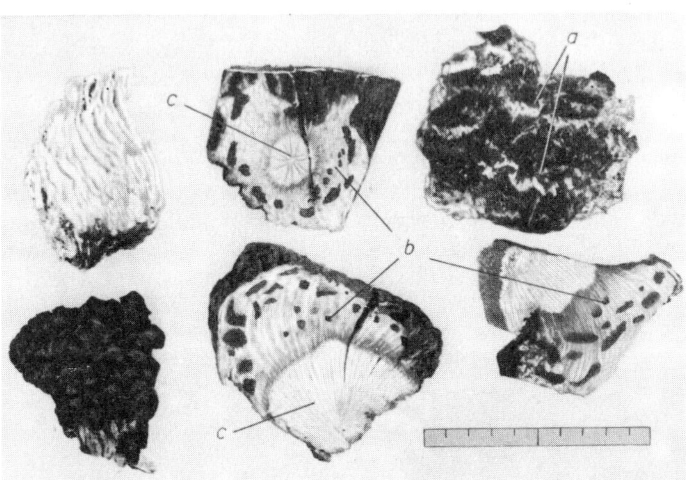

b

Bild 162. Liebstöckelwurzel
a) Ganzdroge
b) Schnittdroge

Teezubereitung

Kalter Auszug oder Aufguß mit heißem Wasser

Qualitätsnormen

Identitätsprüfung: dünnschichtchromatografisch (Testsubstanz Cumarin/Methanol)
Reinheitsprüfung: auf unschädliche Beimengungen (höchstens 1,0 %) und Asche (höchstens 14,0 % Rückstand)
Gehaltsbestimmung: Das AB läßt den Gehalt an etherischem Öl, berechnet auf die bei 105 °C getrocknete Droge, bestimmen (0,6...1,00 ml/100 g Droge)

Aufbewahrung

Da die Droge hygroskopisch ist und leicht von Insekten befallen wird, trocken und gut verschlossen in Blechgefäßen aufbewahren. Feuchte Drogen und solche mit Bohrlöchern von Insekten sind zu vernichten. Aufbewahrungsfrist höchstens 18 Monate, für die gepulverte Droge höchstens 24 h, deshalb erst vor Bedarf pulverisieren

Handelsware

Radix Levistici tota, concisa. Im Gewürzhandel: Liebstöckelwurzel geschnitten und gemahlen

Bemerkungen

Droge des AB-DDR, ÖAB 9 (Radix Levistici - Liebstöckelwurzel).

Radix Liquiritae
Süßholzwurzel

Getrocknete ungeschälte oder geschälte ganze, aber auch grob zerkleinerte Wurzeln und Wurzelstöcke

Stammpflanze, Familie, Vorkommen

Mehrere Arten des Süßholzstrauchs – *Glycyrrhizaarten*, besonders *Glycyrrhiza glábra* L. verschiedener Varietäten, *Glycyrrhíza uralénsis* FISCHER und *Glycyrrhíza echináta* L. sowie *Glycyrrhíza glandulifera* WALDST. et KIT. (gr. glykys: süß, gr. rhiza: Wurzel, lat. glabrata: kahl, lat. uralensis: aus dem Ural stammend, lat. echinatus: stachelig, borstig); Schmetterlingsblütengewächse – *Fabáceae (Papilionáceae)*
Beheimatet im südlichen und im südwestlichen Europa, ferner im südwestlichen und im westlichen Asien. Kulturen liegen in Spanien, Italien, in der VR China, in Österreich, in der Ungarischen VR und der BRD (Bayern). Beachtliche Wildvorkommen und Kulturen befinden sich in der UdSSR an den Ufern der unteren Wolga und in der Turkmenischen und Usbekischen SSR an beiden Ufern des Amudarja, in der Aserbaidshanischen SSR an den Flüssen Arax und Kura, in der Kasachischen SSR und in der Dagestanischen ASSR im Kaukasus. Die Wurzeln und Ausläufer werden in der UdSSR auf den Feldern mit Erntemaschinen herausgeackert.
Aufkommen: Importdroge

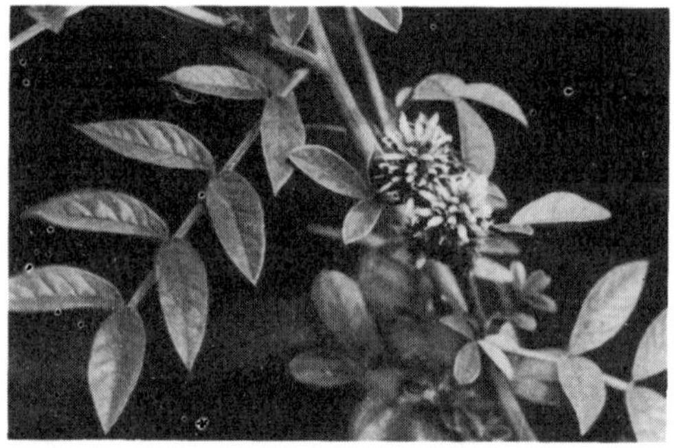

Bild 163. Süßholzstrauch. Blühender Trieb (1:2)

Beschreibung der Pflanze (Bild 163)

Süßholz ist eine mehrjährige Staude mit kräftiger Pfahlwurzel, mit Rhizom und Nebenwurzeln sowie bis zu 8 m langen unterirdischen Ausläufern. Die Pflanze wird bis zu 2 m hoch und bildet an den mehr oder weniger verzweigten Trieben wechselständige, unpaarig gefiederte Laubblätter. Sie sind bis zu 20 cm lang und tragen 5 bis 8 Paar kahle ganzrandige Fiederblättchen. Die Blüten sind blaßlila, violett oder gelblich und in achselständigen Trauben angeordnet

Beschreibung der Ganzdroge aus der UdSSR (Bild 164a und b)

Ungeschälte graubraune, längsfurchige Stücke mit keulenförmigem Teil des Rhizoms. Sie sind bis über 1 m lang und 2...4 cm dick, von faseriger Beschaffenheit und in der Längsrichtung leicht spaltbar. An glatten Stücken des Wurzelquerschnitts erkennt man deutlich die Markstrahlen (s. Bild 164b)

Beschreibung der Schnittdroge (Bild 164c)

Unregelmäßige, manchmal würfelige zitronengelbe Schnittstücke (a) von langfaseriger, splitteriger Beschaffenheit. Sie lassen sich in Längsrichtung leicht spalten (b). Außenstücke (c) sind mit längsrunzeligem graubraunen oder braunen Kork besetzt. Sklerenchymfasern und -faserbündel kommen an einzelnen Schnittstücken vor. Geruch schwach, Geschmack stark süß, kratzend

Sorten

Bedeutungsvoll für den Handel sind heute:

1. Ungeschälte, im AB offizinelle Süßholzwurzel aus der UdSSR, als Russisches Süßholz bezeichnet. Die Wurzeln wurden früher in der UdSSR geschält, um die in der Korkschicht enthaltenen bitteren Harze zu entfernen. Bei der ausschließlich in Drogenmischungen vorkommenden Wurzel stört heute der Gehalt an Bitterstoffen nicht. Russisches Süßholz ist die wichtigste Sorte und wird in großen Mengen geliefert.
2. Geschälte Süßholzwurzel aus der VR China. Sie hat auf dem Weltmarkt ebenfalls eine wichtige Bedeutung und steht in großen Mengen zur Verfügung.
3. Ungeschälte Süßholzwurzel aus Spanien setzt sich aus dünneren Wurzeln von dichter, fester Beschaffenheit zusammen. Diese Sorte ist heute auf dem Weltmarkt bedeutungslos.
4. Italienische Süßholzwurzel wird ausschließlich im Lande verarbeitet.

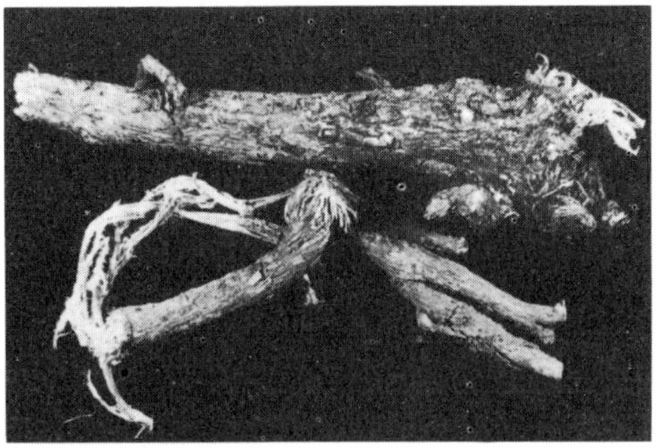

a

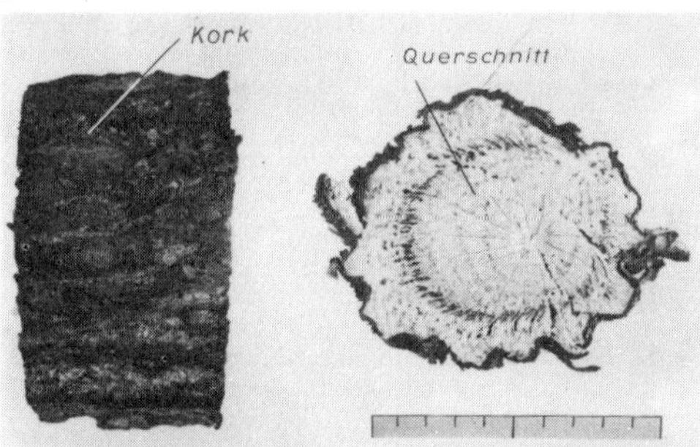

b

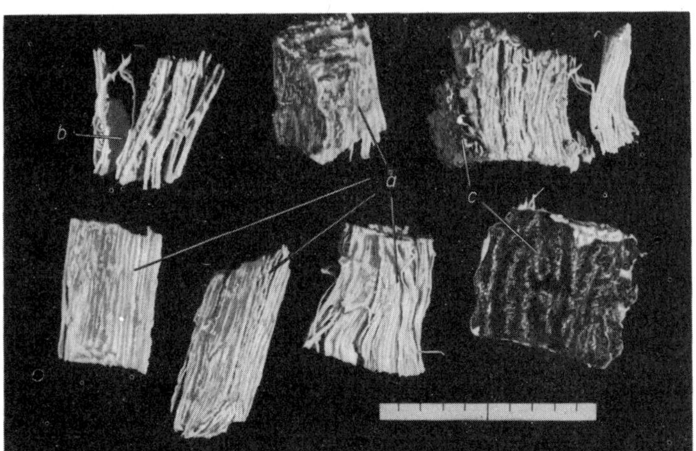

c

Bild 164. Süßholzwurzel
a) Ganzdroge aus der UdSSR
b) Kork und Querschnitt der Ganzdroge aus der UdSSR
c) Schnittdroge

Wirkstoffkomplex

2...10 % Triterpenglucuronid Glycyrrhizin, ein etwa 50mal süßer als Saccharose schmeckendes Saponin. Es ist das Kalium-, Calcium- oder Magnesiumsalz der Glycyrrhizinsäure, einer Triterpencarbonsäure. Bei der Spaltung zerfällt Glycyrrhizinsäure in das Triterpenoid 18-β-Glycyrrhetinsäure als Aglycon und in 2 Mol Glucuronsäure. Ferner sind etwa 0,4 % etherisches Öl enthalten. Als weiteres Triterpenoid wurde Glabrinsäure, 18α-Hydroxyglycyrrhetinsäure, nachgewiesen. Außerdem sind die spasmolytisch und papaverinähnlich wirkenden Flavonglycoside Liquiritin (7,4'-Dihydroxyflavanon-4'-O-glucosid) und Isoliquiritin sowie ihre Aglycone Liquiritigenin und Isoliquiritigenin, ferner das Isoflavan Glabridin und das Flavanon Glabrol enthalten. Glycyrrhetinsäure wirkt ähnlich wie das Glucocorticoid Cortison. Die für Süßholzauszüge schon seit langem nachgewiesene antiphlogistische Wirkung könnte dadurch verständlich werden. Aber dieser Wirkstoff kann auch bei übermäßigem Gebrauch Veränderungen im Kalium-Serum-Spiegel und im Renin-Angiotensin-Aldosteron-System mit Wasserretention und Störungen im Elektrolythaushalt mit Hypokaliämie, bei Therapie mit herzwirksamen Glycosiden gesteigerte Glycosidempfindlichkeit, Ödembildung und Gewichtszunahme auslösen, besonders bei langer Anwendung der Süßholzwurzel und -auszüge. Bei Hypertonie und Kreislaufschäden ist von einem Dauergebrauch von Lakritze abzusehen. Die östrogene Wirkung von Wurzelauszügen fand ihre Bestätigung durch die Isolierung der Stoffe β-Sitosterol, Stigmasterol und Glyceston

Wirkung, Anwendung

Auszüge aus Süßholzwurzel wirken auswurffördernd und sekretolytisch gegen Husten und Entzündung der Magen- und Darmschleimhaut, antiphlogistisch und spasmolytisch gegen Magengeschwüre, ferner diuretisch (Flavonoide). Der Effekt laxierender Drogen wird durch Zusatz von Süßholzwurzel verstärkt. Die Droge ist Bestandteil von Hustentees, abführendem Tee und schweißtreibenden Tees.
Große Mengen Süßholzwurzel werden zu Extractum Liquiritiae – Süßholzextrakt, Extractum Liquiritiae spissum – Dickflüssiger Süßholzextrakt – und Extractum Liquiritiae fluidum – Süßholzfluidextrakt – verarbeitet. Der geformte Trockenextrakt ist unter der Bezeichnung »Lakritze« bekannt (Bild 165). Pharmazeutisch wird Extractum Liquiritiae spissum bzw. fluidum für die Herstellung folgender SR benötigt:
Mixtura contra tussim sine Saccharoso, Mixtura solvens, Mixtura solvens cum Ephedrino und Mixtura solvens cum Kalio iodato. Süßholzauszüge sind auch in Fertigwaren enthalten, wie Mixtura solvens-Tabletten, Hustentropfen, Salmiak- und Lakritzepastillen. Sie werden auch in der Spirituosen- und der Essenzenindustrie verarbeitet. Tabletten gegen Gastritis und Ulkus enthalten ein besonders durch die Flavonglycoside spasmolytisch wirksames glycyrrhizinarmes Konzentrat aus dem Süßholzextrakt.

Anwendungsgebiete

Hustenmittel – Expektorans –, Stomachikum, Antiphlogistikum, Diuretikum, pharmazeutischer Wirkstoff, Korrigens

Teezubereitung

Aufguß mit siedendem Wasser

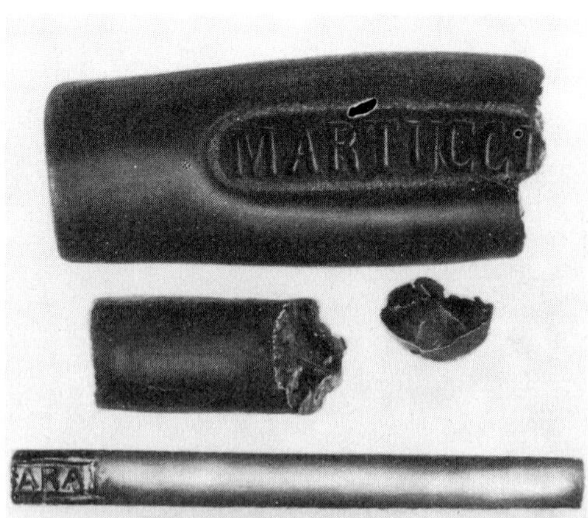

Bild 165. Lakritzestangen mit Firmenstempel

Qualitätsnormen

Identitätsprüfung: Die gelbe Fläche der Wurzelstücke färbt sich beim Betupfen mit einer Mischung aus 2,00 ml Wasser und 9,0 ml konzentrierter Schwefelsäure orangefarben.
Reinheitsprüfung: auf unschädliche Beimengungen (höchstens 10,5 %), verfärbte Bestandteile (höchstens 4,0 %) und Asche (höchstens 7,0 % Rückstand), s. a. CM–RGW
Gehaltsbestimmung: Das AB läßt die 18-β-Glycyrrhetinsäure nach Hydrolyse der Glycyrrhizinsäure und dünnschichtchromatografischer Abtrennung fotometrisch bestimmen, berechnet als Glycyrrhizinsäure auf die bei 105 °C getrocknete Droge (3,0...5,5 %)

Aufbewahrung

Aufbewahrungsfrist höchstens 3 Jahre

Handelsware

Radix Liquiritiae russica naturalis concisa

Bemerkungen

Droge des AB–DDR, CM–RGW (Glycyrrhiza radix), DAB 8/Ph. Eur. (Süßholzwurzel – Liquiritiae radix), DAB 8 (Geschälte Süßholzwurzel – Liquiritiae radix sine cortice), ÖAB 9 (Radix Liquiritiae – Süßholzwurzel).

Radix Ononidis
Hauhechelwurzel

Getrocknete und grob zerkleinerte Wurzeln und Wurzelstöcke

Stammpflanze, Familie, Vorkommen

Dornige Hauhechel – *Onónis spinósa* L. (gr. onos: Esel, wahrscheinlich dem Esel als Futter nützlich gewesen, lat. spina: Dorn, da die Seitentriebe in Dornen enden); Schmetterlingsblütengewächse – *Fabáceae (Papilionáceae)*
Die Pflanze ist überall verbreitet an Wegrändern, Bahndämmen und auf Wiesen, besonders auf trockenem Boden. Aufkommen: Sammeldroge von Wildpflanzen. Das Aufkommen ist nur noch gering, da das Ausgraben der sehr langen und tief in das Erdreich reichenden Wurzeln sehr arbeitsaufwendig ist

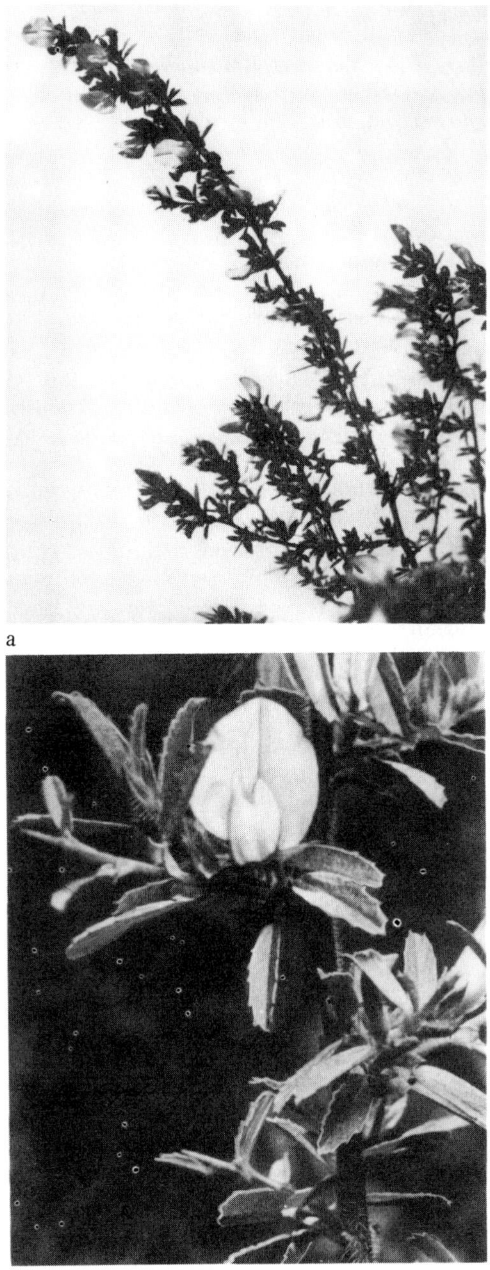

a

b

Bild 166. Hauhechel
a) Blühende Pflanzen (1:3)
b) Blühender Trieb (1:1)

Beschreibung der Pflanze (Bild 166)

Der 30...60 cm hohe Halbstrauch hat eine lange Pfahlwurzel mit einem kurzen Rhizom. Die aufsteigenden, behaarten Sprosse tragen dreizählige Blättchen und rosarote Schmetterlingsblüten. Die Seitentriebe enden in Dornen. Die Wurzel ist außen graubraun und oft spiralig verdreht, bis zu 50 cm lang und 2 cm dick

Beschreibung der Schnittdroge (Bild 167)

Außen graubraune oder gelbliche unregelmäßige Stücke, längsrunzelig, rissig und faserig (a), auf dem Querschnitt weißlich. Die dunkle Borke löst sich leicht ab. Die Schnittdroge kann man am typischen, exzentrischen Holzteil (b) mit seinen hellen keilförmigen Markstrahlen einwandfrei erkennen. Der Querschnitt erscheint dadurch strahlig gefächert. Zur Erkennung dieses typischen Merkmals müssen geeignete Stücke glattgeschnitten werden. Der Bruch ist faserig, die schmale Rinde (c) braun. Geruch schwach, Geschmack herb, kratzend und dann süßlich

Wirkstoffkomplex

Wenig etherisches Öl, glycyrrhizinähnliches Triterpensaponinglycosid Ononid mit dem Aglycon Glycyrrhetinsäure, beide von diuretischer Wirkung. Ferner sind 0,2 % Triterpen Onocol (α-Onocerin) und die Isoflavonglycoside Ononin sowie Trifolirhizin enthalten

Wirkung, Anwendung

Hauhechelwurzel wirkt ohne Nierenreizung harntreibend und ist Bestandteil von harntreibenden Tees

Anwendungsgebiet

Diuretikum

Teezubereitung

Aufguß mit siedendem Wasser

Qualitätsnormen

Identitätsprüfung: mikroskopisch und dünnschichtchromatografisch (Testsubstanz Cholesterol-Vergleichssubstanz)
Reinheitsprüfung: auf unschädliche Beimengungen (höchstens 1,0 %) und Asche (höchstens 6,0 % Rückstand)

Verwechslung

Mit Radix Althaeae möglich. Eibischwurzel wird nach dem AB ungeschält zerkleinert, der Querschnitt hat aber – im Gegensatz zu dem der Hauhechelwurzel – keinen fächerig-strahligen Bau, bis auf eine undeutliche radiale Streifung im Zentrum, sondern weist auf dem hellen Querschnitt ein schmales Kambium auf

Aufbewahrung

Aufbewahrungsfrist 5 Jahre, nach Prüfung Verlängerung möglich, insgesamt höchstens 10 Jahre

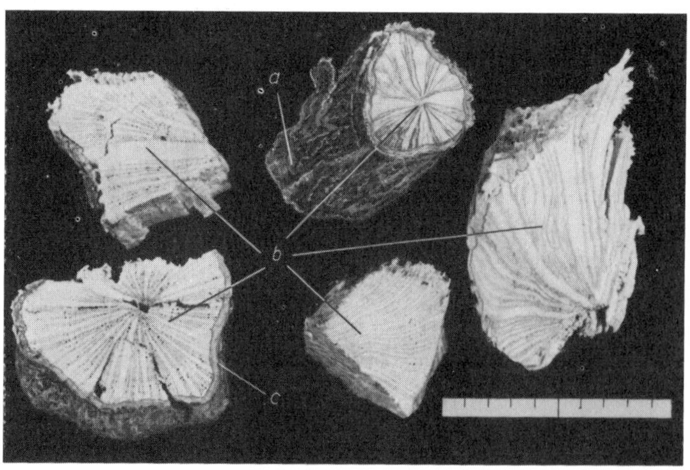

Bild 167. Hauhechelwurzel. Schnittdroge

Handelsware

Radix Ononidis concisa

Bemerkungen

Droge des AB–DDR, ÖAB 9 (Radix Ononidis – Hauhechelwurzel).

Radix Paeoniae officinalis recens
Frische Pfingstrosenwurzel

Frische, im Frühjahr gesammelte Nebenwurzeln

Stammpflanze, Familie, Vorkommen

Pfingstrose – *Paeónia officinális* L., Pfingstrosengewächse – *Paeoniáceae*
Beheimatet in Südeuropa, viel in Gärten kultiviert

Wirkstoffkomplex

Peregrinin, Paeonal, etherisches Öl

Anwendung

Industriell zur Herstellung hom. AM (Paeonia officinalis ∅)

Bemerkungen

Droge des AB–DDR (Anl. 7).

Radix Petroselini
Petersilienwurzel

Getrocknete und grob zerkleinerte Wurzeln

Stammpflanze, Familie, Vorkommen

Knollen- oder Wurzelpetersilie – *Petroselínum críspum* (MILL.) NYM. ex A. W. HILL *ssp. tuberósum* (BERNH. ex RCHB.) Soó (*convar. radicósum* [ALEF.] DANERT); (gr. petros: Fels, gr. selinon: Sellerie, lat. crispus: kraus); Doldengewächse – *Apiáceae (Umbellíferae)*
Die Petersilie ist im östlichen Mittelmeergebiet beheimatet und wird in vielen Ländern kultiviert. Aufkommen: Anbaudroge (Bezirk Erfurt)

Beschreibung der Pflanze

Die Petersilie wird 40...90 cm hoch. Sie bildet im ersten Jahr eine grundständige Ro-

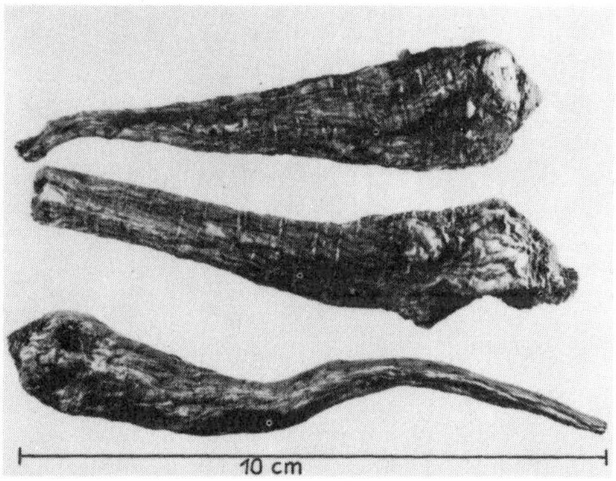

a

b

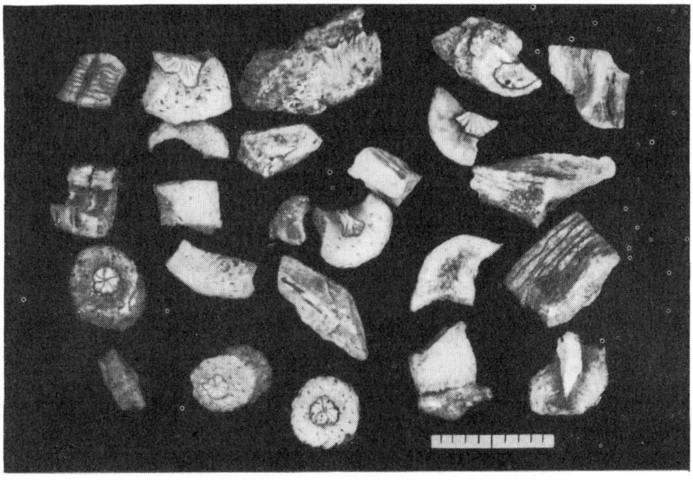

Bild 168. Petersilienwurzel
a) Ganzdroge
b) Schnittdroge

sette und im zweiten Jahr einen aufrechten Stengel mit dreifach fiederteiligen, oberseits glänzenden, zarten Blättern und gezähnten Blattzipfeln. Zur Blütezeit entwickeln sich grünlich blühende Doppeldolden

Beschreibung der Ganzdroge (Bild 168a)

Die Wurzel ist rübenförmig, 10...15 cm lang und bis zu 2 cm dick. Die Außenseite ist gelb bis hell-rötlichbraun, längsfurchig und runzelig sowie quergefurcht

Beschreibung der Schnittdroge (Bild 168b)

Die Schnittdroge setzt sich aus harten, außen weißlichen oder gelblichbräunlichen Stücken zusammen. Die Außenseite ist runzelig und fein quergeringelt. Auf dem Querschnitt erkennt man eine breite weiße Rinde mit punktförmigen rötlichen und glänzenden Ölzellen sowie einen braunen Kambiumring. Anschließend folgt ein weißlicher, radial gestreifter Holzteil. Geruch schwach aromatisch, petersilienartig, Geschmack schwach süßlich, schleimig

Wirkstoffkomplex

0,1...0,3 % etherisches Öl mit Apiol, Myristicin und 1-Allyl-2,3,4,5-tetramethoxybenzen. Außerdem sind Flavonoidglycoside des Apigenins und Luteolins, Polyine Falcarinol und Falcarinon, Fucocumarine Bergapten und Isoimperatorin enthalten

Wirkung, Anwendung

Der wäßrige Auszug aus Petersilienwurzel wirkt durch die Bestandteile des etherischen Öls harntreibend, blähungtreibend und verdauungsfördernd. Petersilienwurzel wird vorrangig als Bestandteil von Nieren- und Blasentee verarbeitet, außerdem zu ethanolisch-wäßrigem Pflanzenauszug als Fertigware, als Gewürz verwendet bzw. als Bestandteil von Gewürzmischungen benötigt.

Anwendungsgebiete

Diuretikum, Gewürz

Teezubereitung

Aufguß mit heißem Wasser

Qualitätsnormen

Identitätsprüfung: dünnschichtchromatografisch (Testsubstanz Eugenol-Standard)
Reinheitsprüfung: auf unschädliche Beimengungen (höchstens 1,0 %) und Asche (höchstens 8,0 % Rückstand)

Aufbewahrung

Da die Droge stark hygroskopisch ist, wird sie leicht von Insekten befallen; die Aufbewahrung muß deshalb trocken erfolgen, am besten in Blechgefäßen. Aufbewahrungsfrist höchstens 18 Monate, für die gepulverte Droge höchstens 24 h; deshalb erst vor Gebrauch pulverisieren

Handelsware

Radix Petroselini concisa

Bemerkungen

Droge des AB–DDR

Blattpetersilie (s. Stammpflanze, aber ssp. crispum!) wird sowohl frisch als Gewürz als auch getrocknet, ferner zur Herstellung hom. AM verwendet (s. Herba Petroselini recens).

Oleum Petroselini – Petersilienöl – wird aus den Petersilienfrüchten gewonnen (s. d.).

Radix Phytolaccae recens
Frische Kermesbeerenwurzel

Frische Wurzeln

Stammpflanze, Familie, Vorkommen

Kermesbeere – *Phytolácca americána* L. (*syn. Phytoclacca decandra* L.); Kermesbeerengewächse – *Phytolaccáceae*
Tropisches und subtropisches Amerika

Wirkstoffe

Saponingemisch Phytolaccatoxin. Es wirkt wie ein Anpassungsstoff (adaptogener Stoff) im Sinne der unspezifischen Reiztherapie und kann wie ein Streßfaktor Immunreaktionen auslösen (s. auch unter Radix Ginseng). Die Früchte enthalten roten Farbstoff.

Anwendung

Industriell zur Herstellung hom. AM (Phytolacca D 4 dil.). Der Saft der Früchte wird zur Weinfärbung verwendet

Qualitätsnormen

Reinheitsprüfung: auf unschädliche Beimengungen (höchstens 1,0 %)

Aufbewahrung

Vorsichtig!

Bemerkungen

Droge des AB–DDR (Anl. 7).

Radix Raphani nigri
Schwarzrettichwurzel

Frische Wurzeln

Stammpflanze, Familie, Vorkommen

Rettich – *Ráphanus satívus* L. *var. níger* (MILL.) S. KERNER, Kreuzblütengewächse – *Brassicáceae (Crucíferae)*
Kultiviert in Gärten

Wirkstoffe

Senfölglycoside

Anwendung

Zur Herstellung des wäßrigen Extrakts als GPM. Er wirkt cholekinetisch, choleretisch und mild laxierend sowie diuretisch, befördert die Peristaltik der Gallenblase, des Darms und der Ureter

Qualitätsnormen

Reinheitsprüfung: auf unschädliche Beimengungen (höchstens 1,0 %)
Gehaltsbestimmung: maßanalytisch (mindestens 0,020 % Senfölglycoside, berechnet als Allylisothiocyanat)

Bemerkungen

Droge des AB–DDR (Anl. 7).

Radix Ratanhiae
Ratanhiawurzel

Getrocknete ganze oder zerkleinerte Wurzeln

Stammpflanze, Familie, Vorkommen

Ratanhiastrauch – *Kraméria triándra* RUIZ et PAVON (Krameria nach dem Botaniker des 18. Jahrhunderts, *H. Kramer*; triandra nach lat. tri: drei, lat. andra: staubblättrig, auf die drei Staubblätter bezüglich); *Krameriáceae*
Der Strauch wächst wild in den Anden Perus und Boliviens auf kargem Boden in sehr großen Höhen. Aufkommen: Importdroge

Beschreibung der Ganzdroge (Bild 169a)

Die Wurzel ist faustgroß, von knolliger Gestalt, rotbraun, mit runzeliger, rissiger Oberfläche. Die Ganzdroge stammt von den bis zu 3 cm dicken zylindrischen Nebenwurzeln. Der Querbruch ist fasrig und splittrig. Man erkennt nach einer dunklen Rindenzone das helle Holz

Beschreibung der Schnittdroge (Bild 169b)

Die Schnittdroge setzt sich aus unregelmäßigen rotbraunen bis dunkelrotbraunen Stükken (Kernholz, s. *a*) und mehr hellroten bzw. gelblichroten Stücken (Splintholz, s. *b*) zusammen. Daneben finden sich Stücke mit beiden gegenseitig abgegrenzten Bereichen. Außerdem kommen Stücke der sich vom Holz leicht ablösenden rötlichbraunen bis dunkelrotbraunen runzeligen bzw. auch glatten Borke vor. Ratanhiawurzel hinterläßt nach dem Aufstreichen auf Papier einen braunen Strich. Die Droge ist geruchlos und schmeckt zusammenziehend und etwas bitter

Wirkstoffe

10...15 % Catechingerbstoffe oder Ratanhiagerbsäure, daneben wertloses Ratanhiarot; es sind rote Kondensate oder Phlobaphene

Wirkung, Anwendung

Pharmazeutisch wichtig ist die offizinelle Ratanhiatinktur – Tinctura Ratanhiae. Sie ist mit Tinctura Myrrhae zusammen Bestandteil des Adstringens Ratanhiae SR. Die ethanolischen Auszüge werden tropfenweise in Wasser als Mundwasser oder als Zusätze zu Gurgelmitteln gegen Angina verwendet, unverdünnt zum Pinseln des Zahnfleisches und der Mundschleimhaut. Wäßrige Auszüge aus der Wurzel wirken als Spül- und Gurgelmittel gleichermaßen adstringierend gegen Entzündung des Zahnfleisches und der Mundschleimhaut; innerlich selten gegen Magen- und Darmerkrankungen

Anwendungsgebiete

Adstringens, pharmazeutischer oder kosmetischer Wirkstoff, Mundpflegemittel, zahnärztliches Arzneimittel

Teezubereitung

Abkochung

Qualitätsnormen

Identitätsprüfung: mikroskopisch (Korkzellen mit rotbraunem Inhalt), Faserbündel mit kristallführenden Zellreihen und Gefäße sowie Sklerenchymfasern von vieleckigem Querschnitt)
Reinheitsprüfung: auf unschädliche Beimengungen (höchstens 2,0 %) und Asche (höchstens 4,0 % Rückstand)
Gehaltsbestimmung: Das AB läßt auf Gerbstoffe prüfen, berechnet als Pyrogallol und auf die bei 105 °C getrocknete Droge (mindestens 2,0 %)

Aufbewahrung

Aufbewahrungsfrist höchstens 18 Monate

Handelsware

Radix Ratanhiae concisa, nur zur pharmazeutischen Verarbeitung

Bemerkungen

Droge des AB–DDR, DAB 8 (Ratanhiawurzel – Ratanhiae radix), ÖAB 9 (Radix Ratanhiae – Ratanhiawurzel).

Radix Rauvolfiae
Rauvolfiawurzel, auch Radix Rauwolfiae, Indische Schlangenwurzel

Getrocknete Wurzeln

Stammpflanze, Familie, Vorkommen

Rauvolfia – *Rauvólfia serpentína* (L.) BENTH., Hundsgiftgewächse – *Apocynáceae*
Beheimatet in Indien

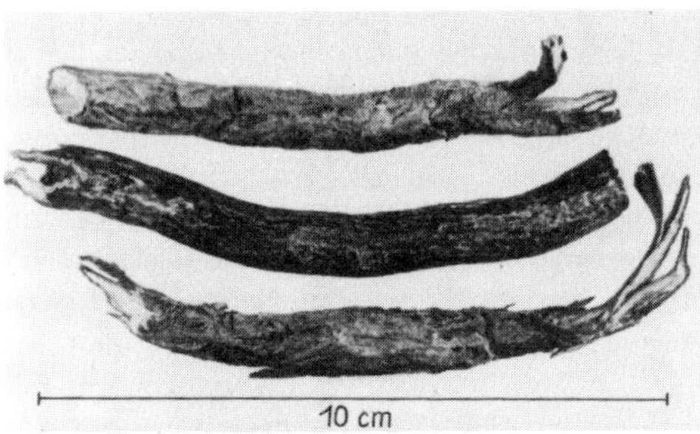

a

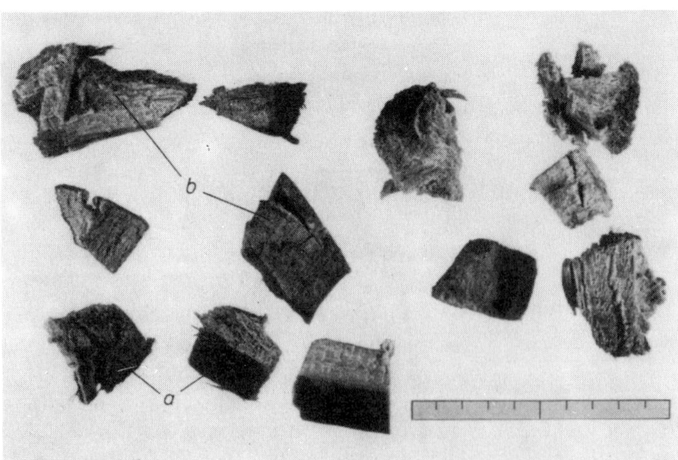

b

Bild 169. Ratanhiawurzel
a) Ganzdroge. Nebenwurzeln
b) Schnittdroge

Wirkstoffe

Bis zu 3 % Indolalkaloide Reserpin, Rescinnamin, Serpentin, Ajmalin, Raubasin, Yohimbin u. a.

Anwendung

Zur Isolierung der Alkaloide für die Herstellung von Fertigwaren. Reserpin, Rescinnamin und Serpentin wirken indirekt sympathikolytisch und antihypertensiv sowie neuroleptisch, Ajmalin antiarrhythmisch, Yohimbin α-sympathikolytisch

Bemerkungen

Droge des DAB 8 (Rauwolfiawurzel – Rauwolfiae radix), HAB 1 (Rauwolfia serpentina, Rauwolfia – getrocknete Wurzeln).

Radix Rhei

Rhabarberwurzel, auch fälschlich
Rhizoma Rhei – Rhabarberwurzelstock
Getrocknete ganze oder grob zerkleinerte Wurzeln

Stammpflanze, Familie, Vorkommen

Arznei- oder Medizinalrhabarber (Bild 170) – *Rhéum palmátum* L. *var. palmátum* sowie *var. tangúticum* MAXIM. und Kantonrhabarber – *Rhéum officinále* BAILL. Rheum: gr. Pflanzenname, lat. palmatus: palmblattartig); Knöterichgewächse – *Polygonáceae*

Die in Gärten wegen der fleischigen Blattstiele als Nutzpflanze kultivierte Rhabarberart ist der Krause Rhabarber – *Rhéum rhabárbarum* L. Die Blätter dieser Art sind nicht gelappt bzw. palmblattartig. Die beiden drogenliefernden Arten sind in den Hochgebirgen des Westens der VR China beheimatet und verbreitet, auch in der Mongolischen VR sowie in Tibet. *Rheum palmatum* wird in verschiedenen Ländern kultiviert, u. a. in England, Österreich, in der BRD (Bayern) und der DDR. Aufkommen: Anbaudroge (Bezirk Gera). Rhabarberwurzel ist eine wichtige Exportdroge

Beschreibung der Pflanzen

Die offizinellen Pflanzen sind Stauden, werden bis zu 2,50 m hoch und bilden große, gestielte, herzförmige, handförmig gelappte Blätter. An einem aufrechten kräftigen Blütenschaft entwickeln sich Ähren mit weißen Blüten. Die unterirdischen Teile sind Rübenwurzeln (nicht – wie früher bezeichnet – Rhizome)

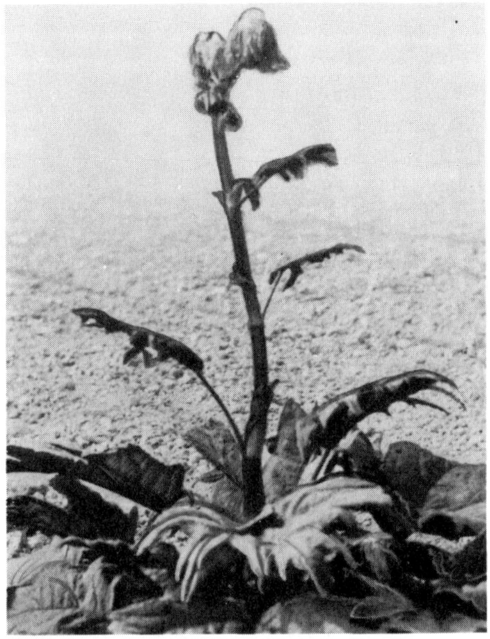

Bild 170. Medizinalrhabarber. Ganze Pflanze (1:10)

Beschreibung der Ganzdroge
(Bild 171a und b)

Die Ganzdroge besteht aus getrockneten flachen Wurzelscheiben oder aus den etwas zerkleinerten spindelförmigen oder zylindrischen bzw. unregelmäßigen, geschälten oder ungeschälten Stücken der Wurzeln und Nebenwurzeln; manchmal sind sie durchbohrt, etwa 10 cm lang und 5...8 cm breit. Diese kommen, da aus der VR China importiert, kaum noch in unserem Handel vor. Die Wurzelstücke sind runzelig, bräunlichgrau oder rötlichschwarz, manchmal auch gelblich und oft leicht bestäubt

Beschreibung der Schnittdroge (Bild 171c)

Die Schnittdroge setzt sich im wesentlichen aus unregelmäßigen Wurzelstücken von rötlicher oder rötlichgelber Farbe und körnigem, bröckligem Bruch zusammen. Sie sind mehr oder weniger bestäubt und rötlich- bis braungesprenkelt bzw. erscheinen marmoriert. Geruch charakteristisch, Geschmack süßlich, zusammenziehend und bitter. Durch Calciumoxalatdrusen bedingt, knirscht die Droge beim Kauen; der Speichel färbt sich dabei stark gelb

Wirkstoffkomplex

4...12 % Anthracenderivate Aloe-Emodin, Rhein, Rheum-Emodin (identisch mit Emodin und Frangula-Emodin), Chrysophanol, Physcion und ihre Mono- und Diglucoside sowie Anthrone, Dianthrone, Heterodianthrone und Anthranole. Die Wirkstoffgruppe der Anthracenderivate ist in der Wurzel sehr vielgestaltig.

Neben diesen für die Wirkung wesentlichen Bestandteilen sind Tannine und tanninähnliche Verbindungen enthalten, die die laxierende Wirkung hemmen, und zwar Glucogallin, (+)-Catechin und 8-Epicatechingallat sowie deren Kondensationsprodukte und andere Verbindungen. Wesentlich ist auch das Lindleyin, dem, ähnlich der Acetylsalicylsäure und dem Phenylbutazon, antiinflammatorische und analgetische Wirkung zukommt. Außerdem wurde das Flavonglycosid Rutin nachgewiesen

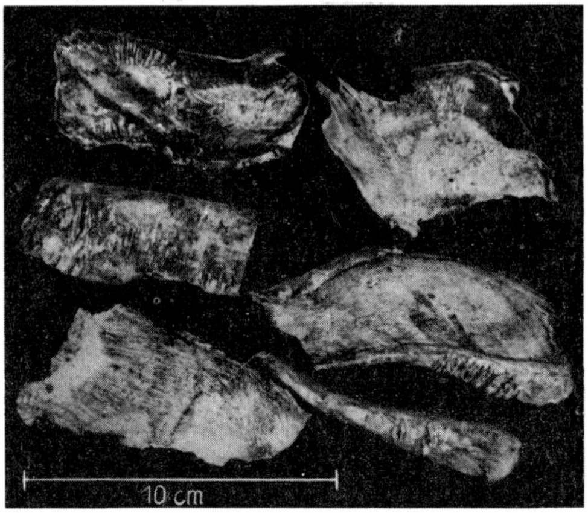

a

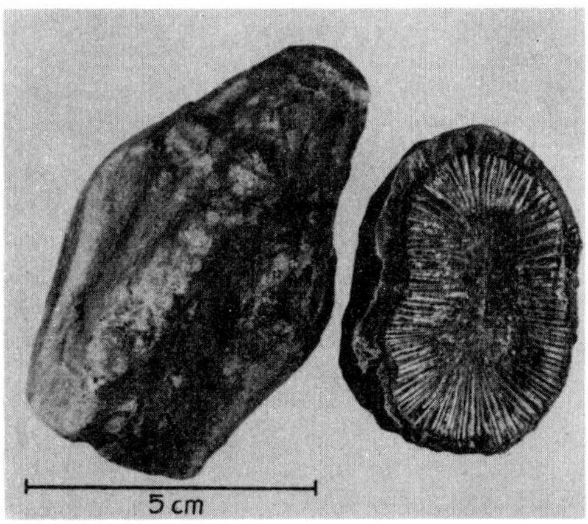

b

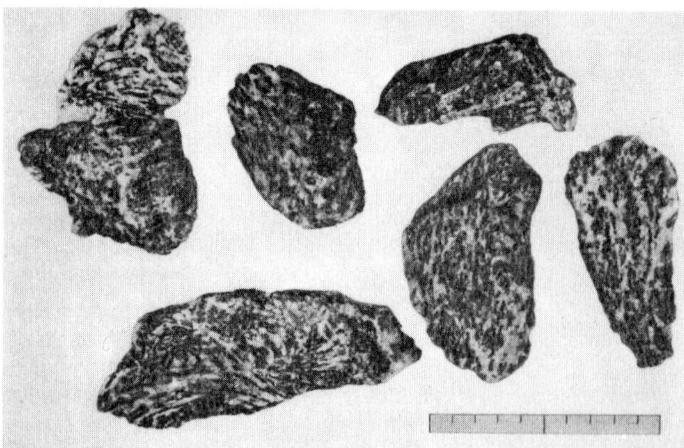

Bild 171. Rhabarberwurzel
a) Ganzdroge, Scheiben (Eigenproduktion DDR)
b) Ganzdroge, geschält (aus der VR China)
c) Schnittdroge

Wirkung, Anwendung

Rhabarberwurzel ist wie Aloe, Folia Sennae, Fructus Sennae und Cortex Frangulae eine Anthraglycosiddroge. Dosen von 1,0...2,0 g wirken mild abführend. Mit geringeren Dosen von etwa 0,05...0,2 g Droge kann die Gerbstoffwirkung genutzt werden, indem Auszüge bei Hyperazidität die Magensaftsekretion einschränken und außerdem stopfend wirken. Von diesem Doppeleffekt – Laxans bzw. Antidyspeptikum – wird vorrangig die laxierende Wirkung genutzt. Der aus der Wurzel hergestellte Rhabarberextrakt – Extractum Rhei – war offizinell. Rhabarberwurzel bzw. -extrakt ist Bestandteil verschiedener laxierend wirkender Fertigwaren, wie Darmregulierungs- und Frückstückskräuterperlen.
Auf die Gefahren und Nebenwirkungen bei Dauergebrauch von anthraglycosidhaltigen Zubereitungen ist bei Folia Sennae ausführlich verwiesen (s. d., vgl. auch Hinweise bei Fructus Sennae, Aloe und Cortex Frangulae).

Anwendungsgebiete

Laxans, Stomachikum, Antidyspeptikum, Antidiarrhoikum, pharmazeutischer Wirkstoff

Teezubereitung

Aufguß mit siedendem Wasser

Qualitätsnormen

Identitätsprüfung: mikroskopisch (grobstachelige Oxalatdrusen im Parenchym) und dünnschichtchromatografisch (Testsubstanz 1.8-Dihydroxyanthrachinon-Vergleichssubstanz)
Reinheitsprüfung: auf unschädliche Beimengungen (höchstens 4,0 %), verfärbte Bestandteile (höchstens 10,0 %), rhaponticinhaltige Rhabarberwurzel (Bei Behandlung des Chromatogramms im UV-Licht darf kein gelbgrün fluoreszierender Fleck auftreten.) und Asche (höchstens 2,0 % Rückstand)
Gehaltsbestimmung: Das AB läßt fotometrisch den Gehalt an Anthracenderivaten bestimmen (4,0...7,0 %, berechnet als Dihydroxyanthrachinonmonoglucosid und auf die bei 105 °C getrocknete Droge).

Verfälschung

Mit Wurzeln des Gemeinen oder des Krausen Rhabarbers – *Rhéum rhabárbarum* L. und solchen des Rhapontikrhabarbers – *Rhéum rhapónticum* L.

Radix Rhei rhapontici – Rhapontikwurzel – wirkt schwächer als Rhabarberwurzel und enthält die Glucoside Rhaponticosid oder Rhaponticin 3,5,3'-Trihydroxy-4'-methoxystilben-glucosid und Desoxyrhaponticosid neben ihren Agluconen. Es sind Östrogene und chemisch Stilbenderivate (s. auch Prüfung auf Rhapontikwurzel unter Reinheitsprüfung), die bei unkritischem Gebrauch hormonbedingte Nebenwirkungen auslösen können. Klinische Bedeutung erlangte das Rhaponticosid als pflanzliches Östrogen zur Laktationshemmung, gegen Amenorrhoe und im Klimakterium mit guter Toleranz

Aufbewahrung

Aufbewahrungsfrist höchstens 3 Jahre

Handelsware

Radix Rhei tota, concisa, nur zur pharmazeutischen Verarbeitung

Bemerkungen

Droge des AB–DDR, DAB 8 (Rhabarber – Rhei radix), ÖAB 9 (Radix Rhei – Rhabarberwurzel).

Radix Rubiae tinctorum
Krappwurzel, auch Krapp oder Färberröte

Getrocknete Wurzeln, Wurzelstöcke und Ausläufer

Stammpflanze, Familie, Vorkommen

Färberröte – *Rúbia tinctórum* L. (Rubia von lat. ruber: rot, wegen der enthaltenen roten Farbstoffe; lat. tinctorum als gen. plur.: der Färber); Rötegewächse – *Rubiáceae*
Die Pflanze wächst in Mitteleuropa wild, beheimatet ist sie im Mittelmeergebiet (Italien, Südfrankreich, Griechenland und Spanien).
Aufkommen: Importdroge

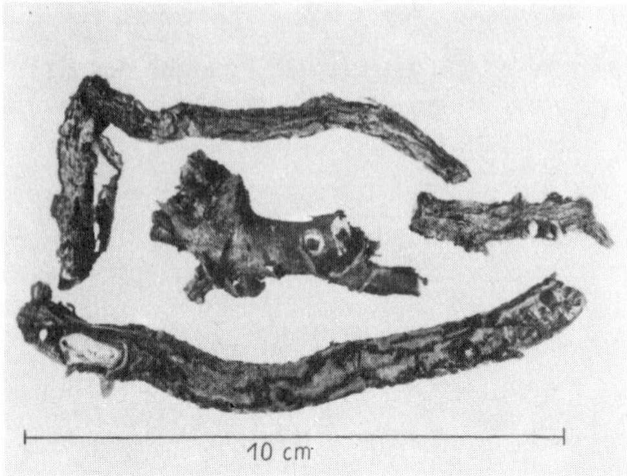

Bild 172. Krappwurzel. Ganzdroge

Beschreibung der Pflanze

Bis zu 1 m hohe Staude mit niederliegenden oder kletternden vierkantigen Stengeln. Die Blätter sind lanzettförmig, die Blüten gelbgrün. Die Pflanzen ähneln etwas dem Waldmeister

Beschreibung der Ganzdroge (Bild 172)

2...10 mm dicke, rundliche bis zylindrische Stücke mit rötlich- bis dunkelbraunem, abblätterndem Kork. Der Holzkörper ist rot. Geruch schwach, Geschmack etwas süßlich, dann schwach bitter

Wirkstoffkomplex

2...4 % Alizarin (1,2-Dihydroxy-anthrachinon), Alizaringlycosid, Ruberythrinsäure, Purpurin, Purpurin-3-carbonsäure, Cinizarin und Christofin, 1.4-Dihydroxy-2-ethoxymethylanthrachinon. Die enthaltenen Anthracenderivate wirken nicht laxierend

Wirkung, Anwendung

Da die Krappwirkstoffe mit Calciumionen leichtlösliche Komplexsalze bilden, stellt man aus Wurzelauszügen Fertigwaren gegen bestimmte Nierensteine her. Die Auszüge weisen einen deutlichen Hemmeffekt auf die Calciumphosphat- und -oxalatkristallisation aus. Magnesiumionen unterstützen die Wirkung. Der Harn färbt sich nach der Einnahme der Zubereitungen rot. Für homöopathische Zwecke steht die industriell gefertigte Dilution D 1 zur Verfügung.
Früher wurde aus der Krappwurzel der rote Beizenfarbstoff *Krapprot* oder *Türkischrot* hergestellt. Krappfarbstoffe sind heute noch für die Imitation alter Künstlerfarben bei der Restaurierung von Gemälden wichtig.

Anwendungsgebiete

Urologikum, pharmazeutischer Wirkstoff, Färbemittel, Grundstoff für Künstlerfarben

Qualitätsnormen

Identitätsprüfung: mikroskopisch (Bündel von Kristallnadeln in den Zellen von Rinde und Mark) und dünnschichtchromatografisch (Testsubstanz Aloin-Vergleichssubstanz)
Reinheitsprüfung: auf Teile der Stengel (höchstens 3,0 %) und unschädliche Beimengungen (höchstens 1,0 %)
Gehaltsbestimmung: Das AB läßt fotometrisch den Gehalt an Anthracenderivaten bestimmen (2,0...3,0 %), berechnet als Alizarin und auf die bei 105 °C getrocknete Droge)

Aufbewahrung

Aufbewahrungsfrist höchstens 3 Jahre

Handelsware

Radix Rubiae tinctorum concisa, nur zur industriellen Verarbeitung

Bemerkungen

Droge des AB–DDR.

Radix Rumicis crispi recens
Frische Ampferwurzel

Frische, im Frühling gegrabene Wurzeln

Stammpflanze, Familie, Vorkommen

Krauser Ampfer – *Rúmex crispus* L., Knöterichgewächse – *Polygonáceae*
Verbreitet auf feuchten Wiesen, an Gräben und Wegrändern

Wirkstoffkomplex

Chrysophansäure, Emodin, Catechingerbstoffe, Lapathinsäure

Anwendung

Industriell zur Herstellung hom. AM (Rumex crispus ∅)

Qualitätsnormen

Reinheitsprüfung: auf unschädliche Beimengungen (höchstens 1,0 %)

Bemerkungen

Droge des AB-DDR (Anl. 7).

Radix Sarsaparillae
Sarsaparillwurzel

Getrocknete ganze oder zerkleinerte Wurzeln

Stammpflanze, Familie, Vorkommen

Sarsaparille – *Smílax regélii* E. P. KILL. et C. V. MORT. (*syn. Smilax utilis* HEMSL.); Liliengewächs – *Liliáceae*
Mittelamerika (Honduras)

Wirkstoffkomplex

Sarsaponin, Parillin, wenig etherisches Öl

Anwendung

Industriell zur Herstellung hom. AM (Sarsaparilla D 1)

Qualitätsnormen

Reinheitsprüfung: auf unschädliche Beimengungen (höchstens 2,0 %) und Asche (höchstens 8,0 % Rückstand)

Bemerkungen

Droge des AB-DDR (Anl. 7).

Radix Senegae
Senegawurzel

Getrocknete ganze oder zerkleinerte Wurzelstöcke und Wurzeln

Stammpflanze, Familie, Vorkommen

Senegapflanze – *Polýgala sénega* L., Kreuzblumengewächse – *Polygaláceae*
Nordamerika

Wirkstoffe

10 % Triterpensaponine (Aglycon Presenegenin). Das Senegin II ist ein pentacyclisches Triterpensaponin

Anwendung

Industriell zur Herstellung hom. AM (Senega D 1)

Qualitätsnormen

Reinheitsprüfung: auf unschädliche Beimengungen (höchstens 1,0 %) und Asche (höchstens 5,0 % Rückstand)

Bemerkungen

Droge des AB-DDR (Anl. 7), ÖAB 9 (Radix Senegae – Senegawurzel).

Radix Taraxaci cum Herba
Löwenzahn

Die im Frühjahr vor der Blütezeit gesammelten, getrockneten ganzen oder zerkleinerten Wurzeln, Wurzelstöcke, Laubblätter und Blütenstands-(korb-)knospen

Stammpflanze, Familie, Vorkommen

Gemeine Kuhblume – *Taráxacum officinále* WIGGERS (gr. taraxis; Entzündung, Durchfall, gr. arkos: Heilmittel), Korbblütengewächse – *Asteráceae (Compósitae)*
Verbreitet auf Wiesen, Weiden, Äckern und an Wegrändern. Aufkommen: Sammeldroge von Wildpflanzen

Beschreibung der Schnittdroge (Bild 173)

Dunkelbraune Wurzelstöcke (a) mit groben Längsrunzeln. Die Queransicht läßt eine breite grauweiße bis bräunliche Rinde mit konzentrisch angeordneten Gruppen von braunen Milchsaftröhren (b) erkennen. Der Holzteil ist zitronengelb und nicht strahlig. Da die Droge im zeitigen Frühjahr gesammelt wird, finden sich von den Blattrosetten und Blütenstandsknospen behaarte (c) und unbehaarte geschrumpfte Blattstücke (d), einzelne Korbknospen, manchmal auch violett angelaufene Stielstücke (e). Die kleinen Korbknospen enthalten gelbe Zungenblüten mit weißem Pappus, sie kommen auch vereinzelt vor (f). Die ringartig zusammengedrückten Schnittstücke stammen von den hohlen Blütenstandsstielen (g). Geruch wahrnehmbar, Geschmack schwach bitter

Wirkstoffkomplex

Bittere Sesquiterpenlactonglycoside, Polyfructosan Inulin (im Herbst 40 %, im Frühjahr nur etwa 1 %), Flavonglycoside

Wirkung, Anwendung

Die Droge wirkt magenstärkend, verdauungsfördernd, choleretisch, harntreibend, stoffwechselfördernd und wird bei Verdauungsstörungen, Gallen-, Leber-, Nieren- und Blasenkrankheiten sowie zu Frühjahrs- und Herbstkuren verwendet. Sie ist Bestandteil von Magentee, Gallen- und Lebertee, Stoffwechseltees und Grundstoff zur Herstellung von Pflanzenauszügen.

Anwendungsgebiete

Amarum, Digestivum, Cholagogum, Diuretikum

Teezubereitung

Aufguß mit siedendem Wasser

Qualitätsnormen

Reinheitsprüfung: auf unschädliche Beimengungen (höchstens 3,0 %) und Asche (höchstens 15,0 % Rückstand)

Aufbewahrung

Trocken und vor Insekten geschützt, am besten in Blechdosen. Aufbewahrungsfrist sowohl für die konfektionierte als auch für die zur Verarbeitung vorgesehene lose Droge höchstens 3 Jahre

Handelsware

Radix Taraxaci cum Herba concisa, industriell als GPM konfektioniert

Bemerkungen

Droge des AB–DDR (Anl. 7).

Radix Valerianae

Baldrianwurzel, auch Katzenwurzel

Getrocknete und grob zerkleinerte oder gepulverte Wurzeln und Wurzelstöcke

Stammpflanze, Familie, Vorkommen

Echter Baldrian – *Valeriána officinális* L. (lat. valere: gesund sein); Baldriangewächse – *Valerianáceae*

Bei der Stammpflanze des Echten Baldrians handelt es sich um die Sammelart eines größeren Formenkreises, zusätzlich natürlicher Bastarde; es ist ein Sammelbegriff für mehrere Kleinarten. Als systematisch gleichwer-

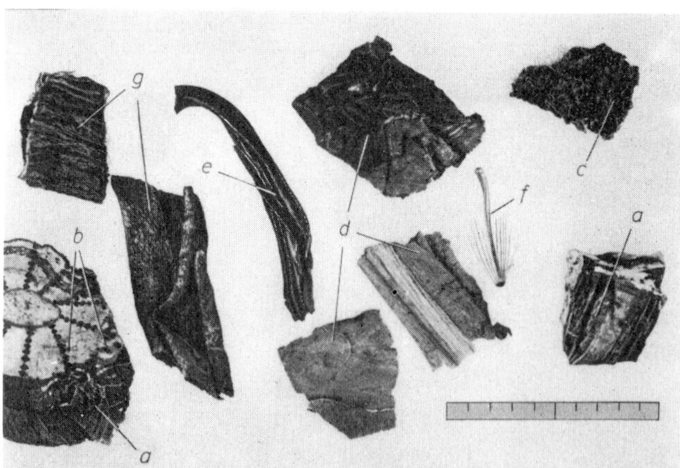

Bild 173. Löwenzahn. Schnittdroge

tig wird in Mitteleuropa die Kleinart *Valeriana sambucifolia* MIKAN, der Holunderbaldrian, anerkannt.
Der Baldrian ist in ganz Europa verbreitet, auch in der gemäßigten Zone Asiens und Japans, auf feuchten Wiesen, aber auch auf trockenen, sonnigen Stellen in Laubwäldern. In der DDR kommt Baldrian reichlich wild im Harz vor. Aufkommen: Anbaudroge (Bezirke Erfurt und Gera), geringeres Aufkommen durch individuellen Kleinanbau
Früher zog man in Pansfelde im Harz Wurzeln von wilden Jungpflanzen. Heute steht geeignetes Saatgut zur Verfügung, das die Anzucht von Jungpflanzen (Setzlingen) besonders der Sorte 'Anthos' ermöglicht

Beschreibung der Pflanze (Bild 174)

Die Pflanze ist eine Staude. Sie erreicht eine Höhe von 1,60 m und trägt an den gefurchten Stengeln gegenständig unpaarig gefiederte Blätter. Die unteren Blätter sind langgestielt, während die oberen Blätter am Stengel sitzen. Die Stengel verzweigen sich und enden in hellrot bis lila blühenden zymösen Blütenständen

Beschreibung der Ganzdroge (Bild 175a)

Die Wurzelstöcke sind 3...5 cm lang und zum Teil durch Ausläufer miteinander verbunden. Diese sind bis zu 10 cm lang, bis zu 3 cm dick, gefurcht und walzenförmig. Bei der Ernte werden die Wurzeln gewaschen, ausgekämmt und getrocknet

Beschreibung der Schnittdroge (Bild 175b)

2...3 mm dicke, leicht zerbrechliche, zylindrische Wurzelstücke (außen graubraune bis gelblichbraune Farbe), längsgeschrumpft (a). Dazwischen liegen graubraune, zum Teil rundliche, harte, knorpelige Rhizomstücke (b), gegenüber den Wurzelstücken in der Menge aber weniger. Der Wurzelquerschnitt (c) zeigt eine gelblichweiße Rinde und einen kleinen braunen zylindrischen Holzteil. Geruch durchdringend charakteristisch, Geschmack süßlich, würzig und etwas bitter. Die gepulverte Droge ist graubraun

Wirkstoffkomplex

0,5...2 % etherisches Öl mit Monoterpenen und verschiedenen tranquillierend und spasmolytisch wirkenden Cyclopentansesquiterpenen Valerenal, Valerensäure und Acetoxy-

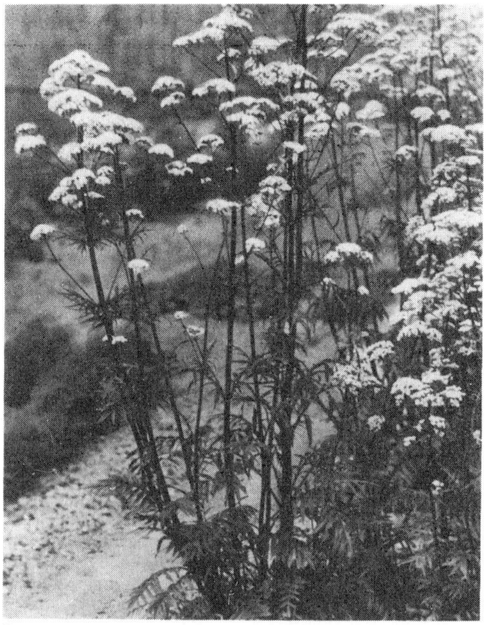

a

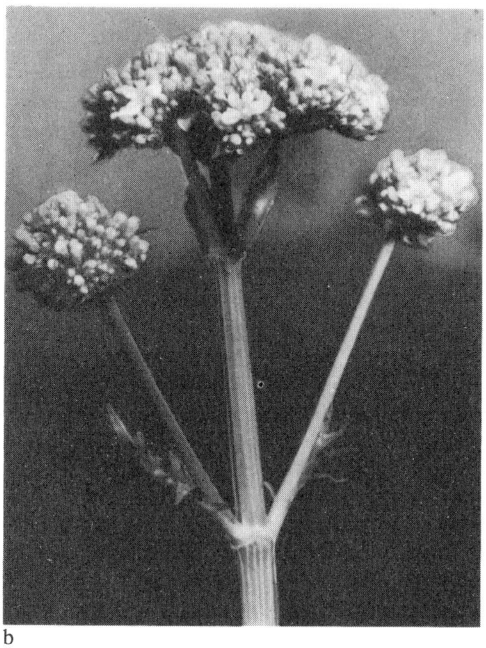

b

Bild 174. Echter Baldrian
a) Blühende Pflanzen (1:10)
b) Blütenstand (1:1)

valerensäure sowie dem Keton Valeranon, das vermutlich an der Baldrianwirkung beteiligt ist. Die wesentlichen tranquillierend und spasmolytisch wirkenden Bestandteile der Droge sind die genuin enthaltenen Valepotriate[1], 0,5...5 % nicht flüchtige iridoide Ester oder Halazuchrome[2]. Ihr Grundkörper, das Iridoid[3], ist ein Cyclopentanopyran und weist einen Epoxidring auf. Valepotriate sind 8.10-Epoxyiridoide. Die wichtigsten der bisher über 10 isolierten Valepotriate sind Valtrat, Didrovaltrat, Acevaltrat und Isovaleroxyhydroxydidrovaltrat (IVHD-Valtrat), 80 % davon entfallen auf Valtrat. Unter Einfluß von Wärme, Säuren und Enzymen hydrolysieren die Valepotriate leicht und zerfallen in die freien Säuren und in die stark sedativ wirkenden Baldrinale Baldrinal und Homobaldrinal. Außerdem wurden die Alkaloide Valerianin und Actinidin nachgewiesen. Diese Monoterpenverbindungen sind aber nur mit weniger als 0,01 % enthalten.

Der typische Geruch der Baldrianwurzel tritt erst beim Trocknen auf und ist auf zwei Bestandteile des etherischen Öls zurückzuführen, auf Isovaleriansäurebornylester und freie Isovaleriansäure

Wirkung, Anwendung

Nachdem die Baldrianwirkung lange Zeit angezweifelt wurde, gilt Baldrianwurzel heute wissenschaftlich gesichert als natürlicher Tranquillizer ohne Nebenwirkungen, auch bei längerem Gebrauch ohne jede Nebenwirkung oder Gewöhnung.

Die Droge wirkt im einzelnen tranquillierend, erregungsdämpfend, ohne Müdigkeit zu erzeugen, steigert aber auch umgekehrt das Leistungsvermögen und die Konzentrationsfähigkeit, wirkt außerdem papaverinähnlich spasmolytisch. Der Wirkstoffkomplex greift am Retikulärsystem (Formatio reticularis) an und balanciert sowohl Erregung als auch Dämpfung aus, d. h. in erregten Situationen psychisch dämpfend und bei Dämpfung leicht stimulierend (äquilibrierender Effekt). Baldrian ist wirksam gegen Schlafstörungen mit nervöser Ursache und psychomotorisch bedingt, nervöse Kopfschmerzen, nervöse Herzstörungen, nervöse Magen- und Darmstörungen, wie auch gegen Magen- und Darmkoliken, Blähungen sowie gegen Durchfälle auf nervöser Basis. Baldrianzubereitungen sind natürliche Arzneimittel gegen Regulationsstörungen des vegetativen Nervensystems (sog. vegetative Dystonie) mit leichter Reizbarkeit, Stimmungsschwankungen, Unruhe, bei Erregungs- und Angstzuständen, nervöser Erschöpfung, Mattigkeit, nervösen Herzrhythmusstörungen, Hitzewallungen und Tagesmüdigkeit.

Aus der Wurzel werden Baldriantinktur – Tinctura Valerianae –, Konzentrierte Baldriantinktur – Tinctura Valerianae concentrata AB–DDR (Anl. 7) –, Etherische Baldriantinktur – Tinctura Valerianae etherea – und Baldrianfluidextrakt – Extractum Valerianae fluidum – hergestellt, Zubereitungen, die auch in der Apothekenrezeptur und -defektur verarbeitet werden. Tinctura Valerianae ist Bestandteil der Tinctura antispastica SR.

Wirkstoffe des Baldrians sind in Baldrianperlen, Baldrianwein, im Baldrian-Pflanzenauszug und in sedativ wirkenden Badezubereitungen enthalten. Zahlreiche Tees enthalten Baldrianwurzel, wie Beruhigender Tee, Nerventee und Blähungtreibender Tee.

Nicht vorsichtig getrocknete und sorgsam gelagerte Baldrianwurzeln, der wäßrige Auszug, die Tinkturen und wäßrig-ethanolische Extrakte enthalten nur wenig oder keine genuinen Valepotriate, aber freie Säuren und Baldrinale, so daß die Wirkung sowohl den Valepotriaten bzw. den Baldrinalen als auch anderen Stoffen des Wirkstoffkomplexes zugeschrieben werden muß. Wirkungen zeigen jedenfalls sowohl valepotriathaltige als auch valepotriatfreie Baldrianzubereitungen, wobei sicher feste Arzneizubereitungen wegen des vermutlich höheren Valepotriatgehalts flüssigen Zubereitungen vorzuziehen sind.

Anwendungsgebiete

Nervinum, Sedativum, Psychopharmakon, Spasmolytikum, Karminativum, Adjuvans

[1] *Val*eriana – e*po*xy – *tri*ester, *-ate*
[2] Sie färben sich mit Säure blau
[3] s. auch unter Radix Gentianae

bei Herzbeschwerden, pharmazeutischer Wirkstoff, Industriedroge

Teezubereitung

Kalter Auszug. Man läßt die Droge 12 h lang mit kaltem Wasser bedeckt stehen, erhitzt danach den Ansatz und gießt ihn durch ein Sieb ab

Qualitätsnormen

Identitätsprüfung: dünnschichtchromatografisch (Testsubstanz Sudanrot G)
Reinheitsprüfung: auf unschädliche Beimengungen (höchstens 2,0 %), mineralische Verunreinigungen (höchstens 5,0 % Rückstand nach Extraktion mit Tetrachlorkohlenstoff)

Gehaltsbestimmung: Das AB läßt spektrofotometrisch nach dünnschichtchromatografischer Abtrennung die Valepotriate bestimmen (1,00...2,00 %, berechnet als Didrovaltrat und auf die bei 105 °C getrocknete Droge)

Aufbewahrung

Wegen des starken Geruchs der Droge sollte sie – gut verschlossen – in Blech-, Glas- oder Porzellangefäßen bzw. in Kästen mit Blecheinsatz aufbewahrt werden. Aufbewahrungsfrist höchstens 3 Jahre

Handelsware

Radix Valerianae concisa, pulverisata

Bemerkungen

Droge des AB–DDR, DAB 8/Ph. Eur. (Baldrianwurzel – Valerianae radix), ÖAB 9 (Radix Valerianae – Baldrianwurzel)

Baldrianzubereitungen (Teeaufguß, Tinkturen, Perlen usw.) müssen *in höherer Dosierung* angewendet werden (Tinkturen eßlöffelweise, Teeaufguß zwei Tassen, Perlen etwa 10). Baldrian- und Hopfenwirkstoffe potenzieren sich einander, so daß es günstig ist, Zubereitungen aus beiden Drogen zu verwenden.

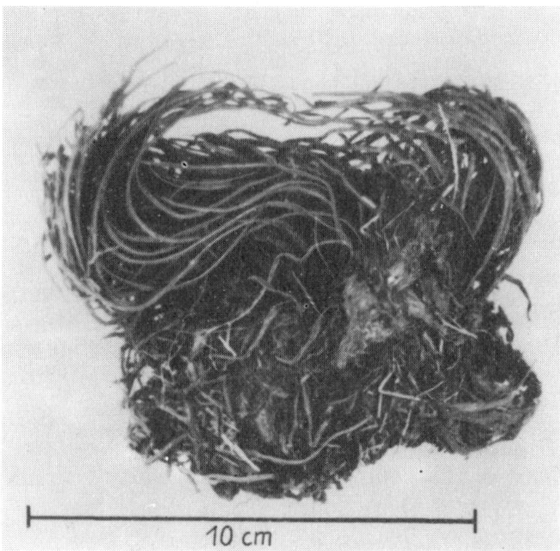

a

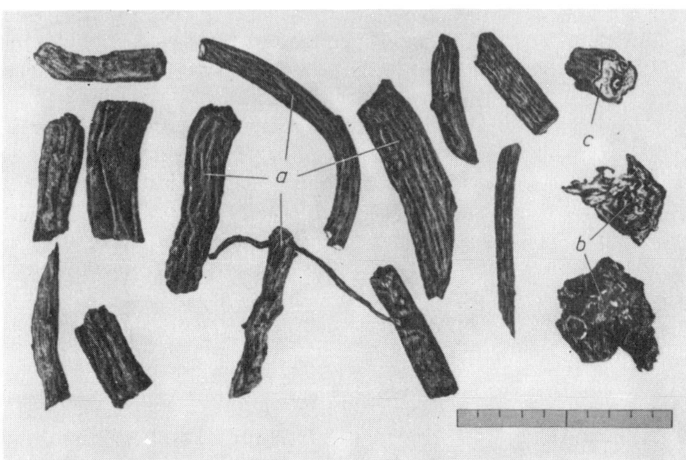

b

Bild 175. Baldrianwurzel
a) Ganzdroge
b) Schnittdroge

Die volkstümlich verbreitete Bezeichnung »*Katzenwurzel*« ist darauf zurückzuführen, daß Baldrianwurzel und -auszüge auf Katzen erregend wirken, wahrscheinlich durch die enthaltenen Monoterpenalkaloide.

Valepotriate hat man auch in anderen Pflanzen nachgewiesen, so in den beiden wirtschaftlich wichtig gewordenen Arten *Valeriána wallíchii* DECANDOLLE und *Valeriána édulis* NUTT. *et* TORR. *ssp. procéra* (H.B.K.) F.G. MEY. (*syn. V. mexicána*), auch in *Valeriána alliariifólia* ADAMS und in den Rapünzchenarten *Valerianélla locústa* (L.) LATERRADE, *Valerianélla coronáta* (L.) DC. und *Valerianélla dentáta* (L.) POLLICH, auch in der im Mittelmeergebiet verbreiteten Roten Spornblume – *Centránthus rúber* (L.) DC.
Die im Himalaja beheimatete Echte Narde – *Nardostáchys jatamánsi* DC. enthält im etherischen Öl das tranquillierend und antihypertensiv wirkende Cyclopentansesquiterpen Valeranon. Nardenöl wurde schon im Altertum verwendet.

Neuerdings wurde an neoplastischen Zellkulturen in vitro und an Leukämie erkrankten Tieren in vivo nachgewiesen, daß Valepotriate akute zytotoxische Wirkung und Antitumoraktivitäten aufweisen.

Resina Guajaci s. unter Lignum Guajaci

Resina Lacca
Schellack

Harz der Lackschildlaus

Herkunft

Gummilackschildlaus – *Tachárdia lácca* KERR, *Coccidae*
Auf bestimmten Sträuchern von *Acacia-, Ficus-* und *Crotonarten* in Indien und Ostasien, besonders in Burma, Indonesien, Thailand und in der SR Vietnam siedeln sich nach der Befruchtung die weiblichen Lackschildläuse in großer Anzahl an und saugen den Saft der Zweige aus (Lacca von ind. laksha: hunderttausend). Danach scheiden sie eine rote Flüssigkeit ab und legen Eier. Die Flüssigkeit erstarrt und ergibt den Schellack. Die ausschlüpfenden Insekten setzen sich am gleichen Zweig fest, so daß sich allmählich dicke Harzkrusten bilden. Aufkommen: Importdroge

Gewinnung

Die Harzkrusten werden zunächst von den Zweigen abgeschlagen. Man erhält den Stock- oder Stangenlack, daraus nach dem Zerkleinern Körnerlack. Durch Umschmelzen mit heißem Wasser und Aufstreichen des flüssigen Harzes auf Bleche oder Tonröhren lösen sich nach dem Erkalten blattartige Schichten, Blätterschellack. Die Jahresproduktion beläuft sich auf etwa 70 000 t

Beschreibung der Droge (Bild 176)

Schellack bildet dünne, durchscheinende, glänzende, gelbbraune oder braune Blättchen oder ein braungelbes Pulver. Die Blättchen sind leicht zerbrechlich. Schellack ist gegenüber anderen Harzen durch den Gehalt an Wachs elastischer. Beim Erwärmen erweicht Schellack und schmilzt zwischen 73 °C und 85 °C. Er löst sich in Ethanol fast vollständig bis auf den Wachsanteil. In heißer Boraxlösung ist Schellack unter Verseifung fast klar löslich

Bestandteile

Etwa 90 % Harze mit den Bestandteilen Aleuritinsäure, eine 9,10,16-Trihydroxydi-

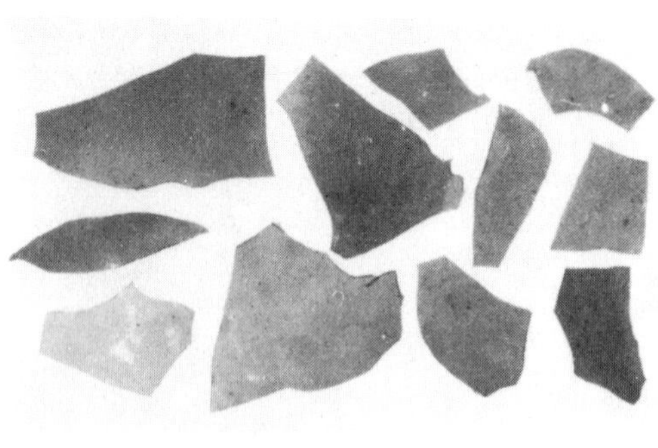

Bild 176. Schellack. Blätter

carbonsäure, Kerrolsäure, Butolsäure und etwa 10 % Wachsester, rote Laccinsäure und gelbes Erythrolaccin, 1,2,5,7-Tetrahydroxy-3-methylanthrachinon

Anwendung

Schellack ist pharmazeutischer Hilfsstoff für Retardüberzüge (Tabletten, Dragees) und als Bestandteil zahnmedizinisch benötigter Basisplatten. Technisch hat Schellack große Bedeutung zur Herstellung von Möbellacken und -polituren, Fußbodenpolituren, Mattinen und Appreturen. Schallplatten bestanden früher ausschließlich aus Schellack. Schellack wird ferner bei der Herstellung von Elektroisoliermaterial benötigt, für die Herstellung von Tinten und Tuschen, pyrotechnischen Erzeugnissen und Hutsteifen. Weniger bekannt ist die noch vereinzelt vorkommende Verwendung zum Konservieren von Zitrusfrüchten und zum Glasieren von Malzkaffee.

Anwendungsgebiete

Pharmazeutischer und technischer Hilfsstoff, zahnmedizinischer Werkstoff, Lackgrundstoff, Appreturmittel, Industriedroge

Qualitätsnormen

Kennzahlen: Säurezahl (65 bis 78)
Identitätsprüfung: durch Prüfung des Schmelzbereichs (73...85 °C) und Ausetherung der Laccinsäure aus saurer Lösung
Reinheitsprüfung: auf Arsenionen (höchstens 0,0005 %, berechnet als As^{3+}/As^{5+}) und Schwermetallionen (höchstens 0,002 %, berechnet als Pb^{2+}), Colophonium und Glührückstand (höchstens 0,10 % Rückstand)

Aufbewahrung

Aufbewahrungsfrist 5 Jahre, nach Prüfung Verlängerung möglich, insgesamt höchstens 10 Jahre

Handelsware

Resina Lacca in Tabulis lemon I, lemon II, alba luna, rubin bona, blond, Resina Lacca in Granis dreistern, nur zur pharmazeutischen und industriellen Verarbeitung

Bemerkungen

Droge des AB–DDR.

Resina Pini s. unter Colophonium

Resina Succini
Bernstein

Fossiles Harz eines Kieferngewächses des Tertiärs

Herkunft

Pínus succinífera CONVENTZ, Kieferngewächse – *Pináceae*

Bestandteile

Harzsäuren, Bernsteinsäure, Bernsteinöl, Schwefel

Anwendung

Aus Abfällen gewinnt man durch trockene Destillation Bernsteinkolophonium für die Lackfabrikation. Ausgewählte Stücke werden zur Herstellung von Schmuckgegenständen verwendet.

Rhizoma Aconiti
Eisenhutwurzelstock, auch Tubera Aconiti, Eisenhutknollen, Sturmhutknollen

Die getrockneten ganzen oder zerkleinerten Wurzelknollen

Stammpflanze, Familie, Vorkommen

Eisenhut – *Aconítum napéllus* L. *ssp. napéllus*, Hahnenfußgewächse – *Ranunculáceae*
Beheimatet in Gebirgsgegenden Europas, Asiens und Nordamerikas

Wirkstoffe

Esteralkaloide bis zu 1,5 %, besonders Aconitin, der Essigsäurediester des Aconins

Anwendung

Zur industriellen Herstellung von Ysat und hom. AM (Aconitum D 1, D 4 dil.)

Qualitätsnormen

Reinheitsprüfung: auf unschädliche Beimengungen (höchstens 1,0 %) und Asche (höchstens 5,0 % Rückstand)
Gehaltsbestimmung: maßanalytisch auf Alkaloide, berechnet auf Aconitin (mindestens 0,40 %)

Aufbewahrung

Vorsichtig!

Bemerkungen

Droge des AB–DDR (Anl. 7), HAB 1 (Aconitum napellus, Aconitum – frische oberirdische Teile und Wurzelknollen).

Rhizoma Agropyri
Queckenwurzelstock, auch Rhizoma Graminis, Rhizoma Graminis album, Graswurzel, Queckenwurzel

Getrocknete und grob zerkleinerte Wurzelstöcke

Stammpflanze, Familie, Vorkommen

Gemeine Quecke – *Agropýron répens* (L.) Pal. Beauv. (gr. agros: Acker, gr. pyros: Weizen, lat. repens: kriechend); Süßgräser – *Poáceae (Gramíneae)*

Die Quecke wächst verbreitet auf Äckern, Schuttstellen und an Wegrändern. Sie gilt als lästiges Ackerunkraut. Aufkommen: Sammeldroge von Wildpflanzen. Die Droge wird auch exportiert

Beschreibung der Schnittdroge (Bild 177)

Strohgelbe, etwas glänzende, längsfurchige Rhizomstücke (a), innen hohl. An den wenig verdickten Knoten entspringen dünne faserige Wurzeln und gefranste häutige Blattscheiden (b). Die Internodienhöhlung beträgt etwa ein Viertel des gesamten Durchmessers. Geruch schwach, Geschmack süßlich, schleimig

Wirkstoffkomplex

Saponinglycoside, Schleimstoff, wenig etherisches Öl mit 95 % Agropyren, einem antibiotisch wirksamen Polyin (1-Phenyl-2.4-hexadiin), Polyfructosan Inulin, Kieselsäure

Wirkung, Anwendung

Queckenwurzelstock wirkt harntreibend und ist Bestandteil von harntreibenden Tees, Nieren- und Blasentees, durch die stoffwechselfördernde Wirkung wird die Droge gegen Hautkrankheiten verwendet. Die schleimlösende Wirkung wird gegen Erkrankung der Atmungsorgane genutzt.

Anwendungsgebiete

Diuretikum, Hustenmittel – schwaches Expektorans –, Phytonzid

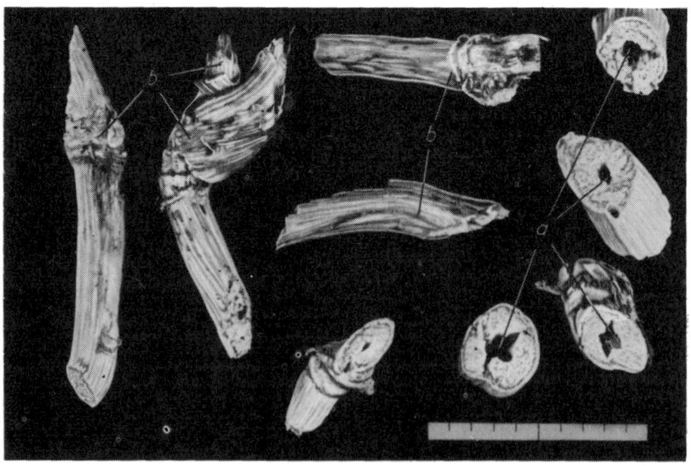

Bild 177. Queckenwurzelstock. Schnittdroge

Qualitätsnormen

Reinheitsprüfung: auf andere Gramineenarten. Der Querschnitt der Rhizomstücke darf sich beim Betupfen mit 0,1-n-Jodlösung nicht blauschwarz färben (Stärke). Prüfung ferner auf unschädliche Beimengungen (höchstens 5,0 %), verfärbte Bestandteile (höchstens 10,0 %) und Asche (höchstens 7,0 % Rückstand)
Identitätsprüfung: Die Gütevorschrift läßt mikroskopisch auf dicke, geschichtete und getüpfelte U-förmige Zellen in der Epidermis prüfen

Aufbewahrung

Aufbewahrungsfrist 5 Jahre, nach Prüfung Verlängerung möglich, insgesamt höchstens 10 Jahre

Teezubereitung

Aufguß mit siedendem Wasser

Handelsware

Rhizoma Agropyri concisum

Bemerkungen

Droge des AB–DDR (Anl. 7).

Rhizoma Apocyni cannabini recens
Frischer Hundsgiftwurzelstock

Stammpflanze, Familie, Vorkommen

Hundsgift – *Apocýnum cannábinum* L., Hundsgiftgewächse – *Apocynáeae*
Nordamerika

Wirkstoff

Glycosid Cymarin

Anwendung

Industriell zur Herstellung hom. AM (Apocynum cannabinum D 4) gegen Herzinsuffizienz, Hypertonie und Herzklappenfehler

Qualitätsnormen

Reinheitsprüfung: auf unschädliche Beimengungen (höchstens 1,0 %)

Aufbewahrung

Vorsichtig!

Bemerkungen

Droge des AB–DDR (Anl. 7).

Rhizoma Calami
Kalmuswurzelstock, auch Deutscher Ingwer

Getrocknete und grob zerkleinerte Wurzelstöcke

Stammpflanze, Familie, Vorkommen

Kalmus – *Ácorus cálamus* L. (gr. akoros: Name einer Pflanze mit wohlriechendem Wurzelstock, lat. calamus: Rohr, Schilf, da Kalmus dem Schilf ähnelt); Arongewächse – *Aráceae*
Vom Kalmus gibt es chemische Rassen; es sind taxonomisch festgelegte Pflanzen einer Art bzw. Varietät. Sie unterscheiden sich beim Kalmus durch den Gehalt an etherischem Öl und dessen Zusammensetzung. Europäischer und kleinasiatischer Kalmus sind triploid und steril. Es gibt auch diploide, tetraploide und hexaploide Rassen.
Kalmus ist in Mitteleuropa (BRD, VR Polen, ČSSR, Ungarische VR, SFR Jugoslawien) und in Osteuropa (UdSSR) sowie in Indien verbreitet und wächst an stehenden und langsam fließenden Gewässern, in Teichen, Tümpeln, Sümpfen und an feuchten Bachufern. In der BRD, UdSSR, KDVR, in den USA, in Kanada und Indien wird Kalmus auch kultiviert. Aufkommen: Sammeldroge von Wildpflanzen und Importdroge

Beschreibung der Pflanze (Bild 178)

Triploider Kalmus ist ein schilfartiges, etwa 1 m hohes Gewächs mit schwertförmigen, linealartigen, gefältelten Blättern. Der Kolbenstiel wird nur 50 cm hoch, ist dreikantig und trägt seitlich einen walzenförmigen, zugespitzten Blütenschaft von 6...8 cm Länge, der mit kleinen sterilen gelblichen Zwitterblüten besetzt ist. Sie bilden keine Früchte. Der Wurzelstock kann meterlang werden. Die Vermehrung erfolgt vegetativ

Beschreibung der Ganzdroge (Bild 179a)

Der im Boden waagerecht kriechende Wurzelstock wird 2 cm dick und mit einer Länge von etwa 20 cm geerntet; er ist plattgedrückt, graubraun oder grünlichbraun, manchmal

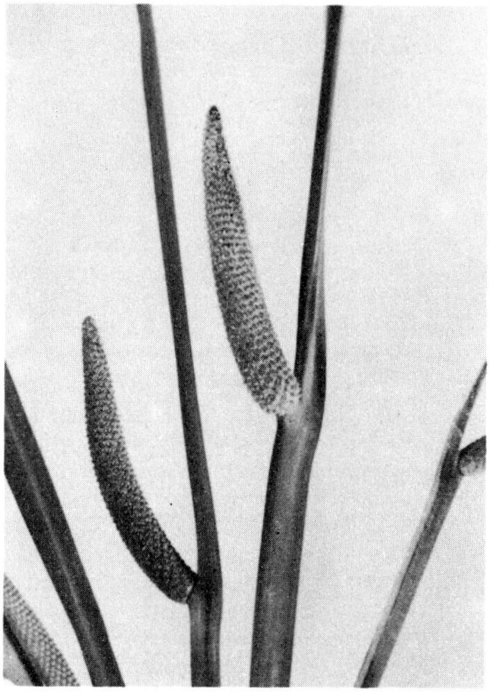

Bild 178. Kalmus. Blühende Triebe (1:2)

auch rötlichbraun. Auf der Außenseite ist das Organ geringelt und stark mit Narben bzw. mit Blattbasenansätzen besetzt. Auf der Unterseite entspringen die Wurzeln, die nach dem Abschneiden kleine runde Löcher hinterlassen. Der ganze Wurzelstock kommt ungeschält und geschält in den Handel. Der Querschnitt des Wurzelstocks ist gelblichbraun, hellbraun bis rötlich

Beschreibung der Schnittdroge (Bild 179b)

Unregelmäßige, außen bräunliche, gelblichbraune bis dunkelgraubraune, manchmal grünlich- bis rötlichbraune Stücke (a). Der Querschnitt ist bräunlich- oder rötlichweiß. An Stücken der Außenseite sind von der Oberseite des Rhizoms dreieckige Abschnitte und von der Unterseite runde Löcher (b) mit erhöhtem Rand (von den abgeschnittenen Wurzeln verblieben) zu erkennen. Die poröse Beschaffenheit des Gewebes, botanisch als Aerenchym bezeichnet, wodurch sich die Stücke etwas zusammendrücken lassen, ist mittels Lupe zu sehen. Die Stücke haben eine korkartige Beschaffenheit. Der Bruch ist körnig, die Stücke stäuben beim Zerbrechen. Geruch würzig, charakteristisch, Geschmack würzig, scharf und bitter

Wirkstoffkomplex

3...8 % etherisches Öl, das bei tri- und tetraploiden Rassen die wirkungswichtigen Asarone enthält. Es sind Phenylpropanderivate, die zu 0,3...10 % als cis-β- und trans-α-Asaron vorkommen. Die cis-β-Komponente (besser als cis-Isoasaron bezeichnet) ist reichlicher enthalten und wirksamer als die trans-α-Komponente; cis-β-Asaron wirkt auf das Zentralnervensystem sedativ und tranquillierend (s. auch »Bemerkungen«). Vorrangig in Indien wird seit langem die dort wachsende Kalmusrasse, die im etherischen Öl 90 % cis-β-Asaron enthält, gegen Neurosen, Depressionen und Epilepsie benutzt. Es gibt auch Kalmusrassen ohne Asarone. Neben diesen Wirkstoffen enthält die Droge noch Gerbstoff und die Bitterstoffglycoside Acorin und das daraus hervorgehende harzähnliche Acoretin. Kalmus ähnelt durch den Gehalt an etherischem Öl und Bitterstoff etwas dem Wermut (s. d.)

Wirkung, Anwendung

Kalmuswurzelstock ist ein wichtiges aromatisch-bitteres Stomachikum, wirkt appetitanregend, verdauungsfördernd, magenstärkend, spasmolytisch, blähungtreibend, sedativ und wird bei Verdauungsstörungen, Gastritis und gegen Ulkus verwendet. Er ist Bestandteil vieler Magentees. Kalmuswirkstoffe sind in Magentropfen und im Kalmus-Pflanzenauszug enthalten.

Offizinell sind Kalmusöl – Oleum Calami (s. d.) – und Kalmustinktur – Tinctura Calami –, Bestandteil von Tinctura amara SR. Die externe Anwendung von Kalmusauszügen hat sich zu hautreizenden, durchblutungsfördernden und stärkenden Bädern u. a. gegen Rheumatismus (Kalmusbad, Kalmus-Fußbad) und zum Gurgeln bei Zahnfleischentzündung und Angina bewährt (Gerbstoff). Kalmuswurzelstock ist in der Likör- und der Getränkeindustrie und als Gewürz geschätzt.

Anwendungsgebiete

Amarum, Stomachikum, Karminativum, Digestivum, Sedativum, Rubefazienz, Balneotherapeutikum, Gargarisma, pharmazeutischer und kosmetischer Wirkstoff, Korrigens, Gewürz

Qualitätsnormen

Identitätsprüfung: dünnschichtchromatografisch (Testsubstanz Sudanrot G)
Reinheitsprüfung: auf unschädliche Beimengungen (höchstens 1,0 %), verfärbte Bestandteile (höchstens 5,0 %) und Asche (höchstens 5,0 % Rückstand)
Gehaltsbestimmung: Das AB läßt den Gehalt an etherischem Öl bestimmen, berechnet auf die wasserfreie Droge (3,0...5,0 ml/100 g Droge)

Aufbewahrung

Aufbewahrungsfrist höchstens 18 Monate, für die gepulverte Droge höchstens 24 h; deshalb Droge erst bei Bedarf pulverisieren

Teezubereitung

Aufguß mit heißem Wasser. Für ein Vollbad werden 250 ...500 g Droge ausgezogen

Handelsware

Rhizoma Calami concisum

Bemerkungen

Droge des AB–DDR, ÖAB 9 (Radix Calami – Kalmuswurzel)

Kalmus, der im Wasser stehend wächst, tritt oft gemeinsam mit der Sumpfschwertlilie auf.

Bei Tierversuchen an Ratten mit dem indischen Kalmuswurzelstock unter Dauerbehandlung stellte man fest, daß cis-β-Asaron kanzerogen wirkt.
Gesundheitsbeeinflussende Störungen durch unseren Kalmuswurzelstock auf den Menschen konnten nicht nachgewiesen werden, zumal grundsätzlich Daueranwendung der Droge ausgeschlossen werden kann. Weitere Untersuchungen sind erforderlich.

Kalmusöl ist in der DDR als Bestandteil von Nahrungs- und Genußmitteln verboten (s. Oleum Calami).

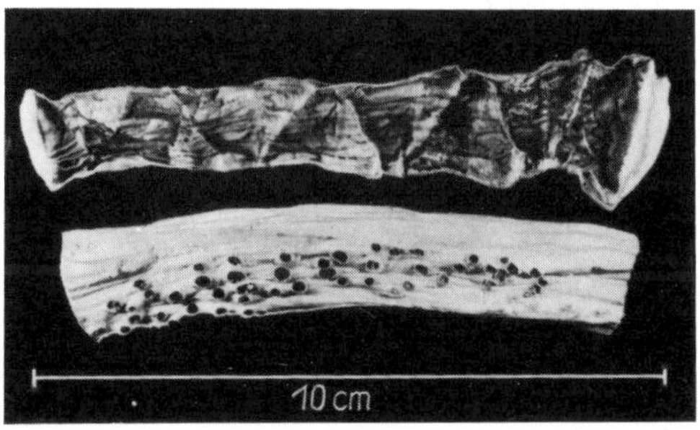

a

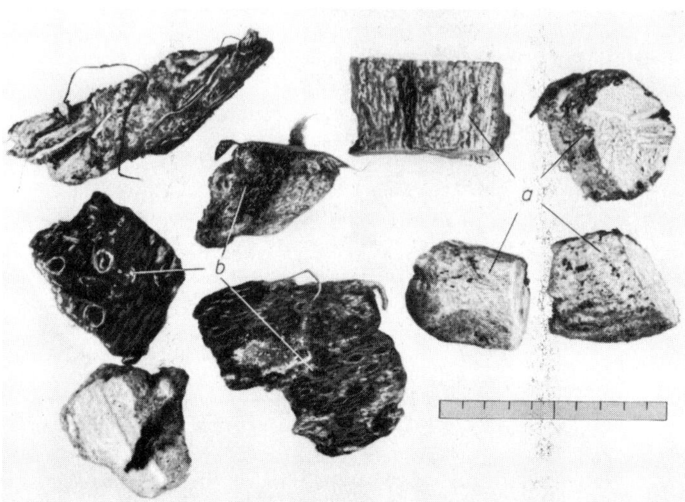

b

Bild 179. Kalmuswurzelstock
a) Ganzdroge
Oben: ungeschält
Unten: geschält
b) Schnittdroge

Rhizoma Cicutae virosae
Wasserschierlingswurzelstock

Zur Zeit der beginnenden Blüte gesammelte und getrocknete Wurzelstöcke und Wurzeln

Stammpflanze, Familie, Vorkommen

Wasserschierling – *Cicúta virósa* L., Doldengewächse – *Apiáceae (Umbellíferae)*. Wild an Teich- und Seeufern

Wirkstoffkomplex

Polyin Cicutoxin

Anwendung

Industriell zur Herstellung hom. AM.

Rhizoma Cimicifugae
Cimifugawurzelstock, auch Schlangenwurzel

Getrocknete ganze oder zerkleinerte Wurzelstöcke und Wurzeln

Stammpflanze, Familie, Vorkommen

Silberkerze – *Cimicífuga racemósa* (L.) NUTT., Doldengewächse – *Apiáceae (Umbellíferae)*. Nordamerika

Wirkstoffkomplex

Harzartiges Cimicifugin, bitteres Racemosin

Anwendung

Industriell zur Herstellung hom. AM (Cimicifuga D 4 dil.), auch als Korrigens in der Essenzen- und Spirituosenindustrie

Qualitätsnormen

Reinheitsprüfung: auf unschädliche Beimengungen (höchstens 1,0 %) und Asche (höchstens 6,0 % Rückstand)

Bemerkungen

Droge des AB–DDR (Anl. 7), HAB 1 (Cimicifuga racemosa, Cimicifuga – frischer Wurzelstock mit den anhängenden Wurzeln).

Rhizoma Colchici recens
Frischer Herbstzeitlosenwurzelstock

Frische, im Frühjahr gesammelte Knollen

Stammpflanze, Familie, Vorkommen

Herbstzeitlose – *Cólchicum autumnále* L., Herbstzeitlosengewächse – *Colchicáceae* (früher *Liliáceae*)
Mittel- und Südeuropa, verbreitet auf feuchten Wiesen

Wirkstoffe

Alkaloid Colchicin, Demecolcin (Desacetyl-N-Methylcolchicin), Glycoalkaloid Colchicosid

Anwendung

Als Gichtmittel, besonders gegen den akuten Gichtanfall. Colchicin wirkt auch zytostatisch und als antimikrobieller Hemmstoff. Industriell zur Herstellung hom. AM (Colchicum ∅, D 4 dil.)

Qualitätsnormen

Reinheitsprüfung: auf unschädliche Beimengungen (höchstens 2,0 %)

Aufbewahrung

Vorsichtig!

Bemerkungen

Droge des AB–DDR (Anl. 7).

Rhizoma Curcumae longae s. unter Rhizoma Curcumae xanthorrhizae

Rhizoma Curcumae xanthorrhizae
Jawanischer Gelbwurzwurzelstock,
auch Rhizoma Curcumae javanicae,
Temoe Lawak (mal.: gelbe Wurzel)

Getrockneter und grob zerkleinerter Wurzelstock

Stammpflanze, Familie, Vorkommen

Jawanische Gelbwurzpflanze – *Cúrcuma* xanthorrhíza ROXB. (ind. Kurkum: Gilbwurzel, gr. xanthos: gelb, gr. rhiza: Wurzel); Ingwergewächse – *Zingiberáceae*

Beheimatet in den Wäldern des tropischen Südasiens, heute besonders kultiviert in Indonesien (Jawa), im Süden der VR China und in Italien. Aufkommen: Importdroge

Beschreibung der Ganzdroge (Bild 180a)

Von den Rhizomen verwendet man vorrangig die knollig verdickten Hauptrhizome. Nach dem Waschen werden die Wurzeln entfernt und die Rhizome grob zerkleinert, d.h. entweder in Scheiben oder in Längsviertel geteilt, damit sie besser trocknen. Sie sind gelb, gelbbraun oder graubraun und haben einen Durchmesser bis zu 7 cm. Auf dem gelben Querschnitt erkennt man im hellen Zentrum vereinzelt Sekretzellen als dunkle Flecke

Beschreibung der Schnittdroge (Bild 180b)

Die Schnittdroge setzt sich aus dunkelgelben bis gelbbraunen unregelmäßigen harten Stückchen zusammen, die krümelig gelb bestäubt sind und deshalb stark abfärben. An einzelnen Stückchen erkennt man dunkle Sekretzellen. Geruch aromatisch, Geschmack scharf, aromatisch und bitter

Wirkstoffkomplex

6...12 % etherisches Öl, 1...2 % eines Gemisches gelber Farbstoffe, der Curcumine oder Curcuminoide, und zwar Curcumin und Desmethoxycurcumin. Curcumin ist ein Diferuloyl-, Desmethoxycurcumin ein Dicinnamoylmethanderivat, ferner antimikrobiell wirkendes Xanthorrhizol

Wirkung, Anwendung

Die Droge gilt seit langem als wirksames Leber- und Gallenmittel und wirkt antiphlogistisch, choleretisch und cholekinetisch, d.h., sie vermehrt die Galleproduktion in der Leber und fördert zugleich deren Entleerung in die Gallenblase und in das Duodenum. Jawanischer Gelbwurzwurzelstock wird zur Intervallbehandlung von chronischen Gallenwegserkrankungen verwendet; bei akut entzündlichen Erkrankungen der Gallenwege

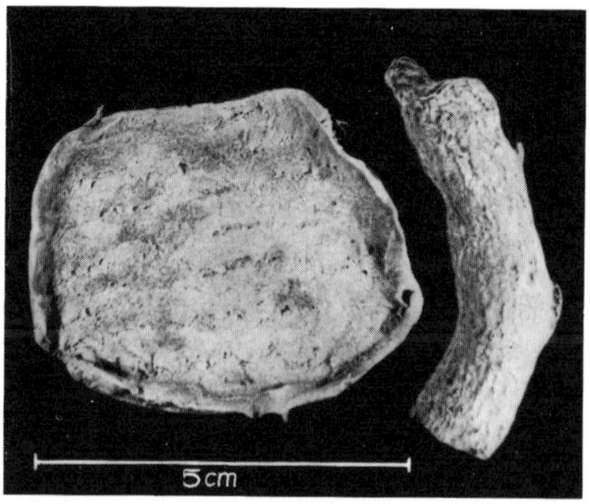

a

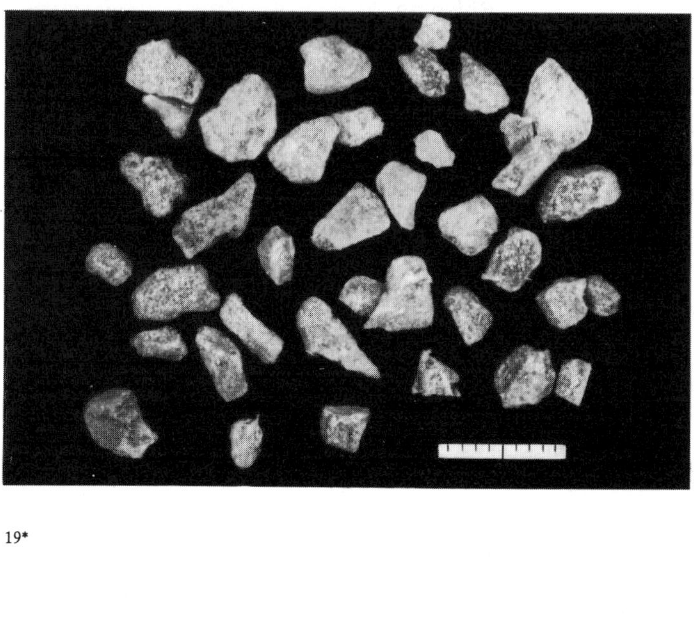

b

Bild 180. Jawanischer Gelbwurzwurzelstock
a) Ganzdroge, Scheibe
Rechts: ein Stück Langer Gelbwurzwurzelstock
b) Schnittdroge

und Leber soll die Gallenblasenentleerung nicht angeregt werden. An der Wirkung der Droge sind sowohl das etherische Öl als auch die Curcumine beteiligt. Curcumine wirken auch antiphlogistisch. Jawanischer Gelbwurzwurzelstock ist im Galletreibenden Tee enthalten. Der aus der Droge hergestellte Trockenextrakt ist mit Verdauungsenzymen zusammen Bestandteil von Fertigwaren.

Anwendungsgebiete

Cholagogum, Industriedroge

Teezubereitung

Aufguß mit siedendem Wasser

Qualitätsnormen

Indentitätsprüfung: mikroskopisch (ovale Stärkekörner und Zellen mit gelblichbraunem Inhalt im Parenchym) und dünnschichtchromatografisch (Testsubstanz Curcumin-Vergleichssubstanz)
Reinheitsprüfung: auf unschädliche Beimengungen (höchstens 1,0 %), langen Gelbwurzwurzelstock (durch Auswertung des Chromatogramms) und Asche (höchstens 7,0 % Rückstand)

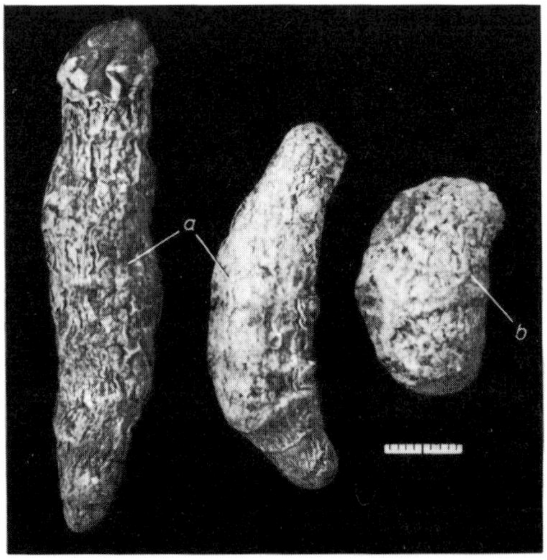

Bild 181. Langer Gelbwurzwurzelstock. Ganzdroge

Gehaltsbestimmung: Das AB läßt den Gehalt an Diferuloyl- bzw. Dicinnamoylmethanderivaten (1,00...1,50 %) und den Gehalt an etherischem Öl (6,0...12,0 ml/100 g Droge) bestimmen, berechnet auf die wasserfreie Droge

Aufbewahrung

Aufbewahrungsfrist höchstens 18 Monate, für die gepulverte Droge höchstens 24 h; deshalb erst bei Bedarf pulverisieren

Handelsware

Rhizoma Curcumae xanthorrhizae totum, concisum

Bemerkungen

Droge des AB–DDR, DAB 8 (Javanische Gelbwurz – Curcumae xanthorrhizae rhizoma)

Rhizoma Curcumae longae – Langer Gelbwurzwurzelstock (Bilder 180a und 181) gilt nach dem AB als Verfälschung und ist auch nicht mehr offizinell. Die Droge hat aber noch als Gewürz Bedeutung, wird importiert und stammt von *Curcuma longa* L., *Zingiberaceae.* Sie kommt ganz und auch pulverisiert in den Verkehr.
Nach der Ernte werden die ganzen Rhizome vor dem Trocknen zunächst mit siedendem Wasser gebrüht, damit die reichlich enthaltene Stärke verkleistert.
Die Ganzdroge setzt sich aus außen bestäubten runzeligen, gelben, gelbbraunen oder graubraunen Nebenrhizomen von walzenartiger oder von mehr fingerförmiger Gestalt, der *Curcuma longa* (a), bzw. aus kugeligen bzw. eiförmigen Hauptrhizomen, der *Curcuma rotunda* (b), zusammen. Die Stücke sind etwa 5 cm lang, bis zu 2 cm dick und quergeringelt. Die gelbrot- bis braungefärbten Bruch- und Schnittflächen sind durch die verkleisterte Stärke hart und hornartig beschaffen. Geruch aromatisch, Geschmack scharf, aromatisch und schwach bitter.
Langer Gelbwurzwurzelstock enthält nach TGL mindestens 1,5 % etherisches Öl, außerdem Bisdesmethoxycurcumin, das nicht cholagog wirkt. Der Wurzelstock ist Bestandteil des englischen Gewürzes Curry und wird zur Herstellung von Worcestersoße und Speisesenf verwendet. Es ist ganz und auch pulverisiert im Delikathandel erhältlich.

Rhizoma Cyclaminis recens
Frischer Alpenveilchenwurzelstock

Frische, im Herbst gesammelte Wurzelstöcke und Wurzeln

Stammpflanze, Familie, Vorkommen

Wildes Alpenveilchen – *Cýclamen purpuráscens* MILL., Primelgewächse – *Primuláceae*
Mitteleuropa (Österreich, ČSSR, Ungarische VR)

Wirkstoff

Triterpensaponin Cyclamin

Anwendung

Industriell zur Herstellung hom. AM (Cyclamen ∅)

Qualitätsnormen

Reinheitsprüfung: auf unschädliche Beimengungen (höchstens 1,0 %)

Bemerkungen

Droge des AB–DDR (Anl. 7).

Rhizoma Dioscoreae villosae recens
Frischer Jamswurzelstock

Frische, im September gesammelte Wurzelstöcke und Wurzeln

Stammpflanze, Familie, Vorkommen

Jamswurzel – *Dioscórea villósa* L., Jamswurzelgewächse – *Dioscoreáceae*
Mexiko

Wirkstoff

Steroidsaponin Dioscin (Aglycon Diosgenin)

Anwendung

Als industrieller Wirkstoff für die Halbsynthese von Steroidhormonen. Herstellung hom. AM

Bemerkungen

Droge des HAB 1 (Dioscorea villosa – frische unterirdische Teile).

Rhizoma Galangae
Galgant

Getrocknete ganze oder zerkleinerte Wurzelstöcke

Stammpflanze, Familie, Vorkommen

Galgant – *Alpínia officinárum* HANCE, Ingwergewächse – *Zingiberáceae*

Kultiviert auf Hainan, in Indien und Thailand

Wirkstoffkomplex

Etherisches Öl, Scharfstoffe Alpinol und Galangin

Anwendung

Stomachikum, Amarum und Korrigens in der Essenzen- und der Spirituosenindustrie für Bitterliköre.

Rhizoma Gelsemii
Gelsemiumwurzelstock

Getrocknete ganze oder zerkleinerte Wurzelstöcke und Wurzeln

Stammpflanze, Familie, Vorkommen

Gelber Jasmin – *Gelsémium sempérvirens* (L.) AIT., Strychnosgewächse – *Loganiáceae*
Nordamerika, Ostasien

Wirkstoffe

Alkaloide Gelsemin, Sempervirin, Gelsemicin

Anwendung

Industriell zur Herstellung hom. AM (Gelsemium D 1, D 4 dil.)

Qualitätsnormen

Reinheitsprüfung: auf unschädliche Beimengungen (höchstens 2,0 %) und Asche (höchstens 3,0 % Rückstand)

Aufbewahrung

Vorsichtig!

Bemerkungen

Droge des AB–DDR (Anl. 7).

Rhizoma Graminis s. Rhizoma Agropyri

Rhizoma Hellebori nigri
Nieswurzelstock

Getrocknete ganze oder zerkleinerte Wurzelstöcke und Wurzeln

Stammpflanze, Familie, Vorkommen

Schwarze Nieswurz, Schneerose, Christrose – *Hellébōrus niger* L., Hahnenfußgewächse – *Ranunculáceae*
Selten wild in den Alpen, in Gärten kultiviert

Wirkstoff

Saponin Helleborin (keine herzwirksamen Glycoside)

Anwendung

Industriell zur Herstellung hom. AM (Helleborus D 1 dil.)

Qualitätsnormen

Reinheitsprüfung: auf unschädliche Beimengungen (höchstens 2,0 %) und Asche (höchstens 6,0 % Rückstand)

Aufbewahrung

Vorsichtig!

Bemerkungen

Droge des AB–DDR (Anl. 7).

Rhizoma Helenii
Alantwurzelstock, auch Radix Helenii, Radix Inulae – Alantwurzel

Getrocknete Wurzelstöcke mit Wurzeln

Stammpflanze, Familie, Vorkommen

Echter Alant – *Ínula helénium* L., Korbblütengewächse – *Asteráceae (Compósitae)*

Alant wächst in Mittel-, Süd- und Südosteuropa, bei uns verbreitet an Ufern, Waldrändern, in Gärten und Anlagen. Aufkommen: Sammeldroge von Wildpflanzen

Wirkstoffkomplex

1...3 % etherisches Öl, als Alantkampfer bezeichnetes bitteres Alantolactongemisch Helenin, 40 % Inulin und andere Polyfructosane

Wirkung, Anwendung

Alantwurzel wirkt stoffwechselfördernd, hustenreizstillend und expektorierend, stopfend, cholagog und diuretisch. Die Droge wird gegen Keuchhusten, Bronchialkatarrh und Verschleimung, als Aromatikum gegen Appetitlosigkeit und Verdauungsbeschwerden, gegen Durchfall und als Leber- und Gallemitttel verwendet. Sie wird ähnlich wie Kalmuswurzelstock eingesetzt. Wegen ihres aromatisch-bitteren Geschmacks hat die Droge in der Spirituosenindustrie Bedeutung. Aus den reichlich enthaltenen Polyfructosanen werden Diabetiker-Nährmittel hergestellt.

Rhizoma Iridis
Veilchenwurzelstock

Im Herbst gesammelte, geschälte und getrocknete Wurzelstöcke

Stammpflanze, Familie, Vorkommen

Schwertlilien – *Íris germánica* L., Íris pállida Lam., Íris *florentína* L., Schwertliliengewächse – *Iridáceae*
Beheimatet im Mittelmeergebiet, bei uns als Zierpflanze in Gärten kultiviert

Wirkstoffkomplex

Etherisches Öl mit Iron, Schleimstoff, Flavonglycosid Iridin

Anwendung

Als Korrigens, früher geschliffen als Beißwurzeln für Kleinkinder, das etherische Öl in der Parfümerie. Die Droge ist auch Grundstoff in der Essenzen- und der Spirituosenindustrie.

Rhizoma Iridis versicoloris recens
Frischer Wurzelstock der Buntfarbigen Schwertlilie

Frische Wurzelstöcke und Wurzeln

Stammpflanze, Familie, Vorkommen

Buntfarbige Schwertlilie – *Íris versícolor* L., Schwertliliengewächse – *Iridáceae* Nordamerika

Wirkstoffkomplex

Etherisches Öl mit Furfurol, Isophthalsäure, Salicylsäure, α-Phytosterin

Anwendung

Industriell zur Herstellung hom. AM (Iris ∅, D 4 dil.)

Qualitätsnormen

Reinheitsprüfung: auf unschädliche Beimengungen (höchstens 1,0 %)

Bemerkungen

Droge des AB–DDR (Anl. 7).

Rhizoma Podophylli peltati
Fußplattwurzel

Zur Zeit der völligen Fruchtreife gesammelte und dann getrocknete Wurzelstöcke mit den anhängenden Wurzeln

Stammpflanze, Familie, Vorkommen

Fußplatt, Maiapfel – *Prophýllum peltátum* L., Sauerdorngewächse – *Berberidáceae.* Nordamerika

Wirkstoffe

Harzartiges Podophyllin mit den Lignanen Podophyllotoxin, α- und β-Peltatin

Anwendung

Industriell zur Herstellung hom. AM (Podophyllum D 4 dil.). Außerdem zur Gewinnung des Podophyllins (s. unter »Bemerkungen«)

Qualitätsnormen

Reinheitsprüfung: auf unschädliche Beimengungen (höchstens 2,0 %)

Aufbewahrung

Vorsichtig!

Bemerkungen

Droge des AB–DDR (Anl. 7)

Aus dem etherischen Extrakt der unterirdischen Organe kann mit Wasser oder schwach salzsäurehaltigem Wasser das harzartige Gemisch der Wirkstoffe (s. o.) ausgefällt werden. Getrocknet bildet es unter der Bezeichnung *Podophyllinum – Podophyllin* – hellbraune, grünliche oder bräunlichgraue bröckelige Stücke oder ein hellgelbbräunliches Pulver von charakteristischem Geruch und bitterem Geschmack. Es reizt Augen und Schleimhäute der Atemwege. Podophyllin wird als Laxans verwendet. Hauptbedeutung hat es als Mitosegift und Zytostatikum gegen Tumore und Leukämie, extern gegen Feigwarze. Podophyllin ist Droge des AB–DDR und muß vorsichtig, vor Licht geschützt und kühl aufbewahrt werden, außerdem Droge des ÖAB 9 (Podophyllinum – Podophyllin).

Rhizoma Rubiae tinctori s. Radix Rubiae tinctorum

Rhizoma Sanguinariae
Blutwurzel

Getrocknete ganze oder zerkleinerte Wurzelstöcke und Wurzeln

Stammpflanze, Familie, Vorkommen
Blutwurzel – *Sanguinária canadénsis* L., Mohngewächse – *Papaveráceae.* USA, Kanada

Wirkstoffe

Alkaloide Sanguinarin, Protopin, Chelerythrin, γ-Homochelidonin u. a.

Anwendung

Industriell zur Herstellung hom. AM (Sanguinaria D 1, D 4 dil.)

Qualitätsnormen

Reinheitsprüfung: auf unschädliche Beimengungen (höchstens 1,0 %)

Bemerkungen

Droge des AB–DDR (Anl. 7).

Rhizoma Veratri

Weiße Nieswurz, auch Rhizoma Hellebori albi

Getrocknete Wurzelstöcke und Wurzeln

Stammpflanze, Familie, Vorkommen

Weißer Germer – *Verátrum álbum* L. *var. álbum* und *var. lobeliánum* (BERNSH.) REICHENB. (Veratrum wahrscheinlich v. lat. verus: echt, lat. ater: schwarz, wegen der Außenfarbe des Rhizoms), *Melantháceae* (bisher *Liliáceae*)
Weißer Germer wächst verbreitet in den Alpen und in anderen Hochgebirgen wild auf feuchten Wiesen und Weiden, auf Moorwiesen und an Waldlichtungen. Aufkommen Importdroge

Beschreibung der Pflanze (Bild 182)

Die mehrjährige Staude weist im Frühjahr zahlreiche elliptische bis lanzettförmige Blätter mit faltiger Spreite in grundständiger Anordnung auf. Der sich danach bildende Sproß erreicht eine Höhe von 0,50...1,50 m und entwickelt endständige Blütenstände mit Ähren aus weißen bis gelbgrünen Blüten sowie wechselständige, stengelumfassende lanzettförmige Blätter. Diese ähneln denen des Gelben Enzians, da sie ebenfalls eine bogig hervortretende Nervatur aufweisen

Beschreibung der Ganzdroge (Bild 183a)

Die Wurzelstöcke sind bis zu 7 cm lang und bis zu etwa 2 cm dick, außen dunkel- bis schwarzbraun

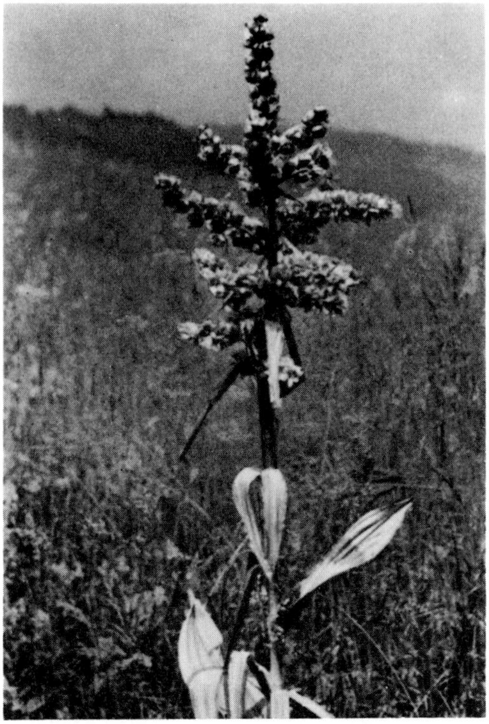

a

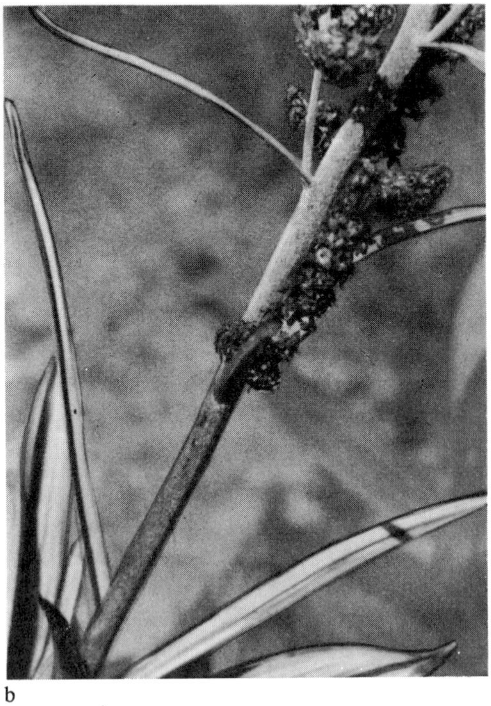

b

Bild 182. Weißer Germer
a) Blühende Pflanze (1:10)
b) Blühende Pflanze, Ausschnitt (1:5)

Beschreibung der Schnittdroge (Bild 183b)

Sie setzt sich im wesentlichen aus Stücken der Wurzeln (a) zusammen. Diese sind zylindrisch, bis zu 4 mm dick, außen runzelig, hellbraun, innen weiß, mit kleinem strahligen Zentralzylinder (b). Geruch schwach wahrnehmbar. Das Pulver aus der Droge reizt zum Niesen. Geschmack bitter, scharf

Wirkstoffkomplex

1...1,5 % Alkaloide. Sie sind in der Droge frei und als Aminoalkohole, Glycoside oder Ester enthalten und werden in zwei Gruppen eingeteilt: Jerveratrum- und Cerveratrumalkaloide. Zur ersten Gruppe gehören die freien Alkaloide Jervin, Rubijervin, Isorubijervin, Veralobin, Veralcamin, Veracin, Veratramin und Veramin, und zur zweiten Gruppe Cygacin als Cygadeninester, Cervacin als Veracevinester, Germitetrin, Protoveratrinester Protoveratrin A und B. Die wesentlichen Wirkstoffe der Droge sind die beiden Protoveratrine A und B und die Germinester Gormerin und Germitrin

Wirkung, Anwendung

Aus der Droge wird die offizinelle Nieswurztinktur – Tinctura Veratri – hergestellt, die nur in der Veterinärmedizin als Stomachikum und Emetikum verwendet werden darf.
Die seit langem bekannte antihypertensive und kardiotone Wirkung der Esteralkaloide kann für therapeutische Dauerbehandlung humanmedizinisch nicht genutzt werden, da durch die geringe therapeutische Breite Blutdruckschwankungen auftreten, außerdem ist die Wirkung flüchtig. Nieswurzpulver ist manchmal Bestandteil von Schnupfpulvern. Homöopathische Zubereitungen sind die Dilutionen D 1 und D 4.

Anwendungsgebiete

Veterinärpharmakon

Qualitätsnormen

Identitätsprüfung: mikroskopisch (große Stärkekörner und Büschel parallelliegender langer Kristallnadeln) und dünnschichtchromatografisch (Testsubstanz Protoveratrin-A-Vergleichssubstanz)
Reinheitsprüfung: auf unschädliche Beimengungen (höchstens 3,0 %) und Asche (höchstens 12,0 % Rückstand)
Gehaltsbestimmung: Das AB läßt fotometrisch den Gehalt an Alkaloiden, berechnet

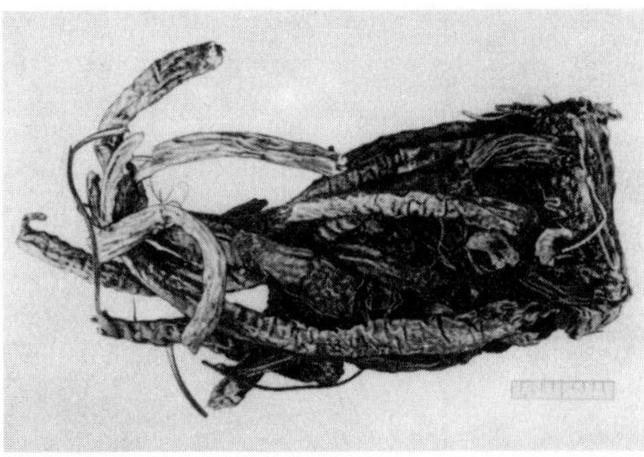

a

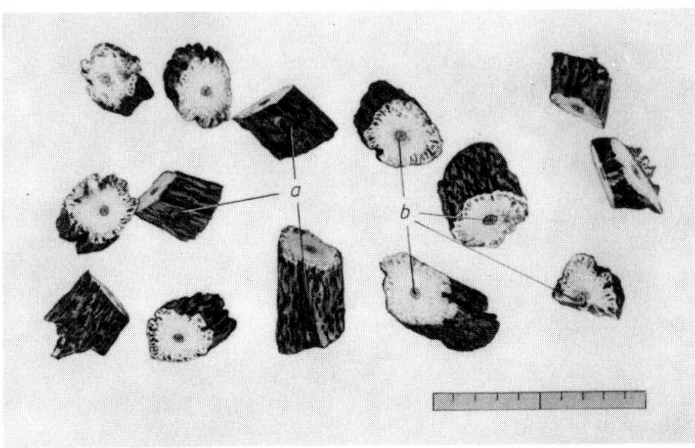

b

Bild 183. Weiße Nieswurz
a) Ganzdroge
b) Schnittdroge

als Protoveratrin A und auf die bei 105 °C getrocknete Droge, bestimmen (mindestens 1,00 %)

Aufbewahrung

Vorsichtig! Die Droge ist nur für veterinärmedizinische Zwecke bestimmt. Aufbewahrungsfrist 5 Jahre, nach Prüfung Verlängerung möglich, insgesamt höchstens 10 Jahre

Handelsware

Rhizoma Veratri pulverisatum nur zur Verarbeitung

Bemerkungen

Droge des AB–DDR.

Rhizoma Zedoariae
Zitwerwurzel

In Scheiben geschnittener und getrockneter Wurzelstock

Stammpflanze, Familie, Vorkommen

Zitwer – *Cúrcuma zedoária* (Bergius) Rosc., Ingwergewächse – *Zingiberáceae*
Beheimatet in den asiatischen Tropen. Anbau in der DSR Sri Lanka und in Indien

Wirkstoff

Etherisches Öl

Anwendung

Nur noch selten als aromatisches Magenmittel, besonders als Korrigens in der Essenzen- und der Spirituosenindustrie.

Rhizoma Zingiberis
Ingwerwurzel

Geschälte und getrocknete Rhizomstücke

Stammpflanze, Familie, Vorkommen

Ingwer – *Zingíber officinále* Rosc., Ingwergewächse – *Zingiberáceae*
VR China, Indien, SR Vietnam, Sierra Leone

Wirkstoff

Etherisches Öl mit den Scharfstoffen Gingerolen, Methylgingerolen und 6-, 8-, 10-Shoagol

Anwendung

Als Gewürz, kaum noch als würziges Magenmittel; frischer Ingwer, in Zuckersirup eingelegt, als Naschwerk. Neuerdings wurde in einer Dosis von 2 g eine stark antiemetische Wirkung gegen Reisekrankheit nachgewiesen, die die Wirkung synthetischer Arzneimittel übertrifft

Bemerkungen

Droge des ÖAB 9 (Radix Zingiberis – Ingwerwurzel).

Schlangentoxine

Toxine verschiedener Schlangen

Herkunft

Nattern, *Colubridae,* z. B. Kobra, Brillenschlange (*Naja*) und Vipern, *Viperidae,* z. B. Klapperschlange (*Crotalus*) sowie südeuropäische Sandviper oder Sandotter (*Vipera ammodytes*). Schlangengift AB–DDR (Anl. 7) ist das native, getrocknete Toxin der europäischen Sandviper oder Sandotter, eine hellgelbe bis schwach bräunliche, schuppenförmige Masse

Wirkstoffkomplex

Eiweißartige Giftstoffe, sog. Neurotoxine und Hämotoxine. Sie sind in Giftdrüsen enthalten, die mit den Giftzähnen in Verbindung stehen

Anwendung

Zur Herstellung von Seren, u.a. zur Immunisierung gegen Schlangenbisse, und Liniment für die lokale Hyperämisierung gegen Rheumatismus, Myalgien und Neuralgien. Das Anwendungsprinzip beruht auf der unspezifischen Reiztherapie bzw. Paraimmunisierung (s. auch unter Herba Visci)

Bemerkungen

Droge des AB–DDR (Anl. 7).

Secale cornutum
Mutterkorn

Getrocknete Sklerotien, auch als Dauermyzelien bezeichnet

Stammpflanze, Familie, Vorkommen

Mutterkornpilz – *Cláviceps purpúrea* (FR.) TUL (lat. clava: Keule, lat. -ceps: -köpfig); Abteilung Pilze – *Mycophyta,* Klasse Schlauchpilze – *Ascomycetes,* Ordnung *Hypocreáles,* Familie *Clavicipitáceae.* Daneben werden noch andere *Clávicepsarten* therapeutisch genutzt (s. saprophytische Kultur).
Europa, aber auch andere klimatische Gebiete der Erde. Aufkommen: Droge aus parasitischer Kultur, Alkaloide aus saprophytischer Kultur (s. S. 300)

Beschreibung der Entwicklung der Sklerotien

Der Pilz befällt in einem komplizierten Entwicklungszyklus die Fruchtknoten verschiedener Gräser, besonders die der Getreidearten, speziell des Roggens, infektionsartig. Nach etwa zwei Wochen bildet sich geschlechtlich durch Askosporen oder ungeschlechtlich durch Konidiosporen auf den Grasährchen ein zuckerhaltiger Saft, der Honigtau. Er wird von Insekten verbreitet. Aus dem nun wachsenden Pilzmyzel entwickeln sich alkaloidhaltige, hornartige Sklerotien und treten aus den Blütenähren seitlich heraus (Bild 184a). Sie fallen zu Boden, überwintern und keimen im darauffolgenden Frühjahr (Stromata mit Perithezien)

Beschreibung der Ganzdroge (Bild 184b)

Schwärzlichviolette, stumpf dreikantige Gebilde mit einer Länge von 1...3,5 cm. Sie sind gerade oder gekrümmt und nach beiden Seiten verjüngt. Die Oberfläche ist matt, glatt oder rissig, der Bruch hornartig. Geruch schwach eigenartig, pilzähnlich, Geschmack süßlich, fade (Vorsicht!). Alte Ware riecht ranzig oder schwach nach Ammoniak

Gewinnung

Früher ausschließlich durch Einsammeln auf Roggenfeldern vor der Getreideernte. Da das Saatgut heute gebeizt wird, tritt Mutterkorn nur noch selten gehäuft auf. Das aus Roggen hergestellte Mehl kann durch gewissenhaftes Sichten und durch Fangvorrichtungen nicht mehr verunreinigt werden (s.

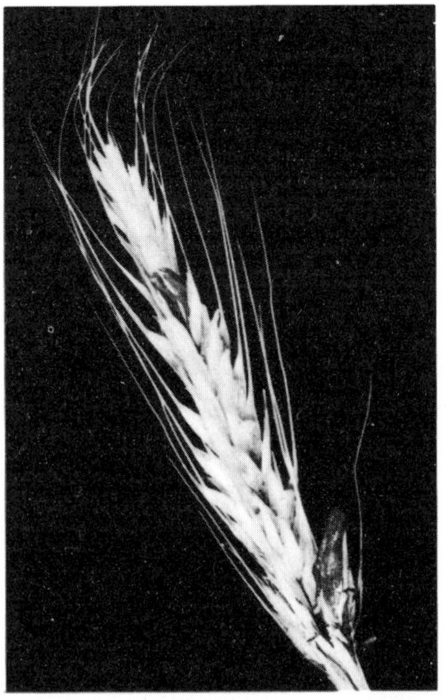

a

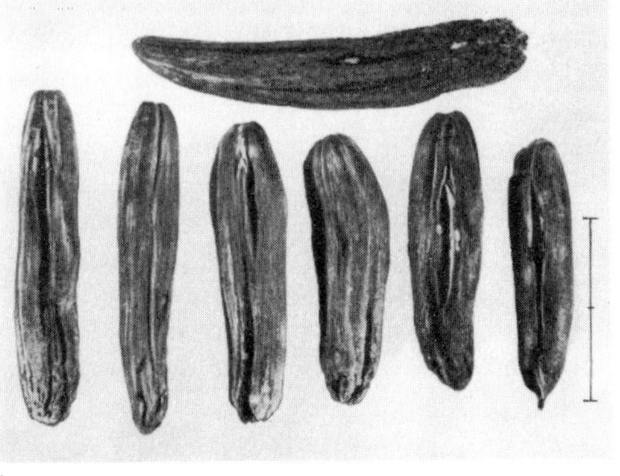

b

Bild 184. Mutterkorn
a) Roggenähre mit Sklerotien (1:1)
b) Ganzdroge

Geschichte des Mutterkorns, Massenvergiftungen von epidemischem Charakter, letzte Massenvergiftung 1951 in Point-Saint-Esprit, Provence).
Heute werden spezielle Roggenkulturen künstlich beimpft. Das Verfahren – als parasitische Kultur bezeichnet – garantiert einheitliche Alkaloidzusammensetzung und

Drogenqualität. Die Infektion der Roggenähren erfolgt über rotierende Nadelwalzen auf fahrbaren Maschinen. Solche Kulturen gibt es in der DDR, aber auch in anderen Ländern, z. B. in der ČSSR und der Ungarischen VR. Die Mutterkornalkaloide werden heute überwiegend durch gelenkte Biosynthese – auch als saprophytische Kultur bezeichnet – aus verschiedenen alkaloidliefernden *Clavicepsarten* gewonnen. Die Kulturen werden auch als Submerskulturen betrieben. Schließlich erzeugt man Mutterkornalkaloide partial-synthetisch

Wirkstoffkomplex

0,2...etwa 1 % D-Lysergsäure-Peptidalkaloide und D-Lysergsäure-Amidalkaloide von Indolstruktur. Man unterscheidet nach der Löslichkeit folgende Alkaloidgruppen: Wasserunlösliche Mutterkornalkaloide gehören zur Ergotamin- und Ergotoxingruppe; wasserunlöslich ist auch das Alkaloid Ergostin.
Wasserlöslich ist das Ergometrin, das einfachste therapeutisch genutzte Mutterkornalkaloid.
Wichtig sind die Ergotamingruppe mit den Alkaloiden Ergotamin und Ergosin und das Alkaloidgemisch der Ergotoxingruppe mit den Alkaloiden α-Ergocryptin, Ergocornin und Ergocristin. Sie gelten als Hauptalkaloide. Daneben sind Clavinalkaloide, Clavine, enthalten, die keine direkte therapeutische Bedeutung haben

Wirkung, Anwendung

Lange Zeit wurden ausschließlich Mutterkornzubereitungen verwendet, wie die Tinctura Secalis cornuti und Extracta. Eine gezielte Therapie und eine exakte Dosierung der gesamten Mutterkornalkaloide war damit nicht möglich. Mutterkorn ist Industriedroge zur Isolierung der Alkaloide. Einige chemisch unveränderte Alkaloide sind Bestandteil von Migränetherapeutika und Neurovegetativa.
Therapeutisch bedeutungsvoll sind partialsynthetisch abgewandelte hydrierte bzw. methylierte Derivate für die Herstellung von Fertigwaren. Durch Hydrierung des Ergotamins und des Ergotoxins entstehen Dihydroalkaloide mit verstärkter α-sympathikolytischer Wirkung. Methylergometrin erhält man durch Methylierung des Ergometrins. So verstärkt sich im ersten Fall die α-sympathikolytische, im zweiten Fall die Uteruswirkung, die schon dem Ergometrin zu eigen ist. Durch die Uteruswirkung wird infolge wehenartiger rhythmischer Kontraktionen auf den graviden Uterus die Geburts- und Nachgeburtsphase angeregt und zugleich die Blutstillung nach der Geburt gesichert.

Anwendungsgebiete

Migränetherapeutikum, Neurovegetativum, α-Sympathikolytikum, Uterotonikum, Styptikum

Handelsware

Secale cornutum totum aus parasitischer Kultur nur zur industriellen Verarbeitung

Bemerkungen

Droge des ÖAB 9 (Secale cornutum – Mutterkorn, Secale cornutum desoleatum titratum – Entfettetes Mutterkorn)

Das partialsynthetische Diethylderivat der Lysergsäure, das *(+)-Lysergid,* D-Lysergsäurediethylamid [(+)-N,N-Diethyllysergamid], das *LSD,* und das *LSD–25,* gehören zu den *Rauschgiften* mit trauriger Berühmtheit. LSD gilt nach dem Suchtmittelgesetz der DDR als SM, mit dem der Verkehr verboten ist. Der Mißbrauch mit LSD stellt eine besonders ernsthafte Gefährdung dar.

Semen Abelmoschi
Moschuskörner, auch Ambrettkörner, Bisamkörner

Getrocknete Samen

Stammpflanze, Familie, Vorkommen

Abelmoschus– *Abelmóschus moschátus* Medik., Malvengewächse – *Malváceae.* Indien, Afrika

Wirkstoffkomplex

Etherisches Öl, fettes Öl und Schleimstoffe

Anwendung

In der Parfümerie als Riechstoff und in der Essenzen- und der Spirituosenindustrie als Korrigens.

Semen Anatto
Anattosamen, auch Semen Orleanae, Orleansaat

Getrocknete Samen

Stammpflanze, Familie, Vorkommen

Orleansbaum, Achote – *Bíxa orellána* P. Br., *Bixáceae*
Kultiviert in den Tropen

Bestandteile

Roter Farbstoff Bixin (in der Samenschale enthalten). Es ist der Monomethylether des Norbixins

Anwendung

Zum Färben von Lebensmitteln (Käse, Butter). Der rote Überzug von Edamer Käse enthält Bixin.

Semen Cardui mariani
s. Fructus Cardui mariani

Semen Ceratoniae s. unter Fructus Ceratoniae

Semen Coffeae
Kaffeesamen, Kaffeebohnen

Getrocknete ganze oder zerkleinerte ungeröstete Samen

Stammpflanze, Familie, Vorkommen

Kaffeebaum – *Cóffea arábica* L., Rötegewächse – *Rubiáceae*
Beheimatet im sozialistischen Äthiopien, kultiviert in Arabien, Südamerika, Ostafrika und Asien

Bestandteile

0,3...2,5 % Coffein, wenig Theobromin und Theophyllin, Chlorogensäure

Anwendung

Als Stimulans, zur Herstellung von Arzneimitteln, Hauptmenge als Genußmittel

Bemerkungen

Droge des HAB 1 (Coffea arabica, Coffea – reife, ungeröstete, getrocknete Samen).

Semen Colae
Kolasamen, Colanüsse

Getrocknete Samenkerne

Stammpflanze, Familie, Vorkommen

Kolabäume – *Cóla nítida* (Vent). Schott et Endl. *(syn. Cola vera* K. Schum.) und *Cóla acumináta* (P. Beauv.) Schott et Endl., Kakaobaumgewächse – *Sterculiáceae*
Beheimatet im westlichen tropischen Afrika (Republik Togo, Vereinigte Republik Kamerun), kultiviert in Westindien, Vorderindien und Südamerika

Bestandteile

0,6...3,0 % Coffein, bis zu 0,1 % Theobromin, Catechingerbstoffe

Anwendung

Als Stimulans und Genußmittel, zur Herstellung des Kolasirups, vorrangig für Kolagetränke, auch als Zusatz zu Gesundheitspflegemitteln, als Korrigens in der Essenzen- und der Spirituosenindustrie

Bemerkungen

Droge des ÖAB 9 (Semen Colae – Kolasame).

Semen Erucae
Weißer Senf

Reife Samen

Stammpflanze, Familie, Vorkommen

Weißer Senf – *Sinápis álba* L. *ssp. álba*, Kreuzblütengewächse – *Brassicáceae (Crucíferae)*

Beheimatet in Südeuropa, kultiviert in vielen Ländern; als Feldkultur in Holland, der UdSSR und der DDR

Bestandteile

Etwa 30 % fettes Öl, Glucosid Sinalbin, das p-Hydroxybenzylsenföl abspaltet

Anwendung

Als Gewürz ganz und gemahlen, zur Herstellung von Speisesenf.

Semen Foenugraeci
Bockshornsamen

Reife Samen

Stammpflanze, Familie, Vorkommen

Bockshornklee, Griechisches Heu – *Trigonélla foénum-gráecum* L., Schmetterlingsblütengewächse – *Fabáceae (Papilionáceae)*
Beheimatet in den Mittelmeerländern, in vielen Ländern kultiviert

Bestandteile

Fettes Öl, 20...30 % Schleimstoffe, Trigonellin, Bitterstoff, Saponin, Nicotinsäureamid

Anwendung

Das Pulver zu Umschlägen gegen Geschwüre, in der Veterinärmedizin als Freßpulver für Tiere; auch als Käsegewürz

Bemerkungen

Droge des ÖAB 9 (Semen Foenugraeci – Bockshornsame).

Semen Hippocastani
Roßkastaniensamen

Reife und getrocknete Samen

Stammpflanze, Familie, Vorkommen

Verschiedene Roßkastanien – *Áesculusarten,* besonders *Áesculus hippocástanum* L. (Aescu-

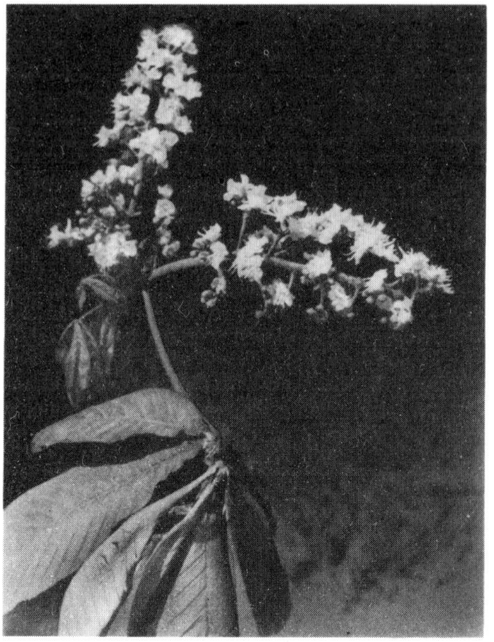

a

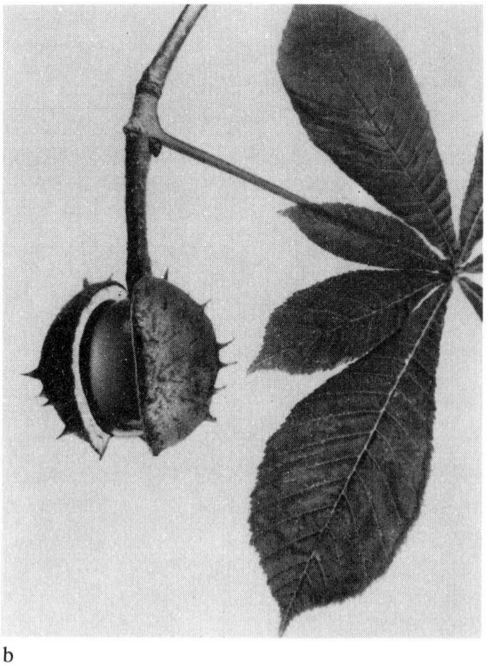

b

Bild 185. Roßkastanie
a) Blühender Zweig (1:3)
b) Zweig mit reifer Frucht (1:2)

lus v. lat. esca: Speise, weil die Samen als Futter dienen, gr. hippos: Pferd, gr. kastanon: Edelkastanie, weil sich die Früchte beider Pflanzen ähneln); Roßkastaniengewächse – *Hippocastanáceae*
Die Roßkastanie ist auf dem Balkan und im westlichen Kaukasus beheimatet, sie wird viel als Zier- und Alleen-Baum kultiviert

Aufkommen

Sammeldroge von Wildpflanzen

Beschreibung der Pflanze (Bild 185)

Der bis zu 20 m hohe, stattliche Baum mit kräftiger Krone blüht in den Monaten Mai/Juni mit weißen, rotgefleckten Blüten. Die Blätter sind charakteristisch fingerartig zusammengesetzt. Die Frucht ist eine Kapsel und enthält 1 bis 3 Samen in Fächern. Sie sind dunkelbraun, rundlich, haben einen Durchmesser von 25...30 mm und eine glatte, lederartig feste Samenschale. Sie umgibt ein hornartig beschaffenes gelbgrünliches Endosperm

Beschreibung der Ganzdroge (Bild 186)

Die ganzen Samen sind braun, hart, glatt und etwas geschrumpft, meist rund, manchmal auf einer Seite abgeflacht. Auf der Oberfläche befindet sich ein runder mattbrauner Fleck. Bis zur einen Seite des Rands verläuft eine Wulst, unter der die Keimwurzel liegt. Die Samenschale umschließt einen gelbgrünlichen hornartig festen, fleischigen Kotyledonen. Geruch schwach, Geschmack mehlig, dann zusammenziehend, kratzend und bitter

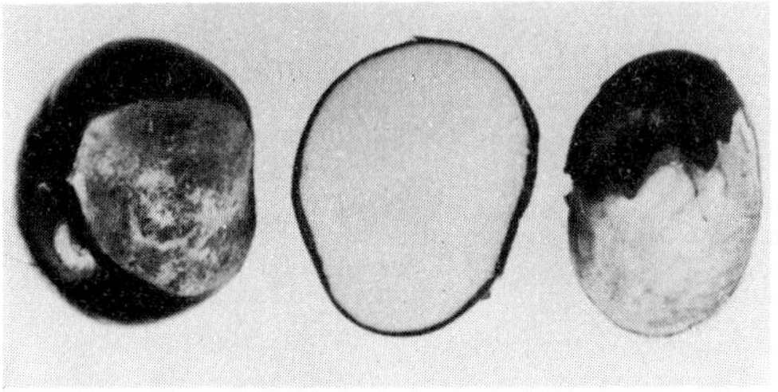

Bild 186. Roßkastaniensamen, Ganzdroge
Links: ungeschälte Droge
Mitte: halbierte Droge
Rechts: teilweise geschälte Droge

Wirkstoffkomplex

2...10 % Triterpensaponinglycoside. Es sind Esterglycoside. Das leicht kristallisierende Gemisch wird als Aescin bezeichnet. Es wirkt hämolytisch. Aus dem Aescin wurden als wesentliche Aglycone Protoaescigenin und Barringtogenol C isoliert. Das sog. α-Aescin – früher neben β-Aescin genannt – besteht aus Aescin und dem durch Veränderung in der Droge hervorgegangenen Kryptoaescin. Das Glycosidgemisch setzt sich insgesamt aus etwa 30 Saponinen zusammen. Außerdem kommen etwa 10 Flavonglycoside des Kämpferols und des Quercetins vor, daneben Catechingerbstoffe sowie die Aminopurine Adenin, Adenosin, Guanin, Cumarin und Aesculetin

Wirkung, Anwendung

Zur Herstellung von Roßkastanienextrakt – Extractum Hippocastani), Roßkastanienfluidextrakt – Extractum Hippocastani fluidum – und Roßkastaniendickextrakt – Extractum Hippocastani spissum
Aus diesen Zubereitungen werden industriell Fertigwaren gegen Stauungszustände, wie venöse Durchblutungsstörungen, Venenentzündung und andere Venenerkrankungen, Krampfadern, Hämorrhoiden, Thrombose, Blutergüsse, Ödeme, hergestellt, auch solche zur konservierenden Behandlung von Hämorrhoiden im Anfangsstadium, zur Balneotherapie, zu Einreibungen und Massagen gegen Prellungen, Quetschungen, Verstauchungen und Schmerzen in Schulter und Nacken, gegen Ischias und Hexenschuß. Roßkastanienauszüge steigern die Kapillargefäßresistenz und setzen im Initialstadium die Permeabilität und Brüchigkeit der Kapillaren herab. Sie wirken insgesamt antiphlogistisch, antiödematös, antiexsudativ, hemmen die erneute Ödembildung und erhöhen auch den Muskeltonus venöser Gefäße.

Anwendungsgebiete

Antithrombotikum, Antiphlogistikum, Anthaemorrhoidalium, Venotonikum, pharmazeutischer Grundstoff, Industriedroge, Balneotherapeutikum

Qualitätsnormen

Identitätsprüfung: dünnschichtchromatografisch (Testsubstanz Aescin-Vergleichssubstanz)
Reinheitsprüfung: auf unschädliche Beimengungen (höchstens 1,0 %)
Gehaltsbestimmung: Das AB läßt fotometrisch den Gehalt an Triterpenglycosiden, bezogen auf Aescin-Vergleichssubstanz und die bei 105 °C getrocknete Droge, bestimmen (4,0...6,5 %)

Aufbewahrung

Aufbewahrungsfrist höchstens 3 Jahre

Handelsware

Semen Hippocastani totum, ungeschält nur zur industriellen Verarbeitung

Bemerkungen

Droge des AB–DDR, DAB 8 (Roßkastaniensamen – Hippocastani semen), HAB 1 (Aesculus hippocastanum, Aesculus – frische geschälte Samen)

Aus frischen ganzen oder zerkleinerten Samen (s. Bild 186) von *Áesculus hippocástanum L. – Semen Hippocastani recens* AB–DDR (Anl. 7) – werden die Urtinktur (Aesculus hippocastanum ∅) – und Arzneifertigwaren hergestellt. Die Gütevorschrift verlangt als Reinheitsprüfung die Kontrolle der unschädlichen Beimengungen (höchstens 1,0 %). Die frischen geschälten Samen sind Droge des HAB 1

Folia Castaneae – Die Blätter der Eßkastanie – *Castánea satíva* MILL. werden nur noch selten verwendet (s. d.).

Semen Hippocastani recens
s. Semen Hippocastani

Semen Ignatii
Ignatiusbohne

Getrocknete ganze oder zerkleinerte Samen

Stammpflanze, Familie, Vorkommen

Ignatiusbohne – *Strýchnos ignátii* BERGIUS, Strychnosgewächse – *Loganiáceae*
Beheimatet auf den Philippinen, kultiviert in der VR China und in Indien

Wirkstoffe

Bis zu 4 % Alkaloide Strychnin und Brucin

Anwendung

Industriell zur Herstellung hom. AM (Ignatia D 4 dil.)

Qualitätsnormen

Reinheitsprüfung: auf unschädliche Beimengungen (höchstens 1,0 %)

Aufbewahrung

Vorsichtig!

Bemerkungen

Droge des AB–DDR (Anl. 7).

Semen Lini
Leinsamen

Getrocknete reife Samen

Stammpflanze, Familie, Vorkommen

Saatlein, Flachs – *Línum usitatíssimum* L. (lat. linum: Faden, da die Flachsfaser verspinnbar ist, lat. usitatissimus: sehr gebräuchlich); Leingewächse – *Lináceae*
Die Heimat der Pflanze ist unbekannt. Lein gilt als alte Kulturpflanze für die Faser- und Ölgewinnung; sie wird noch heute in vielen Ländern angebaut, z. B. in Holland sowie in der UdSSR, aber auch in Kanada, Südamerika (Argentinien, Brasilien), Nordafrika (Marokko). Hauptlieferanten im Weltmaßstab sind Argentinien, Marokko, Kanada und die UdSSR. Aufkommen: Importdroge

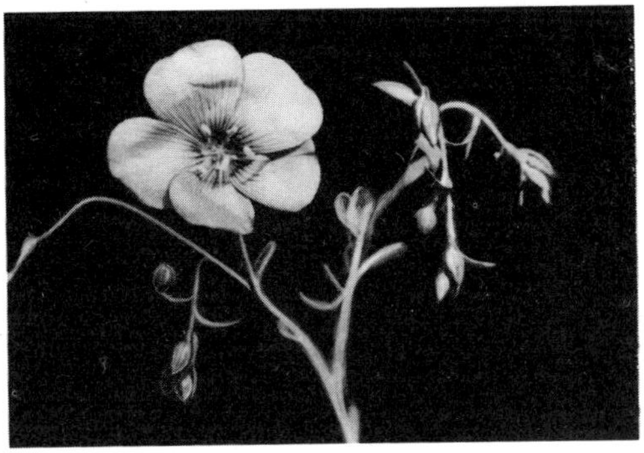

a

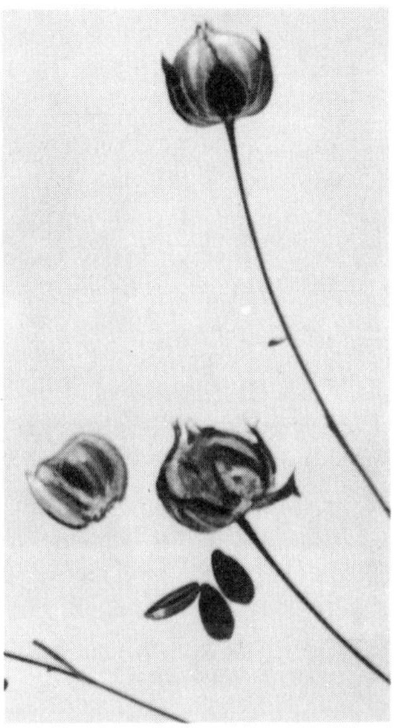

b

Bild 187. Saatlein
a) Blühender Trieb (1:1)
b) Reife, aufgesprungene Leinkapseln (1:1)

Beschreibung der Pflanze (Bild 187)

Der Saatlein entwickelt einen aufrechten dünnen Stengel, der bis zu 1 m hoch wird und mit lanzettförmigen Blättern dicht besetzt ist. Die oberen Stengelverzweigungen enden in einzelstehenden zartgebauten Blüten. Sie entfalten ihre blauen oder weißen Blütenblätter in den Monaten Juni/Juli. Auf den Blütenblättern erkennt man eine feine Zeichnung. Es entwickeln sich 6...8 mm breite, kugelförmige Kapseln (s. Bild 187), die bis zu 10 Samen enthalten. Die Kapseln bleiben geschlossen oder springen von selbst auf, je nachdem, ob es sich um die Unterart Schließlein (subspec. usitatissimum) oder um die Unterart Springlein (subspec. crepitans) handelt

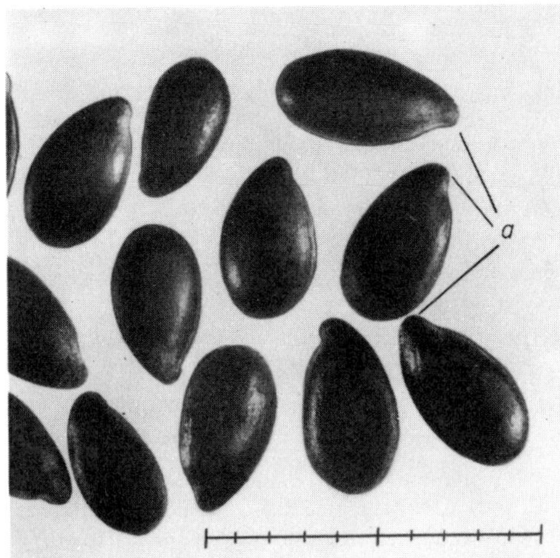

Bild 188. Leinsamen, Ganzdroge

Beschreibung der Ganzdroge (Bild 188)

Flache braune, mattglänzende 3...6 mm lange, 2...3 mm breite und etwa 1 mm dicke Samen, deren Umriß eiförmig ist. Die eine Seite des Samens läuft zu einem etwas seitlich liegenden stumpfen Schnabel (a) aus, der Samen ist geschnäbelt. Die Samenschale ist spröde, feingrubig eingesenkt (Lupe). Innen liegt ein schmales gelbes Endosperm. Der darin eingebettete Embryo mit zwei Kotyledonen ist von fleischiger Beschaffenheit. Geruch schwach eigenartig, Geschmack charakteristisch, ölig, schleimig

Wirkstoffkomplex

3...6 % Schleimstoffe. Sie sind der Samenschalenepidermis aufgelagert und werden deshalb als Epidermisschleimstoffe bezeichnet. Bei der Hydrolyse entstehen D-Galactose, L-Arabinose, D-Xylose, L-Rhamnose, D-Galacturon- und Mannuronsäure. Neben Schleimstoffen sind etwa 40 % fettes Öl, 25 % Proteine und 0,1...0,3 % cyanogene Glycoside Linamarin und Lotaustralin enthalten.

Obwohl sie enzymatisch durch das Enzym Linamarase Cyanwasserstoffsäure abspalten, kann die toxische Wirkung wegen der geringen Konzentration vernachlässigt werden. Vergiftungen sind nicht bekannt. (10 g Samen enthalten 5 mg Cyanwasserstoffsäure, die aber wegen gehemmter Enzymaktivität während der Darmpassage nicht zur Wirkung kommt, da die Glycoside kaum gespalten werden.)

Wirkung, Anwendung

Als Schleim- oder Quellstoffdroge wirken Leinsamen erweichend, schleimlösend, einhüllend, schmerzlindernd und abführend. Der sich beim Quellen ausbildende Schutzfilm aus Schleim wirkt auf die Schleimhäute reizlindernd und entzündungshemmend. Die heute vorrangige Anwendung gegen Verstopfung beruht auf der starken Quellung der Schleimstoffe im Darm, so daß durch Dehnungsreiz die Darmtätigkeit angeregt wird. Der Leinsamenschleim wird kaum resorbiert. Die Droge hat keinerlei schädigende Wirkung, führt nicht zur Gewöhnung und beeinflußt auch nicht – wie andere Laxanzien – den Elektrolythaushalt. Die Samen werden für diesen Zweck leicht geröstet und aufgebrochen oder gequetscht. Die laxierende Wirkung tritt nach 12...24 h ein.
Leinsamen und Leinsamenauszüge werden außerdem gegen Entzündung der Magen- und Darmschleimhaut, bei akuter und bei chronischer Gastritis, Gastroenteritis, gegen Magen- und Zwölffingerdarmgeschwüre, verbunden mit Durchfällen und Koliken, sowie gegen Husten und Entzündung der oberen Luftwege, Heiserkeit, Rachenkatarrh und Reizzustände ähnlicher Art verwendet.
Für externe Zwecke bereitet man aus den ganzen Samen oder aus dem Leinsamenpulver einen Breiumschlag (Kataplasma) und verwendet ihn bei Entzündungen, Schwellungen, Geschwüren und gegen Nervenschmerzen.
Leinsamen sind Bestandteil von Brust- und Hustentees.

Das gepreßte fette Leinsamenöl bzw. Leinöl ist offizinell (s. d.).

Anwendungsgebiete

Laxans, Stomachikum, Hustenmittel – Emolliens, Muzilaginosum

Zubereitung

Einnehmen der ganzen oder besser gerösteten Leinsamen (Fertigware), mit reichlich Flüssigkeit verrührt und ggf. unter Zusatz von etwas Marmelade oder Kompott, täglich 1-...4mal 1 Eßlöffel voll morgens oder abends. Leinsamen darf nie trocken eingenommen werden, auch soll man nach dem Einnehmen reichlich nachtrinken, weil sonst die Gefahr besteht, daß Leinsamen bereits in der Speiseröhre oder dann im Magen zu einem Pfropf zusammenballen und verkleben. Bei auftretenden Blähungen sollte man besonders reichlich trinken.
Vom wäßrigen Auszug 1 bis 3 Tassen voll vor den Mahlzeiten trinken. Der Auszug wird folgendermaßen bereitet: ganze Leinsamen mit kaltem Wasser etwa 12 h stehen lassen, dann erhitzen und durch ein Sieb abgießen.
Für Breiumschläge kann die Droge ebenfalls als Aufguß bzw. Abkochung zubereitet werden. Der entstehende Brei wird heiß in Tücher geschlagen und aufgelegt

Qualitätsnormen

Identitätsprüfung: Das AB läßt die Identität aus der gepulverten Droge (mit Wasser angerührt) mit Hilfe eines Streifens Filtrierpapier, der mit Benzidin-Kupfer(II)-acetat-RL getränkt wurde, prüfen. Durch freigesetzte Cyanwasserstoffsäure färbt sich der Streifen graublau (s. AB)
Reinheitsprüfung: auf unschädliche Beimengungen (höchstens 0,5 %)
Wertbestimmung: Das AB läßt einen aus der gepulverten Droge bereiteten Auszug mit einem Kapillarviskosimeter auf Viskosität prüfen (s. AB)

Aufbewahrung

Aufbewahrungsfrist höchstens 3 Jahre, für die grob gepulverte Droge höchstens 8 Tage

Handelsware
Semen Lini totum

Bemerkungen

Droge des AB–DDR, DAB 8 (Leinsamen – Lini semen), ÖAB 9 (Semen Lini – Leinsamen)
Wird gepulverter Leinsamen als Arzneimittel oder als Bestandteil einer Arznei verordnet, ist lt. AB–DDR grob gepulverter Leinsamen abzugeben.

Semen Myristicae
Muskatnußsamen, auch Muskatnüsse

Getrocknete ganze oder zerkleinerte, von der Schale befreite und ggf. gekalkte Samen

Stammpflanze, Familie, Vorkommen

Muskatnußbaum – *Myrística frágrans* HOUTT., Muskatnußgewächse – *Myristicáceae*
Kultiviert besonders in Indonesien (Sumatera), auf den zu den Maluku (Molukken) gehörenden Kleinen Bandainseln und auf Grenada

Bestandteile

Etherisches Öl mit Myristicin und Elemicin. Im Organismus entstehen bei der Biotransformation Amphetamine mit psychosomimetischer Wirkung, stärker als das Mescalin, dem sie ähnlich sind (s. w. u.). Außerdem ist fettes Öl, sog. Muskatbutter, enthalten. Sie war früher für Salben offizinell

Anwendung

Als Gewürz

Qualitätsnormen

Reinheitsprüfung: auf unschädliche Beimengungen (höchstens 1,0 %)

Bemerkungen

Droge des AB–DDR (Anl. 7).

Myristicin und *Elemicin* sind die typischen Geruchsstoffe der Muskatnuß. In der Leber entstehen daraus 3-Methoxy-4,5-methylendihydroxyamphetamin bzw. 3,4,5-Trimethoxyamphetamin, halluzinogene Verbindungen mit atropinähnlichen Vergiftungszeichen. Sie bewirken Störungen des Raumsinns und Zeitbegriffs, Schwerelosigkeit und Schweben. Die Wirkung nach Einnahme von zwei Muskatnüssen setzt etwa nach 2...3 h ein und hält bis 14 h an.
Muskatnuß wird von den Indianern Brasiliens und Kolumbiens als Schnupfpulver mißbraucht.

Macisblüte ist der ganze oder der gemahlene Samenmantel (Arillus) der Muskatnuß und wird ebenfalls als Gewürz verwendet.

Semen Ricini s. unter Oleum Ricini

Semen Sinapis
Schwarzer Senf

Getrocknete reife Samen

Stammpflanze, Familie, Vorkommen

Schwarzer Senf – *Bràssica nígra* (L.) W. D. J. KOCH, Kreuzblütengewächse – *Brassicáceae (Cruciferae)*
Beheimatet in Südeuropa, in vielen Ländern kultiviert, besonders in Holland, in der UdSSR und der SR Rumänien

Bestandteile

Fettes Öl, Glucosid Sinigrin, aus dem bei Spaltung Allylsenföl (Allylisothiocyanat) entsteht

Anwendung

Früher gemahlen für Breiumschläge, heute nur noch als Gewürz, auch als Zusatz bei der Bereitung von Speisesenf

Bemerkungen

Droge des ÖAB 9 (Semen Sinapis – Senfsame).

Semen Staphisagriae
Stephansritterspornsamen

Vorsichtig getrocknete ganze oder zerkleinerte Samen

Stammpflanze, Familie, Vorkommen

Stephansrittersporn – *Delphínium staphiságria* L., Hahnenfußgewächse – *Ranunculáceae*
Beheimatet in Südeuropa, Kleinasien, kultiviert in Mittelmeerländern

Wirkstoffe

Alkaloide Delphinin, Delphisin, Delphinoidin und Staphisagroin, fettes Öl

Anwendung

Industriell zur Herstellung hom. AM (Staphisagria D 1 dil.)

Qualitätsnormen

Reinheitsprüfung: auf unschädliche Beimengungen (höchstens 1,0 %)

Aufbewahrung

Vorsichtig!

Bemerkungen

Droge des AB–DDR (Anl. 7).

Semen Strophanthi grati
Strophanthussamen

Getrocknete Samen

Stammpflanze, Familie, Vorkommen

Strophanthus – *Strophánthus grátus* (Wall. et Hook. ex Benth.) Baill., Hundsgiftgewächse – *Apocynáceae*
Beheimatet im tropischen Westafrika (Republik Sierra Leone)

Wirkstoffe

4...8 % Glycosidgemisch mit dem herzwirksamen Hauptglycosid g-Strophanthin

Anwendung

Zur Isolierung des g-Strophanthins für die Herstellung des ampullierten g-Strophanthins, einem kurzwirksamen Herzglycosid.

Semen Strychni
Strychnossamen

Getrocknete reife Samen

Stammpflanze, Familie, Vorkommen

Strychnos- oder Strychninbaum oder Brechnußbaum – *Strýchnos núx-vómica* L. (gr. strachnos: bitter); Strychnosgewächse – *Loganiáceae.*
Der Baum kommt verbreitet in den Wäldern Vorder- und Hinterindiens, in der DSR Sri Lanka, auf dem Malaiischen Archipel und in Australien vor. Mehrere Samen sind zusammen in das Fruchtfleisch der Beerenfrüchte eingebettet. Aufkommen: Importdroge

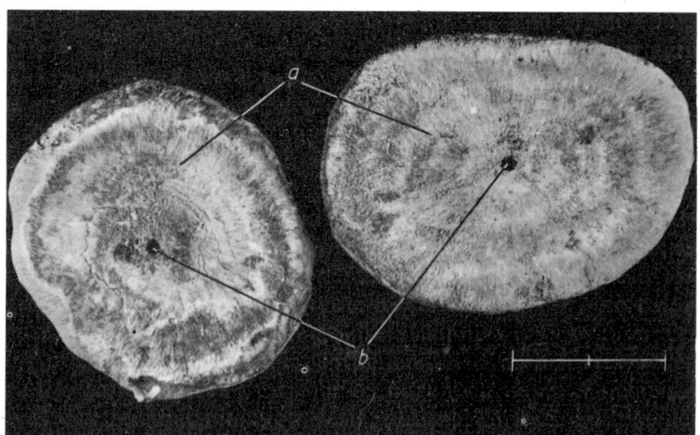

Bild 189. Strychnossamen. Ganzdroge

Beschreibung der Ganzdroge (Bild 189)

Kreisrunde oder ovale hellgraue, grünlichgraue oder graubraune Samen, die scheibenförmig oder knopfartig abgeflacht sind und einen wulstig erhöhten Rand aufweisen. Durchmesser 15...25 mm, Dicke 3...5 mm. Die Oberfläche (a) der sehr harten, hornartigen Samen ist radial seidig-behaart. In der Mitte befindet sich als runde, warzenartige Erhöhung der Nabel (b). Geruchlos, Geschmack stark bitter (Vorsicht!)

Wirkstoffkomplex

Etwa 2,5 % Alkaloide Strychnin und Brucin, wovon 50 % auf Strychnin entfallen, der Rest auf Brucin und die Nebenalkaloide α- und β-Columbrin, Vomicin, Pseudostrychnin und Novacin. Die Brucinwirkung entspricht nur etwa $\frac{1}{50}$ der Strychninwirkung. Die MLD in Mäusen beträgt für Strychnin 500 μg/kg

Wirkung, Anwendung

Aus Strychnossamen wird die offizinelle Brechnußtinktur – Tinctura Strychni – hergestellt und außerdem das Strychnin isoliert. Zubereitungen wirken atem- und kreislaufanaleptisch sowie roborierend; der stark bittere Geschmack der Alkaloide fördert in Arzneimitteln die Magensaftsekretion. Industrielle Zubereitungen sind die hom. AM D 1 und D 4 (Nux vomica).

Anwendungsgebiete

Analeptikum, Roborans, Amarum

Qualitätsnormen

Reinheitsprüfung: auf unschädliche Beimengungen (höchstens 1,0 %)
Gehaltsbestimmung: Das AB läßt fotometrisch den Gehalt an Strychnin und Brucin (gesamt 2,50 %) und an Strychnin (45...55 % des Gehalts an Strychnin und Brucin) bestimmen, berechnet auf die bei 105 °C getrocknete Droge

Aufbewahrung

Vorsichtig! Aufbewahrungsfrist 5 Jahre, nach Prüfung Verlängerung möglich, insgesamt höchstens 10 Jahre

Handelsware

Semen Strychni totum, nur zur Verarbeitung

Bemerkungen

Droge des AB–DDR, ÖAB 9 (Semen Strychni – Brechnußsame).

Sepia
Sepia

Getrockneter reiner Inhalt des Tintenbeutels

Herkunft

Tintenfisch – *Sépia officinális* L., *Cephalopoda,* Familie *Sepiidae*

Bestandteil

Schwarzer Eiweißkörper Melanin

Anwendung

Industriell zur Herstellung hom. AM (Sepia D 4 tbl.)

Qualitätsnormen

Reinheitsprüfung: auf Asche (höchstens 13,0 % Rückstand)

Bemerkungen

Droge des AB–DDR (Anl. 7).

Spongia
Schwamm

Getrockneter, vom Weichkörper, von anhaftendem Sand und fremden Einschlüssen befreiter Körper

Herkunft

Euspóngia officinális L., *Spongidae*

Bestandteile

Kieselsäure, Bromverbindungen, Sterine

Anwendung

Industriell zur Herstellung hom. AM (Spongia D 4, D 1 dil.)

Bemerkungen

Droge des AB–DDR (Anl. 7).

Sticta pulmonaria
Lungenflechte

Getrockneter, von anhängender Baumrinde und von Moos befreiter Flechtenthallus

Stammpflanze, Familie, Vorkommen

Lungenflechte – *Lobária pulmonária* (L.) HOFFM., Abteilung Lungenflechten – *Lichenophyta,* Klasse *Ascomycetes,* Familie *Stictáceae*
Mittel- und Südeuropa

Wirkstoffkomplex

3 % bittere Stictinsäure, Nor-Stictinsäure, Gyrophorsäure und andere Flechtensäuren

Anwendung

Industriell zur Herstellung hom. AM, früher gegen Husten und Lungenkrankheiten.

Styrax
Storax

Nach Einschnitten in die Rinde eines kleinasiatischen Baumes ausgeflossener Balsam

Stammpflanze, Familie, Vorkommen

Amberbaum – *Liquidámbar orientális* MILL., Hamamelisgewächse – *Hamamelidáceae.* Kleinasien und Insel Rhódos (Griechenland)

Wirkstoffkomplex

Zimtsäure, Zimtsäureester, Harzalkohol, Harz

Anwendung

Früher wie Perubalsam (s. d.) als Zusatz zu Salben, heute noch in der Parfümerie als Fixiermittel.

Suber s. unter Cortex Quercus

Testes Cacao s. unter Adeps Cacao

Tragacantha
Tragant

Aus Stämmen und Zweigen ausgetretener und getrockneter Schleim

Stammpflanze, Familie, Vorkommen

Astrágalusarten (gr. astragalos: Würfel, bezieht sich auf die Form der Samen); Schmetterlingsblütengewächse – *Fabáceae (Papilionáceae)*
Die Sträucher wachsen in Griechenland, in der Syrischen Arabischen Republik, in der Türkei, im Irak und Iran. Aufkommen: Importdroge

Gewinnung

Tragant entsteht in der Pflanze durch Veränderung der Zellen des Marks und der Markstrahlen. Die Schleimbildung erfolgt von innen nach außen. Der durch die Mengenzunahme entstehende Druck treibt das Gummi aus Ritzen und Spalten heraus, besonders aus angebrachten Längsschnitten. Es erhärtet sehr schnell, so daß schichtartige Bänder oder blattartige Gebilde entstehen. Bei sehr starkem Gummifluß bilden sich knollige Stücke

Beschreibung der Ganzdroge (Bild 190)

Flache (a), seltener rundliche Stücke (b) von sichel-, band- oder fächerförmiger Struktur mit geschichtetem Aufbau. Farbe weißlich oder gelblich, geruchlos; Geschmack schleimig. Die Droge kommt vorrangig als weißes oder gelblichweißes Pulver vor. Der daraus hergestellte Tragantschleim ist bei einem *p*H-Wert zwischen 4 und 7,5 beständig

Bestandteile

Tragant besteht überwiegend aus Schleimstoffen, zu etwa 60 % aus dem wasserunlöslichen, quellenden Polysaccharid Bassorin, auch als Bassorin-Pflanzenschleim bezeichnet, und zu 30...40 % aus dem wasserlöslichen Polysaccharid Tragacanthin, aus wenig Stärke und Cellulose. Bei der Hydrolyse der Schleimstoffe entstehen L-Arabinose, D-Galactose, L-Rhamnose, D-Glucose, L-Fucose, D-Xylose, D-Glucuronsäure und D-Galacturonsäure

Wirkung, Anwendung

Tragant ist eine Schleim- und Quellstoffdroge und wird wegen der hohen Quellfähigkeit und des dadurch im Darm ausgelösten Dehnungsreizes als geeignetes unschädliches Laxans oder zur Herstellung von Laxanzien gegen habituelle Obstipation verwendet. Das enthaltene Bassorin ist unverdaulich und verbleibt im Magen-Darm-Trakt. Durch Wasseraufnahme vergrößert sich sein Volumen dort auf das etwa 30fache des Ausgangsvolumens.
Tragant ist auch pharmazeutischer Hilfsstoff, Trägerstoff, Emulgator bzw. Stabilisator, Bindemittel, geeignet zur Herstellung von Hydrogelsalben, z. B. Glycerolsalbe – Unguentum Glyceroli. Tragantpulver wird vor allem als Haftpulver für Zahnprothesen verwendet bzw. ist Bestandteil entsprechender Fertigwaren. Technisch dient Tragant als Farbenbindemittel für die Emailliertechnik (verbrennt beim Glühen), in der Lebensmittelindustrie als Dickungsmittel.

Anwendungsgebiete

Laxans, pharmazeutischer und technischer Hilfsstoff, Salbengrundlage, Emulgator bzw. Stabilisator, Haftmittel für Zahnprothesen, Industriedroge, Dickungsmittel für Lebensmittel

Zubereitung

Einnehmen des Pulvers, 2-...3mal täglich ein Tee- bis ein Eßlöffel voll unter Beachtung der Hinweise für die Flüssigkeitszugabe unter Semen Lini (s. d.)
Bereitung des Schleims: 1 g Tragant mit 100 ml Wasser aufkochen; davon etwa 6 Eßlöffel voll noch warm vor den Mahlzeiten einnehmen

Qualitätsnormen

Identitätsprüfung: mikroskopisch (Schleimteilchen mit Schichtung, Gruppe von rundlichen, teilweise zusammengesetzten Stärkekörnern)
Reinheitsprüfung: auf Sterculia-Gummi (mit Lackmuspapier auf saure Reaktion) und Asche (höchstens 2,5 % Rückstand)
Wertbestimmung: Das AB läßt aus einer mit Hilfe von gepulvertem Tragant, mit Ethanol und Wasser bereiteten viskosen Lösung die Viskosität unter Verwendung eines Kapillarviskosimeters bestimmen (s. AB)

Aufbewahrung

Aufbewahrungsfrist 5 Jahre, nach Prüfung Verlängerung möglich, insgesamt höchstens 10 Jahre

Handelsware

Tragacantha in Foliis, Pulvis subtilis

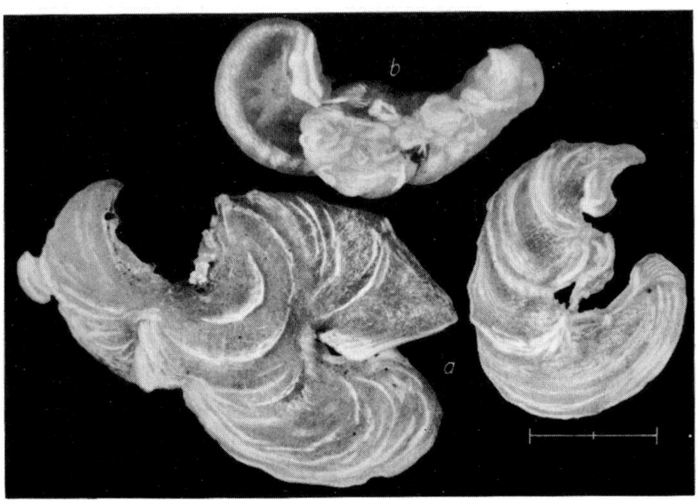

Bild 190. Tragant. Ganzdroge

Bemerkungen

Droge des AB–DDR, ÖAB 9 (Tragacantha – Traganth)

Gummi Karaya – Karaya-Gummi AB–DDR (Anl. 7) – auch als Indischer Tragant oder Sterculia-Gummi bezeichnet, stammt von *Sterculiaarten* und kommt gekörnt in den Handel. Im Gegensatz zu echtem Tragant quillt er lediglich in Wasser.

Tubera Aconiti s. Rhizoma Aconiti

Zibethum
Zibet

Sekret aus der Drüse der Zibetkatze

Herkunft

Afrikanische Zibetkatze – *Civettíctis civétta* SCHREB., Schleichkatzen – *Vivérridae*
Sozialistisches Äthiopien

Bestandteile

Riechstoffe Scatol (3-Methylindol), Zibetol, Keton Zibeton

Anwendung

Als Duftstoff und Fixiermittel in der Parfümerie.

3. Anhang

Fachausdrücke, Fremdwörter

Abortivum (abortiv) – Abtreibungsmittel
Adipositas – Fettsucht
Adipositatum – Mittel gegen Fettsucht, Entfettungsmittel
Adjuvans (adjuvierend) – unterstützendes Mittel
Adstringens (adstringierend) – zusammenziehendes Mittel
Akne – Erkrankung der Haut mit Pickel-, Knötchen- oder Abszeßbildung
Allergen – Stoff, der eine Überempfindlichkeit, eine Allergie, auslöst
Amarum – Bittermittel
Amenorrhoe – Ausbleiben der Regel
Analeptikum (analeptisch) – zentral wirkendes Anregungsmittel
anästhesierend – schmerzbetäubend
Anthämorrhoidalium – Mittel gegen Hämorrhoiden
Anthelminthikum – Mittel gegen Eingeweidewürmer
antiabsorptiv – absorptions- oder resorptionshemmend
Antiarrhythmikum – Mittel gegen Herzrhythmusstörung
Antiarthritikum (antiarthritisch) – Mittel gegen Gicht
Antiasthmatikum – Mittel gegen Asthma
antibakteriell – gegen Bakterien wirksam
Antibiotikum (antibiotisch) – von niederen Organismen gebildeter Stoff, der niedere Organismen in Entwicklung und Fortpflanzung hemmt oder sie abtötet
Antidepressivum (antidepressiv) – stimmungsaufhellendes und antriebssteigerndes sowie angstlösendes Mittel
Antidiabetikum (antidiabetisch) – Mittel gegen Diabetes mellitus
Antidiarrhoikum – Stopfmittel
Antidyspeptikum (antidyspeptisch) – Mittel gegen Verdauungsstörungen
Antiemetikum (antiemetisch) – Mittel gegen Erbrechen
antiexsudativ – bei Entzündung gegen Flüssigkeitsaustritt aus den Gefäßen in das Gewebe wirkend
Antihidrotikum – schweißhemmendes Mittel
Antihypertensivum (antihypertensiv), Antihypertonikum (antihyperton) – blutdrucksenkendes Mittel
antimikrobiell – gegen Mikroorganismen wirkend
Antimitotikum (antimitotisch) – Stoff, der hemmend in die Mitose (indirekte Kernteilung) eingreift
Antimykotikum (antimykotisch) – Mittel gegen Pilze
Antioxydans (antioxidierend) – oxidationshemmend
Antipeptikum (antipeptisch) – Mittel, das auf die Aktivität des Pepsins im Magen hemmend wirkt
Antipertussikum (antipertussiv) – Mittel gegen Keuchhusten
Antiphlogistikum (antiphlogistisch) – entzündungswidriges Mittel
Antirachitikum (antirachitisch) – Mittel gegen Rachitis
Antirheumatikum (antirheumatisch) – Mittel gegen Rheumatismus
Antirhinitikum (antirhinitisch) – Mittel gegen Schnupfen
Antiseptikum (antiseptisch) – Mittel gegen Wundinfektion, keimtötendes Mittel
Antiskabiosum (antiskabiös) – Mittel gegen Krätze (Skabies)
Antithrombotikum (antithrombotisch) – Mittel gegen Thrombose
Antitussivum (antitussiv) – zentral hustenstillendes Mittel
antiulzerogen – gegen Geschwür oder Geschwürbildung wirkend
antiviral – gegen Viren wirksam
Aperitivum (aperitiv) – appetitanregendes Mittel
Aphrodisiakum – Mittel, das den Geschlechtstrieb steigert
Appreturmittel (appretieren) – Mittel für die Textilveredlung
Askosporen – Sporen, die im Sporenbehälter der Schlauchpilze gebildet werden

Balneotherapeutikum – Mittel für die Badetherapie
Bastard – auch Hybrid, aus einer Kreuzung hervorgegangener Nachkomme von Eltern, die sich in vererbbaren Merkmalen unterscheiden
blutagglutinierend – auf Blutkörperchen zusammenballend oder verklebend wirkend
Bronchitis – Bronchialkatarrh, Entzündung der Bronchialschleimhaut
Bronchosekretolytikum (bronchosekretolytisch) – Mittel, das die Bronchialsekretion fördert und zähes Bronchialsekret verflüssigt

Chemotherapeutikum (chemotherapeutisch) – Stoff, der ohne Schädigung des Wirts Mikroorganismen schon in geringer Dosis hemmt oder abtötet
Cholagogum (cholagog) – Leber- und Gallenmittel
Cholekinetikum (cholekinetisch) – Mittel, das die Entleerung der Gallenblase fördert
Choleretikum (choleretisch) – galletreibendes, an der Leberzelle angreifendes Mittel, das die Gallesekretion fördert

Depression (depressiv) – krankhaft gedrückte Stimmung bzw. Traurigkeit als psychische Störung
Dermatologikum (dermatologisch) – Mittel gegen Hautkrankheiten
Desensibilisierung (desensibilisierend) – unempfindlich machen gegen ein Allergen (s. d.)
Desodorans (desodorierend) – Mittel gegen unerwünschte Gerüche, geruchsverbesserndes Mittel
Diabetes mellitus – Zuckerkrankheit
Diagnostikum (diagnostisch) – Mittel für die Untersuchungsmethodik zur Erkennung einer Krankheit
Diätetikum (diätetisch) – Kranken- oder Schonkost, Kostform bei bestimmten Krankheiten
Digestivum (digestiv) – appetitanregendes und verdauungsförderndes Mittel, das auch die Darmentleerung anregt
Diuretikum (diuretisch) – harntreibendes Mittel
Duodenum – Zwölffingerdarm, erster Abschnitt des Dünndarms
Dysmenorrhoe – schmerzhafte Regelblutung
Dyspepsie – Verdauungsstörung mit Appetitlosigkeit, Aufstoßen, Brechreiz und Durchfall

Emetikum (emetisch) – Brechmittel
Emmenagogum (emmenagog) – menstruationsregulierendes Mittel, das das Eintreten der Menstruation fördert und Schmerzen beseitigt
Emolliens – erweichendes Mittel
Emulgator (emulgierend) – Hilfsstoff, der zwei ineinander nicht lösliche Flüssigkeiten miteinander durch Verringerung der Grenzflächenspannung verbindet
Enzym (enzymatisch) – katalytisch wirkender Eiweißstoff
epithelisierend – die Epithelbildung fördernd
Expektorans (expektorierend) – auswurfförderndes Mittel
extern – äußerlich, Anwendung an der Haut

fibrinolytisch – die Auflösung eines Fibringerinnsels fördernd
Fixiermittel (fixierend) – Stoff, der in der Parfümerie Gerüche verlängert, sie festhält
fungistatisch – hemmend auf das Wachstum von Pilzen wirkend

Galaktagogum (galaktagog) – Mittel, das die Sekretion der Milchdrüsen bei Wöchnerinnen fördert
Gargarisma – Gurgelmittel
Gärungsdyspepsie – Dyspepsie (s. d.) mit starker Gasbildung
Gastritis – Magenschleimhautentzündung
Gastrointestinaltrakt – Magen-Darm-Trakt, Magen-Darm-Kanal
Gel – gallertartig erstarrende kolloide Lösung
Geriatrikum, Geroprophylaktikum (geriatrisch, geroprophylaktisch) – Mittel bzw. Vorbeugungsmittel, das natürliche Alterungsprozesse hemmen oder hinauszögern soll
Glucokinin – pflanzlicher Wirkstoff, der den Blutzuckerspiegel senkt
gonadotrop – keimdrüsenstimulierend

granulationsfördernd – die Abheilung fördernd
Gravidität (gravide) – Schwangerschaft

halluzinogen – den Sinneseindruck ohne äußeren Sinnesreiz beeinflussend, die Wahrnehmung störend
Hämolyse (hämolytisch) – Zerstörung der Erythrozytenmembran mit Austritt von Hämoglobin
Hämostyptikum (hämostyptisch) – blutstillendes Mittel
Harnantiseptikum (harnantiseptisch) – Mittel gegen bakteriellen Befall des Harns
hepatotoxisch – lebertoxisch
Herzinsuffizienz – ungenügende Herzleistung durch mangelhafte Kontraktilität des Herzmuskels und dadurch gestörte Blutversorgung der Organe
Herzminutenvolumen – Blutmenge, die in einer Minute das Herz verläßt, Produkt aus Schlagvolumen und Herzfrequenz
Honigtau – süße Ausscheidung des Mutterkornpilzes auf den von ihm befallenen Grasährchen
hydragog – die Wasserresorption fördernd
Hydrogel, Hydrokolloid – aus wäßriger kolloider Lösung ausgeflockter Stoff mit Wassereinschluß
hygroskopisch – feuchtigkeitsanziehend
Hyperämisierung (hyperämisierend) – Steigerung der Blutfülle, die Durchblutung befördernd
Hyperazidität (hyperazid) – Magenübersäuerung
Hypercholesterolämie – Erhöhung des Cholesterolgehalts im Blut
Hyperthyreose – vermehrte Funktion der Schilddrüse mit gesteigerten Stoffwechselprozessen
Hypertonie (hyperton) – chronische Erhöhung des arteriellen Blutdrucks über 160/95 Torr
Hypnotikum (hypnotisch) – Schlafmittel
hypoglykämisch – den Blutzuckerspiegel senkend
Hypokaliämie – Kaliummangel infolge gestörten Kaliumhaushalts
Hypolipämikum (hypolipämisch) – Mittel zur Senkung des erhöhten Gehalts an Gesamtlipiden im Blut
Hypotonie (hypoton) – Verminderung des Blutdrucks unter die altersentsprechende Norm (z. B. unter 100 Torr)

Idiosynkrasie – erworbene Überempfindlichkeit, wegen der plötzlichen Erscheinungen früher als angeborene Überempfindlichkeit angesehen
Indikator – Stoff, der durch Farbumschlag die Anwesenheit eines anderen Stoffs oder die Reaktion einer Lösung erkennen läßt
Insuffizienz (insuffizient) – Unzulänglichkeit oder Leistungsausfall einer Organfunktion
intern – innerlich
Intoleranz – Widerstandslosigkeit gegenüber äußeren Einflüssen, Unverträglichkeit gegenüber bestimmten Stoffen
Intoxikation – Vergiftung
IUPAC – International Union of Pure and Applied Chemistry (Internationaler Verband für reine und angewandte Chemie)

Kardiakum, Kardiotonikum – Herzmittel, Mittel zur Kräftigung der Herzmuskulatur
kardiovaskulär – den Herzkreislauf betreffend
Karminativum (karminativ) – blähungtreibendes Mittel
karzinogen – krebserzeugend
Karzinostatikum (karzinostatisch) – Mittel, das krebshemmend wirkt
Katarrh – Schleimhautentzündung
Keratoplastikum (keratoplastisch) – Mittel, das die Hornschicht der Haut verdickt
Klimakterium – Wechseljahre der Frau, das Aufhören der Menstruation
Kolitis – mit Durchfällen einhergehende Dickdarmentzündung
Konidien – staubfeine Sporen, die am Myzel (s. d.) entstehen
Koronartherapeutikum (koronarwirksam) – Arzneimittel gegen Koronarinsuffizienz, d. h. verminderte Durchblutung der Koronarien (Herzkranzgefäße) und dadurch bedingter Sauerstoffmangel am Herzen
Korrigens – geschmacksverbesserndes Mittel
Kosmetikum (kosmetisch) – Mittel zur Körper- und Schönheitspflege
Kryptogamen – Sammelbegriff für verborgengeschlechtliche Pflanzen, wie Algen, Moose, Farne, Schachtelhalme; früher auch als »blütenlose Pflanzen« bezeichnet

Kumulation (kumulieren) – Anreicherung im Organismus

Lactat-Dehydrogenase – Enzym, das die L(+)-Milchsäure dehydriert
Laktation – Tätigkeit der Milchdrüsen, Milchproduktion in den weiblichen Brustdrüsen
Laxans (laxierend) – Abführmittel
Liniment – zur Anwendung an der Haut bestimmte Emulsion
Lipolyse (lipolytisch) – enzymatische Aufspaltung der Fette in den Fettzellen zu freien Fettsäuren und Glycerol, die in das Blut gelangen
Lokalanästhetikum (lokalanästhetisch) – Mittel zur örtlichen Betäubung mit Ausschaltung der Schmerzempfindung

Migränetherapeutikum – Mittel zur Anfalls- und (oder) Intervalltherapie der Migräne
Mitosegift – Stoff, der die Zellteilung hemmt oder aufhebt
Muskelrelaxans (muskelrelaxierend) – Muskelerschlaffungsmittel
muskulotrop – auf den Muskel bezüglich
Muzilaginosum (muzilaginös) – schleimiges Mittel, speziell gegen Schleimhautentzündung des Mund- und Rachenraumes
Myzel – Vegetationskörper der Pilze aus Fäden (Hyphen) oder aus rundlichen Ausstülpungen (Sproßmyzel)

Nekrose (nekrotisch, nekrotisierend) – örtlicher Zell-, Gewebe- oder Organtod
Nervinum – Nervenmittel
Neuroleptikum (neuroleptisch) – Psychopharmakon (s. d.) zur Ruhigstellung von psychomotorischen und psychotischen Erregungszuständen, Mittel mit antipsychotischer Wirkung
Neurose (neurotisch) – nachhaltige erlebnisbedingte Störung der Person-Umwelt-Beziehung mit psychischer oder physischer Symptomatik
Neurovegetativum (neurovegetativ) – Mittel, das auf das vegetative Nervensystem beruhigend wirkt

obsolet – nicht mehr üblich, veraltet
ödemhemmend – hemmend auf Wasseransammlung in den Gewebsspalten
östrogen – die Östrogene (Follikelhormone) betreffend
offizinell – in das Arzneibuch aufgenommen
oral – durch den Mund (einzunehmen)

Parasympathikolytikum (parasympathikolytisch) – Mittel, das den parasympathischen Anteil des vegetativen Nervensystems dämpft
Parasympathikomimetikum (parasympathikomimetisch) – Mittel, das den parasympathischen Anteil des vegetativen Nervensystems anregt
Penetration (penetrieren) – Aufnahme von tiefen Hautschichten
Perithezium – kleiner Fruchtkörper mancher Pilze
Phagozytose (phagozytierend) – Aufnahme von belebten und unbelebten Bestandteilen durch Phagozyten (Leukozyten, Monozyten) in der Zelle und deren Vernichtung
Photodynamie (photodynamisch) – Erscheinung, daß manche Stoffe im Licht stärker wirken als im Dunkeln
Phytonzid – pflanzliches Antibiotikum, in höheren Pflanzen gebildeter Stoff, der das Wachstum von niederen Organismen hemmt
Phytotherapeutikum – Arzneimittel mit pflanzlichen Wirkstoffen oder Pflanzenteilen
Phytotherapie – Behandlung von Krankheiten mit pflanzlichen Wirkstoffen oder Pflanzenteilen
Polyarthritis (polyarthritisch) – Gelenkentzündung
proliferationshemmend – hemmend auf die erhebliche Zellvermehrung bei einer Entzündung
Prostataleiden, Prostatahypertrophie – Gewächse der hinteren Harnröhre und des Blasenhalses
Psychopharmakon – Mittel, das psychische Funktionen, z. B. Stimmungslage oder Verhaltensweisen, beeinflußt
pulmonal – die Lunge betreffend
Pyelitis – Nierenbeckenentzündung ohne Mitbeteiligung der Niere
Pyelonephritis – bakteriell bedingte Nierenentzündung unter Mitbeteiligung des Nierenbeckens und der harnableitenden Organe

ratizid – auf Ratten tödlich wirkend
Rekonvaleszenz – Genesung
Retardpräparat – Zubereitung, deren Wirkstoffe nach und nach durch Verringerung der Invasionsgeschwindigkeit freigesetzt werden
Ribosomen – proteinsynthesenaktive, partikulär organisierte kugelförmige Zellorganellen
RNA – Ribonucleinsäure
Roborans (roborierend) – Stärkungs- und Kräftigungsmittel
Rubefazienz – hyperämisierendes Hautreizmittel

Schönungsmittel, Schmuckdroge, Teeverschönerungsmittel – indifferente Droge, die Teemischungen zur Verbesserung des Aussehens zugesetzt wird
Sedativum (sedativ) – Beruhigungsmittel
Sekretolytikum (sekretolytisch) s. Bronchosekretolytikum
Sklerotium – Dauerform mancher Pilze in Gestalt fester Pilzverbände (z. B. Mutterkorn)
Spasmolytikum (spasmolytisch) – krampflösendes Mittel
Spezies (lat. Species) – Drogenmischung, Teemischung, Tee
Stabilisator (stabilisierend) – Stoff, der eine Emulsion dauerhaft oder beständig macht
Stimulans (stimulierend) – anregendes Mittel
Stomachikum – Magenmittel
Stroma – bei Pilzen dichtes, fruchtkörpertragendes Geflecht
Styptikum – blutungsstillendes Mittel
submers – untergetaucht
Sympathikolytikum (sympathikolytisch) – Mittel, das den Sympathikotonus, die Sympathikuserregung, reduziert

Therapie (therapeutisch) – Gesamtheit der Behandlungsmaßnahmen zur Heilung einer Krankheit
Thrombininhibitor – Stoff, der den chemischen Reaktionsablauf bei der Überführung des Blutprothrombins zum Thrombin hemmt und dadurch die Gerinnung verhindert
Thrombozytenaggregation – Zusammenballung der Thrombozyten
Toleranz – Widerstandsfähigkeit des Organismus
Tonikum (tonisch) – Stärkungs- und Kräftigungsmittel
Tranquillizer (tranquillierend) – dämpfendes und beruhigend wirkendes, Angst und Spannung lösendes Mittel. Der Wirkungseffekt wird nicht von Müdigkeit und Schlaf begleitet. Dadurch unterscheidet sich der Tranquillizer vom Sedativum und Hypnotikum. Die Schlafbereitschaft kann allerdings vom T. gefördert werden
Trennwachs – aus Wachs und Pflanzenöl bestehendes Trennmittel für die Bäckerei zur Vermeidung des Anhaftens der Backware
Tuberkulostatikum (tuberkulostatisch) – Chemotherapeutikum oder Antibiotikum, das die Tuberkulosebakterien an der Vermehrung hindert
Typagestoff – Alterungsmittel, mit Weindestillat oder Ethanol hergestellter Extrakt aus verschiedenen Stoffen zur Abkürzung der Faßlagerzeit, zur Ausbildung und Abrundung des Geschmacks von Weinbrand und anderen Spirituosen
Ulkus – Geschwür
ulkusprotektiv – auch antiulzerogen, vor Geschwürbildung schützend
Urogenitalsystem – Harn- und Geschlechtssystem
Urologikum (urologisch) – Mittel gegen Erkrankung der Harnorgane
Uterotonikum (uterotonisch) – Wehenmittel, fördert Wehenanregung oder -verstärkung unter der Geburt oder in der Nachgeburtsperiode
Uterus – Gebärmutter

Venotonikum (venotonisch) – Venenkräftigungsmittel

Ysat – Auszug aus frischen und getrockneten Pflanzen nach besonderem Verfahren u. a. unter Anwendung der Dialyse (Dialy**sat**)

Zöliakie – Dünndarmerkrankung infolge ausgedehnter Läsion der Dünndarmschleimhaut, hervorgegangen durch Unverträglichkeit von Gliadin (Kleber). Die Therapie besteht in gliadinfreier Diät (kein Weizen, Roggen, keine Gerste)

Zymen – Blütenstände, bei denen die Hauptachse in einer einzelstehenden Blüte endet. Von der Hauptachse verlaufen mehrere Seitenachsen, die ebenfalls in Einzelblüten enden. Da die Blüten durch die zahlreichen Verzweigungen in fast einer Ebene stehen, erscheint der Blütenstand wie eine Dolde. Z. werden auch als Trugdolden bezeichnet

Zystitis – Harnblasenentzündung

Zytostatikum (zytostatisch) – Mittel, das auf die Zellteilung hemmend wirkt

zytotoxisch – zellschädigende Wirkung

Abkürzungen

AB, AB–DDR	AB–DDR 85, Arzneibuch der DDR in der Fassung vom 1. 12. 85 (Stand V. Lieferung)
AB–DDR (Anl. 7)	Anlagen 7.0.1–7.0.3. des Arzneibuches der DDR in der Fassung vom 1. 12. 85 – AB–DDR 85 –. Die Anlagen enthalten ein Verzeichnis von Monografien des Arzneibuches der DDR über pharmazeutische Hilfsstoffe und Drogen, die u. a. konfektioniert als GPM oder zur Herstellung von AM oder GPM verwendet werden. Die Monografien sind nicht ausgedruckt und werden auf begründete Anforderung vom IFAR der DDR bereitgestellt.
AFW	Arzneifertigware
AM	Arzneimittel
AMG	Arzneimittelgesetz der DDR
AMV, Teil I	Arzneimittelverzeichnis, Ausgabe 1986, Teil I
AMV, Teil II	Arzneimittelverzeichnis, Ausgabe 1983, Teil II
AMR	Arzneimittelregister der DDR
arab.	arabisch
ARp	rezeptpflichtiges Arzneimittel
bras.	brasilianisch
chin.	chinesisch
CM–RGW	Compendium Medicamentorum mit Nachträgen (Stand XXVI. Lieferung)
DAB 8	Deutsches Arzneibuch, 8. Ausgabe 1978 mit 1. Nachtrag 1980 zum Deutschen Arzneibuch, 8. Ausgabe (BRD)
DAB 8/Ph. Eur.	Verbindliche Monografie des DAB 8 (BRD) aus dem Europäischen Arzneibuch, Bände 1 bis 3 (1974, 1975 und 1978), Pharmacopoea Europaea (Ph. Eur.)
DB	Durchführungsbestimmung
d. s.	das sind
franz.	französisch
GPM	Gesundheitspflegemittel
gr.	griechisch
GV	Gütevorschrift für Stoffe und Zubereitungen der Anlage 7 des Arzneibuches der DDR
HAB 1	Homöopathisches Arzneibuch, 1. Ausgabe 1978 mit 1. Nachtrag 1981 (BRD)
hebr.	hebräisch
hom. AM	homöopatisches Arzneimittel
IFAP	Institut für Apothekenwesen der DDR, Berlin
IFAR	Institut für Arzneimittelwesen der DDR, Berlin
ind.	indisch
indogerm.	indogermanisch
indian.	indianisch
jap.	japanisch
kelt.	keltisch
lat.	lateinisch
MDK	Magen-Darm-Kanal
MLD	Dosis letalis minima, kleinste tödliche Dosis
ÖAB 9	Österreichisches Arzneibuch, 9. Ausgabe 1960
s.	siehe
s. d.	siehe daselbst, siehe dies
SM	Suchtmittel
SMG	Suchtmittelgesetz der DDR vom 19. Dezember 1973
s. o.	siehe oben
SR	Abkürzung nach einer lateinischen Bezeichnung in Verbindung mit einer Jahreszahl, z. B. – SR 86 –: Standard-Rezeptur, standardisierte Vorschrift, nach der in der Apotheke eine bestimmte Arzneizubereitung angefertigt wird, Vorschriftensammlung
SR	Abkürzung in Verbindung mit der Nennung eines Staates bedeutet Sozialistische Republik, z. B. SR Vietnam
s. S.	siehe Seite
ssp.	Erklärung s. S. 31
s. u.	siehe unter, siehe unten
s. w. u.	siehe weiter unten
syn.	Synonymum oder Synonym. Nebenname, heute nicht mehr gültiger Pflanzenname bzw. nicht mehr übliche oder gleichbedeutende Bezeichnung
var.	Erklärung s. S. 31
Vorsichtig!	Aufbewahrungsvorschrift nach dem AB–DDR 85

Literaturverzeichnis

Arzneibuch der DDR – AB–DDR 85 – in der Fassung vom 1. 12. 1985 (Stand V. Lieferung). Berlin: Akademie-Verlag 1985

Arzneimittel-Verzeichnis, Ausgabe 1986, Teil I. Berlin: VEB Verlag Volk und Gesundheit 1986

Arzneimittel-Verzeichnis, Ausgabe 1983, Teil II. Berlin: VEB Verlag Volk und Gesundheit 1983

Autorenkollektiv: Lebensmittel-Lexikon, 2., verb. Aufl. Leipzig: VEB Fachbuchverlag 1981

Autorenkollektiv: Urania Pflanzenreich, Niedere Pflanzen, Höhere Pflanzen 1 und Höhere Pflanzen 2, 2. Aufl. Leipzig/Jena/Berlin: Urania-Verlag 1971, 1973, 1974

Auterhoff, H.: Lehrbuch der Pharmazeutischen Chemie, 10. Aufl. Stuttgart: Wissenschaftliche Verlagsgesellschaft mbH 1980

Compendium Medicamentorum – CM–RGW –. Berlin: Akademie-Verlag 1970 (Stand XXVI. Lieferung)

Deutsches Arzneibuch, 8. Ausgabe 1978, DAB 8, mit 1. Nachtrag (BRD). Stuttgart: Deutscher Apotheker-Verlag/Frankfurt (Main): Govi-Verlag GmbH 1978

Deutschmann, F.; Hohmann, B.; Sprecher, E.; Stahl, E.: Pharmazeutische Biologie 3, Drogenanalyse I: Morphologie und Anatomie. Stuttgart/New York: Gustav Fischer Verlag 1979

Diener, H.: Drogen in Übersichten, 4., verb. Aufl. Leipzig: VEB Fachbuchverlag 1984

Diener, H.: Drogenkunde, 5., neub. Aufl. Leipzig: VEB Fachbuchverlag 1969

Diener, H.: Drogen unter der Lupe. Leipzig: VEB Fachbuchverlag 1970

Europäisches Arzneibuch, Bände 1 und 3, Pharmakopoea Europaea 1974, 1975, 1978

Fischer, R.: Praktikum der Pharmakognosie, 4. Aufl. Wien/New York: Springer-Verlag 1968

Fischer, R.; Kartnig, Th.: Drogenanalyse, makroskopische und mikroskopische Drogenuntersuchungen, 5. Aufl. Wien/New York: Springer-Verlag 1978

Frohne, D.; Jensen, U.: Systematik des Pflanzenreichs. Jena: VEB Gustav Fischer 1973

GBl. der DDR, Teil I, Nr. 31 vom 29. November 84: 1. DB zur Naturschutzverordnung – Schutz von Pflanzen und Tierarten – (Artenschutzbestimmung) vom 1. Oktober 1984

Gröger, D.; Johne, S.: Mikrobielle Gewinnung von Arzneistoffen, Pharmazeutische Mikrobiologie. Berlin: Akademie-Verlag 1982

Großes Fremdwörterbuch. Leipzig: VEB Bibliographisches Institut 1977

Gütevorschriften für Drogen der Anlage 7 des AB–DDR

Hager, H.: Pharmakopoea Germanica, Deutsche Pharmakopoe, 1. Ausgabe – DAB 1 – Übersetzung. Stuttgart: Deutscher Apotheker-Verlag 1981

Hagers Handbuch der Pharmazeutischen Praxis, vollständige 4. Neuausgabe, I. bis VIII. Band. Berlin/Heidelberg/New York: Springer-Verlag 1967 bis 1980

Hänsel, R.; Haas, H.: Therapie mit Phytopharmaka. Berlin/Heidelberg/New York/Tokyo: Springer-Verlag 1983

Hoppe, H. A.: Drogenkunde, Band 1, Angiospermen, 8. Aufl. Berlin/New York: Walter de Gruyter 1975

Homöopathisches Arzneibuch, 1. Ausgabe 1978 und 1. Nachtrag 1981 (BRD). Stuttgart: Deutscher Apotheker-Verlag; Frankfurt (Main): Govi-Verlag 1978

Hoppe, H. A.: Drogenkunde, Band 2, Gymnospermen, Kryptogamen, Tierische Drogen, 8. Aufl. Berlin/New York: Walter de Gruyter 1977

Hörhammer, L.: Teeanalyse, 3. Aufl. Berlin/Heidelberg/New York: Springer-Verlag 1970

Jacob, F.; Jäger, E. J.; Ohmann, E.: Kompendium der Botanik, 2. Aufl. Jena: VEB Gustav Fischer Verlag 1983

Karsten, G.; Weber, U.; Stahl, E.: Lehrbuch der Pharmakognosie für Hochschulen, 9. Aufl. Jena: VEB Gustav Fischer Verlag 1962

Kommentar zum Deutschen Arzneibuch, 7. Ausgabe, Berlin: Akademie-Verlag 1969

Kowalczyk, W.: Gesundheitspflegemittel in der Drogerie, 2., verb. Aufl. Leipzig: VEB Fachbuchverlag 1983

Kowalczyk, W.: Haushaltchemische und kosmetische Erzeugnisse, 3., neub. Aufl. Leipzig: VEB Fachbuchverlag 1982

Miltitzer Berichte über etherische Öle, Riechstoffe usw. Miltitz: VEB Chemisches Kombinat (Stand: Ausgabe 1982)

Moritz, O.: Einführung in die allgemeine Pharmakognosie, 3. Aufl. Jena: VEB Gustav Fischer Verlag 1962

Moritz, O.; Frohe, D.: Einführung in die Pharmazeutische Biologie. Stuttgart: Gustav Fischer Verlag 1967

Österreichisches Arzneibuch, 9. Ausgabe, ÖAB 9, Wien: Österreichische Staatsdruckerei 1960

Österreichisches Arzneibuch, 9. Ausgabe, ÖAB 9, Nachtrag 2. Wien: Verlag der Österreichischen Staatsdruckerei 1975

Paulenz, H.; Elstner, P.: Giftgesetz der DDR, Rechtsvorschriften mit Kommentar. Berlin: Akademie-Verlag 1984

Rothmaler, W.: Exkursionsflora, Band 1, Niedere Pflanzen, 2. Aufl. Berlin: Volk und Wissen Volkseigener Verlag 1984

Rothmaler, W.: Exkursionsflora, Band 2, Gefäßpflanzen, 12. Aufl. Berlin: Volk und Wissen Volkseigener Verlag 1984

Säubert, A.: Arzneiabgabetabelle, 2. Aufl. Leipzig: Johann Ambrosius Barth 1980

Saftenberg, F.: Botanisches Wörterbuch, 5. Aufl. Leipzig: Verlag Hachmeister und Thal 1951

Schönfelder, P. und I.: Der Kosmos-Heilpflanzenführer. Stuttgart: Kosmos Gesellschaft der Naturfreunde, Franckhsche Verlagshandlung 1980

Schubert, R.; Wagner, G.: Pflanzennamen und botanische Fachwörter, 7. Aufl. Leipzig/Radebeul: Neumann Verlag 1975

Stahl, E.; Schild, W.: Pharmazeutische Biologie 4. Drogenanalyse II: Inhaltsstoffe und Isolierungen. Stuttgart/New York: Gustav Fischer Verlag 1981

Standard-Rezepturen 1986, SR 86, 13. Aufl. Berlin: VEB Volk und Gesundheit 1986

Steinegger, E.; Hänsel, R.: Lehrbuch der Pharmakognosie auf phytochemischer Grundlage, 3. Aufl. Berlin/Heidelberg/New York: Springer-Verlag 1972

Strasburger, E.: Lehrbuch der Botanik für Hochschulen, 32. Aufl. Jena: VEB Gustav Fischer Verlag 1983

Teuscher, E.: Pharmakognosie, Teile I bis III. Berlin: Akademie-Verlag 1978, 1979, 1979

Wagner, G.; Kühmstedt, H.; Pischel, H.: Lehrbuch der pharmazeutischen Chemie, 3. Aufl. Berlin: VEB Verlag Volk und Gesundheit 1981

Wagner, H.: Pharmazeutische Biologie, 2. Drogen und ihre Inhaltsstoffe, 3. Aufl. Stuttgart/New York: Gustav Fischer Verlag 1985

Wagner, H.; Bladt, S.; Zgainski, E. M.: Plant Drug Analysis, A Thin Layer Chromatography Atlas, Berlin/Heidelberg/New York/Tokyo: Springer-Verlag 1984

Weiss, R. F.: Lehrbuch der Phytotherapie, 5. Aufl. Stuttgart: Hippocrates Verlag 1982

Zander, R.: Handwörterbuch der Pflanzennamen, 12. Aufl. Stuttgart: Verlag Eugen Ulmer 1980

Zentralblatt für Pharmazie, Pharmakotherapie und Laboratoriumsdiagnostik. Berlin: VEB Volk und Gesundheit (monatlich). Auswertung der Originalbeiträge, Kurzreferate und Artikel

Zepernick, M. A.; Langhammer, L.; Lüdcke, J. B. P.: Lexikon der offiziellen Arzneipflanzen. Berlin/New York: Walter de Gruyter 1984

Zetkin, M.; Schaldach, H.: Wörterbuch der Medizin, Bände 1 und 2, 11. Auflage. Berlin: VEB Verlag Volk und Gesundheit 1980

Bildquellenverzeichnis

Autorenkollektiv: Wer – Was – Wann. Leipzig: VEB Fachbuchverlag 1977, s. a. *Schmidt, A.:* Drogen und Drogenhandel im Altertum. Leipzig: Verlag J. A. Barth 1927; nach *Dümischen, J.:* Die Flotte einer ägyptischen Königin. Leipzig: Hinrichs'sche Buchhandlung 1868: Bild 4

Dr. *Croy,* Berlin: Bild 139a

Das Buch der Käuter. Dresden: Verlag Urania-Gesellschaft 1914: Bild 8

Deutsches Apothekermuseum, Heidelberg: Bilder 5, 12

Hagers Handbuch der pharmazeutischen Praxis, vollständige 4. Neuausgabe, III. Band. Heidelberg/New York: Springer Verlag 1972: Bild 25

Heilmann, K. E.: Kräuterbücher in Bild und Geschichte. Grünwald: Verlag Konrad Kölbl 1964: Bilder 1, 2

MR Dr. *G. Hoyer,* Weida: Bild 130

Müller, F.: Großes illustriertes Kräuterbuch, 9. Aufl. Ulm: Verlag der I. Eber'schen Buchhandlung 1924: Bilder 13, 14

Nach *Heeger, E. F.:* Handbuch des Arznei- und Gewürzpflanzenanbaues. Berlin: Deutscher Bauernverlag 1956: Bild 44

Reproduktionen von *D. Kudlek,* Halle, zur Artikelserie in »medicamentum«, von *H. J. Poeckern,* Halle: Bilder 7, 9, 10

Reproduktion von einem Druck des Cod. Par. lat. 9333, fol. 51, a. Paris: Bibliotheque Nationale: Bild 6

Universitätsbibliothek, Leipzig: Bilder 3, 11

Alle übrigen Bilder sind Fotografien des Verfassers

Formelübersicht

Die Formeln der wichtigsten Drogenwirkstoffe bzw. Bestandteile sind den **lateinischen Drogenbezeichnungen** in alphabetischer Folge, wie im Hauptteil des Buches, zugeordnet.

1)
Acidum tannicum

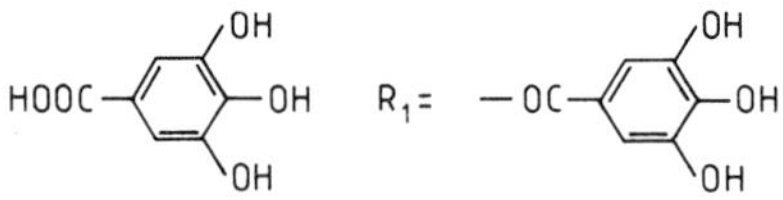

Gallussäure

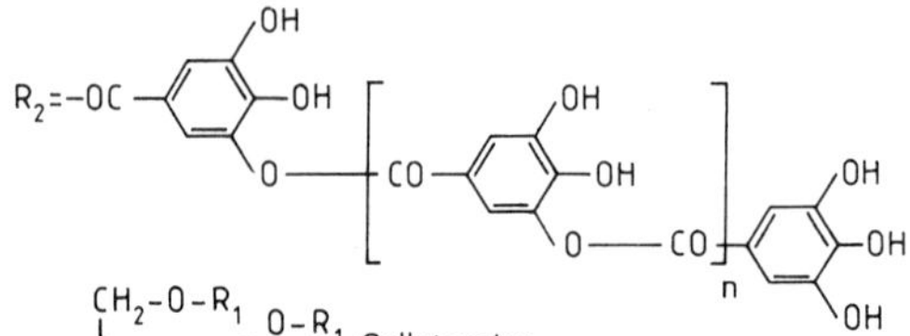

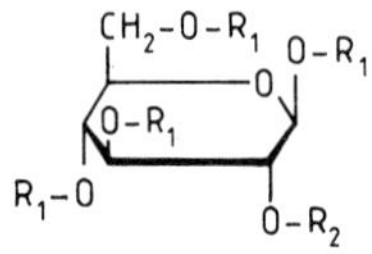

Gallotannine
(aus türkischen Gallen:
6–7 Gallussäurereste/Molekül Glucose)
(aus chinesischen Gallen:
7–10 Gallussäurereste/Molekül Glucose)

2)
Agaricus muscarius recens

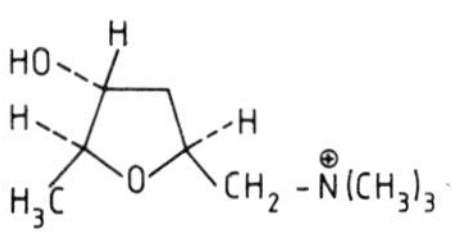

Muscarin

$(H_3C)_3\overset{\oplus}{N}-(CH_2)_3-CHOH-CHOH-CH_3$

Muscaridin

3)
Aloe

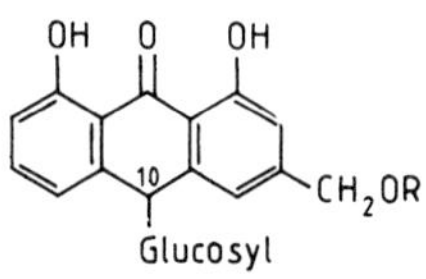

R = H : Aloin
R = α-L-Rhamnosyl : Aloinoside A, B

4)
Ambra

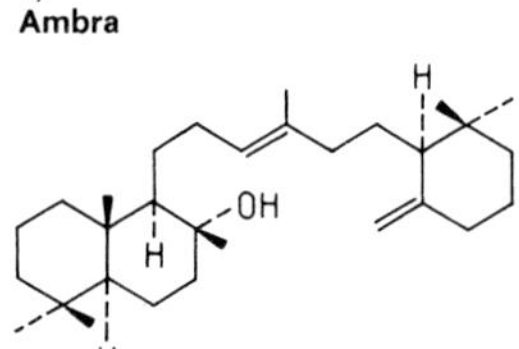

Ambrein

5)
Asa foetida

$H_3C-CH=CH-S-S-CH_2-CH(CH_3)_2$

Propenyl-isobutyldisulfid

6)
Balsamum peruvianum

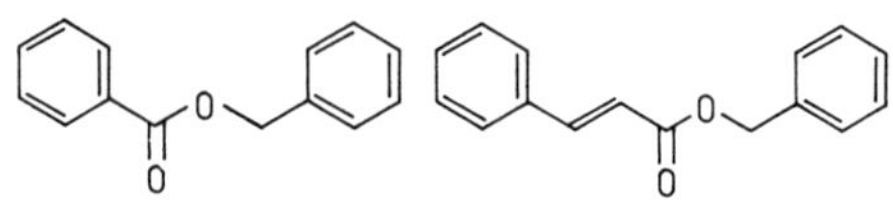

Benzoesäurebenzylester
Zimtsäurebenzylester

Cinnamein

7)
Benzoe

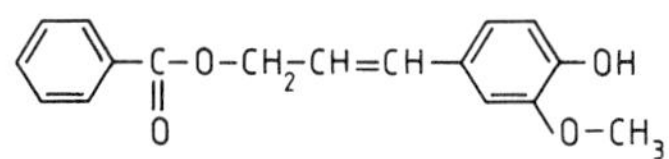

Coniferylbenzoat

8)
Bulbus Allii sativi

$H_2C=CH-CH_2-\bar{S}(\rightarrow O)-CH_2-CH(NH_2)-COOH$

Alliin, (+)-S-Allyl-L-cystein-sulfoxid

$H_2C=CH-CH_2-\bar{S}(\rightarrow O)-\bar{\underline{S}}-CH_2-CH=CH_2$

Allicin, S-Allylthiosulfinsäureallylester

$H_2C=CH-CH_2-\bar{\underline{S}}-\bar{\underline{S}}-CH_2-CH=CH_2$

Diallyldisulfid

9)
Bulbus Scillae

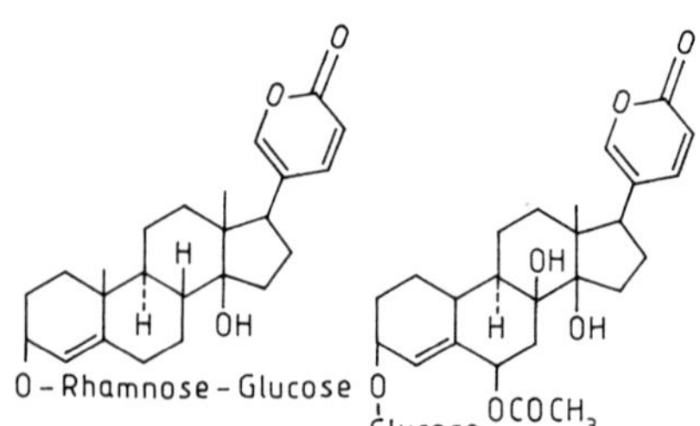

Scillaren A
(-1 Glucose : Proscillaridin A)

Scillirosid

10)
Cantharides

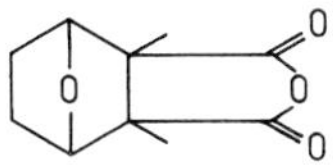

Cantharidin

11)
Cortex Chinae

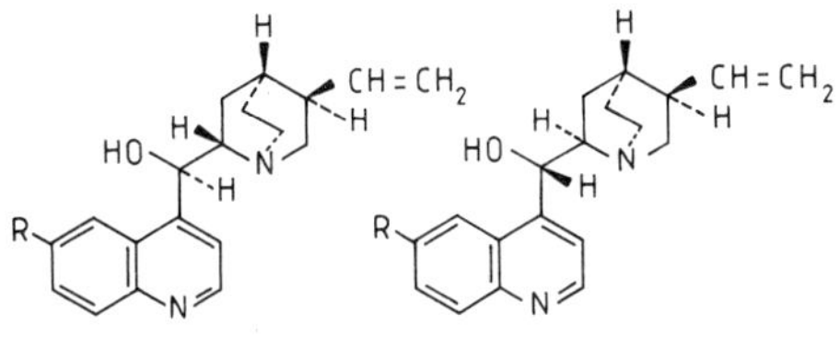

R = H : Cinchonidin
R = CH_3O : Chinin

R = H : Cinchonin
R = CH_3O : Chinidin

12)
Cortex Frangulae

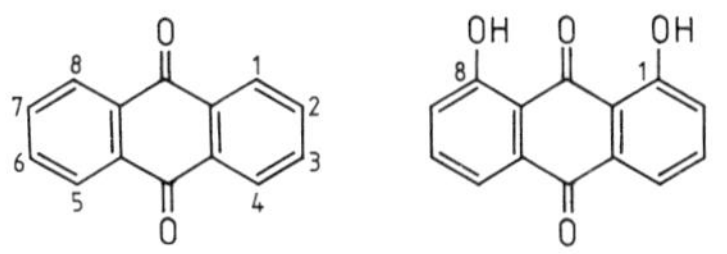

Anthrachinon

1,8-Dihydroxyanthrachinon

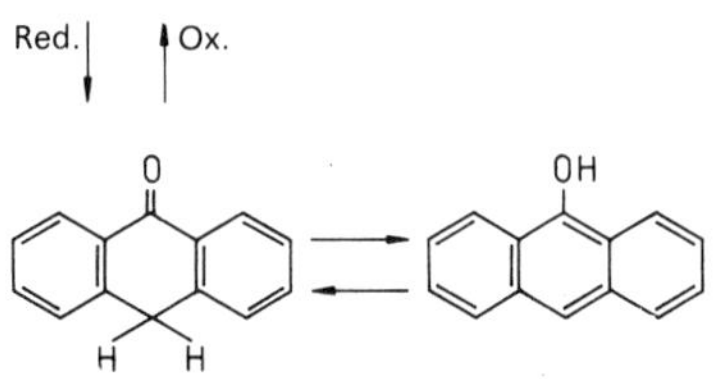

Anthron

Anthranol

13)
Cortex Frangulae

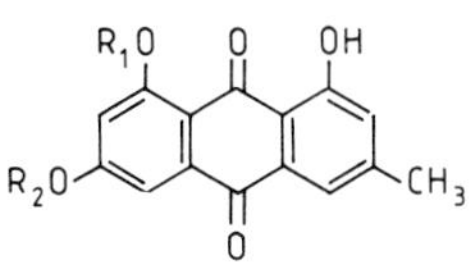

R_1 = Glucose, R_2 = Rhamnose : Glucofrangulin A
R_1 = Glucose, R_2 = Apiose : Glucofrangulin B
R_1 = H, R_2 = Rhamnose : Frangulin A
R_1 = H, R_2 = Apiose : Frangulin B
R_1 = H, R_2 = H : Frangulaemodin
R_1 = H, R_2 = CH_3 : Physcion

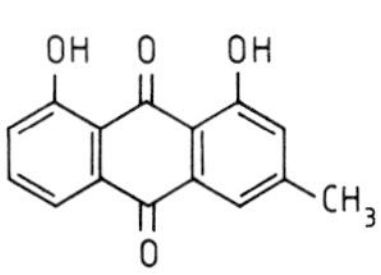

Chrysophanol

14)
Cortex Quercus

Gallussäure s. unter Acidum tannicum

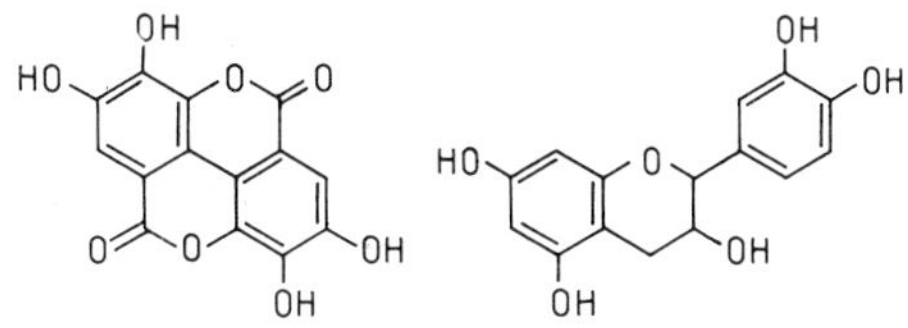

Ellagsäure

Catechin

15)
Cortex Quercus

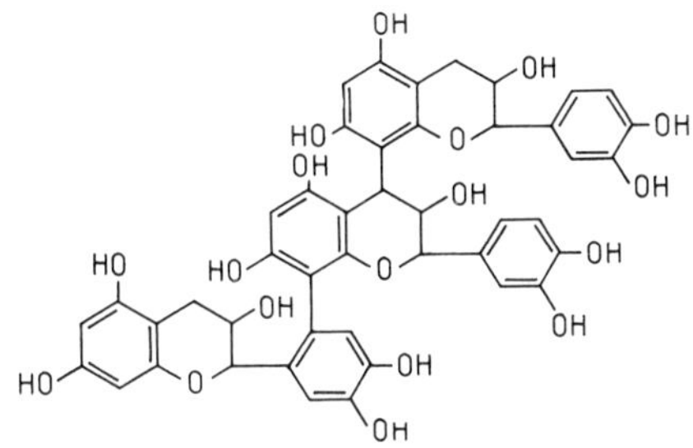

Catechintrimeres

16)
Cortex Radicis Berberidis

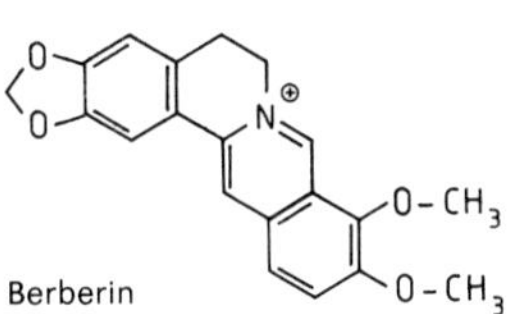

Berberin

17)
Crocus

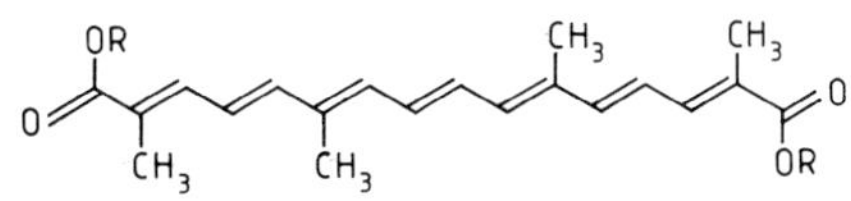

R = H : Crocetin, R = Gentiobiose : Crocin

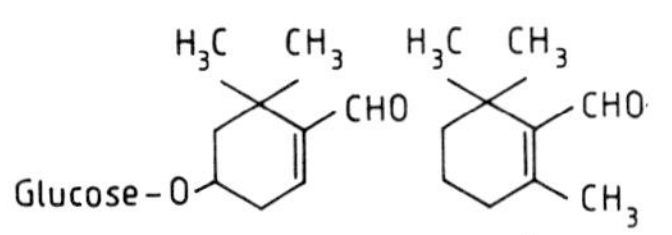

Bitterstoff Picrocrocin

Safranal

18)
Curare

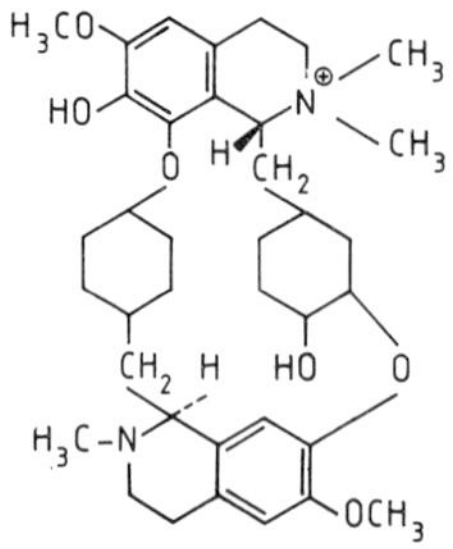

(+)-Tubocurarin

19)
Flores Arnicae

Hyperosid s. unter Flores Chamomillae

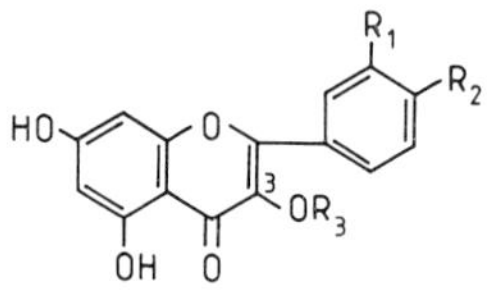

$R_1 = R_2 = OH$, $R_3 = H$: Quercetin
$R_1 = R_3 = H$, $R_2 = OH$: Kämpferol
$R_1 = R_2 = OH$, $R_3 =$ Glucose : Isoquercitrin oder Quercetin-3-O-glucosid
$R_1 = H$, $R_2 = OH$, $R_3 =$ Glucose : Astragalin oder Kämpferol-3-O-glucosid

20)
Flores Calendulae

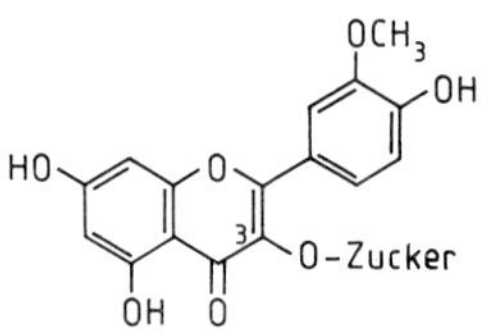

Isorhamnetinglycoside

21)
Flores Chamomillae

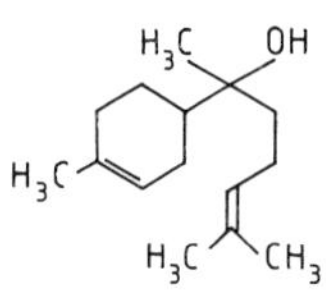

(−)-α-Bisabolol

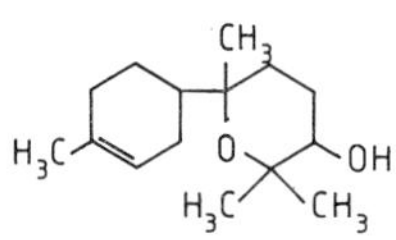

(−)-α-Bisabololoxid A

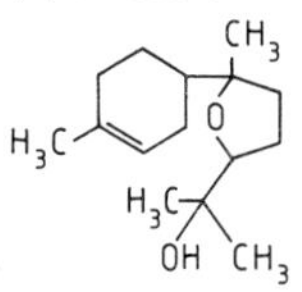

(−)-α-Bisabololoxid B

22)
Flores Chamomillae

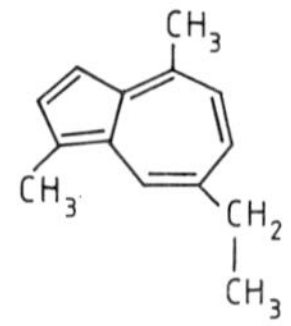

Chamazulen

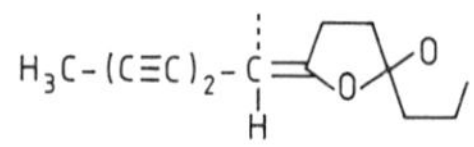

cis(trans)-En-In-Dicycloether

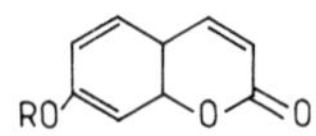

R = H : Umbelliferon
R = CH_3 : Herniarin

23) 1
Flores Chamomillae

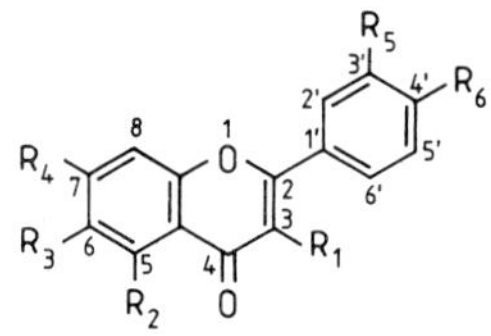

Kamillenflavone

23) 2

Kamillenflavone[1]

Name	R_1	R_2	R_3	R_4	R_5	R_6
1. Apigenin	H	OH	H	OH	H	OH
2. Apigenin-7-glucosid (Cosmosiin)	H	OH	H	Oglu	H	OH
3. Apigenin-7-acetylglucosid	H	OH	H	Oglu-ac	H	OH
4. Apigenin-7-apiosylglucosid (Apiin)	H	OH	H	Oglu-apio	H	OH
5. Luteolin	H	OH	H	OH	OH	OH
6. Luteolin-7-glucosid	H	OH	H	Oglu	OH	OH
7. Luteolin-4'-glucosid	H	OH	H	OH	OH	Oglu
8. Luteolin-7-rhamnoglucosid (Luteolin-7-rutinosid)	H	OH	H	Oglu-rham	OH	OH
9. 6-Hydroxy-luteolin-7-glucosid	H	OH	OH	Oglu	OH	OH
10. Quercetin	OH	OH	H	OH	OH	OH
11. Quercetin-7-glucosid (Quercimeritrin)	OH	OH	H	Oglu	OH	OH
12. Quercetin-3-rutinosid (Rutin)	Oglu-rham	OH	H	OH	OH	OH
13. Quercetin-3-galactosid (Hyperin, Hyperosid)	O-gal	OH	H	OH	OH	OH
14. Patuletin	OH	OH	OCH_3	OH	OH	OH
15. Patuletin-7-glucosid	OH	OH	OCH_3	Oglu	OH	OH
16. Isorhamnetin	OH	OH	H	OH	OCH_3	OH
17. Isorhamnetin-7-glucosid	OH	OH	H	Oglu	OCH_3	OH
18. Chrysoeriol-7-glucosid	H	OH	H	Oglu	OCH_3	OH
19. Lipophiles Flavon	OCH_3	OH	OCH_3	OCH_3	OCH_3	OH

1) DAZ, 120. Jahrg. Nr. 13 v. 27.3.1980

24)
Flores Chamomillae romanae
Flavonoide s. unter Flores Chamomillae
ferner:

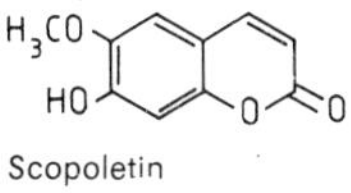

Scopoletin

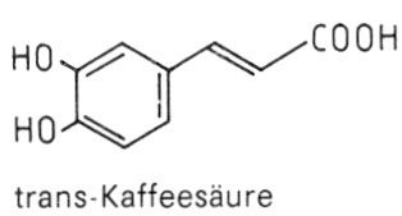

trans-Kaffeesäure

25)
Flores Cinae

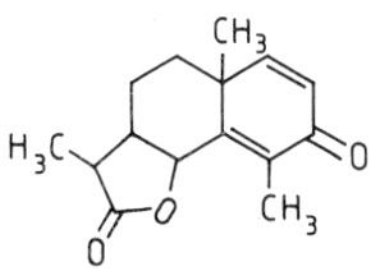

l-α-Santonin

26)
Flores Lamii albi
Flavonoide Isoquercitrin und Kämpferol s. unter Flores Arnicae

27)
Flores Sambuci

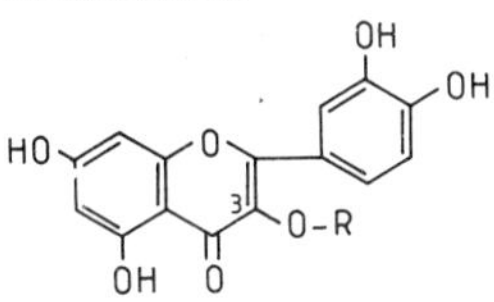

R = Glucose : Isoquercitrin
R = Rutinose : Rutin
R = Galactose : Hyperosid

28)
Flores Verbasci
Rutin s. unter Flores Sambuci

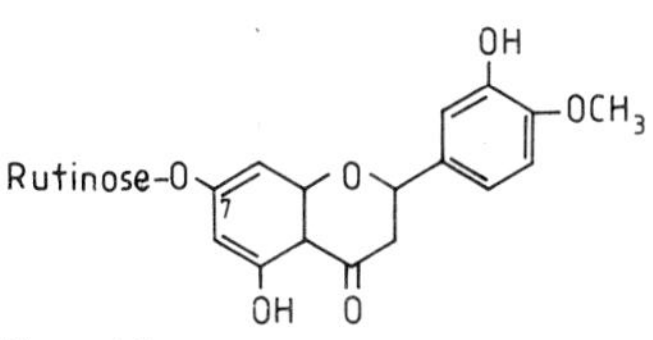

Hesperidin

29)
Folia Betulae

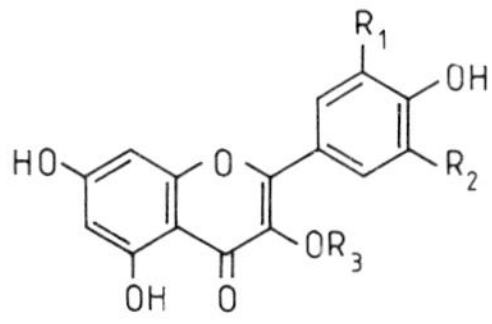

$R_1 = R_2 = OH$, R_3 = Digalactose : Myricetin-digalactosid
$R_1 = OH$, $R_2 = H$, R_3 = Galactose : Hyperosid, Quercetin-3-O-galactosid
$R_1 = OH$, $R_2 = H$, R_3 = Rhamnose : Quercitrin, Quercetin-3-O-rhamnosid

30)
Folia Cocae

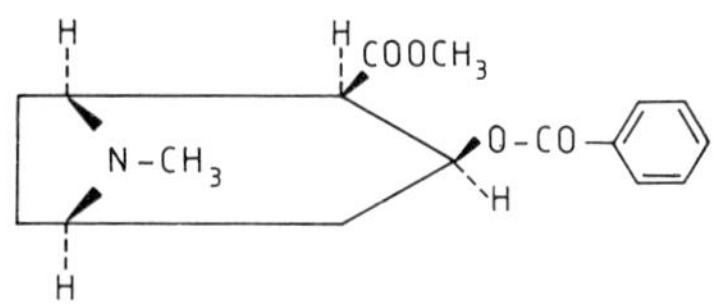

(−)-Cocain

31)
Folia Crataegi

Hyperosid und Rutin s. unter Flores Chamomillae, Quercetin und Kämpferol s. unter Flores Arnicae

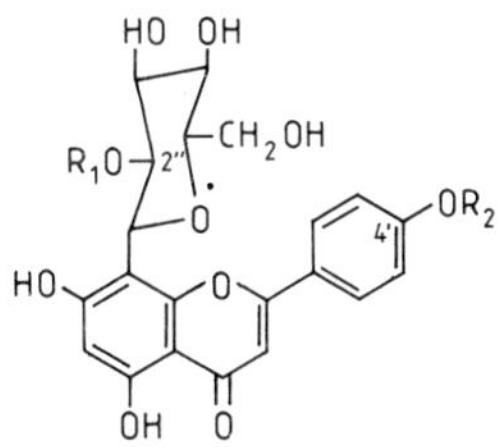

R_1 : H, R_2 : H = Vitexin

R_1 : H, R_2 : Rhamnose = Vitexin-4′-O-rhamnosid
R_1 : Rhamnose, R_2 : H = Vitexin-2″-O-rhamnosid

32)
Folia Crataegi

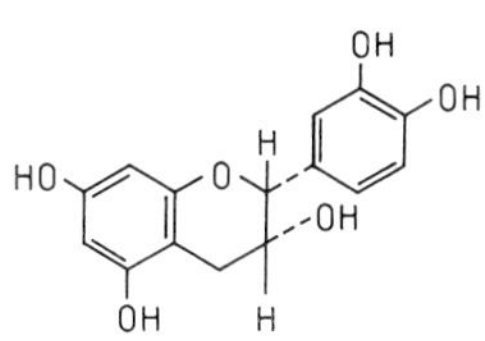

(−)-Epicatechin

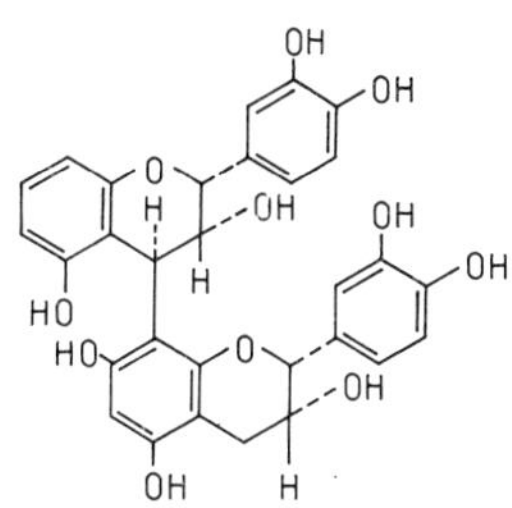

Dimeres Dehydrocatechin
(Procyanidin)

33)
Folia Digitalis

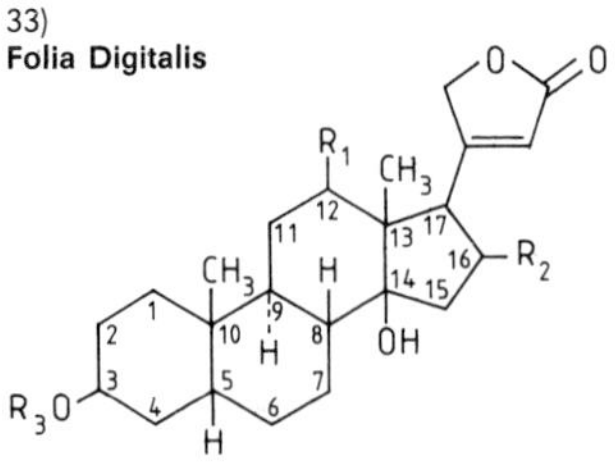

	R_1	R_2	R_3
Purpureaglycosid A	H	H	-Digitoxose-Digitoxose-Digitoxose-Glucose
Digitoxin	H	H	-Digitoxose-Dixitoxose-Digitoxose
Digitoxigenin	H	H	H
Purpureaglycosid B	H	OH	-Digitoxose-Digitoxose-Digitoxose-Glucose
Gitoxin	H	OH	-Digitoxose-Digitoxose-Digitoxose
Gitoxigenin	H	OH	H
Glucogitaloxin	H	O—CHO	-Digitoxose-Digitoxose-Digitoxose-Glucose
Gitaloxin	H	O—CHO	-Digitoxose-Digitoxose-Digitoxose
Gitaloxigenin	H	O—CHO	H

34)
Folia Digitalis lanatae
Formel s. unter Folia Digitalis

(-Ac) = Acetyl

	R_1	R_2	R_3
Lanatosid A	H	H	-Digitoxose-Digitoxose-Digitoxose (-Ac)-Glucose
Lanatosid B	H	OH	Digitoxose-Digitoxose-Digitoxose (-Ac)-Glucose
Lanatosid C	OH	H	-Digitoxose-Digitoxose-Digitoxose (-Ac)-Glucose
Digoxigenin	OH	H	H
Lanatosid D	OH	OH	-Digitoxose-Digitoxose-Digitoxose (-Ac)-Glucose
Diginatigenin	OH	OH	H
Lanatosid E	HO—CHO		-Digitoxose-Digitoxose-Digitoxose (-Ac)-Glucose

35)
Folia Hamamelidis

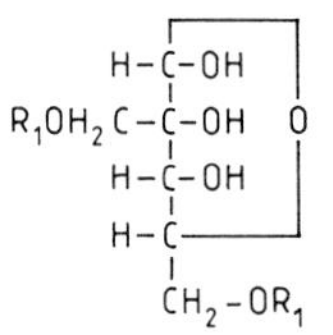

β-Hamamelitannin

36)
Folia Jaborandi

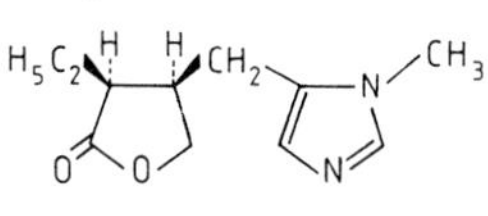

Pilocarpin

37)
Folia Juglandis

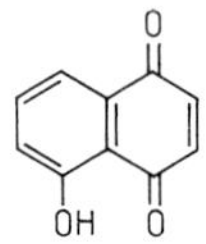

Juglon

38)
Folia Kalmiae latifoliae

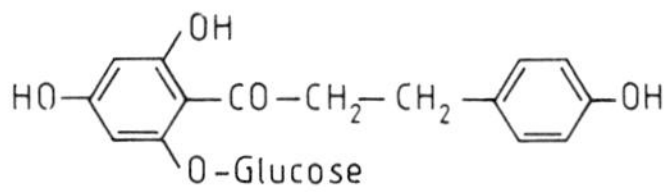

Phlorrhizin

39)
Folia Melissae
Citronellal, Citral, Linalool, Citronellol, Geranial s. unter Olea aetherea

Luteolin-7-glucosid s. unter Flores Chamomillae

40)
Folia Menthae piperitae

Apigenin und Luteolin s. unter Flores Chamomillae

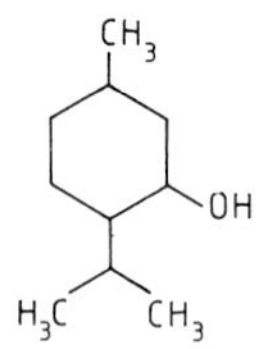

D(−)-Menthol

41)
Folia Myrtilli

Astragalin und Isoquercitrin s. unter Flores Arnicae, Hyperosid und Quercitrin s. unter Folia Betulae, Arbutin s. unter Folia Uvae Ursi

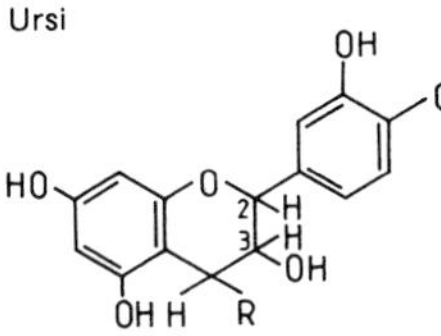

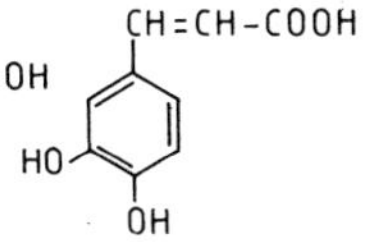

Kaffeesäure

2,3trans R = H : (+)-Catechin
2,3cis R = H : (−)-Epicatechin

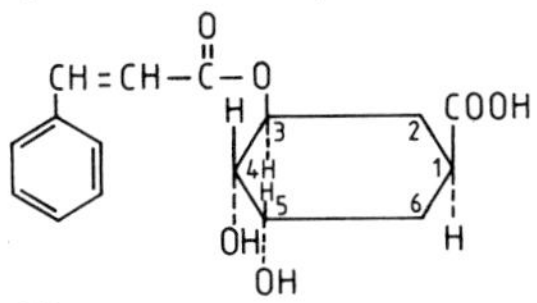

Chlorogensäure

42)
Folia Nicotianae

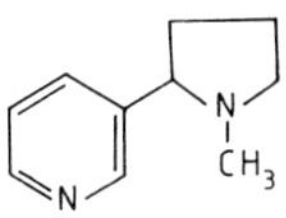

Nicotin

43)
Folia Oleandri

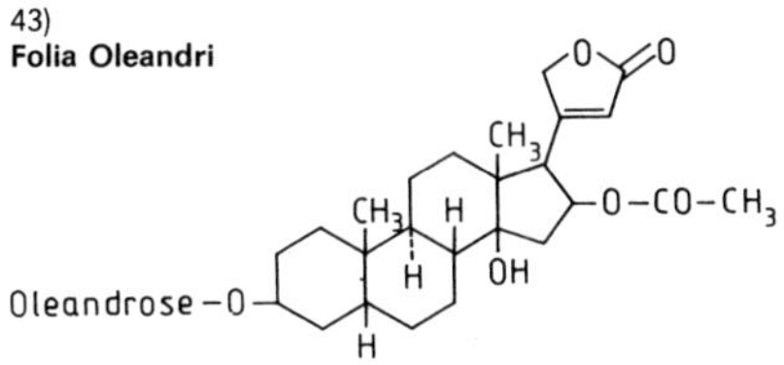

Oleandrin

44)
Folia Orthosiphonis

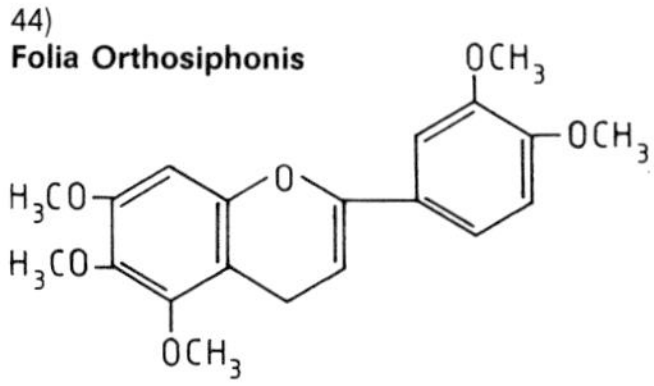

Sinensetin

45)
Folia Populi

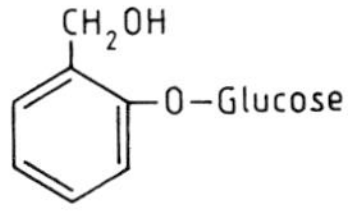

Salicin

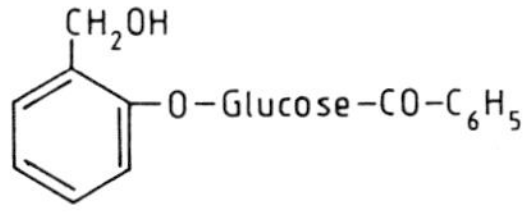

Populin (Benzoylsalicin)

46)
Folia Salviae

Apigenin und Luteolin s. unter Flores Chamomillae, Thujon s. unter Oleum Salviae

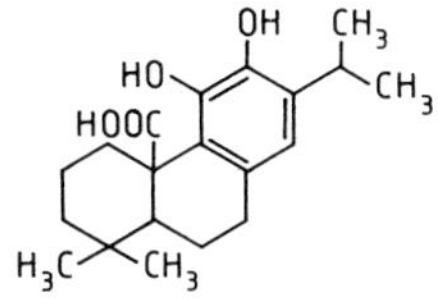

Carnosolsäure

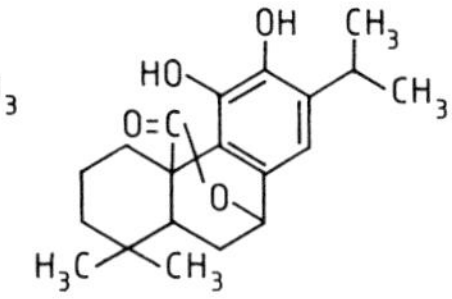

Carnosol (Picrosalvin)

47)
Folia Salviae

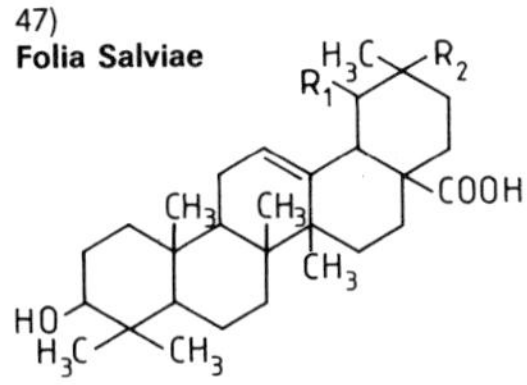

$R_1 = H$, $R_2 = CH_3$: Oleanolsäure
$R_1 = CH_3$, $R_2 = H$: Ursolsäure

48)
Folia Sennae

Kämpferol s. unter Flores Arnicae, Isorhamnetin s. unter Flores Chamomillae

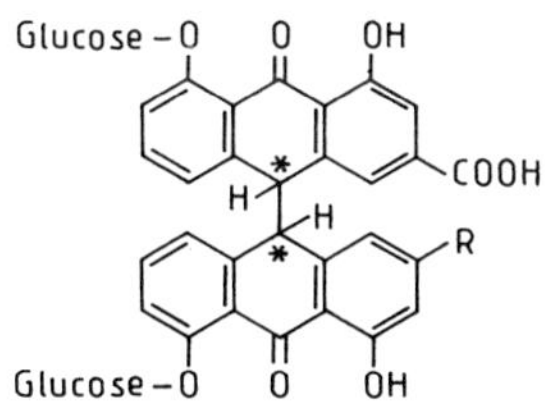

R = COOH : Sennosid A(+)-Form
R = COOH : Sennosid B Mesoform

R = CH_2OH : Sennosid C(+)-Form
R = CH_2OH : Sennosid D Mesoform

49)
Folia Thymi

Luteolin und -glycoside s. unter Flores Chamomillae

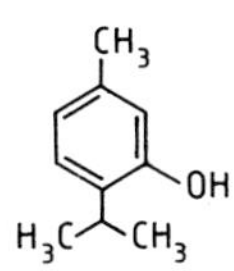

Thymol

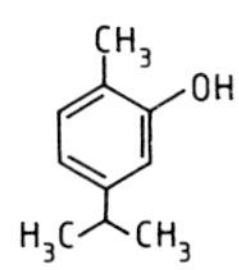

Carvacrol

Weitere Bestandteile des etherischen Öls s. unter Olea aetherea

50)
Folia Uvae Ursi

Gallotannine s. unter Acidum tannicum, Quercitrin und Hyperosid s. unter Folia Betulae, Isoquercitrin s. unter Flores Arnicae, Ursolsäure s. unter Folia Salviae

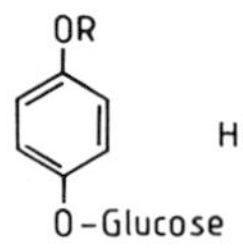

R=H: Arbutin
R= CH_3: Methylarbutin

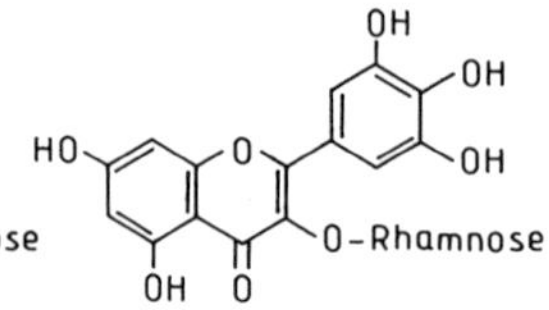

Myricitrin

51)
Fructus Capsici

Hesperidin s. unter Flores Verbasci, Rutin, Apiin und Luteolin-7-glucosid s. unter Flores Chamomillae

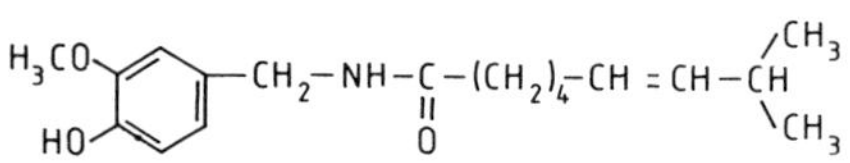

Capsaicin

52)
Fructus Cardui mariani

Quercetin und Apigenin s. unter Flores Chamomillae, Kämpferol s. unter Flores Arnicae

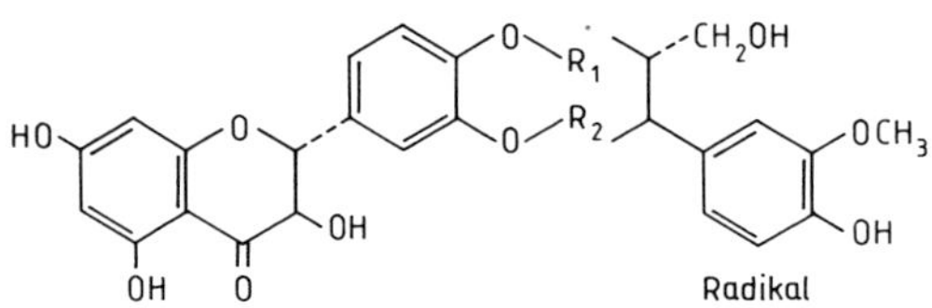

R_1, R_2 Radikal: Silibinin (Silybin)
R_1, R_2 = H : Taxifolin

53)
Fructus Carvi

Carvon und Limonen s. unter Olea aetherea, Quercetin und Kämpferol s. unter Flores Arnicae

54)
Fructus Ceratoniae

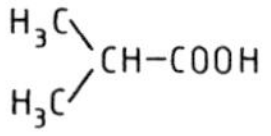

Isobuttersäure

55)
Fructus Cocculi

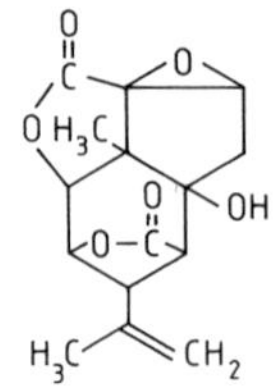

Picrotoxin

56)
Fructus Colocynthidis

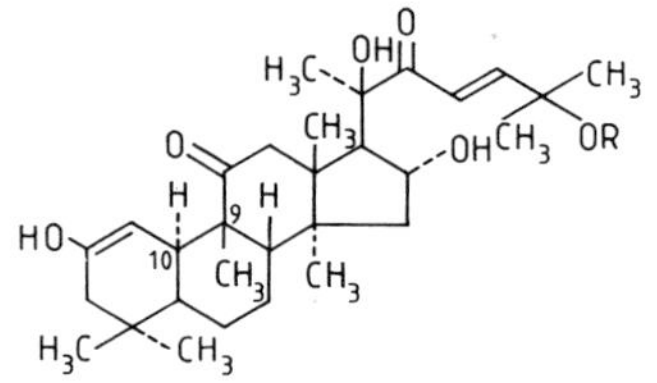

R: $COCH_3$ = Cucurbitacin E
R: H = Cucurbitacin I

57)
Fructus Cynosbati

Isoquercitrin und Astragalin s. unter Flores Arnicae

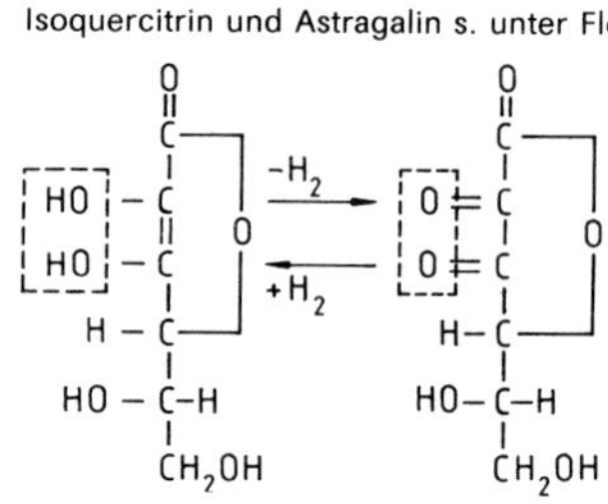

L-Ascorbinsäure Dehydro-L-ascorbinsäure

58)
Fructus Foeniculi

Anethol s. unter Olea aetherea, Quercetin und Kämpferol s. unter Flores Arnicae

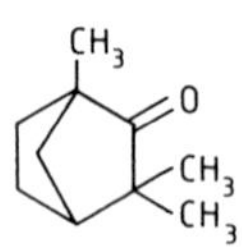

(+)-Fenchon

59)
Fructus Humuli

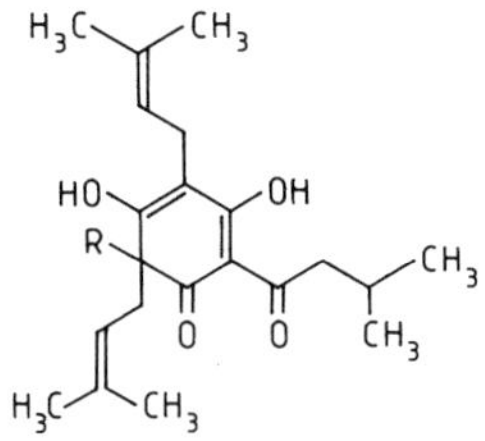

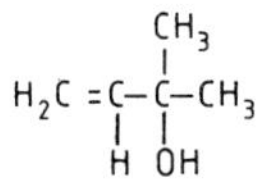

2-Methyl-3-buten-2-ol

R = OH : Humulon
R = —CH_2—CH = C(CH_3)(CH_3) : Lupulon

60)
Fructus Phaseoli sine Semine

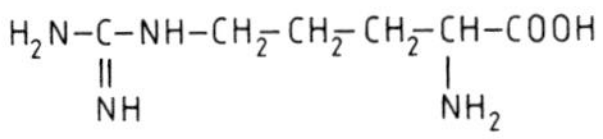

Arginin

61)
Fructus Piperis

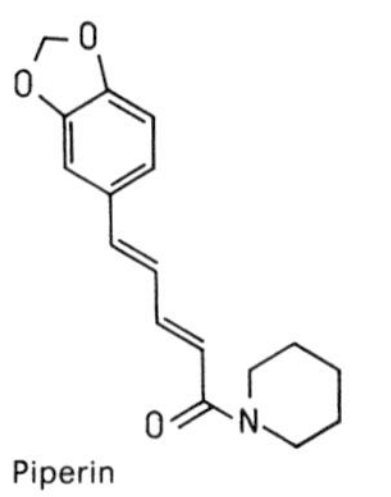

Piperin

62)
Fructus Sorbi

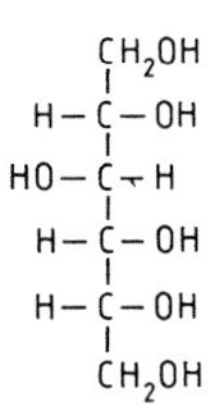

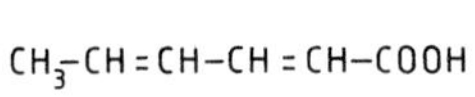

Sorbinsäure

D-Sorbitol

63)
Fructus Vanillae

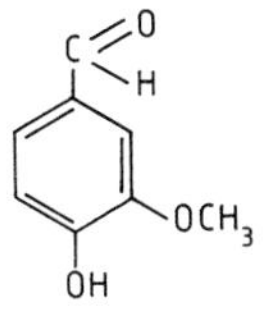

Vanillin

64)
Fucus

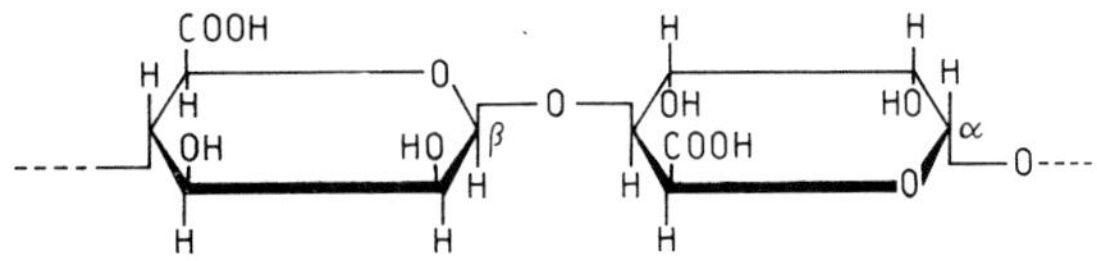

D-Mannuronsäure L-Guluronsäure

Alginsäure

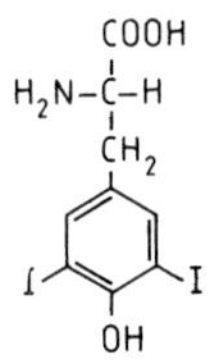

Diiodtyrosin (DIT)

65)
Fungus Laricis

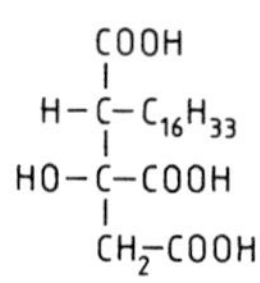

Agaricinsäure

66)
Gossypium

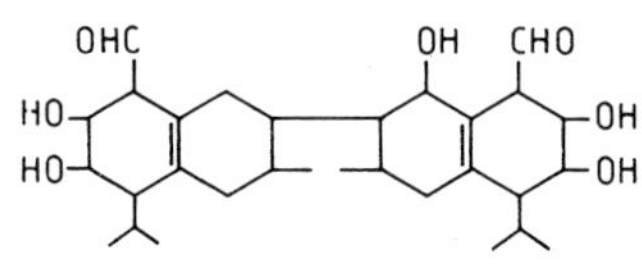

Gossypol

67)
Guttapercha

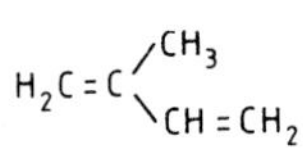

Isopren

68)
Herba Absinthii

α- und β-Thujon, α-Thujol, Cadinen, β-Phellandren s. unter Olea aetherea

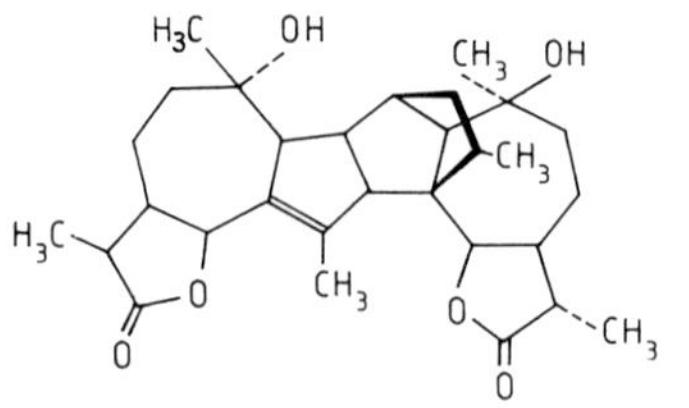

Absinthin

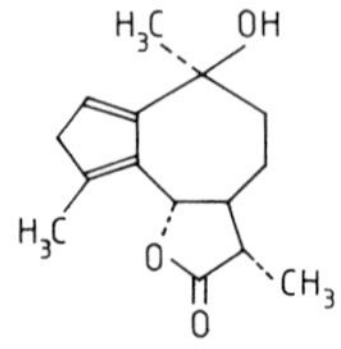

Artabsin

69)
Herba Adonidis vernalis

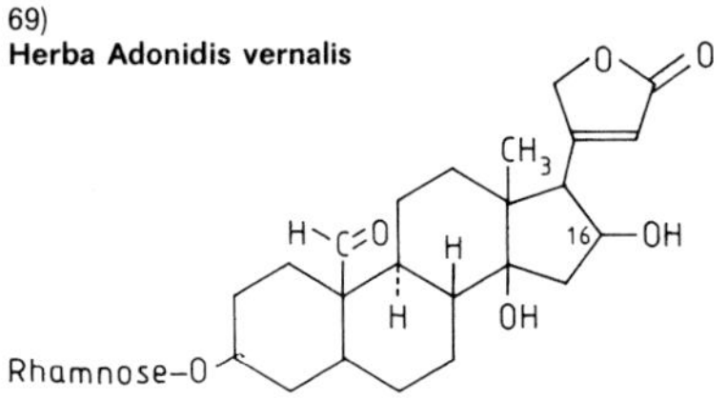

Adonitoxin

70)
Herba Aristolochiae clematidis recens

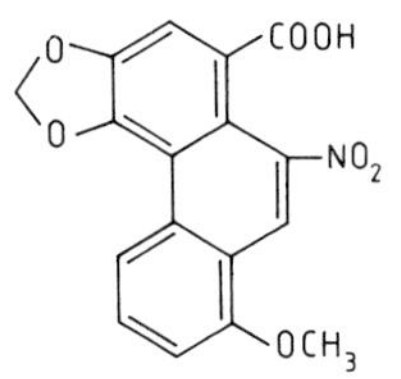

Aristolochiasäure

71)
Herba Asperulae

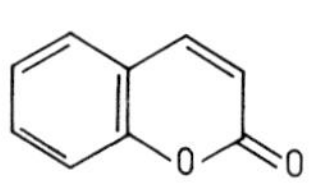

Cumarin

72)
Folia Belladonnae

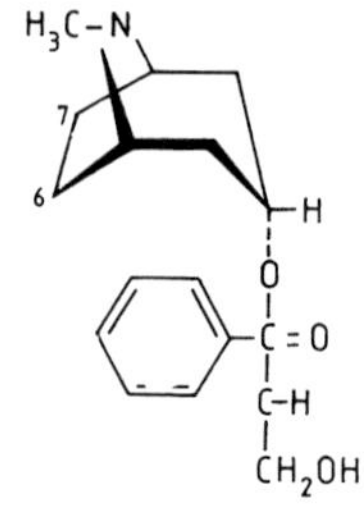

L-Hyoscyamin
L-Scopolamin = 6,7-L-Hyoscyaminepoxid

73)
Herba Callunae

Arbutin, Methylarbutin und Myricitrin s. unter Folia Uvae Ursi, Quercitrin s. unter Folia Betulae

74)
Herba Cannabis sativae recens

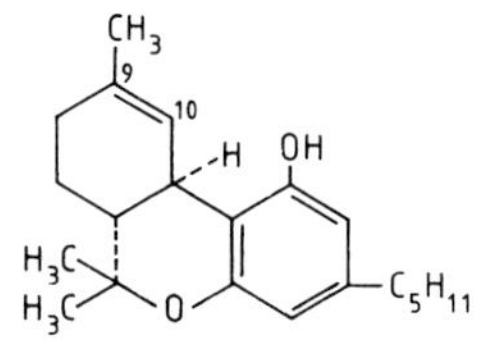

$\Delta^{9,10}$-Tetrahydrocannabinol

75)
Herba Cardui benedicti

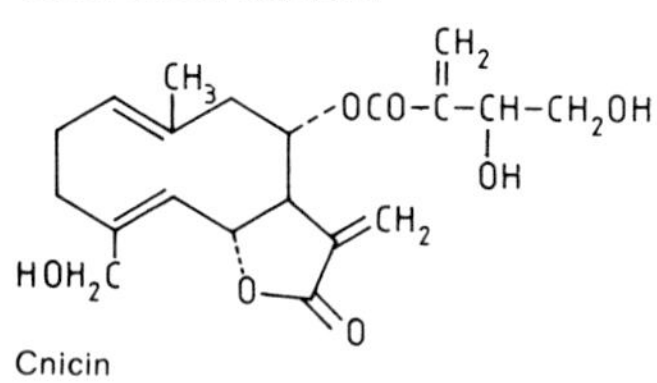

Cnicin

76)
Herba Centaurii

Gentiopicrosid und Amarogentin s. unter Radix Gentianae

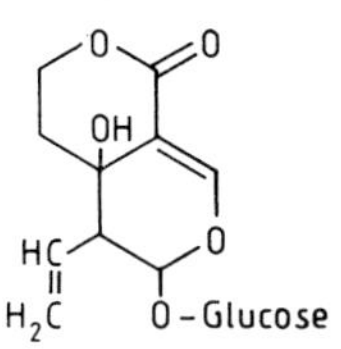

Swertiamarin

77)
Herba Chelidonii

Berberin s. unter Radix Hydrastis

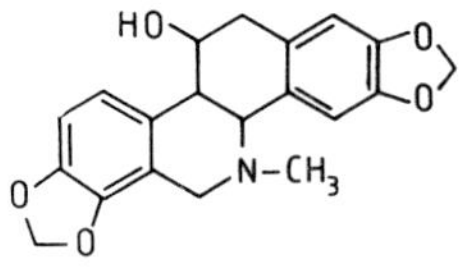

Chelidonin

78)
Herba Conii recens

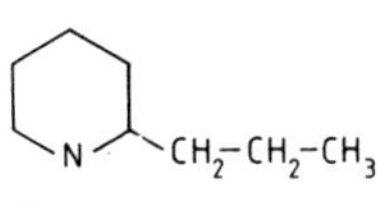

Coniin

79)
Herba Convallariae

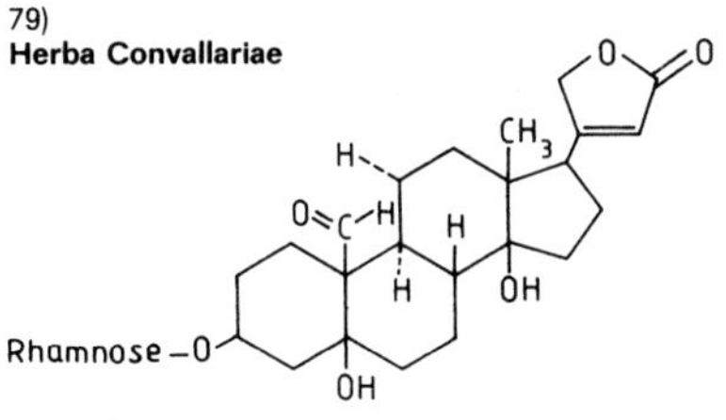

Convallatoxin

80)
Herba Droserae

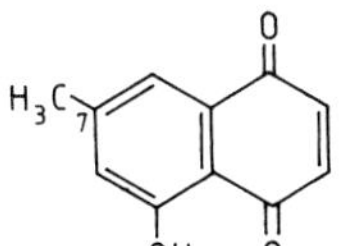

Ramentaceon

81)
Herba Equiseti

Quercetin und Isoquercitrin s. unter Flores Arnicae

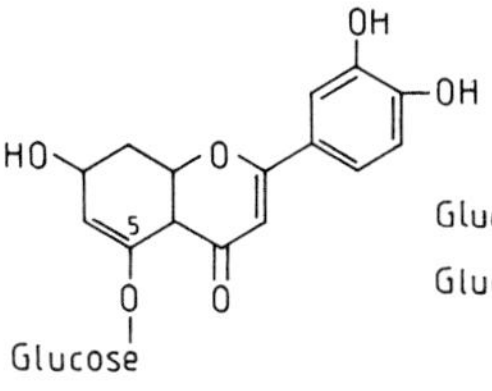

Galuteolin

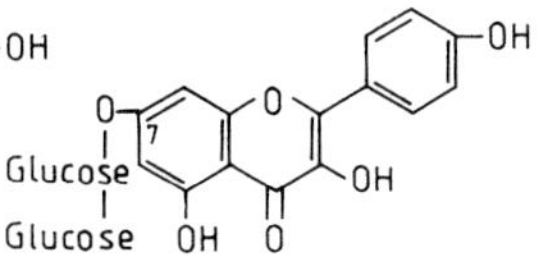

Equisetrin

82)
Herba Hyoscyami recens

L-Hyoscyamin und L-Scopolamin s. unter Herba Belladonnae

83)
Herba Hyperici

Hyperosid und Rutin s. unter Flores Sambuci, Quercitrin s. unter Folia Betulae

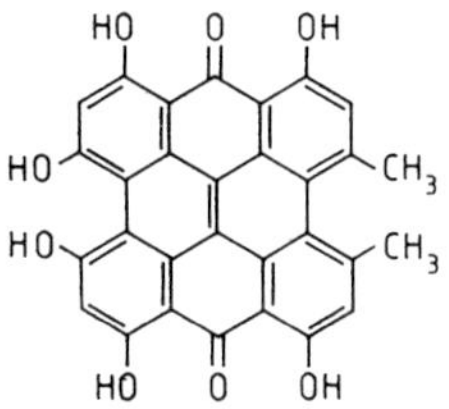

Hypericin

84)
Herba Lobeliae

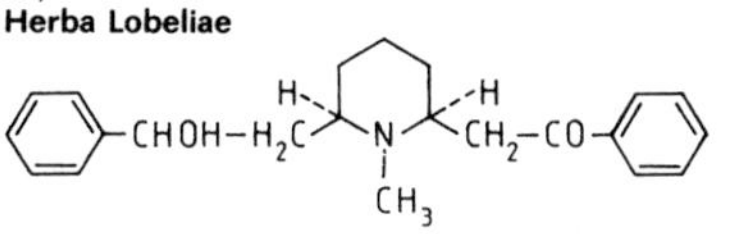

(−)-Lobelin

85)
Herba Meliloti

Cumarin s. unter Herba Asperulae

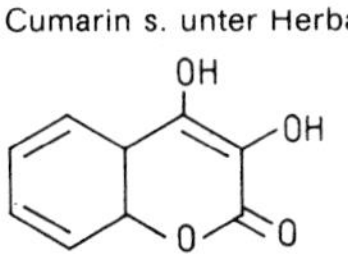

Melilotin

86)
Herba Millefolii

Chamazulen, Apigetrin, Luteolin-7-glucosid s. unter Flores Chamomillae

87)
Herba Plantaginis lanceolatae

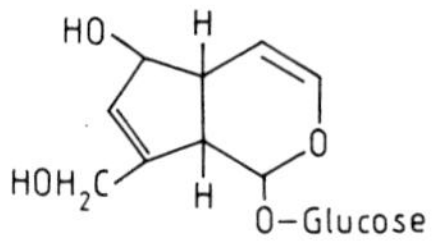

Aucubin

88)
Herba Pulsatillae

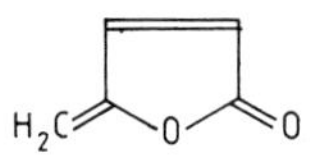

Protoanemonin

89)
Herba Rhododendri

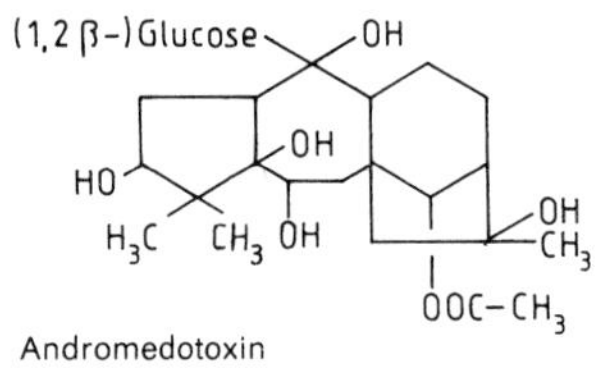

Andromedotoxin

90)
Herba Rutae

Rutin s. unter Flores Sambuci

91)
Herba Sabinae recens

Sabinol s. unter Olea aetherea

92)
Herba Serpylli

Thymol und Carvacrol s. unter Folia Thymi, andere Bestandteile s. unter Olea aetherea

93)
Herba Solidaginis virgaureae recens

Quercitrin s. unter Folia Betulae, Rutin s. unter Flores Sambuci, Isoquercitrin und Astragalin s. unter Flores Arnicae

94)
Herba Spartii

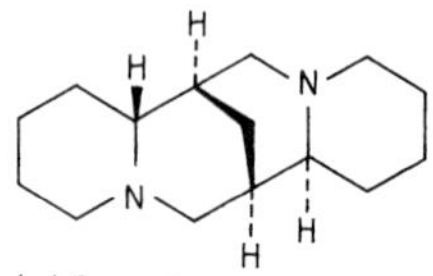

(–)-Spartein

95)
Herba Stramonii

L-Hyoscyamin und L-Scopolamin s. unter Herba Belladonnae

96)
Herba Visci

H₂N–Lys–Ser–Cys–Cys–Pro–AsN–Thr–Tm–Gly–Arg(10)–Asn–Ile–Tyr–Asn–Ala–

Cys–Gly–Ser–Leu–Lys–Ala–Cys–S–S–Cys

Lys–Ile–Ile–Ser; Thr–Pro–Arg; Arg–Leu–Thr

Pro–Ala–Gly(20)

Gly–Ser–Thr–Cys(40)–Pro–Ser–Tyr–Pro–Asp–Lys–COOH

Aminosäuresequenz des Viscotoxins

97)
Herba Visci

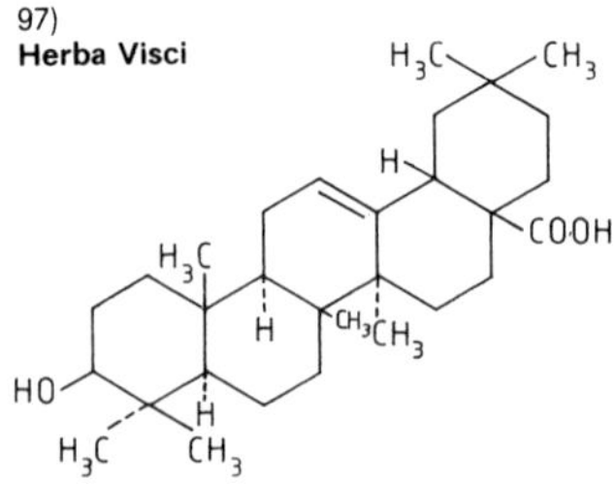

Oleanolsäure

98)
Lichen islandicus

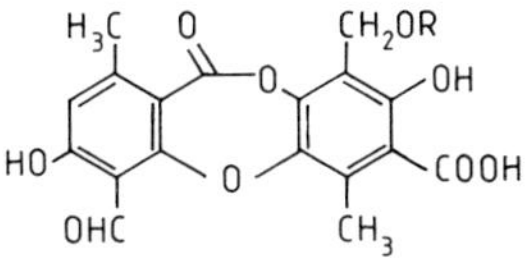

R = —CO—CH = CH —COOH : Fumarprotocetrarsäure
R = —C_2H_5 : Cetrarsäure
R = H : Protocetrarsäure

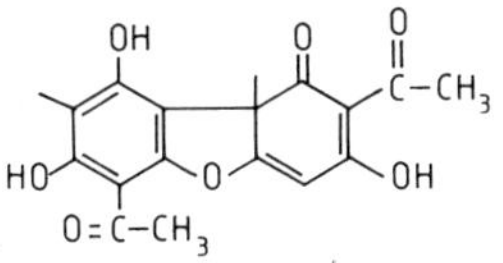

Usninsäure

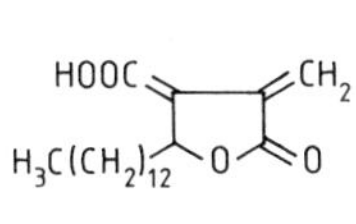

Protolichesterinsäure

99)

Moschus

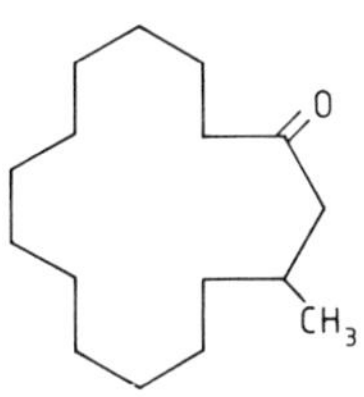

Muscon

100)
Olea aetherea

Bestandteile der etherischen Öle von Oleum Anisi bis Oleum Terebinthinae
Terpene: azyklische und monozyklische Monoterpene,
bizyklische Monoterpene, Sesquiterpene
Phenylpropanderivate
Sonstige Verbindungen

101)
Olea aetherea

Azyklische Monoterpene

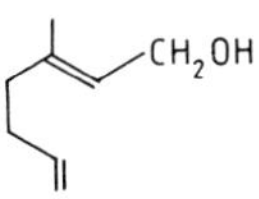

Geraniol

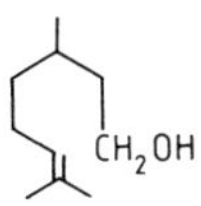

Citronellol

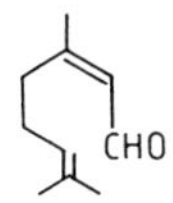

trans-Citral

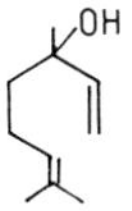

Linalool

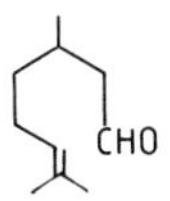

Citronellal

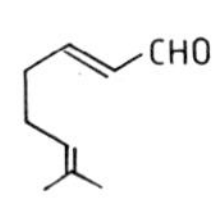

cis-Citral

102)

Monozyklische Monoterpene

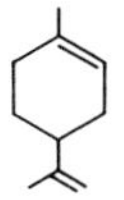

Limonen

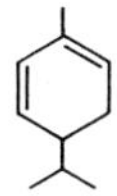

α-Phellandren

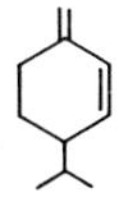

β-Phellandren

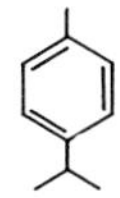

p-Cymen

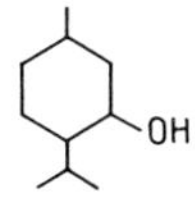

Menthol

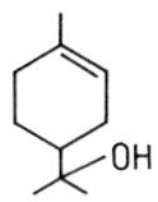

p-Terpineol

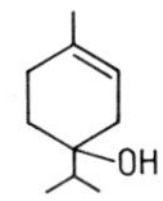

Terpineol-4

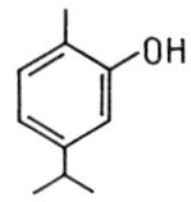

Carvacrol

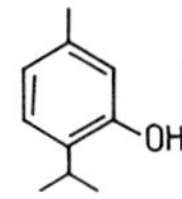

Thymol

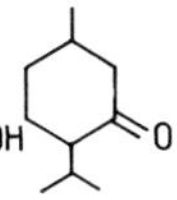

Menthon

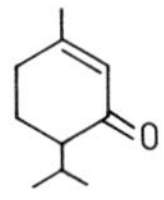

Piperiton

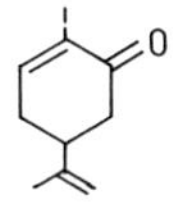

Carvon

103)

Forts. Monozyklische Monoterpene

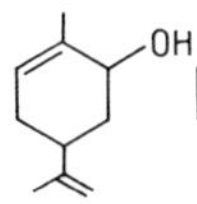

Carveol

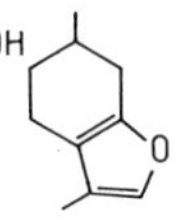

Menthofuran

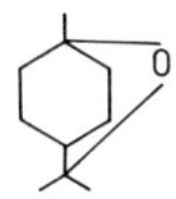

1,8-Cineol

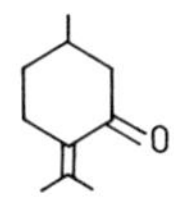

Pulegon

104)
Bizyklische Monoterpene

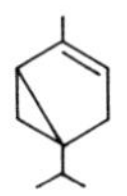

α-Thujen

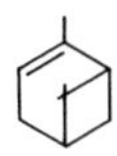

α-Pinen

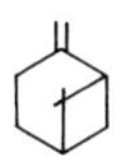

β-Pinen

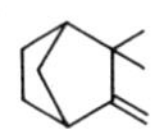

Camphen

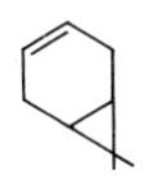

Δ^3-Caren

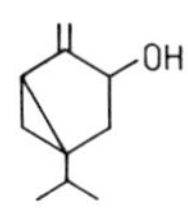

Sabinol

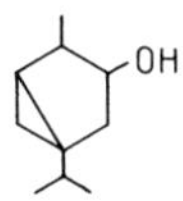

Thujol

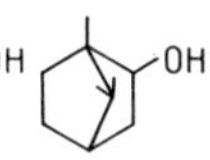

Borneol

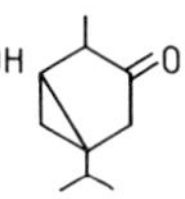

Thujon

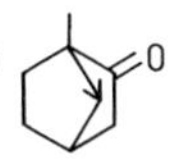

Kampfer

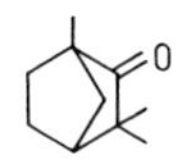

Fenchon

105)
Sesquiterpene

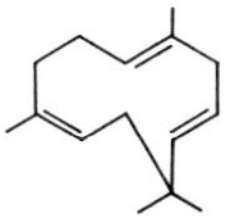

Humulen
(α-Caryophyllen)

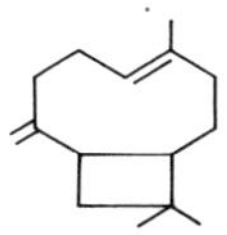

β-Caryophyllen

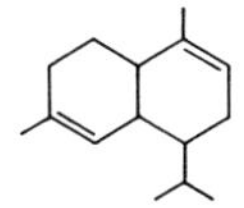

α-Cadinen

106)
Phenylpropanderivate

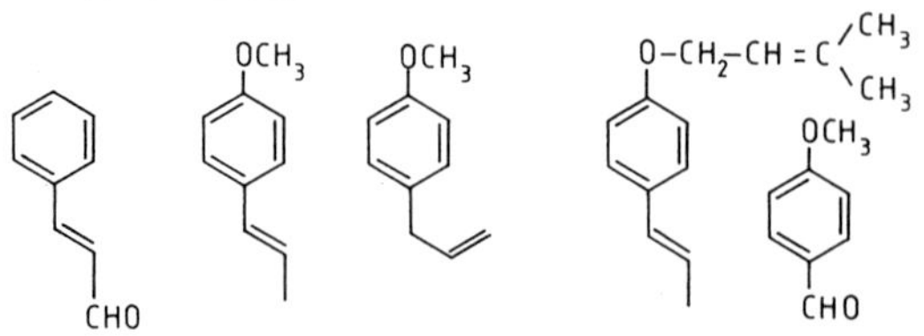

Zimtaldehyd Anethol Methylchavicol Foeniculin Anisaldehyd

110)
Opium

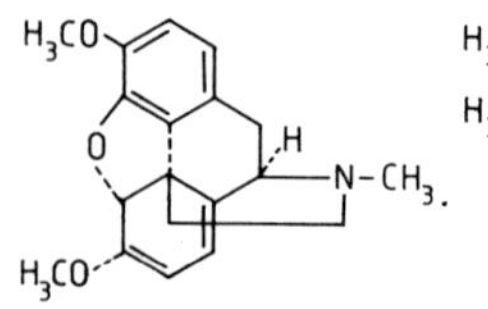

Thebain

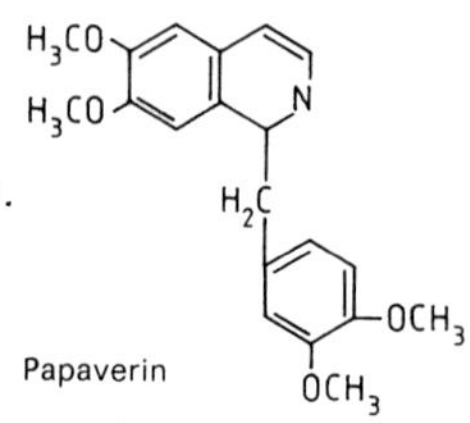

Papaverin

107)
Forts. Phenylpropanderivate

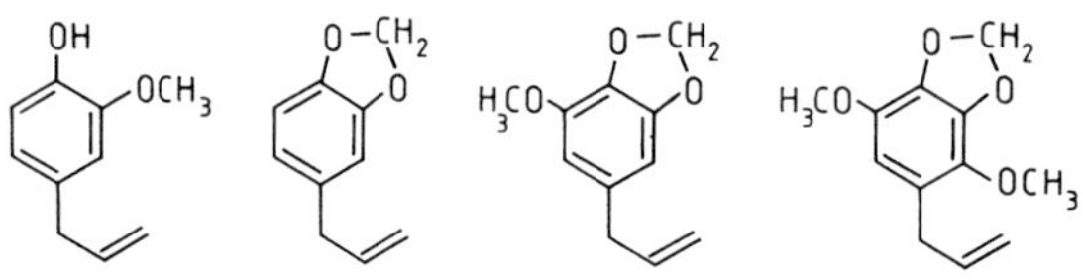

Eugenol Safrol Myristicin Apiol

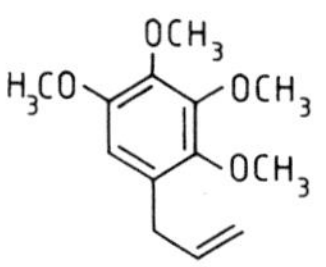

Allyltetramethoxybenzen

111)
Radix Bryoniae recens

Cucurbitacin E und I s. unter Fructus Colocynthidis

112)
Radix Gentianae

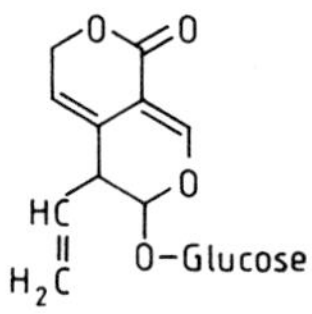

Gentiopicrosid

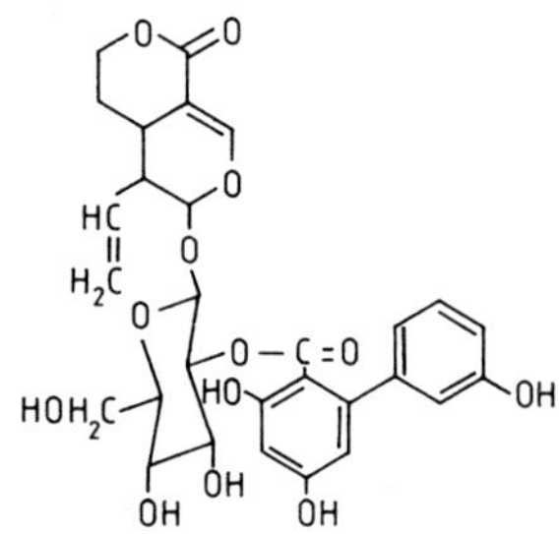

Amarogentin

108)
Sonstige Verbindungen

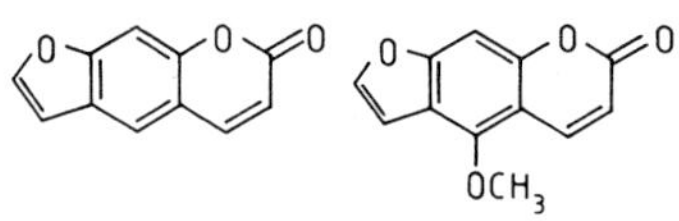

Psoralen Bergapten

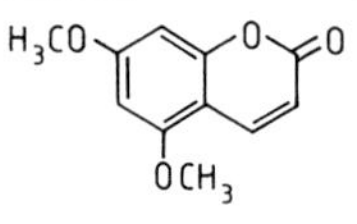

Citropten, Limettin

113)
Radix Ginseng

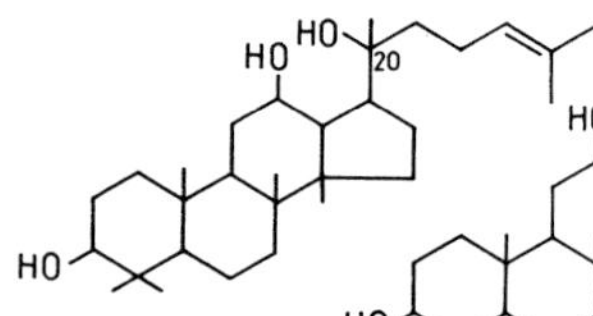

20 s-Protopanaxadiol

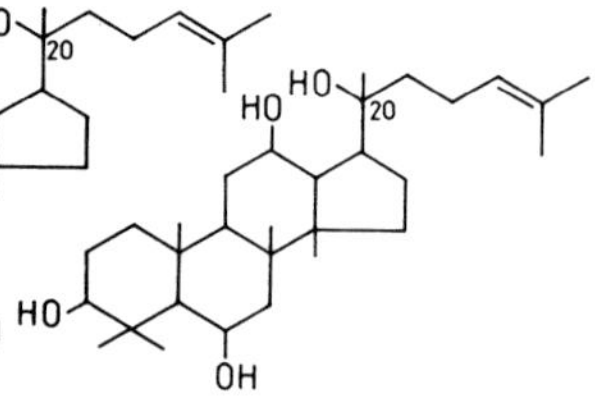

20-s-Protopanaxatriol

109)
Opium

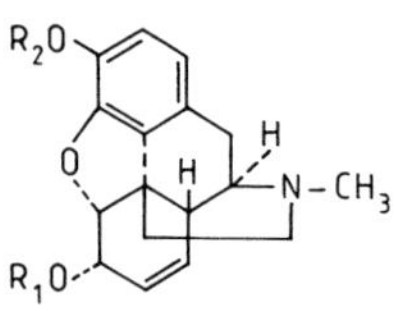

R_1 und R_2 = H : Morphin
R_1 = H, R_2 = CH_3 : Codein

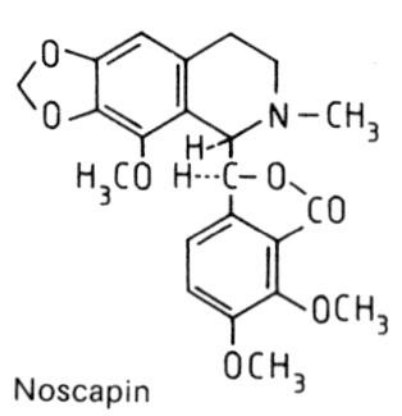

Noscapin

114)
Radix Hydrastis

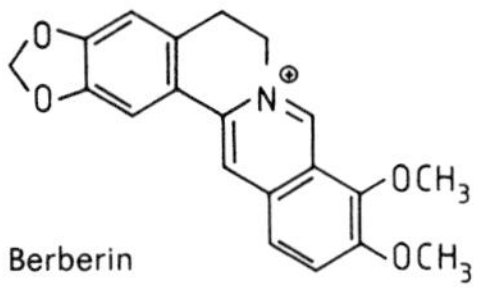

Berberin

115)
Radix Ipecacuanhae

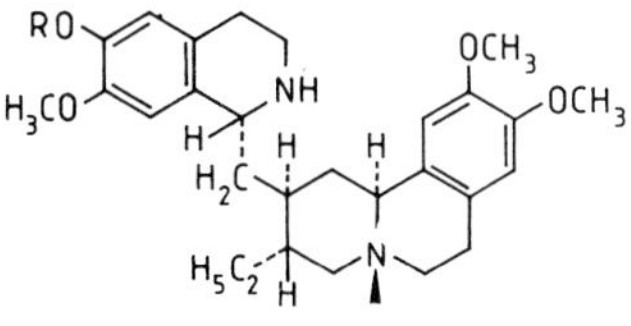

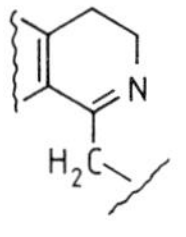

R = CH_3 : (−)-Emetin
R = H : Cephaelin

—2 H : O-Methylpsychotrin
—2 H : Psychotrin

116)
Radix Liquiritiae

D/E cis

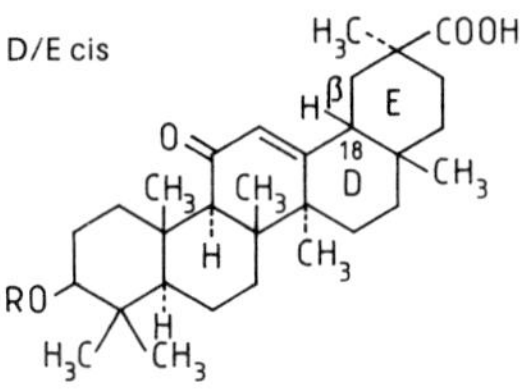

Glycyrrhizinsäure und 18 β-Glycyrrhetinsäure

R = –Glucuronsäure–Glucuronsäure : Glycyrrhizinsäure
(in der Droge als Salz = Glycyrrhizin)

R = H : 18 β-Glycyrrhetinsäure

117)
Radix Ononidis

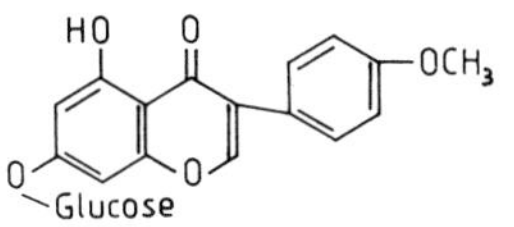

Ononin

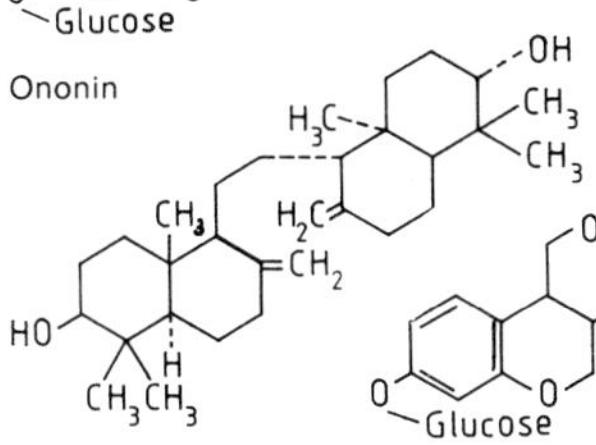

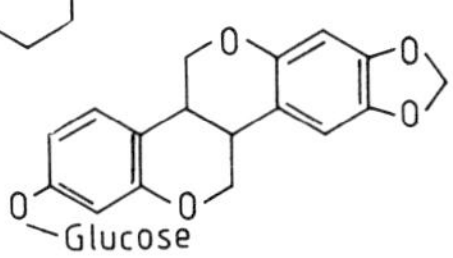

Onocol (α-Onocerin) Trifolirhizin

118)
Radix Rauvolfiae

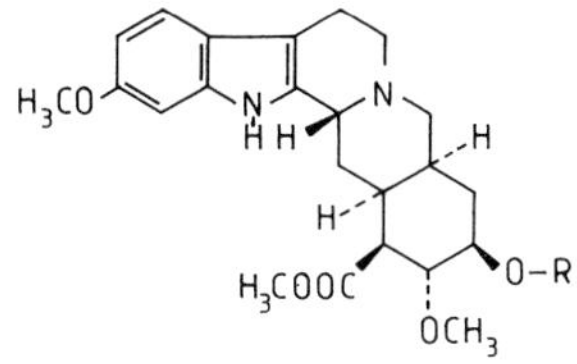

R : 3,4,5–Trimethoxybenzoyl = Reserpin

119)
Radix Rhei

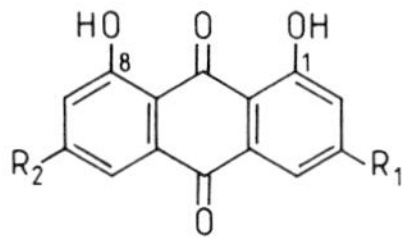

R_1 : CH_3, R_2 : OH = Rheum-Emodin
R_1 : CH_2OH, R_2 : H = Aloe-Emodin
R_1 : COOH, R_2 : H = Rhein
R_1 : CH_3, R_2 : H = Chrysophanol
R_1 : CH_3, R_2 : OCH_3 = Physcion

120)
Radix Rubiae tinctorum

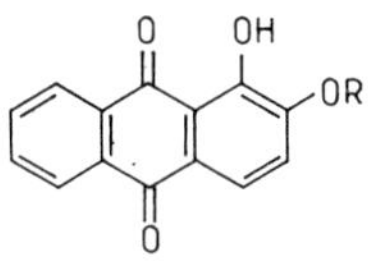

R : H = Alizarin
R : Primerose (Disaccharid aus Glucose und Xylose) = Glycosid Ruberythrinsäure

121)
Radix Valerianae

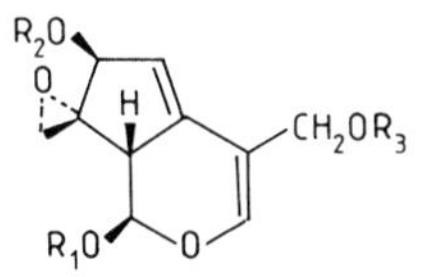

R_1 : Isovaleryl-, R_2 : Isovaleryl-,
R_3 : Acetyl- = Valtrat
R_1 : Isovaleryl-, R_2 : β-Acetoxyisovaleryl-,
R_3 = Acetyl- = Acevaltrat

122)

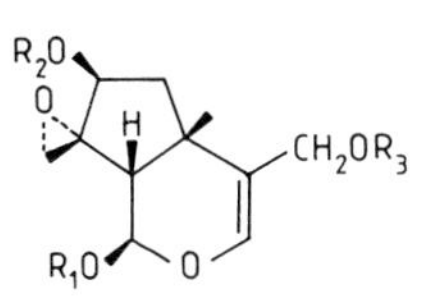

R_1 : Isovaleryl-, R_2 : Acetyl-,
R_3 : Isovaleryl- = Didrovaltrat
R_1 : Isovaleryl-, R_2 : Acetyl-,
R_3 : α-Isovaleryloxyisovaleryl- = Isovaleroxyhydroxydidrovaltrat

123)

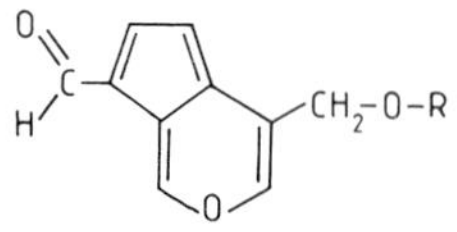

R : Acetyl = Baldrinal
R : Isovaleryl = Homobaldrinal

124)
Rhizoma Aconiti

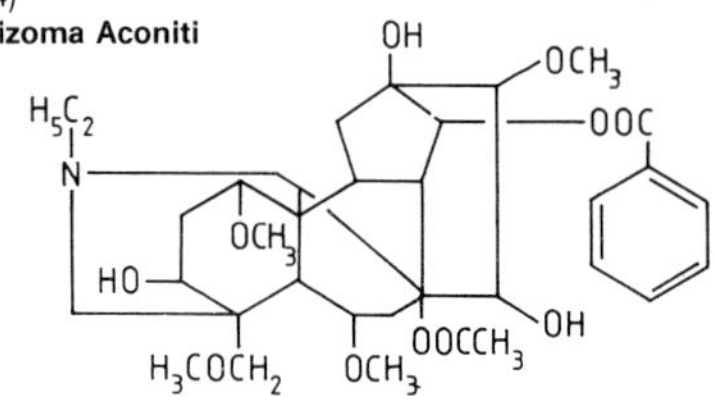

Aconitin

125)
Rhizoma Calami

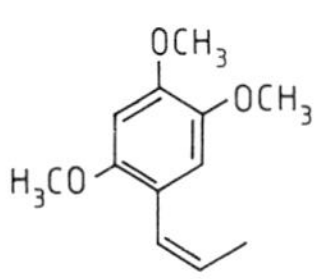

β-Asaron

126)
Rhizoma Cicutae virosae

$CH_2OH-(CH_2)_2-(C\equiv C)_2-(CH=CH)_3-CHOH-(CH_2)_2-CH_3$

Cicutoxin

127)
Rhizoma Colchici recens

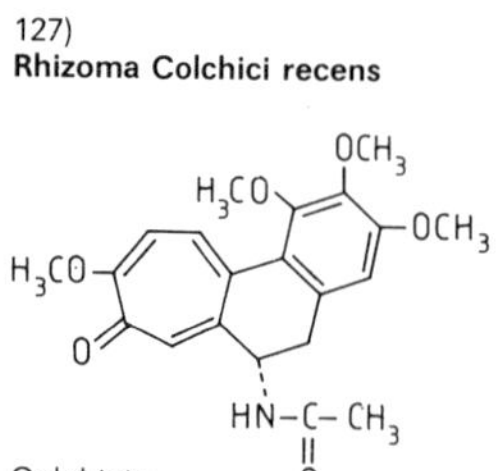

Colchicin

128)
Rhizoma Curcumae xanthorrhizae

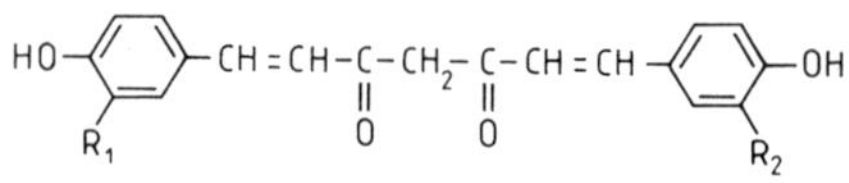

$R_1: OCH_3$, $R_2: OCH_3$ = Curcumin
$R_1: H$, $R_2: OCH_3$ = Desmethoxycurcumin

129)
Rhizoma Iridis

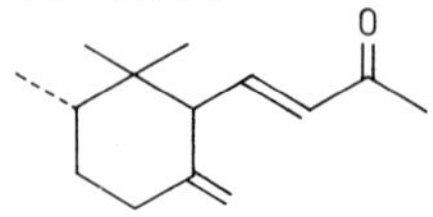

Iron

130)
Rhizoma Podophylli peltati

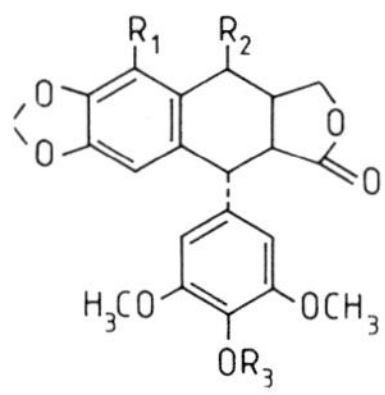

$R_1 = H$, $R_2 = OH$, $R_3 = CH_3$: Podophyllotoxin
$R_1 = OH$, $R_2 = H$, $R_3 = H$: α-Peltatin
$R_1 = OH$, $R_2 = H$, $R_3 = CH_3$: β-Peltatin

131)
Secale cornutum

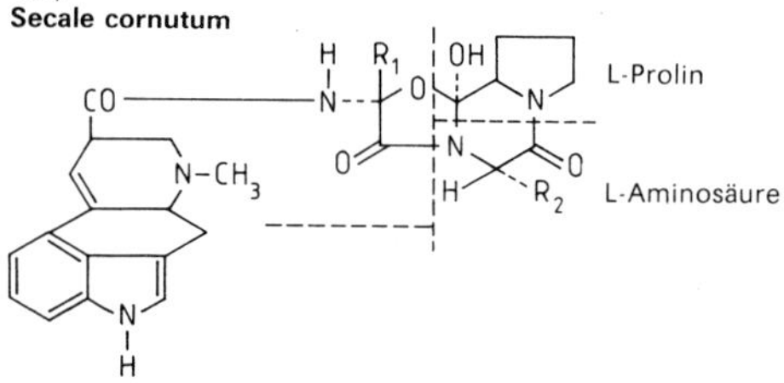

Lysergylrest

$R_1 = CH_3$, $R_2 = CH_2—C_6H_5$: Ergotamin
$R_1 = CH(CH_3)_2$, $R_2 = CH_2—C_6H_5$: Ergocristin
$R_1 = CH(CH_3)_2$, $R_2 = CH_2—CH(CH_3)_2$: α-Ergocryptin
$R_1 = CH(CH_3)_2$, $R_2 = CH(CH_3)_2$: Ergocornin
Lysergylrest–NH—CH(CH_3)—CH_2OH : Ergometrin

132)
Semen Coffeae

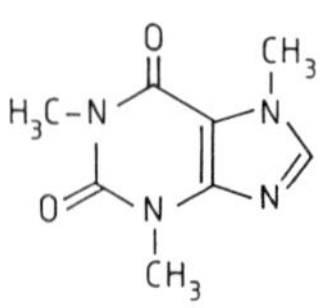

Coffein

133)
Semen Erucae

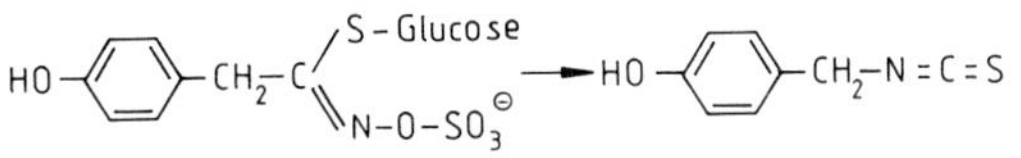

Glucosid Sinalbin — p-Hydroxybenzylsenföl

134)
Semen Hippocastani

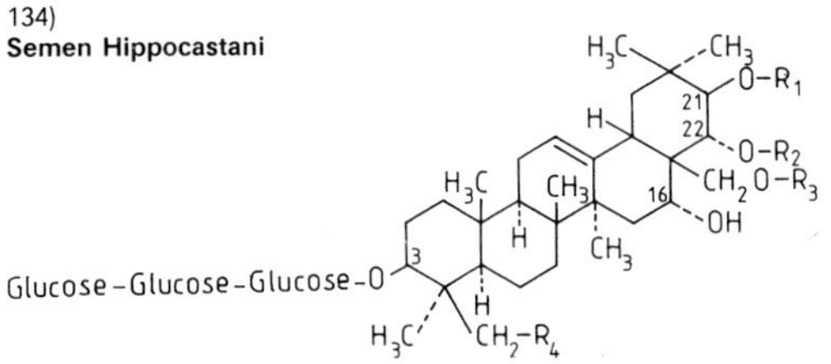

R_1: Angelica-, Tiglin-, i-Butter-, α-Methylbuttersäurereste

R_2: Acetyl; R_3: H; R_4: H bzw. OH

= β – Aescin

135)
Semen Ignatii

Strychnin und Brucin s. unter Semen Strychni

136)
Semen Sinapis

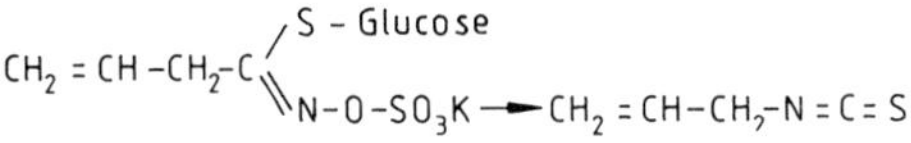

Glucosid Sinigrin — Allylsenföl
Allylisothiocyanat

137)
Semen Strophanthi grati

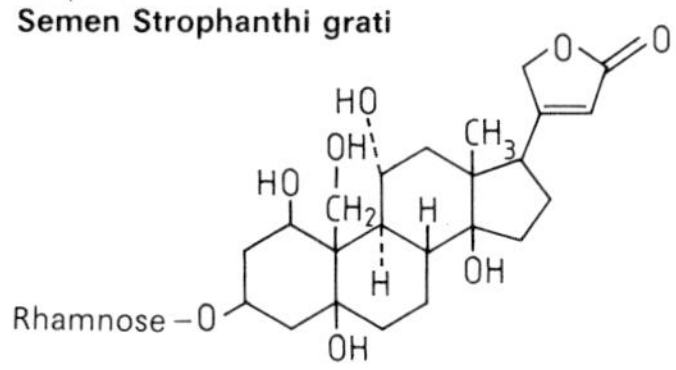

g-Strophanthin

138)
Semen Strychni

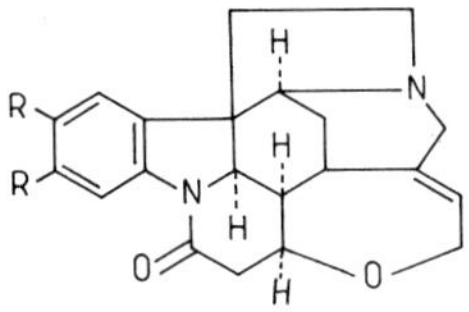

R = H : Strychnin
R = OCH_3 : Brucin

139)
Sticta pulmonaria

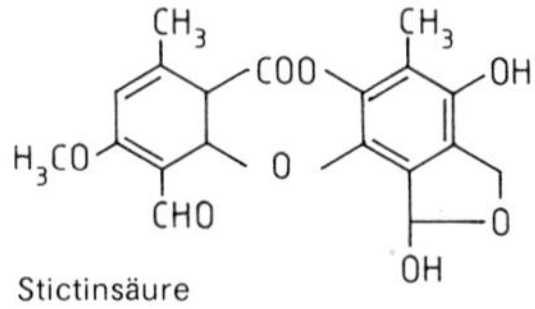

Stictinsäure

140)
Zibethum

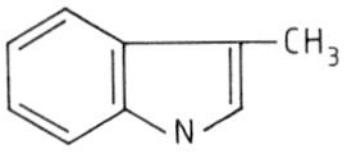

Scatol

Sachwortverzeichnis

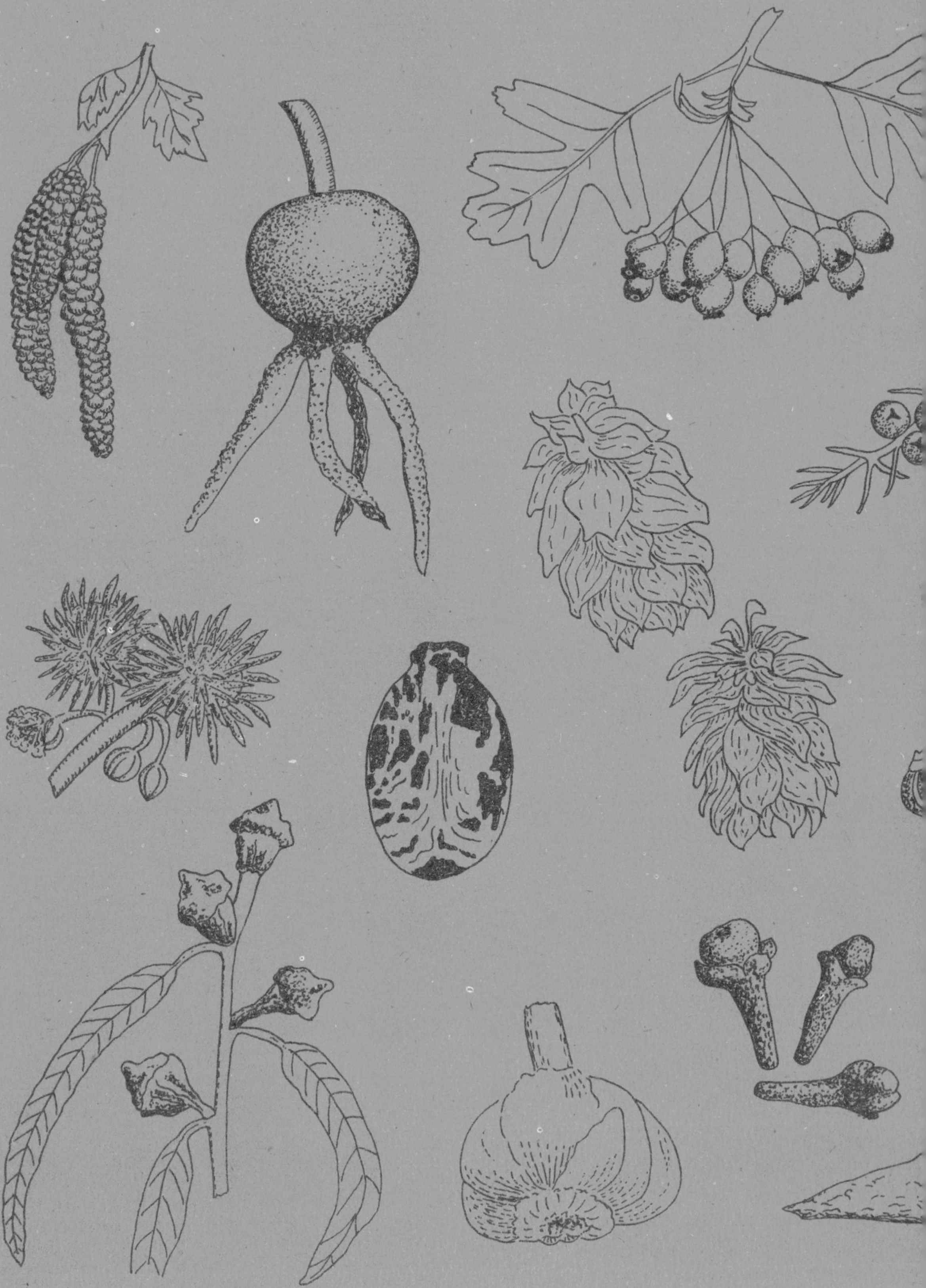